妇产科护士必读

主　编　姜　梅　罗碧如

副主编　卢　挈　黄　群　秦　瑛　徐鑫芬

U0235632

人民卫生出版社

图书在版编目(CIP)数据

妇产科护士必读 / 姜梅, 罗碧如主编. —北京: 人民卫生出版社, 2018

ISBN 978-7-117-26833-2

Ⅰ.①妇… Ⅱ.①姜…②罗… Ⅲ.①妇产科学－护理学－手册 Ⅳ.①R473.71-62

中国版本图书馆CIP数据核字(2018)第133765号

| 人卫智网 | www.ipmph.com | 医学教育、学术、考试、健康,购书智慧智能综合服务平台 |
| 人卫官网 | www.pmph.com | 人卫官方资讯发布平台 |

妇产科护士必读

主　　编：姜　梅　罗碧如
出版发行：人民卫生出版社（中继线 010-59780011）
地　　址：北京市朝阳区潘家园南里 19 号
邮　　编：100021
E - mail：pmph @ pmph.com
购书热线：010-59787592　010-59787584　010-65264830
印　　刷：北京画中画印刷有限公司
经　　销：新华书店
开　　本：710×1000　1/16　印张：24
字　　数：457 千字
版　　次：2018 年 7 月第 1 版　2019 年 4 月第 1 版第 2 次印刷
标准书号：ISBN 978-7-117-26833-2
定　　价：76.00 元

打击盗版举报电话：010-59787491　E-mail：WQ @ pmph.com
（凡属印装质量问题请与本社市场营销中心联系退换）

编 者

（按姓氏笔画排序）

王玉玲　青岛市市立医院

王玉琼　成都市妇女儿童中心医院

王治英　哈尔滨医科大学附属第二医院

王胜花　首都医科大学附属北京妇产医院

勾宝华　首都医科大学附属北京友谊医院

卢　絜　北京大学第三医院

史德焕　山东大学齐鲁医院

刘春华　北京大学第一医院

李凤娟　新疆维吾尔自治区妇幼保健院

李海苗　北京市海淀区妇幼保健院

杨　艳　中国医科大学附属盛京医院

杨玉凤　河北医科大学第二医院

何　真　河南省人民医院

汪雪玲　首都医科大学附属北京地坛医院

罗　煜　湖南省妇幼保健院

罗碧如　四川大学华西第二医院

胡兰新　江西省妇幼保健院

姜　梅　首都医科大学附属北京妇产医院

秦　瑛　北京协和医院

钱小芳　福建省妇幼保健院

徐旭娟　南通大学附属医院

徐鑫芬　浙江大学医学院附属妇产科医院

黄　群　上海交通大学医学院附属国际和平妇幼保健院

熊永芳　湖北省妇幼保健院

黎　荔　广西医科大学第一附属医院

前　言

　　保护和促进妇女儿童健康是中国的国策，一直受到国家政策的支持。中国共产党第十九次全国代表大会报告中再一次指出，促进生育政策和相关经济社会政策配套衔接，加强人口发展战略研究。妇产科护理同仁一直是战斗在促进妇女儿童健康的最前沿，她们具备的知识和能力直接关系到广大妇女健康和疾病康复进程以及就医获得感。

　　本书编写的初衷是为了广大的妇产科护理、助产同仁，尤其是对妇产科低年资护士、助产士方便学习妇产科相关知识。本书以问与答的形式将妇产科正常生理过程、疾病护理知识呈现给大家，在帮助护士学习的过程中也为护士对孕产妇、妇女患者进行健康教育提供了素材。本书内容本着突出以"孕产妇为中心"、以"妇女患者为中心"的宗旨，共分为五章，涉及妇科、产科、新生儿护理，以及母乳喂养和相关的法律法规知识。首先叙述了孕前准备、妊娠、分娩、产后的正常过程及护理方法，在此基础上对异常过程及患病妇女的护理、计划生育、辅助生殖技术、母乳喂养、新生儿复苏和产科急救等护理内容进行了介绍。

　　本书的编者均是在妇产科护理有着学术影响力和丰富临床经验的人员，代表了我们国家各地区的妇产科护理水平。在编写过程中，我们将一些新的理念和知识点融入其中，使读者在学习知识的同时也了解到最新的妇产科护理、助产理念和技术的发展进程。由于篇幅和编者的学识有限，如有不妥之处请批评指正。

姜　梅　罗碧如

2018 年 3 月

目 录

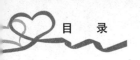

目录

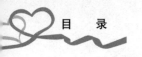

第一章

产科护理

第一节 孕前准备

一、婚前、孕前检查

1. 什么是优生优育?

答:优生是指生一个体格健壮、智力发达的孩子;优育是根据新生儿和婴幼儿的特点,用科学的知识与方法抚育孩子。优生优育能够避免和减少残疾儿的出生,培养教育后代更加聪明健康,从而提高人口素质,使家庭美满幸福,国家繁荣昌盛。

2. 最佳生育年龄是多少?

答:女性最佳生育年龄为23~27周岁。在此之前,女性的生殖器官和骨盆尚未完全发育成熟,如过早婚育,妊娠、分娩的额外负担对母亲及婴儿的健康均为不利;过晚生育(>30岁),妊娠、分娩中发生并发症的机会增多,尤其要避免35岁以后再怀孕。所以过早、过晚生育难产率都会增高,甚至造成某些并发症和后遗症。

3. 为什么做婚前检查?

答:婚前健康检查是把好优生的重要关口。做好婚前检查可以了解双方的健康状况、家庭和家族的健康状况。如果检查中发现有较严重的疾病或遗传性疾病,就要根据情况做出不能结婚、暂缓结婚、结婚后禁止生育或限制生育的决定。有些情况虽然允许结婚,但从优生学角度考虑应禁止生育。

4. 为什么要做孕前和孕期保健?

答:孕前和孕期保健是降低孕产妇和围生儿并发症的发生率及死亡率、减少出生缺陷的重要措施。通过规范的孕期保健和产前检查,能够及早防止妊娠期合并症及并发症,及时发现胎儿异常,评估孕妇及胎儿安危,确定分娩时机和分娩方式,保证母儿安全。

5. 什么是孕前保健?

答:孕前保健是通过评估和改善计划妊娠夫妇的健康状况,减少或消除导

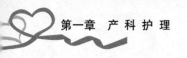

致出生缺陷等不良妊娠结局的风险因素,预防出生缺陷的发生,提高出生人口素质,是孕期保健的前移。

6. 孕前体格检查包括哪些内容?

答:①全面体格检查,包括心肺听诊;②测量血压、体重,计算体重指数(BMI);③常规妇科检查。

7. 孕前男女双方要做哪些体格检查?

答:按常规完成男女双方体格检查。包括常规体检,如身高、体重、血压、心率等测量,甲状腺触诊、心肺听诊、肝脏脾脏触诊、四肢脊柱检查等;进行男、女生殖系统专科检查。

8. 孕前要做哪些实验室检查?

答:实验室检查共9项。包括血常规、尿常规、阴道分泌物检查(含白带常规检查、淋球菌和沙眼衣原体检测),血型(含ABO、Rh)、血糖、肝功能(丙氨酸氨基转移酶)、乙型肝炎血清学五项检测,肾功能(肌酐)、甲状腺功能(促甲状腺激素)等检查。

9. 孕前要做哪些病毒筛查?

答:孕前病毒筛查共4项。包括风疹病毒、巨细胞病毒、弓形虫、梅毒螺旋体等感染检查。

二、孕前准备

10. 为什么要做孕前准备?

答:孕育一个健康的后代,需要有一个最佳受孕时机和良好的孕育环境。为了提高婴儿的生命质量,在怀孕前先要有一个周全的考虑,使妊娠有一个最好的开始。

11. 评估孕前高危因素包括什么?

答:孕前高危因素评估包括:①询问计划妊娠夫妇的健康状况;②评估既往慢性疾病史、家族史和遗传病史、不宜妊娠者及时告知;③详细了解不良孕产史和前次分娩史,是否有瘢痕子宫;④生活方式、饮食营养、职业状况及工作环境、运动(劳动)情况、家庭暴力、人际关系等。

12. 想要一个健康的孩子,怀孕前要做哪些准备?

答:①首先,要确定自己不是近亲结婚和大龄生育;②其次,如果有慢性病或传染病要尽快治疗;③注意改善饮食,加强营养,增补叶酸、碘等营养素;④最重要的是要养成良好的生活习惯,戒烟酒,远离毒品,保持精神愉快;⑤避免接触有毒有害物质,不乱用药;⑥必要时在怀孕前3个月接种风疹和乙肝疫苗。

13. 孕前准备有哪些?

答:孕前准备要从身体准备、心理准备、物品准备、家居准备等方面着手进行。

14. 何时开始做孕前准备?

答:孕前3个月。如果决定怀孕,在怀孕前3个月就要作好准备。

15. 孕前应停止口服哪些药?

答:停止口服或埋植避孕药,不能服用治疗病毒性感染或慢性疾病的药物。

16. 孕前应脱离哪些有毒物质?

答:农药、铅、汞、镉、麻醉剂等,夫妻都不能抽烟。

17. 孕前为什么要做口腔保健?

答:牙周疾病(影响牙龈和牙周骨组织的细菌感染)可能会导致早产和低体重出生儿。所以,应在怀孕前6个月内到口腔科做一次彻底的口腔检查和必要的治疗,洗一次牙,并接受口腔医师的健康指导,保证孕期牙齿健康。

18. 哪些情绪可影响怀孕?

答:压力过大、过度疲劳、情绪压抑、激烈争吵或暴怒后、精神受到创伤或情绪波动,如洞房花烛、丧失亲人、意外的伤害事故等大喜大悲之后一段时间内不宜怀孕。

19. 怀孕前如何进行居家环境的准备?

答:(1)家居环境:①整理居室环境,以方便怀孕后的行动,把可能绊脚的物品重新归置,留出最大的空间;②经常使用的物品要放在站立时方便取放的地方,如厨房用品。

(2)阳台及卫生间:①把晒衣架或晒衣绳适当调低;②在卫生间及其他易滑倒的地方加放防滑垫;③在马桶周围安装扶手。

(3)远离宠物:因为猫、狗、鸟等宠物毛皮上沾有人兽共患病病原体,可能造成胎儿先天性畸形和智力缺陷,甚至死亡。所以孕前要与猫、狗、鸟等宠物隔离。

20. 怀孕前一个月有哪些准备?

答:(1)化妆品:调整梳妆台,把美容品、化妆品暂时放在一边,留下护肤品,因为孕妇原则上只护肤而不使用过多的美容用品。

(2)着装:准备至少一套孕妇服,两双平底软鞋。

(3)身体准备:应该选择在双方身体健康的时候受孕,此时卵子和精子亦是健康的;不要选择长途出差、疲劳而归,或患病、精神不佳时受孕。

(4)孕前营养准备:①增加蛋白质的摄入;②增加钙的摄入;③增加铁的摄入;④补充锌;⑤增加维生素的摄入。

21. 怀孕期为什么要增加蛋白质的摄入?

答:计划怀孕的夫妇应增加蛋白质的摄入量。蛋白质是人类生命的基础,是脑、肌肉等脏器最基本的营养素,占总热量的10%~20%,平时每天需摄入1~1.5g/kg,妊娠准备期需增加至1.5~2.0g/kg。故应多进食瘦肉、蛋、奶、豆制品等。

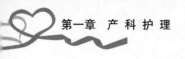

22. 怀孕前有必要增加钙的摄入吗?

答:钙是骨骼与牙齿的重要组成成分,怀孕时的需要量约为平时的 2 倍。如果孕前摄入钙不足,怀孕以后,孕妇因失钙过多可致骨质软化症、抽筋,胎儿易发生佝偻病、缺钙抽筋。故孕前开始补钙,且钙在体内贮藏时间较长,对孕期有好处。孕前应多进食含钙丰富的食品,如鱼类、牛奶、绿色蔬菜等。

23. 怀孕前如何增加铁的储备?

答:铁是血红蛋白的重要组成成分,一旦体内缺乏会发生贫血。怀孕期间,孕妇血容量较非孕时增加 40%～45%,亦即平均增加约 1450ml 血液;加之胎儿生长发育每天需从母体吸收约 5mg 铁质,故孕妇如不注意补铁,极易发生贫血。铁在体内可贮存 4 个月之久,在孕前 3 个月即开始补铁很有好处。牛奶、猪肉、鸡蛋、大豆、海藻等均含有丰富的铁。

24. 怀孕前需要补充锌吗?

答:锌是人体新陈代谢不可缺少的酶的重要组成部分。缺乏锌可影响胎儿生长发育,故孕前应多吃含锌的食物,如鱼类、小米、大白菜、羊肉、鸡肉等。

25. 怀孕前需要补充维生素吗?

答:维生素不仅为人体生长发育所必需,而且还是维持正常生殖功能所必需。人体如果缺乏维生素则可致抵抗力低下、贫血、水肿、皮肤病、神经炎,胎儿可能发生骨骼发育不全、流产、早产和死胎。故在怀孕前应有意识地补充各种维生素,多进食肉类、牛奶、蛋、肝、蔬菜、水果等。

26. 选择受孕时间时需要注意什么?

答:如果一直使用复方短效避孕药,激素含量低,停药后即可妊娠,如服用长效避孕药则在停药后 6 个月怀孕是安全的;流产后半年内不适宜怀孕,此时无论是体力、内分泌还是生殖器官的功能均未恢复和重新调节好,对妊娠不利。

27. 孕前心理准备有哪些?

答:孕育小生命是一个漫长而艰辛的过程,因此孕前良好的心理准备对准妈妈来说至关重要。①保持乐观稳定的情绪状态:怀孕是每个妇女几乎都要历经的人生过程,是件喜事,尽量放松自己的心态,及时调整和转移不良情绪;②做好怀孕以后出现妊娠反应的心理准备:大多数女性没有想到怀孕后的种种不适会如此令人难受,如头晕、乏力,嗜睡、恶心、呕吐,有的甚至不能工作,不能进食,当然这种不适每个人的程度不同,但孕前应有所了解,做好充分的精神准备;③树立生男生女都一样的新观念:对于这一点,不仅是准妈妈本人要有正确的认识,而且应成为家庭所有成员的共识,特别是老一辈人要从"重男轻女"的思想桎梏中解脱出来,给予子女更多的鼓励和关心,解除孕妇的后顾之忧;④生活规律、饮食科学,保持良好的生活方式:生活和行为方式是受心理支配的,有了足够的思想准备,才能有意识地调整自己的行为方式,使之适应优生胎教的需要。

28. 备孕时如何改善饮食?

答:准备怀孕前 1 年到 3 个月调整饮食;减少人工甜味佐料、咖啡因、酒精的摄入量,注意摄入均衡、营养的饮食。对于日常的饮食,应该包括谷物、豆类、蔬菜、水果和奶制品等食物,以确保获得所需要的维生素和矿物质。

29. 为什么需停止过量食用高糖食物?

答:怀孕前,夫妻双方尤其是女方,若经常食用高糖食物,有可能引起糖代谢紊乱,甚至成为潜在的糖尿病患者。

30. 孕前科学的体重管理有何意义?

答:科学的体重管理应该从怀孕之前就开始。①因为过胖或过瘦都会影响女性的内分泌功能,不利于受孕;②准备怀孕的女性在孕前就要进行饮食、运动咨询,在受孕前实现健康体重,以降低其生育风险,改善母婴远期健康状况;③目前国内普遍采用体重指数(BMI)来判断,据不同的孕前 BMI,孕期体重增长的多少也有所不同;④孕前(kg)=(身高)^2×21,BMI 理想值为 22,如身高 160cm 的女性,孕前基础标准体重为 1.6×1.6×21=53.76kg;⑤孕前实际体重与标准体重差比为肥胖度,即(实际体重−标准体重)/标准体重×100%,肥胖度超过 20% 的妇女要注意控制体重。

31. BMI 如何计算?

答:BMI 值=体重(kg)/[身高(m)]^2。体重指数<20 的妇女属于体型偏瘦;体重指数在 20~24 之间属于正常;体重指数 24~26.5 之间的妇女属于体型略胖;体重指数 26.5 以上属于肥胖。

32. 如何补充叶酸?

答:叶酸补充的最佳时间应从准备怀孕前 3 个月开始,延续至孕期结束,首先要加强富含叶酸食物的摄入,如动物肝、肾,绿叶蔬菜中叶酸的含量都很高;合理烹制,尽可能减少叶酸的流失。补充叶酸片要遵医嘱,一般叶酸的剂量需要每日补充 400μg 才能满足孕妇的需求。

33. 孕前为什么要停止酗酒、吸烟、吸毒?

答:众多研究表明:酗酒、吸烟和摄入毒品与低体重儿、流产及产后的行动障碍有关。

(1)停止酗酒:因为怀孕前,如果夫妻双方或一方经常饮酒、酗酒,可影响精子或卵子的发育,造成精子或卵子的畸形。酒精不仅影响受精卵的顺利着床和胚胎发育,还可通过胎盘进入胎儿血液,造成胎儿宫内发育不良、中枢神经系统发育异常、智力低下等。

(2)停止吸烟:因为怀孕前,如果夫妻双方或一方经常吸烟,会影响精子和卵子的健康发育,甚至导致精子和卵子的异常。计划怀孕的夫妻,为了能够生育一个健康的孩子,应在计划怀孕前至少 6 个月开始戒烟。

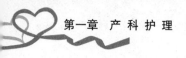

34. 什么叫高龄孕妇?

答:35 岁及以上的孕妇称为高龄孕妇。

35. 高龄孕妇应如何做好孕前准备?

答:高龄孕妇孕前准备包括:①由于孕妇年龄偏高,先天性缺陷儿及遗传病儿的出生率明显增高;②高龄产妇要做好心理准备,孕前进行优生咨询,了解自己需要注意什么,有针对性地提前做好心理准备工作;③夫妇双方做全面体格检查,积极治疗原有疾病,若妇女患有高血压、糖尿病等疾患,要待病情控制后才受孕;④为了避免胎儿发生神经管畸形,高龄孕妇在孕前应按医嘱补充叶酸。

36. 如何监测排卵期?

答:监测排卵的措施有:①测基础体温:如体温曲线呈双相,则在体温上升前的那一天即为排卵日;②观察宫颈黏液变化:女性的月经周期为干燥期 - 湿润期 - 干燥期,每个月中当白带出现较多且异常稀薄为湿润期,在此期间观察分泌物呈蛋清样,清澈、透明、拉丝度长,很可能是排卵期;③依靠仪器:排卵试纸、避孕优生检测镜都能检测哪一天是排卵日。

37. 最容易受孕的性生活时间?

答:掌握女性的排卵期,对于受孕非常重要。女性排卵期一般在两次月经周期的中间几天。排放后的卵子可存活 1～2 天,精子在子宫内可存活 3 天,因此在排卵前 3 天和后 1 天过性生活比较容易受孕。

38. 孕前健康教育的主要内容包括什么?

答:主要内容包括:①有准备、有计划地妊娠,尽量避免高龄妊娠;②合理营养,控制体重增加;③补充叶酸或含叶酸的复合维生素,预防胎儿神经管畸形;④有遗传病、慢性疾病和传染病而准备妊娠的妇女,应给予评估和指导;⑤合理用药,避免使用可能影响胎儿正常发育的药物;⑥避免接触生活及职业环境中的有毒有害物质,避免密切接触宠物;⑦改变不良生活习惯及生活方式,避免高强度的工作、高噪声环境和家庭暴力;⑧保持心理健康,解除精神压力,预防孕期及产后心理问题的发生;⑨合理选择运动方式。

第二节　妊娠期护理

一、妊娠生理

(一)受精、受精卵发育

1. 什么是妊娠? 妊娠是如何分期的?

答:妊娠是胚胎和胎儿在母体内发育成长的过程。妊娠全过程可分为 3 个时期:①早期妊娠:妊娠 13 周末以前;②中期妊娠:妊娠第 14～27 周末;③晚期妊娠:妊娠第28周及以后。

2. 什么是受精? 受精卵是如何输送和发育的?

答:受精指成熟的生殖细胞(精子和卵子)结合形成受精卵的过程。受精卵形成后,借助输卵管蠕动和纤毛推动,向宫腔方向移动,同时进行有丝分裂。约在受精后第3日,形成由16个细胞组成的实心细胞团,称桑葚胚。桑葚胚外层为扁平细胞,中间为内细胞团。受精后第4日,桑葚胚进入子宫腔,此时分裂增至100个细胞,子宫腔内液体渗入桑葚胚形成液腔,称为早期囊胚。受精后5~6日,早期囊胚透明带消失,体积增大,继续分裂发育,于受精后11~12日形成晚期囊胚。

3. 什么是着床? 着床的条件有哪些?

答:晚期囊胚侵入子宫内膜的过程称为受精卵着床,又称受精卵植入。受精卵着床必须具备的条件有:①透明带消失;②囊胚细胞滋养细胞分化出合体滋养细胞;③囊胚和子宫内膜同步发育且功能协调;④孕妇体内有足够量的孕酮。

(二)胚胎及胎儿生长

4. 不同孕周胎儿发育的特征有哪些?

答:不同孕周胎儿发育特征见表1-1。

表1-1 不同孕周胎儿发育的特征

孕周	胎儿大小	胎儿特点
8周末	头的大小约占整个胎体一半	可分辨眼、耳、口、鼻,四肢已具雏形,超声显像可见早期心脏已形成且有搏动
12周末	身长约9cm,体重约20g	外生殖器已发育,部分可辨男、女性别
16周末	身长约16cm,体重约100g	可确定性别,头发生长、孕妇可感知胎动
20周末	身长约25cm,体重约300g	皮肤表面有胎脂及毳毛发生,在孕妇腹部可听到胎心,出生后有心跳、呼吸、排尿、吞咽功能
24周末	身长约30cm,体重约700g	各脏器已发育,皮下脂肪增加,皮肤仍呈皱缩状
28周末	身长约35cm,体重约1000g	头发、指甲已长出,皮肤发红,皮下脂肪仍少,面部皱纹多。出生后能啼哭及吞咽
32周末	身长约40cm,体重约1700g	面部毳毛已脱,眼睑已分开
36周末	身长约45cm,体重约2500g	出生后啼哭,有吸吮能力。皮下脂肪丰满,面部皱纹消失,指(趾)甲已达指(趾)端,此时娩出,成活机会大
40周末	身长约50cm,体重约3000g或以上	胎儿已成熟。皮下脂肪丰满,皮肤粉红色,指(趾)甲超过指(趾)端。出生后哭声响亮、吸吮力强,男性睾丸已下降,女性大小阴唇发育良好,能很好地存活

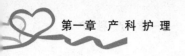

5. 胎儿的循环系统解剖学特点有哪些？

答：胎儿循环系统解剖学特点包括：①脐静脉 1 条：带有来自胎盘的氧含量较高、营养较丰富的血液进入胎体，其末支为静脉导管；②脐动脉 2 条：带有来自胎儿氧含量较低的混合血，注入胎盘与母血进行物质交换；③动脉导管：位于肺动脉与主动脉之间，出生后闭锁成动脉韧带；④卵圆孔：位于左、右心房之间。

6. 胎儿的血液循环有哪些特点？

答：胎儿血液循环的特点：①来自胎盘的血液经胎儿腹前壁分 3 支进入体内：一支直接入肝，一支与门静脉汇合入肝，两支血液最后由肝静脉入下腔静脉；还有一支经静脉导管直接注入下腔静脉。故进入右心房的下腔静脉血是混合血，有来自脐静脉含氧较高的血，也有来自下肢及腹部盆腔脏器的静脉血，以前者为主。②卵圆孔开口处位于下腔静脉入口，故下腔静脉入右心房的血液绝大部分经卵圆孔进入左心房。上腔静脉进入右心房的血液流向右心室，再进入肺动脉。③由于肺循环阻力较高，肺动脉血大部分经动脉导管流入主动脉，只有约 1/3 的血液通过肺静脉入左心房。左心房含氧量较高的血液迅速进入左心室，继而入升主动脉，先直接供应心、脑及上肢，小部分左心室的血液进入降主动脉至全身，后经腹下动脉，再经脐动脉进入胎盘，与母血进行交换。

7. 胎儿的呼吸系统有哪些特点？

答：胎儿的呼吸功能是由母儿血液在胎盘进行气体交换完成的。但胎儿在出生前必须完成呼吸道、肺循环及呼吸肌的发育，而且在中枢神经系统支配下能活动协调才能生存。妊娠 11 周时可观察到胎儿的胸壁运动。妊娠 16 周时可见胎儿的呼吸运动，其强度能使羊水进出呼吸道，使肺扩张及生长。呼吸运动次数为 30～70 次 / 分。当发生胎儿窘迫时，正常呼吸运动可暂时停止或出现大喘息样呼吸。

8. 胎儿的消化系统有哪些特点？

答：妊娠 11 周时小肠即有蠕动，妊娠 16 周时胃肠功能即基本建立。胎儿可吞咽羊水，同时能排出尿液以控制羊水量。但胎儿肝脏功能不够健全，缺乏葡萄糖醛酸转移酶、鸟苷二磷酸葡萄糖脱氢酶等，以致不能结合因红细胞破坏后产生的大量游离胆红素。胆红素主要通过胎盘由母体肝脏代谢排出。仅有小部分是在胎儿肝内合成，通过胆道氧化成胆绿素排出肠道。胆绿素降解产物使胎粪呈黑绿色。

（三）胎儿及胎儿附属物

9. 胎儿附属物有哪些？

答：胎儿附属物指胎儿以外的组织，包括胎盘、胎膜、脐带和羊水。

10. 胎盘由哪些部分构成?

答:胎盘由羊膜、叶状绒毛膜和底蜕膜构成,分胎儿面和母体面。

11. 正常胎盘的大小和重量是多少?

答:足月胎盘为圆形或椭圆形,中间厚、边缘薄,直径为16～20cm,厚1～3cm,重450～650g。

12. 胎盘有哪些功能?

答:胎盘的主要功能有气体交换;营养物质供应;排出胎儿代谢产物;防御功能;合成功能。

13. 胎盘成熟度的分级包括什么?

答:胎盘成熟度分为4级:0级为未成熟,多见于中孕期;Ⅰ级为开始趋向成熟,多见于孕29～36周;Ⅱ级为成熟期,多见于孕36周以后;Ⅲ级为胎盘已成熟并趋向老化,多见于孕38周以后。

14. 正常妊娠时胎盘附着的位置?

答:正常情况下胎盘附着于子宫体的后壁、前壁或侧壁。孕28周后若胎盘附着于子宫下段至胎盘下缘达到或覆盖宫颈内口处,其位置低于胎儿先露部为异常,称为前置胎盘。

15. 正常脐带长度? 脐带有什么功能?

答:足月胎儿的脐带长30～100cm,平均约55cm。胎儿通过脐带血循环与母体进行气体、营养和代谢物质的交换。

16. 什么是羊水? 羊水有哪些功能?

答:为充满于羊膜腔内的液体。羊膜和羊水在胚胎发育中起重要的保护作用,使胚胎在羊水中自由活动;防止胎体粘连;防止胎儿受直接损伤;羊水还可减少胎动给母体带来的不适感;临产时,羊水直接承受宫缩压力使压力均匀分布,避免胎儿局部受压;临产后,前羊水囊有利于扩张宫颈口,破膜后羊水冲洗阴道可减少感染的机会。

17. 羊水的 pH 为多少?

答:羊水的 pH 为 7.2,呈弱碱性。

(四)妊娠期母体变化

18. 什么是黑加征?

答:妇女停经6～8周时,如行双合诊检查,子宫峡部极软,感觉宫颈与宫体之间似不相连,称为黑加征。

19. 妊娠后的子宫有哪些变化?

答:子宫变化包括:①子宫体:明显增大变软,早期子宫呈球形且不对称,妊娠12周时,子宫增大均匀并超出盆腔。宫腔容积由非妊娠时的约5ml增加

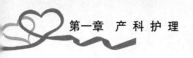

至妊娠足月时约 5000ml，子宫大小由非妊娠时的 7cm×5cm×3cm 增大至妊娠足月时的 35cm×22cm×25cm。子宫壁厚度由非妊娠期时约 1cm 增至妊娠足月时 1.0～1.5cm 或更薄。子宫血流量至足月时为 450～650ml/min。②子宫峡部：非妊娠期长约 1cm，随着妊娠的进展，峡部逐渐被拉长变薄，成为子宫腔的一部分，形成子宫下段，临产时长 7～10cm。③子宫颈：妊娠早期因充血、组织水肿，宫颈外观肥大、着色，质地软。宫颈管内腺体肥大，宫颈黏液分泌增多，形成黏稠的黏液栓，保护宫腔不受感染。

20. 子宫下段是如何定义的？

答：位于宫体和宫颈之间最狭窄的组织结构为子宫峡部。非孕时长约 1cm，妊娠后子宫峡部变软，逐渐伸展拉长变薄，扩展成宫腔的一部分，临产后伸展至 7～10cm，成为产道的一部分，称为子宫下段。

21. 生理性无痛宫缩的特点是什么？

答：自妊娠 12～14 周起，子宫可出现不规律无痛性收缩。特点为宫缩稀发、不规律和不对称，随妊娠进展而逐渐增加，但宫缩时宫腔内压力通常为 5～25mmHg，持续时间不足 30 秒，不伴宫颈的扩张。这种生理性无痛宫缩称为 Braxton Hicks 收缩。

22. 妊娠后的卵巢有什么变化？

答：妊娠后卵巢略增大，一侧卵巢可见妊娠黄体，其分泌雌、孕激素以维持妊娠。至妊娠 10 周时，黄体功能由胎盘取代。

23. 妊娠后的阴道有哪些变化？

答：妊娠后阴道黏膜着色、增厚、皱襞增多，结缔组织变松软，伸展性增加。阴道脱落细胞增多，分泌物增多呈糊状。阴道上皮细胞含糖原增加，乳酸含量增加，使阴道分泌物 pH 降低，不利于一般致病菌生长，有利于防止感染。

24. 妊娠后乳房有哪些变化？

答：妊娠早期乳房开始增大，充血明显，孕妇自觉乳房发胀。乳头增大、着色，易勃起，乳晕着色，乳晕上的皮脂腺肥大形成散在的小隆起，称蒙氏结节。胎盘分泌的雌激素刺激乳腺腺管的发育，孕激素刺激乳腺腺泡的发育，垂体生乳素、胎盘生乳素等多种激素参与乳腺发育完善，为泌乳作准备，但妊娠期间并无乳汁分泌，可能与大量雌、孕激素抑制乳汁生成有关。在妊娠后期，尤其近分娩期，挤压乳房时可有数滴稀薄黄色液体流出，称初乳。

25. 妊娠后循环系统有哪些变化？

答：心搏出量自妊娠 10 周即开始增加，至妊娠 32～34 周时达高峰，维持此水平直至分娩。临产后，尤其是第二产程期间，心搏出量显著增加。血容量自妊娠 6 周起开始增加，至妊娠 32～34 周时达高峰，增加 40%～45%，维持此水平直至分娩。血浆的增加多于红细胞，使血液稀释而出现生理性贫血。

26. 妊娠后血液系统有哪些变化？

答：妊娠期骨髓不断产生红细胞。但由于血液稀释，红细胞计数为 $3.6×10^{12}/L$，血红蛋白值约为 110g/L，出现生理性贫血。为适应红细胞增生、胎儿成长和孕妇各器官生理变化的需要，应在妊娠中、晚期补充铁剂，以防缺铁性贫血。妊娠期白细胞稍增加，约为 $10×10^9/L$，有时可达 $15×10^9/L$，主要为中性粒细胞增加。妊娠期凝血因子 Ⅱ、Ⅴ、Ⅶ、Ⅷ、Ⅸ、Ⅹ 均增加，仅凝血因子 Ⅺ、Ⅻ 降低，使血液处于高凝状态，对预防产后出血有利。妊娠期血沉加快。血小板数无明显改变。

27. 妊娠后泌尿系统有哪些变化？

答：由于孕妇及胎儿代谢产物增多，肾脏负担加重。肾血浆流量（RPF）及肾小球滤过率（GFR）于妊娠早期均增加，并在整个妊娠期维持高水平。GFR 比非妊娠时增加 50%，RPF 则增加 35%。由于 GFR 增加，而肾小管对葡萄糖再吸收能力不能相应增加，故孕妇饭后可出现糖尿，应注意与真性糖尿病相鉴别。

妊娠早期，由于增大的子宫压迫膀胱，引起尿频，妊娠 12 周以后子宫体高出盆腔，压迫膀胱的症状消失。妊娠末期，由于胎先露进入盆腔，孕妇再次出现尿频，甚至腹压稍增加即出现尿液外溢现象。此现象产后可逐渐消失，孕妇无需减少液体摄入量来缓解症状。受孕激素影响，泌尿系统平滑肌张力下降。自妊娠中期肾盂及输尿管增粗，蠕动减弱，尿流缓慢，且右侧输尿管受右旋子宫压迫，孕妇易发生肾盂肾炎，且以右侧多见，左侧卧位可预防。

28. 妊娠后呼吸系统有哪些变化？

答：妊娠早期胸廓即发生改变，表现为胸廓横径加宽，周径加大，横膈上升，呼吸时膈肌活动幅度增加。妊娠中期肺通气量增加大于耗氧量，孕妇有过度通气现象，这有利于提供孕妇和胎儿所需的氧气。妊娠后期因子宫增大，腹肌活动幅度减少，使呼吸以胸式为主，气体交换保持不减。呼吸次数在妊娠期变化不大，每分钟不超过 20 次，但呼吸较深大。呼吸道黏膜充血、水肿，易发生上呼吸道感染；妊娠后期因横膈上升，平卧后有呼吸困难感，睡眠时稍垫高头部可减轻症状。

29. 妊娠后消化系统有哪些变化？

答：由于妊娠期大量雌激素影响，牙龈充血、水肿、增生，晨间刷牙时易有牙龈出血、孕妇常有唾液增多，有时有流涎。由于雌激素的影响，胃肠平滑肌张力下降使蠕动减少、减弱，易便秘。胃排空时间延长，易有上腹部饱胀感。妊娠中、晚期，由于胃部受压及幽门括约肌松弛，胃内酸性内容物可反流至食管下部，产生"灼热"感。

30. 妊娠后内分泌系统有哪些变化？

答：由于妊娠黄体和胎盘分泌的大量雌、孕激素对下丘脑及垂体的负反馈作用，使促性腺激素分泌减少，故孕期无卵泡发育成熟，也无排卵。垂体催乳素随

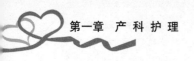

妊娠进展而增量,至分娩前达高峰,约为非妊娠期的 20 倍,与其他激素协同作用,促进乳腺发育,为产后泌乳作准备。促甲状腺激素(TSH)、促肾上腺皮质激素(ACTH)分泌增多,但因游离的甲状腺素及皮质醇不多,没有甲状腺、肾上腺皮质功能亢进的表现。

31. 妊娠后皮肤有哪些变化?

答:妊娠期垂体分泌促黑素细胞刺激激素的分泌增多,使黑色素增加,加之雌激素明显增多,使孕妇面颊、乳头、乳晕、腹白线、外阴等处出现色素沉着。面颊呈蝶形分布的褐色斑,俗称妊娠斑,于产后逐渐消退。随着妊娠子宫增大,腹壁皮肤弹力纤维过度伸展而断裂,使腹壁皮肤出现紫色或淡红色不规则平行的裂纹,称妊娠纹。产后变为银白色,持久不退。

32. 妊娠后体重有什么变化?

答:体重于妊娠 13 周前无明显变化,以后平均每周增加 350g,正常不应超过 500g,至妊娠足月时,体重共约增加 12.5kg,包括胎儿、胎盘、羊水、子宫、乳房、血液、组织间液、脂肪沉积等。

33. 妊娠期妇女有哪些心理变化?

答:妊娠期妇女心理变化随妊娠不同阶段而不同:

(1)妊娠早期:①惊讶或震惊:无论是否为计划内妊娠,几乎所有的孕妇都会产生惊讶或震惊的反应;②矛盾心理:有的孕妇可出现爱恨交加的矛盾心理,特别是那些并未计划怀孕的孕妇,此时既享受怀孕的欢愉,又认为自己尚未做好准备。

(2)妊娠中期:随着妊娠进展,尤其在胎动出现后,孕妇真正感受到"孩子"的存在,开始接受妊娠的事实,同时开始穿着孕妇装,计划为孩子购买衣服、小床等,关心孩子的喂养和生活护理等方面知识,给未出生的孩子起名字、猜性别等。

(3)妊娠晚期:子宫明显增大,孕妇行动不便,社交活动减少。甚至出现睡眠障碍、腰背痛等症状,因此大多数孕妇都盼望分娩日期的到来。随着预产期的临近,孕妇开始担心能否顺利分娩、胎儿有无畸形,部分孕妇担心新生儿的性别能否为家人所接受。

34. 妊娠期妇女如何进行心理调节?

答:美国学者鲁宾认为孕妇为迎接新生命的诞生,应完成以下 4 项心理发展任务:①确保自己及胎儿能安全顺利地度过整个妊娠期:妊娠后,孕妇应关注胎儿和自己的健康,可阅读有关书籍、观察其他孕妇和产妇,并就相关话题进行讨论;遵守医生的建议,使整个妊娠期保持最佳的健康状况。②促使家庭重要成员接受新生儿:在此过程中,配偶是关键人物,有了他的支持和接受,孕妇才能完成孕期心理发展任务。如果家中尚有小孩,孕妇也要努力确保其他子女接受新生儿。③情绪上与胎儿连成一体：随着妊娠的进展，孕妇和胎儿建立起亲密的情感，常借助抚摸、对着腹部讲话等行为表现出对胎儿的情感。④学习为孩子而奉献：生育过程包含了许多给予行为。孕妇需发展自制的能力，学习延迟自己的需要以满足今后孩子的需要。

35. 不同妊娠周数的子宫底高度是多少？

答：不同妊娠周数子宫底高度见表 1-2。

表 1-2 不同妊娠周数子宫底高度

妊娠周数	手测子宫底高度	尺测子宫底高度（cm）
满 12 周	耻骨联合上 2～3 横指	
满 16 周	脐耻之间	
满 20 周	脐下一横指	18（15.3～21.4）
满 24 周	脐上一横指	24（22.0～25.1）
满 28 周	脐上三横指	26（22.4～29.0）
满 32 周	脐与剑突之间	29（25.3～32.0）
满 36 周	剑突下二横指	32（29.8～34.5）
满 40 周	脐与剑突之间或略高	33（30.0～35.3）

二、妊娠诊断与产前检查

36. 妊娠试验是如何定义的？

答：妊娠试验是利用绒毛膜促性腺激素（hCG）的生物学或免疫学特点，检测受试者体内 hCG 水平的方法。hCG 主要由合体滋养细胞分泌，可由受试者血清或尿液中测出。因此，可通过对 hCG 的检测，协助诊断早孕。这种测定的方法称妊娠试验。

37. 确定妊娠的主要指标是什么？

答：血、尿人绒毛膜促性腺激素升高是确定妊娠的主要指标。

38. 如何诊断早期妊娠？

答：育龄期有性生活史的健康妇女，平时月经周期规则，一旦月经过期应考虑妊娠；停经 6 周左右可出现早孕反应；因增大的子宫在盆腔内压迫膀胱导致孕妇尿频；自觉乳房胀痛，检查发现乳房长大，乳头乳晕着色加深；妇科检查发现子宫增大变软，阴道黏膜和宫颈阴道部充血呈紫蓝色；但要确诊妊娠需行超声检查和血、尿 hCG 含量检查。

39. 什么时候开始做产前检查？

答：产前检查从确诊早孕开始。合理的产前检查次数及孕周不仅能保证孕期保健的质量，也能节省医疗卫生资源。针对发展中国家无合并症的孕妇，WHO

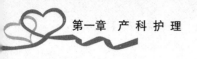

(2006)建议至少需要 4 次产前检查,孕周分别为妊娠＜16 周、24～28 周、30～32 周和 36～38 周。

40. 我国规定的产前检查的次数是多少?

答:根据目前我国孕期保健的现状和产前检查项目的需要,《孕前和孕期保健指南》推荐的产前检查孕周分别是:妊娠 6～13 周 $^{+6}$,14～19 周 $^{+6}$,20～24 周,25～28 周,29～32 周,33～36 周,37～41 周,共 7～11 次,有高危因素者,酌情增加次数。

41. 首次产前检查的主要内容有哪些?

答:首次产前检查的主要内容包括:①收集孕妇的健康史:包括个人一般资料、月经史、过去患病史、家族史、配偶健康状况等;②了解孕妇的孕产史:既往有无流产、早产、难产、死胎、死产、产后出血等;本次妊娠过程中有无病毒感染、阴道流血、头痛、心悸、下肢水肿等;③全身检查:如身高、体重、血压、心肺有无异常、乳房发育情况等;④产科检查:通过检查了解孕妇骨盆及胎儿生长发育情况,初步判断胎儿能否经阴道分娩。

42. 产前检查的时间及其内容?

根据《孕前和孕期保健指南》,产前检查的时间及其内容见表 1-3。

表 1-3　产前检查时间及内容

产前检查次数	常规检查及保健	备查项目
第 1 次 孕 6～13 周 $^{+6}$	(1) 建立妊娠期保健手册; (2) 确定孕周、推算预产期; (3) 评估妊娠期高危因素; (4) 测血压、体重指数、胎心率; (5) 血常规、尿常规、血型(ABO 和 Rh)、空腹血糖、肝功能和肾功能、乙型肝炎病毒表面抗原、梅毒螺旋体和 HIV 筛查、心电图等	(1) HCV 筛查; (2) 抗 D 滴度(Rh 阴性孕妇); (3) 地中海贫血筛查; (4) 甲状腺功能筛查; (5) 妊娠早期 B 超检查,妊娠 11～13 周 $^{+6}$ B 超测量胎儿 NT 厚度; (6) 宫颈细胞学检查; (7) 宫颈分泌物检测淋球菌、沙眼衣原体和细菌性阴道病的检测; (8) 妊娠 10～12 周绒毛活检
第 2 次 孕 14～19 周 $^{+6}$	(1) 分析首次产前检查的结果; (2) 血压、体重、宫底高度、腹围、胎心率; (3) 妊娠中期非整倍体母体血清学筛查(15～20 周)	羊膜腔穿刺检查胎儿染色体
第 3 次 孕 20～24 周 $^{+6}$	(1) 血压、体重、宫底高度、腹围、胎心率; (2) 胎儿系统 B 超(18～24 周); (3) 血常规、尿常规	宫颈评估(B 超测量宫颈长度,早产高危者)

产前检查次数	常规检查及保健	备查项目
第4次 孕25~28周 +6	(1) 血压、体重、宫底高度、腹围、胎心率； (2) 75g OGTT； (3) 血常规、尿常规	(1) 抗D滴度复查(Rh阴性者)； (2) 宫颈阴道分泌物检测胎儿纤维连接蛋白fFN检查(早产高危者)
第5次 孕29~32周 +6	(1) 血压、体重、宫底高度、腹围、胎心率、胎位； (2) 产科B超检查； (3) 血常规、尿常规	B超测量宫颈长度或宫颈阴道分泌物fFN检测
第6次 孕33~36周 +6	(1) 血压、体重、宫底高度、腹围、胎心率、胎位； (2) 血常规、尿常规	(1) B族链球菌(GBS)筛查(35~37周)； (2) 肝功能、血清胆汁酸检测(32~34周,怀疑妊娠期肝内胆汁淤积症(ICP)孕妇)
第7~11次 孕37~41周 +6	(1) 血压、体重、宫底高度、腹围、胎心率、胎位、宫颈检查(Bishop评分)； (2) 血常规、尿常规； (3) NST检查(每周1次)	(1) 产科B超检查； (2) 评估分娩方式

43. 产前检查测量血压和体重的意义是什么?

答:根据孕妇的基础血压,了解是否并发了妊娠高血压疾病或肾病等疾病,在产前检查时需严密观察血压情况,以便及早发现问题,及早防治,以避免疾病向严重阶段发展。

体重的管理应按照体重指数要求的增长进行控制,妊娠晚期体重增加比早期明显。如果从表面看水肿不明显,但是每周测体重时增加超过0.5kg,这就有可能是隐性水肿,发现后必须在医师指导下及早治疗,以免妊娠水肿。

44. 如何推算预产期?

答:计算方法为:末次月经第1日起,月份减3或加9,日期加7。如为阴历,月份仍减3或加9,但日期加15。

45. 围生期是如何定义的?

答:我国围生期定义是指从妊娠满28周(即胎儿体重≥1000g或身长≥35cm)至产后1周。

46. 阴道检查的内容有哪些?

答:了解宫颈容受程度、宫口扩张程度、胎膜是否破裂、破膜者的羊水性状、胎先露的位置、胎方位、坐骨棘间径、坐骨切迹、骶尾关节活动度,并测量出口后矢状径。

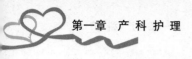

47. 妊娠图包括哪些内容?

答:将妊娠期间各项检查结果如血压、体重、宫高、腹围、胎位、胎心率等填于图中,绘成的曲线图称妊娠图。

48. 无应激试验是如何定义的?

答:指在无宫缩、无外界负荷刺激下,对胎儿进行胎心率、宫缩图形的观察和记录,以了解胎儿储备能力。

49. 缩宫素激惹试验是如何定义的?

答:又称宫缩激惹试验,其原理为用缩宫素诱发宫缩,并用胎儿监护仪记录胎心率变化,了解胎盘于宫缩时一过性缺氧的负荷变化,测定胎儿的储备能力。

50. 什么是胎动? 胎动的正常值是多少?

答:胎儿在子宫内冲击子宫壁的活动称胎动。胎动是胎儿情况良好的表现。孕妇多于妊娠 20 周后开始自觉胎动,胎动计数≥6 次 /2 小时为正常,<6 次 /2 小时或减少 50% 者提示胎儿缺氧可能。

51. 什么是胎心音? 胎心音的正常值是多少?

答:妊娠 12 周,用多普勒胎心听诊仪可在孕妇腹壁上听到胎心音,呈双音,第一音与第二音相接近,似钟表的"滴答"声,速度较快,每分钟 110～160 次。

52. 什么是胎产式、胎先露、胎方位?

答:胎儿身体纵轴与母体身体纵轴之间的关系称胎产式。最先进入骨盆入口的胎儿部分称为胎先露。胎儿先露部指示点与母体骨盆的关系称胎方位,简称胎位。

三、孕期保健

(一)孕期管理和生活指导

53. 妊娠期妇女在穿着方面应注意哪些问题?

答:孕妇的衣服应该柔软、宽松、舒适、冷暖适宜。不要穿紧身衣或袜带,以免影响血液循环,影响胎儿的发育及活动;胸罩应以舒适、合身、能够支托增大的乳房为标准,以减轻乳房的不舒适感。孕期应穿轻便、舒适的鞋子。鞋跟应低,但不应完全平跟,以能够支撑自身体重而且感到舒适为宜;避免穿高跟鞋,以防腰背痛及身体失平衡而受伤。

54. 妊娠期妇女在饮食方面应注意哪些问题?

答:孕妇应注意平衡膳食,注意烹饪时的方法,尽可能不要破坏食物中的营养素;选择容易消化、无刺激性的清淡食物,避免烟、酒、浓咖啡、浓茶及辛辣食品;重视质量,即尽量摄取高蛋白质(如牛肉、羊肉、瘦猪肉、牛奶、鸡蛋等)、高维生素(如谷类、肾脏、干果、绿叶菜、动物肝脏、黄豆、蛋黄等)、高矿物质(如含铁多的动物肝脏、血、瘦肉、蛋黄、豆类、贝类及各种绿叶菜,含钙磷多的肉类、

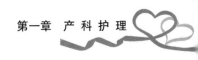

牛奶、豆类及海产品)的食物。

55. 孕妇应避免接触哪些物质?

答:孕妇应:①尽量避免辐射照射;②避免居住在刚装修完的房间内;③大多洗涤剂在怀孕期间可以安全使用,使用时可戴手套、保护皮肤,并注意标签上的警告提示;④慎用含有铅、汞或激素类的化妆品,孕期不宜使用染发剂、染发精、指甲油等化学产品;⑤不宜暴露于放射性或接触有毒有害化学物质的工作,如接触铅、汞、苯、甲醛、农药、杀虫剂、抗肿瘤药等;⑥避免在高温、噪声、强烈振动等有害物理环境中工作;⑦减少接触烹饪油烟;⑧空气污染严重时,尽量减少外出活动。

56. 孕妇外出应注意些什么?

答:孕期日常出行注意交通安全,选择相对安全、舒适的交通工具;乘坐公交车时要时刻扶稳把手,以免在急刹车或上下车时摔伤。孕妇尽量不要自驾车,特别是在孕晚期;如需驾车或乘坐汽车时,应随时系好安全带,注意安全带不要压迫到腹部。路途较远的出行最好安排在孕中期,孕晚期尽量避免乘坐飞机旅行,大多数航空公司规定孕晚期孕妇乘机需要出具医生证明。乘坐飞机、火车时,尽量选择靠近过道的座位,方便起身活动。在保证安全的前提下,适当活动身体或抬高小腿,促进血液循环,预防静脉血栓。飞机、火车上的卫生间空间都相对狭小,孕妇使用时应注意安全扶稳。

57. 妊娠期妇女如何保持口腔卫生?

答:妇女怀孕后,由于体内激素水平增高,可造成牙龈血管通透性增加,牙龈上皮屏障作用减低,牙龈易出血。孕期由于营养需要,孕妇进食次数增加,且孕妇一般偏爱酸甜食物,为细菌在口腔和牙齿表面繁殖提供了良好的条件,应养成良好的刷牙习惯,每次进餐后都应用软毛牙刷刷牙,避免孕期患口腔疾患的概率增加。

58. 孕期口腔保健要点有哪些?

答:孕期口腔保健要点包括:①在妊娠前先进行口腔检查,清除牙菌斑,治愈已有的口腔疾病;②孕妇宜每隔 3 个月检查口腔 1 次;③已患有牙病的孕妇,治疗龋齿和牙龈炎的最佳时间是妊娠中期,即妊娠 4~6 个月;④合理营养,注意膳食平衡,增加钙的摄入量,减少吃甜食的频率和数量;⑤早晚正确刷牙,使用漱口水漱口,全面清洁口腔。

59. 孕期妇女应如何注意个人皮肤卫生?

答:孕妇的新陈代谢高,出汗多,因此,应该勤洗澡以保持皮肤的清洁和舒适,衣服选择透气、吸汗的材质。妊娠后阴道分泌物增多,孕妇应注意会阴部清洁,勤换内裤,最好穿着棉质、透气的内裤,使用卫生护垫时注意勤更换,避免发生阴道炎。

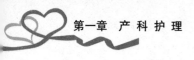

60. 孕期怎样控制体重？

答：孕期控制体重的原则：①均衡营养：孕期合理的饮食摄入，能满足孕妇和胎儿的营养需要，也不会导致体重过度增长，以达到孕期体重合理增长。②适量运动：适量的运动也是体重控制的有效方法之一。在孕期保持适当、合理的锻炼，既能有效控制体重，还能改善孕期各种不适，有利于顺产，而且妈妈在产后也能更快地恢复身材。在排除不能进行运动的禁忌证前提下，孕妇可每天进行 30 分钟以上的有氧运动。③作息规律：怀孕后应该养成良好的生活作息习惯，如规律的休息、合理的饮食搭配、适量的运动、定期产检并保持愉悦的心情。

61. 妊娠期妇女用药应注意哪些问题？

答：妊娠 12 周内，胎儿身体器官和系统处于高度分化、迅速发育形成的阶段，如此时孕妇用药，毒性可干扰胚胎、胎儿组织细胞的正常分化，造成某一部分组织或器官的发育畸形。因此，在妊娠的 12 周内应尽量避免用药。向孕妇及家属介绍 A、B、C、D、X 不同等级药物对妊娠可能造成的影响。①A 级药物：对孕妇安全，对胚胎、胎儿无害，如：维生素 A、B、C、D、E；②B 级药物：对孕妇比较安全，对胎儿基本无害，如：青霉素、红霉素、胰岛素等；③C 级药物：是在动物研究证明对胎儿致畸或可杀死胚胎，但未在人类研究证实，如：庆大霉素、异烟肼；④D 级药物：是已经证明对胎儿有危害，如：硫酸链霉素、盐酸四环素等，在不得已时才使用；⑤X 级药物：可致胎儿异常，如：甲氨蝶呤、己烯雌酚，妊娠时禁用。

62. 妊娠期妇女如何进行乳房护理？

答：为了保持乳房清洁舒适，妊娠后期可每天用清水清洗乳房 1 次，清洗时动作要轻柔，以免过度刺激乳头，引起子宫收缩，甚至发生早产。胸罩的选择应以舒适、合身、能够支托增大的乳房为标准，布料最好选择全棉，样式选双层，外层有按扣或挂钩，分娩后，方便打开外层哺乳。

63. 妊娠期性生活的指导内容有哪些？

答：孕期性生活应视孕妇具体情况而定，建议妊娠前 3 个月及近预产期的后 3 个月避免或减少性生活，以防流产、早产及感染。性生活时动作轻柔，不要压迫孕妇腹部，注意孕妇及胎儿安全。

64. 妊娠期妇女的休息与活动应该注意哪些问题？

答：正常孕妇可以坚持工作到 28 周，28 周后宜适当减轻工作量。孕期应避免长时间站立或重体力劳动，坐时应抬高下肢，以减轻下肢水肿。孕妇因身体和心理上的负担加重，易感疲惫，需要充足的休息和睡眠。每日应有 8 小时睡眠，午休 1~2 小时。卧床时宜多左侧卧位，此体位可以增加胎盘血液供应，避免胎儿缺氧，但也可根据自身情况采取平卧、半卧、右侧卧等体位。孕妇居住的房间应该清洁、整齐、安静、空气流通。运动可以促进孕妇的血液循环、增进食欲和睡眠、锻炼肌肉，为分娩做准备。因此，孕妇应该做适量的活动，同时也可以进行一般的家务劳动，但注意不要攀高或举重。散步是孕妇最适宜的运动，但要注意时间不宜过久（每次 30～60 分钟为宜），不要到人群拥挤、空气不良的公共场所，尽量避免意外受伤或传染上呼吸道疾病。

65. 孕妇开车应注意什么？

答：一般怀孕 3 个月尽量不开车，如果怀孕 6 个月内必须开车，应注意：①孕妇不宜开新车，新购置的车皮革等气味很重，车内空气污染严重，不利于孕妇和胎儿的健康；②开车前调节好座位，在脚可以踏到踏板的同时，使腹部与方向盘之间尽可能有大的距离；③时速勿超过 60km/h，避免紧急刹车，每天只开熟悉的路线；④孕妇开车或坐车出行，尽量避开交通堵塞的高峰时段，事先做好路况调查；⑤车内始终保持适宜的温度，绝对禁止吸烟；⑥安装防晒窗帘或者粘贴车窗防晒膜，避免阳光直射；⑦连续开车时间尽量不超过 1 小时，防止长时间疲劳开车，车内准备一些舒适的头枕、靠垫等；⑧孕妇系安全带要求比常人更严格，安全带要肩带置于肩胛骨的地方，而不是紧贴脖子；肩带部分应该以穿过胸部中央为宜，腰带应置于腹部下方，不要压迫隆起的肚子，身体姿势要尽量坐正，以免安全带滑落，压迫胎儿；⑨可以听一些轻柔的音乐，进行胎教。

66. 有流产史的孕妇有哪些注意事项？

答：发生流产后最好要身体休息调整半年以上才能再次备孕；怀孕前，首先应配合医生查明上次流产的原因，并采取相应措施避免。①适当运动，有习惯性流产史的妇女怀孕初期最好卧床休息；②补充营养，主要是食物均衡搭配；③放松心情，过度紧张和焦虑也可造成流产；④一旦发现先兆流产症状（腹痛、阴道流血）应及时就医；⑤按照医生建议补充叶酸、维生素来预防胎儿畸形；⑥学习孕期保健知识。

67. 出现胎心异常如何处理？

答：胎心音出现异常时应指导孕妇左侧卧位，吸氧，同时向医生汇报并配合处理，给予胎心监护，密切观察胎心变化。必要时立即做好终止妊娠的准备。

68. 如何进行胎动计数？

答：一般从怀孕的第 28 周开始数胎动直至分娩。每天早、中、晚固定一个自己最方便的时间 3 次数胎动，每次数 1 小时。3 次胎动数乘以 4 为 12 小时胎动数，胎动次数 >30 次为正常；20～30 次时，注意次日胎动计数，如下降至 20 次以下，及时去医院就诊。数胎动时孕妇可以坐在椅子上，也可以侧卧在床上，把双手轻放在腹壁上，静下心来专心体会胎儿的活动。用纽扣或其他物品来计数，胎动一次放一粒纽扣在盒中，从胎儿开始活动到停止算一次，如其中连续动几下也只算一次，等胎动完全停止后，再接着计数。1 小时完毕后，盒中的纽扣

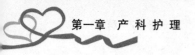

数即为 1 小时的胎动数。

69. 如何辨别胎动和宫缩?

答:辨别宫缩和胎动的方法:①发生的部位和范围不同:胎动是胎儿在子宫内羊水中运动时碰撞子宫壁而使孕妇感受到的感觉,胎动时腹部的某一局部可能会有胀或紧绷感,部位经常变换,子宫是软的;若是整个腹部均有腹胀感,整个子宫逐渐变硬,可能会是宫缩;②发生的快慢不同:胎动是间断的、比较突然的;宫缩是缓缓的。

70. 什么是胎教?胎教的方法有哪些?

答:胎教是对胎儿进行有目的、有计划的教育,是优生的重要内容。胎教的主要方法有:①呼唤胎教法:父母可事先起好孩子的小名并经常呼唤他,胎儿可通过听觉感受到父母充满爱心的呼唤;②抚摸胎教法:通过抚摸,胎儿可感知到父母的存在,并增加胎儿肢体的反应能力;③对话胎教法:父母可通过问候、聊天、朗读、唱歌、讲故事等方式与胎儿沟通;④联想胎教法:母亲通过对美好事物和意境的联想,将美好的体验传递给胎儿的方法;⑤音乐胎教法:主要供母亲欣赏时最好选取优美、宁静的音乐,使母亲听后产生轻松、愉快、心情平和的感觉;主要供胎儿欣赏时则宜选择轻松、明快、活泼的音乐,达到刺激胎儿听觉、激发胎儿情绪的作用;⑥美育胎教法:母亲感受到美,并将美的意识传递给胎儿,母亲可多到大自然中去欣赏美丽的景色,将大自然的美传递给胎儿。

71. 妊娠早期健康教育的要点是什么?

答:妊娠早期健康教育的要点:①生活起居规律,避免过度劳累,保证睡眠充分,保持心情舒畅,避免精神刺激。每天适当活动,如散步等,但尽量避免剧烈活动。②重视饮食营养,不挑食,不偏食,保证蛋白质摄入量,保持有一定热量的碳水化合物摄入,继续补充叶酸,注意钙、铁、碘等恰当的补充,不吸烟,不饮酒,根据孕前 BMI 提出孕期体重增加建议。③注意气候变化,预防感冒。少去人多拥挤的公共场所,避免接触有毒有害物质。④有病宜请医生诊治,并主动告知自己已经怀孕和停经时间;避免不必要的检查,在医生指导下服药。如有器质性疾病,如心脏病、肝炎、糖尿病等,宜在妊娠早期体检时认真听取医生意见,采取相应措施。⑤保持外阴清洁,避免性生活。如发生阴道流血,应去医院检查。⑥保持心理健康,解除精神压力,预防孕期及产后心理问题的发生。⑦按要求到社区卫生中心进行早孕登记建卡,了解相关保健知识和注意事项。

72. 整个孕期中健康教育的要点是什么?

答:根据孕期不同阶段进行有针对性的健康知识宣教,如孕早期主要是孕妇避免患病、使用药物、常见症状的处理;孕中期主要是一些产前筛查、胎儿发育、合理营养和体重控制、定期产检、疾病治疗等内容的健康教育;孕晚期主要是分娩相关知识、母乳喂养知识、入院流程、特殊情况应对等相关知识的教育。

同时在孕期各期健康教育中，要满足孕妇和家属的需求，解决她们的疑问。

73. 准爸爸有哪些心理变化？

答：准爸爸的心理变化包括：①妊娠早期：如果妊娠是夫妇双方所共同期望或计划的，准爸爸会表现出异常的兴奋，否则可能会感到震惊。但因孕妇腹部增大不明显，准爸爸觉得生活没有太多改变，有时不能满足妻子的需求而在夫妻间出现沟通不愉快现象。②妊娠中晚期：当孕妇子宫逐渐增大，腹部明显膨隆后，准爸爸进入一个新的心理阶段，开始认识到妻子妊娠是自己一生中最重要的事情，也能体会与关心妻子的妊娠感受，但此时准爸爸会对分娩过程产生害怕及恐惧。

74. 准爸爸如何进行心理调节？

答：首先，准爸爸应抓紧时间学习妊娠和育儿的有关知识，理解妻子妊娠以后生理和心理方面的变化，了解胎儿在子宫内生长发育的过程，正确认识分娩先兆，帮助妻子顺利度过妊娠和分娩这一人生最为特殊的时期。尽量陪妻子做产前检查和产前学习，增进与妻子及胎儿之间的感情。学习帮助妻子减轻妊娠不适的方法，如在妻子腰酸背疼时为其按摩，在妻子心情不好时鼓励其说出内心感受，并对妻子的"坏脾气"保持耐心和宽容。

（二）孕期常见问题与处理

75. 什么是早孕反应？原因是什么？

答：半数左右的妇女，在停经 6 周左右出现晨起恶心、呕吐，食欲减退和偏食，称早孕反应。可能与体内 hCG 增多、胃酸分泌减少及胃排空延长有关，一般至 12 周左右自然消失。

76. 怎样应对早孕反应？

答：在此期间应避免空腹或过饱，避免进食引起不舒服或进食难以消化的食物。食物选择自己喜爱的或清淡、无特殊刺激味道的食物。如果妊娠 12 周以后仍继续呕吐，甚至影响孕妇营养时，应考虑妊娠剧吐的可能，孕妇需住院治疗，纠正水电解质紊乱。对偏食者，在不影响饮食平衡的情况下可不作特殊处理。

77. 孕早期常见症状有哪些？

答：妇女怀孕早期会出现：①停经：育龄期有性生活史的健康妇女，平时月经周期规则，一旦月经过期，应考虑到妊娠；停经 10 日以上，应高度怀疑妊娠；若停经 2 个月以上，则妊娠的可能性更大。停经是妊娠的最早症状。②早孕反应：在停经 6 周左右出现畏寒、头晕、流涎、乏力、嗜睡、缺乏食欲、喜食酸物、厌恶油腻、恶心、晨起呕吐等症状，多在停经 12 周左右自行消失。③尿频：由于子宫逐渐增大，占据盆腔，压迫膀胱引起尿频。④乳房变化：自觉乳房胀痛，检查发现乳房体积逐渐增大，有明显的静脉显露，乳头增大，乳头乳晕着色加深。乳

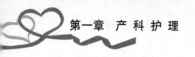

晕周围皮脂腺增生出现深褐色结节,称为蒙氏结节。

78. 妊娠期妇女白带增多如何处理?

答:白带增多于妊娠初 3 个月及妊娠后 3 个月明显,是妊娠期正常的生理变化。应排除真菌、滴虫、淋菌、衣原体等感染,保持外阴部清洁,每日清洗外阴或经常洗澡以避免分泌物刺激,严禁阴道冲洗。穿透气性好的棉质内裤,经常更换。如分泌物过多,可用卫生巾并经常更换,增加舒适感。

79. 孕妇如何预防阴道感染?

答:由于妊娠期阴道分泌物增多,孕期应注意以下几点:①选择棉质内裤,透气性、吸汗性好,勤换内裤,尤其是夏天容易出汗,要及时更换;②孕妇不要穿着太紧的裤子或裤袜,应尽量保持会阴部通风干燥;③孕妇的内裤选用中性肥皂单独清洗;④大便后由前往后擦拭,以免大便污染会阴部;⑤淋浴代替盆浴,不要随意使用阴道内灌洗器或药物;⑥注意个人卫生,每日清洗会阴部。

80. 妊娠期妇女为什么会发生尿频、尿急? 如何处理?

答:常发生在妊娠开始的 3 个月及妊娠最后 3 个月,因子宫压迫所致。若因压迫引起且无任何感染征象,可给予解释,不必处理。孕妇不必担心,也不必减少液体摄入量来缓解症状,有尿意时及时排空膀胱即可。

81. 孕妇出现下肢水肿是怎么回事?

答:妊娠中晚期子宫逐渐增大压迫下腔静脉,使静脉血回流受阻,容易出现双下肢水肿,一般仅限于踝部及膝关节以下,经休息、左侧卧位、抬高下肢后可减轻或消失,此为生理性水肿。如下肢明显凹陷性水肿或经休息后不消退者,应考虑到妊娠合并肾脏疾病、低蛋白血症等,应就医检查。

82. 妊娠期妇女下肢水肿如何处理?

答:孕妇在妊娠中后期易发生下肢水肿,经休息后消退属生理现象。嘱孕妇卧床休息时可左侧卧位或使用枕头、垫子将下肢垫高 15° 以改善下肢血液回流,解除右旋增大的子宫对下腔静脉的压迫,减轻水肿;坐着休息时,也可抬高下肢,促进下肢静脉血回流;孕妇避免久站或久坐,以免加重水肿的发生。指导孕妇避免穿过紧的长筒袜和衣裤,饮食咸淡适宜。经上述处理水肿不消失或严重,应考虑妊娠期高血压疾病、妊娠合并肾脏疾病等原因,应进一步检查和治疗。

83. 妊娠期妇女为什么易发生下肢及外阴静脉曲张? 如何处理?

答:因增大的子宫压迫下腔静脉使股静脉压力增高,随妊娠次数增多逐渐加重。嘱孕妇避免久站久坐,并注意适当抬高下肢;穿弹力裤或袜,避免穿妨碍血液回流的紧身衣裤;会阴静脉曲张者,可于臀下垫枕,抬高髋部休息。分娩时应防止外阴部曲张的静脉破裂。

84. 妊娠期妇女下肢痉挛的原因是什么? 如何处理?

答:是孕妇缺钙的表现。肌肉痉挛多发生在小腿腓肠肌,于妊娠晚期多见,常在夜间发作，多能迅速缓解。指导孕妇饮食中增加钙的摄入，如牛奶、肉类、豆类及海产品等；避免腿部疲劳、受凉；伸腿时避免脚趾尖伸向前，走路时脚跟先着地。如发生下肢肌肉痉挛，嘱孕妇背屈肢体或站直前倾，或局部热敷按摩，直至痉挛消失。必要时遵医嘱口服钙剂。

85. 妊娠期妇女便秘的原因是什么？如何处理？

答：妊娠期间，肠蠕动及肠张力减弱，排空时间延长，水分被肠壁吸收，加之增大的子宫及胎先露部对肠道下段的压迫，常会引起便秘。嘱孕妇养成每日定时排便的习惯，多吃水果、蔬菜等富含纤维素食物，同时增加每日饮水量，注意适当的活动。必要时使用缓泻剂或开塞露，使粪便润滑容易排出。但禁用峻泻剂，也不应灌肠，以免引起流产或早产。

86. 妊娠期妇女如何避免腰背疼痛？

答：妊娠期间关节韧带松弛，增大的妊娠子宫向前突使躯体重心后移，腰椎向前凸，使背肌处于持续紧张状态，孕妇可出现腰背痛。孕期穿平跟鞋，在俯拾或抬举物品时，保持上身直立，弯曲膝部，用两下肢的力量抬起。如工作要求长时间弯腰，妊娠期间应适当调整。必要时卧床休息（硬床垫），局部热敷，产后6～8周，腰背痛自然消失。疼痛严重者，应及时查找原因并治疗。

87. 什么是仰卧位低血压综合征？

答：妊娠期盆腔血液回流致下腔静脉的血量增加，右旋增大的子宫又压迫下腔静脉使血液回流受阻，使孕妇下肢、外阴及直肠的静脉压增高，加之妊娠期静脉壁扩张，孕妇易发生痔、外阴及下肢静脉曲张。如孕妇长时间仰卧位，可引起回心血量减少，心搏量降低，血压下降，称仰卧位低血压综合征。嘱孕妇改变体位或左侧卧位，血压即可恢复正常。

88. 妊娠期妇女发生贫血的原因是什么？如何处理？

答：孕妇于妊娠中晚期对铁的需求增多，单靠饮食补充明显不足。应自妊娠4～5个月开始补充铁以预防贫血。若已出现贫血，应查明原因，贫血以缺铁性贫血最常见。补铁时应注意同时补充维生素C和钙剂以增加铁的吸收。

（三）出生缺陷的预防与筛查

89. 什么是出生缺陷？

答：是指出生前已经存在（在出生前或出生后数年内发现）的结构或功能异常，其产生原因包括：遗传、环境及二者共同作用。

90. 出生缺陷如何预防？

答：为了提高我国出生人口素质，切实实行优生优育，目前临床上通过遗传咨询、产前筛查和产前诊断进行防治。

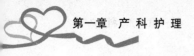

91. 什么是遗传咨询?

答:是由从事医学遗传的专业人员或咨询医师,对咨询者就其提出的家庭中遗传性疾病的发病原因、遗传方式、诊断、预后、复发风险、防治等问题予以解答,并就咨询者提出的婚育问题提出医学建议。

92. 遗传咨询的对象?

答:遗传咨询对象为遗传高风险人群:①夫妇双方或家系成员患有某些遗传病或先天畸形者;曾生育过遗传病患儿或先天畸形的夫妇;②不明原因智力低下或先天畸形患儿的父母;③不明原因的反复流产或有死胎、死产等病史的夫妇;④孕期接触过不良环境或因素及患有某些慢性疾病的夫妇;⑤常规检查或常见遗传病筛查发现异常者;⑥其他需要咨询者,包括婚后多年不孕不育的夫妇或35岁以上高龄孕妇。

93. 产前筛查都筛查什么?

答:遗传筛查包括对成人、胎儿及新生儿遗传性疾病筛查3种,对胎儿的遗传筛查又称产前筛查。采用简便、可行、无创及安全的生化检测方法,对发病率高、病情严重的遗传性疾病或先天畸形进行筛查,检出子代具有出生缺陷高风险的人群。目前广泛应用遗传筛查的疾病有唐氏综合征和神经管畸形的筛查。

94. 孕妇为什么要做唐氏筛查?

答:唐氏筛查是一项筛选胎儿患唐氏综合征的可能性的检查。检查结果不是最终诊断,而是风险系数,即患唐氏综合征的可能性,如风险高就有必要进一步检查(如羊膜穿刺抽取羊水进行检查)。唐氏综合征俗称先天愚型,是一种染色体缺陷病,在第21号染色体上多了1条,故又称为21-三体综合征。患儿严重智力低下,头小而圆,鼻梁低平,眼裂小而外侧上斜,眼距宽,舌常伸于口外,耳朵位置低;颈短粗,指趾短,指内弯,通贯手;常可伴生殖器官、心脏、消化道、骨骼畸形;免疫力低下,目前没有有效治疗手段,最好的办法就是终止妊娠,所以孕妇有必要进行唐氏筛查。

95. 产前筛查的结果有什么意义?

答:产前筛查试验不是确诊试验,筛查阳性结果意味着患病的风险升高,并非诊断疾病;阴性结果提示风险未增加,并非正常。筛查结果阳性的患者需要进一步确诊试验,染色体疾病高风险患者需要进行胎儿核型分析。

96. 妊娠早期筛查是指什么?

答:医疗机构对孕妇进行孕早期筛查,主要是唐氏综合征筛查,如果筛查结果阳性,孕妇有更多的时间进行进一步的确诊和处理。妊娠早期筛查的方法包括:孕妇血清学检查、超声检查或二者结合检查。

97. 妊娠中期筛查是指什么?

答:妊娠中期的筛查通常采取三联法,即甲胎蛋白(AFP)、绒毛膜促性腺激素（hCG）和游离雌三醇（E$_3$）。唐氏综合征患者 AFP 降低、hCG 升高、E$_3$ 降低，根据三者的变化，结合孕妇年龄、孕周等情况，计算出唐氏综合征的风险度。当风险阈值设定为 35 岁孕妇的风险度（妊娠中期为 1：280）时，阳性率约为 5%，能检出 60%～75% 的唐氏综合征和部分其他非整倍体染色体畸形。

98. 染色体疾病的高危因素？

答：可使胎儿发生染色体疾病风险增加的高危因素有：①孕妇年龄 >35 岁的单胎妊娠；②孕妇年龄 >31 岁的双卵双胎妊娠；③夫妇中一方染色体易位、倒置；④夫妇染色体非整倍体异常；⑤曾经分娩为胎儿常染色体三体史；⑥曾经分娩为胎儿 X 染色体三体（47，XXX，47，XXY）者；⑦前胎染色体三倍体；⑧妊娠早期反复流产；⑨产前超声检查示胎儿存在严重的结构畸形。

99. 胎儿结构畸形筛查是什么时间筛查？都有哪些畸形？

答：在妊娠 18～24 周期间，通过超声对胎儿各器官进行系统筛查，目的是发现胎儿严重致死性畸形，如无脑儿、严重脑膨出、严重开放性脊柱裂、严重胸腹壁缺损并内脏外翻、单腔心、致死性软骨发育不良等疾病。

100. 什么是产前诊断？

答：产前诊断又称宫内诊断，是指在胎儿出生以前应用各种先进的检测手段，如影像学、生物化学、细胞遗传学及分子遗传学等技术，了解胎儿在宫内的发育状况，如观察胎儿有无畸形，分析胎儿染色体核型，监测胎儿的生化检查项目和基因等，对先天性和遗传性疾病做出诊断，为胎儿宫内治疗或选择性流产创造条件。

101. 产前诊断的对象有哪些？

答：需要进行产前诊断的对象包括：①年龄≥35 岁；②羊水过多或羊水过少；③胎儿发育异常或胎儿有可疑畸形；④孕早期时接触过可能导致胎儿先天缺陷的物质；⑤夫妇一方患有先天性疾病或遗传性疾病，或有遗传病家族史；⑥曾经分娩过先天性严重缺陷婴儿者。

102. 产前诊断的疾病有哪些？

答：产前诊断的疾病有染色体异常（包括染色体数量和结构异常）、性连锁遗传病（如红绿色盲、血友病等）、遗传代谢病（多为常染色体隐性遗传，如苯丙酮尿症、肝豆状核变性）、先天性结构畸形（特点是有明显的结构改变，如无脑儿、脊柱裂、唇腭裂、先天性心脏病、髋关节脱臼等）。

103. 产前诊断常用的方法？

答：目前产前诊断常用的方法有：①利用超声、X 线检查、胎儿镜、磁共振等观察胎儿的结构是否存在畸形；②利用羊水、绒毛、胎儿细胞培养，分析染色体核型，监测胎儿染色体疾病；③利用胎儿 DNA 分子杂交、限制性内切酶、聚合酶链反应技术、原位荧光杂交等技术检测基因的核苷酸序列，诊断胎儿基因

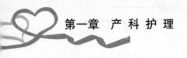

疾病；④利用羊水、羊水细胞、绒毛细胞或血液，进行蛋白质、酶和代谢产物检测，诊断胎儿神经管缺陷、先天性代谢疾病等。

四、妊娠期并发症

（一）流产与护理

104. 什么是高危妊娠？

答：高危妊娠是指妊娠期有某种并发症或致病因素可能危害孕妇、胎儿与新生儿或导致难产者。凡具有高危因素的孕妇称高危孕妇。

105. 导致高危妊娠的因素有哪些？

答：此次妊娠具有下列 1 个或 1 个以上因素者属高危妊娠：①孕妇年龄<18 岁或>35 岁；②有异常妊娠史，如异位妊娠、自然流产、早产、死产、难产（包括剖宫产史）、新生儿死亡、新生儿畸形或有先天性或遗传性疾病等；③各种妊娠合并症，如心脏病、糖尿病、高血压、肾病、肝炎、甲状腺功能亢进、血液病（贫血）、病毒感染（风疹、巨细胞病毒感染）等；④各种妊娠并发症，如妊娠期高血压疾病、前置胎盘、胎盘早剥、羊水过少或过多等；⑤可能发生分娩异常者，如骨盆异常、软产道异常、胎位异常、多胎妊娠、巨大胎儿等；⑥胎盘功能不全；⑦妊娠期接触大量放射线，化学性毒物或服用过对胎儿有影响的药物；⑧盆腔肿瘤或曾有手术史等。

106. 流产是如何定义的？

答：是指妊娠不足 28 周、胎儿体重不足 1000g 而终止者。

107. 导致流产的原因是哪些？

答：导致流产的原因有 4 方面：①胚胎因素：胚胎或胎儿染色体异常是早期流产最常见的原因；②母体因素：全身性疾病如严重感染、高热疾病等；生殖器官异常，如子宫畸形、子宫肌瘤等；内分泌异常；强烈应激与不良习惯；免疫功能异常；③父亲因素：精子染色体异常；④环境因素：过多接触放射线和化学物质。

108. 流产的病理过程是什么？

答：孕 8 周前的早期流产，胚胎多先死亡，随后发生底蜕膜出血并与胚胎绒毛分离，已分离的胚胎组织如异物，可引起子宫收缩，妊娠物多能完全排出。因此时胎盘绒毛发育不成熟，与子宫蜕膜联系尚不牢固，胚胎绒毛易与底蜕膜分离，出血不多。妊娠 8～12 周时胎盘绒毛发育茂盛，与底蜕膜联系较牢固，流产的妊娠物往往不易完整排出，部分妊娠物滞留在宫腔内，影响子宫收缩，导致出血量较多。妊娠 12 周以后的晚期流产，胎盘已完全形成，流产时先出现腹痛，然后排出胎儿、胎盘。

109. 流产的主要临床表现是什么？流产的发展过程是什么？

答：流产的主要临床表现是停经后阴道流血和腹痛。按流产发展的不同阶段,分为先兆流产、难免流产、不全流产、完全流产。

110. 早期流产是如何定义的?

答:流产发生在妊娠12周前者,称为早期流产。

111. 晚期流产是如何定义的?

答:发生在妊娠12周或之后者,称为晚期流产。

112. 早期流产与晚期流产临床表现的区别是什么?

答:早期流产的临床过程表现为先出现阴道流血,后出现腹痛。晚期流产的临床过程表现为先出现腹痛(阵发性子宫收缩),后出现阴道流血。

113. 先兆流产的临床表现是什么? 处理原则是什么?

答:先兆流产的临床表现是妊娠28周前先出现少量阴道流血,常为暗红色或血性白带,无妊娠物排出,随后出现阵发性下腹痛或腰背痛。妇科检查宫颈口未开,胎膜未破,子宫大小与停经周数相符。处理原则是卧床休息,禁性生活,必要时给予对胎儿危害小的镇静剂。

114. 难免流产的临床表现是什么? 处理原则是什么?

答:难免流产的临床表现是在先兆流产的基础上,出现阴道流血量增多,阵发性下腹痛加剧,或出现阴道流液(胎膜破裂)。妇科检查宫颈口已扩张,有时可见胚胎组织或胎囊堵塞于宫颈口内,子宫大小与停经周数基本相符或略小。处理原则是一旦确诊,应尽早使胚胎及胎盘组织完全排出。

115. 不全流产的临床表现是什么? 处理原则是什么?

答:不全流产的临床表现是部分妊娠物排出宫腔,还有部分残留于宫腔内或嵌顿于宫颈口处,或胎儿排出后胎盘滞留宫腔或嵌顿于宫颈口,影响子宫收缩,导致大量出血,甚至发生休克。妇科检查见宫颈口已扩张,宫颈口有妊娠物堵塞及持续性血液流出,子宫小于停经周数。处理原则是一经确诊,应尽快行刮宫术或钳刮术,清除宫腔内残留组织。

116. 完全流产的临床表现是什么? 处理原则是什么?

答:完全流产的临床表现是妊娠物已全部排出,阴道流血逐渐停止,腹痛逐渐消失。妇科检查宫颈口已关闭,子宫接近正常大小。处理原则是流产症状消失,B型超声检查证实宫腔内无残留物,若无感染征象,不需特殊处理。

117. 稽留流产是如何定义的? 处理原则是什么?

答:稽留流产又称过期流产。指胚胎或胎儿已死亡滞留宫腔内,未能及时自然排出者。处理原则是处理前应查血常规、血小板计数及凝血功能,并做好输血准备。子宫 <12 孕周者,可行刮宫术,术中肌内注射缩宫素,手术应特别小心,避免子宫穿孔,一次不能刮净者,于5～7日后再次刮宫。子宫≥12 孕周者,可使用米非司酮加米索前列醇,或静脉滴注缩宫素,促使胎儿、胎盘排出。若出现凝血功能障碍,应尽早使用肝素、纤维蛋白原及输新鲜血、新鲜冷冻血浆等,

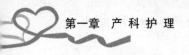

待凝血功能好转后，再行刮宫。

118. 复发性流产是如何定义的？

答：复发性流产是指同一性伴侣连续发生 3 次及 3 次以上的自然流产。

119. 流产合并感染的治疗原则是什么？

答：流产合并感染的治疗原则是控制感染的同时尽快清除宫内残留物。若阴道流血不多，先选用广谱抗生素治疗 2～3 日，待感染控制后再行刮宫。若阴道流血量多，静脉滴注抗生素及输血的同时，先用卵圆钳将宫腔内残留大块组织夹出，使出血减少，切不可用刮匙全面搔刮宫腔，以免造成感染扩散。术后应继续用广谱抗生素，待感染控制后再行彻底刮宫。若已合并感染性休克者，应积极进行抗休克治疗，病情稳定后再行彻底刮宫。

120. 先兆流产的护理要点是什么？

答：先兆流产的护理要点包括：①孕妇卧床休息，禁止性生活，禁灌肠等，以减少各种刺激；②遵医嘱给孕妇适量镇静剂、孕激素等；③随时评估病情变化，如是否腹痛加重、阴道流血量是否增多等；④提供生活护理，指导孕妇使用消毒会阴垫，保持会阴部清洁，维持良好的卫生习惯，指导孕妇均衡营养；⑤注意观察孕妇的情绪反应，加强心理护理，从而稳定孕妇情绪，增强保胎信心。

121. 难免流产的护理要点是什么？

答：护理人员应积极采取措施，及时做好终止妊娠的准备，协助医生完成手术过程，尽早使胚胎及胎盘组织完全排出，同时开放静脉，做好输液、输血准备。预防感染，加强会阴部的护理，保持会阴部清洁，严密监测患者的体温、脉搏及血压，观察其面色，腹痛，阴道流血，分泌物的性质、颜色、气味以及与休克有关的征象，发现感染征象及时汇报医生，并遵医嘱给予抗感染处理。

122. 不全流产的护理要点是什么？

答：护理人员应积极采取措施，配合医生完成吸宫术或钳刮术以清除宫腔内残留组织。同时开放静脉，做好输液、输血准备。预防感染，加强会阴部的护理，保持会阴部清洁，严密监测患者的体温、脉搏及血压，观察其面色，腹痛，阴道流血，分泌物的性质、颜色、气味以及与休克有关的征象，发现感染征象及时汇报医生，并遵医嘱予抗感染处理。

123. 流产后的出院健康指导内容主要有哪些？

答：对于先兆流产者应指导患者注意营养、卫生、休息，保持良好的精神状态，难免流产者做好病因治疗，避免再次流产。出院后如阴道流血多、出血时间长或伴有发热、腹痛者，嘱患者及时就诊。

124. 哪类流产易致大量出血，甚至休克？如何处理？

答：不全流产因部分胎儿或胎盘组织仍残留宫腔内，易致大量出血甚至休克。护理上应该尽快做好刮宫术的准备，同时建立静脉通道，做好失血性休克

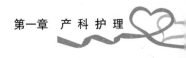

的抢救准备,遵医嘱予抗生素预防感染等。

125. 哪类流产易致弥散性血管内凝血?如何处理?

答:稽留流产坏死组织可致机体发生凝血功能异常,甚至弥散性血管内凝血(DIC)。护理上应遵医嘱检查患者凝血功能,并观察皮肤、牙龈等有无出血倾向等。凝血功能异常者遵医嘱纠正凝血功能后做好刮宫术术前准备。患者行刮宫术前宜开放静脉,以备出血量大时抢救之用。

(二)早产与护理

126. 早产是如何定义的?

答:早产指妊娠满 28 周至不足 37 周之间分娩者。

127. 先兆早产的临床表现是什么?

答:指有规则或不规则宫缩,伴有宫颈管的进行性缩短。

128. 早产临产的临床表现是什么?

答:早产临产的临床表现有:①出现规则宫缩(20 分钟≥4 次,或 60 分钟≥8 次),伴有宫颈的进行性改变;②宫颈扩张 1cm 以上;③宫颈展平≥80%。

129. 早产的治疗原则是什么?

答:若胎膜完整和母胎情况允许,尽量保胎至妊娠 34 周及以上,方法主要为促胎肺成熟和抑制宫缩。

130. 早产孕妇的护理要点是什么?

答:早产的护理要点包括:①休息:嘱孕妇卧床休息,以左侧卧位为宜,给予氧气吸入,教会孕妇自数胎动,有异常及时采取应对措施;②减少刺激:慎做肛查及阴道检查;③饮食:指导孕妇均衡营养,进食含膳食纤维食物,防止便秘;④病情观察:观察胎心率变化、胎动情况,观察是否有阴道分泌物或有液体自阴道流出,并注意分泌物或液体的颜色、性质、量、气味;观察宫缩(起始时间、规律、强度)、宫口扩张、胎先露下降等产程进展情况;⑤用药护理:掌握抑制宫缩药物的作用和用法,并能识别药物的副作用,遵医嘱给予糖皮质激素如地塞米松,促胎肺成熟,降低新生儿呼吸窘迫综合征的发病率;⑥为分娩作准备:充分做好早产儿保暖和复苏的准备;⑦为孕妇提供心理支持:注意观察孕妇的情绪反应,加强心理护理,从而稳定孕妇情绪。

(三)妊娠剧吐与护理

131. 妊娠剧吐是如何定义的?

答:是指孕妇妊娠 5～10 周频繁恶心呕吐,不能进食,排除其他疾病引发的呕吐,体重较妊娠前减轻≥5%、体液电解质失衡及新陈代谢障碍,需住院输液治疗者,称为妊娠剧吐。

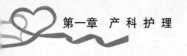

132. 妊娠剧吐的治疗原则是什么？

答：妊娠剧吐的治疗原则是维持孕妇体液及新陈代谢平衡，必要时需终止妊娠。

133. 妊娠剧吐的护理要点是什么？

答：妊娠剧吐的护理要点包括：①饮食护理：轻症者选择清淡易消化的饮食，避免油腻和异味，鼓励少食多餐；重症患者应禁食，静脉补充每天所需要的能量；②卧床休息，为患者提供安静、通风、室内无异味的休息环境；③呕吐剧烈者，遵医嘱记出入量，观察呕吐的次数、量及性质，注意尿量；④剧烈呕吐者注意休息，及时清洁口腔，待呕吐好转后试进食少量流质饮食，以后逐步过渡到正常饮食；⑤正确留取各种标本，以了解病情，确定或更改治疗方案；查尿常规，抽血化验肝肾功能、电解质、二氧化碳结合力，以了解有无电解质紊乱及酸中毒，酌情补充水分和电解质。

（四）异位妊娠（见第四章第九节　妇科急症与护理）

（五）过期妊娠与护理

134. 过期妊娠是如何定义的？

答：是指妇女平时月经规则，妊娠达到或超过 42 周尚未分娩者。

135. 过期妊娠对母体、胎儿和新生儿的影响是什么？

答：过期妊娠使胎儿窘迫、胎粪吸入综合征、过熟综合征、新生儿窒息、围生儿死亡、巨大儿发生率明显增加；对母体的影响是由于胎儿发育过熟，塑形差、胎儿巨大等，使产程延长和难产率增高，使手术产率及母体产伤明显增加，母婴分娩不良结局发生率增高。

136. 过期妊娠的处理？

答：因妊娠 40 周以后胎盘功能逐渐下降，42 周以后胎盘功能下降更加明显，因此，在妊娠 41 周以后如孕妇仍没有分娩迹象即应考虑终止妊娠。分娩方式选择应根据胎心情况、胎儿大小、宫颈成熟度综合评估后进行决定。宫颈成熟度评分≥7 分者，可直接引产经阴道分娩；产程中产妇多左侧卧位、吸氧，严密监测胎心、羊水变化；过期妊娠时，胎盘功能减退，胎儿储备能力下降，需适当放宽剖宫产指征。

137. 过期妊娠妇女的护理要点？

答：过期妊娠时由于胎盘功能下降，胎儿宫内安全受到威胁，因此，严密观察胎心、胎动情况。教会孕妇自数胎动的方法；定时产前检查监护胎儿情况；及时收住院，评估宫颈成熟度，进行引产；引产期间观察宫缩情况及胎心变化；引产成功后及时送入产房待产，向产房工作人员做好交接班；助产人员严密监测产程进展,产妇卧床休息时多向左侧卧位,给予吸氧;如胎膜破裂,观察羊水性状和量,如有粪染或胎心率下降,说明有宫内缺氧,根据产妇宫口开大、胎心情况决定分娩方式,尽快结束妊娠;做好新生儿复苏的准备;羊水粪染,新生儿出生没有活力时,尽快气管插管清理气道。

(六)妊娠期高血压疾病与护理

138. 妊娠期高血压疾病的分类有哪些?

答:妊娠期高血压疾病的分类有:①妊娠期高血压;②子痫前期;③子痫;④慢性高血压并发子痫前期;⑤妊娠合并慢性高血压。

139. 导致妊娠期高血压疾病的高危因素有哪些?

答:导致妊娠期高血压疾病的高危因素有:孕妇年龄≥40岁;子痫前期病史;抗磷脂抗体阳性;高血压、慢性肾炎、糖尿病;初次产检时BMI≥35;子痫前期家族史(母亲或姐妹);本次妊娠为多胎妊娠、首次怀孕、妊娠间隔时间≥10年以及孕早期收缩压≥130mmHg或舒张压≥80mmHg等。

140. 妊娠期高血压的临床表现是什么?

答:妊娠期出现高血压,收缩压≥140mmHg和(或)舒张压≥90mmHg,于产后12周内恢复正常;尿蛋白(-);产后方可确诊。少数患者可伴有上腹部不适或血小板减少。

141. 轻度子痫前期的临床表现是什么?

答:妊娠20周后出现收缩压≥140mmHg和(或)舒张压≥90mmHg伴蛋白尿≥0.3g/24h,或随机尿蛋白(+)。

142. 重度子痫前期的临床表现是什么?

答:血压和尿蛋白持续升高,发生母体脏器功能不全或胎儿并发症。出现下述任一不良情况可诊断为重度子痫前期:①血压持续升高:收缩压≥160mmHg和(或)舒张压≥110mmHg;②蛋白尿≥5.0g/24h或随机蛋白尿≥(+++);③持续性头痛或视觉障碍或其他脑神经症状;④持续性上腹部疼痛,肝包膜下血肿或肝破裂症状;⑤肝功能异常:肝酶ALT或AST水平升高;⑥肾功能异常:少尿(24小时尿量<400ml或每小时尿量<17ml)或血肌酐>106μmol/L;⑦低蛋白血症伴胸腔积液或腹腔积液;⑧血液系统异常:血小板呈持续性下降并低于$100×10^9$/L;血管内溶血、贫血、黄疸或血LDH升高;⑨心力衰竭、肺水肿;⑩胎儿生长受限或羊水过少;早发型即妊娠34周以前发病。

143. 子痫的临床表现是什么?

答:子痫抽搐进展迅速,前驱症状短暂,表现为抽搐、面部充血、口吐白沫、深昏迷;随之深部肌肉僵硬,很快发展成典型的全身高张阵挛惊厥、有节律的肌肉收缩和紧张,持续1~1.5分钟,其间患者无呼吸动作;此后抽搐停止,呼吸恢

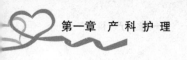

复，但患者仍昏迷，最后意识恢复，但困惑、易激惹、烦躁。

144. 慢性高血压并发子痫前期的临床表现是什么？

答：慢性高血压孕妇妊娠前无蛋白尿，妊娠后出现蛋白尿≥0.3g/24h；或妊娠前有蛋白尿，妊娠后蛋白尿明显增加或血压进一步升高，或出现血小板减少（＜$100×10^9$/L）。

145. 妊娠合并慢性高血压的临床表现是什么？

答：妊娠 20 周前收缩压≥140mmHg 和（或）舒张压≥90mmHg（除外滋养细胞疾病），妊娠期无明显加重；或妊娠 20 周后首次诊断高血压并持续到产后 12 周以后。

146. 妊娠期高血压疾病的基本病理生理变化是什么？

答：基本病理生理变化是全身小血管痉挛，内皮损伤及局部缺血。

147. 妊娠期高血压疾病常用的辅助检查有哪些？

答：常用的辅助检查包括：

（1）常规检查：①血常规；②尿常规；③肝功能、血脂；④肾功能、尿酸；⑤凝血功能；⑥心电图；⑦胎心监测；⑧B 型超声检查胎儿、胎盘、羊水。

（2）子痫前期、子痫视病情发展、诊治需要，应酌情增加以下有关检查项目：①眼底检查；②凝血功能系列；③B 型超声等影像学检查肝、胆、胰、脾、肾等脏器；④电解质；⑤动脉血气分析；⑥心脏彩超及心功能测定；⑦脐动脉血流指数、子宫动脉等血流变化、头颅 CT 或 MRI 检查。

148. 24 小时尿蛋白定量的标本是如何采集的？

答：采集患者 24 小时尿蛋白定量标本要求如下：①嘱患者晨 7 点排空膀胱，此后的尿液全部收集于一个大的清洁容器内，至次日晨 7 点，将最后一次尿液排入容器内，测量总量并记于化验单上；②将全部标本混合均匀，从中取出 20ml 左右的标本，放在洁净干燥的容器内尽快送检；③收集的尿液中添加防腐剂。

149. 蛋白尿是如何定义的？

答：尿蛋白≥0.3g/24h 或随机尿蛋白≥3.0g/L 或尿蛋白定性≥（+）定义为蛋白尿。尿蛋白检查应选中段尿，避免阴道分泌物和羊水污染尿液。

150. 妊娠期高血压疾病对母儿的影响是什么？

答：妊娠期高血压疾病对母儿的影响有：①对孕产妇的影响：孕产妇可发生抽搐、昏迷、脑水肿、脑出血、心肾衰竭、肺水肿、肝细胞坏死及被膜下出血，胎盘绒毛退行性变、出血和梗死，胎盘早期剥离以及凝血功能障碍而导致 DIC 等；②对胎儿的影响：子宫螺旋小动脉重铸不足导致胎盘灌流下降，使胎盘功能下降，可发生胎儿生长受限，胎儿窘迫。

151. 妊娠期高血压疾病治疗的基本原则是什么？

答：治疗妊娠期高血压疾病的基本原则包括：让患者休息、给予镇静、解痉、降压、利尿,密切监测母胎情况,适时终止妊娠。

152. 妊娠期高血压疾病降压治疗的目标血压是什么?

答:治疗的目标血压应达到:①孕妇无并发脏器功能损伤,收缩压应控制在130～155mmHg,舒张压应控制在80～105mmHg;②孕妇并发脏器功能损伤,收缩压应控制在130～139mmHg,舒张压应控制在80～89mmHg。

153. 妊娠期高血压疾病降压治疗的注意事项是什么?

答:降压治疗的注意事项为:①降压过程力求下降平稳,不可波动过大;②保证子宫胎盘血流灌注,血压不可低于130/80mmHg。

154. 硫酸镁治疗过程中可能出现的毒性反应有哪些?

答:硫酸镁过量会使呼吸肌及心肌收缩功能受到抑制而危及生命,中毒现象首先为膝反射减弱或消失,继之出现全身肌张力减退使呼吸抑制,严重者心肌收缩可突然停止。用药期间护士勤巡视患者,嘱咐患者不可随意调节静脉输液滴速。

155. 应用硫酸镁治疗妊娠期高血压疾病的注意事项有哪些?

答:应用硫酸镁治疗妊娠期高血压疾病的注意事项有:①膝腱反射存在;②呼吸≥16次/分;③尿量≥17ml/h 或≥400ml/24h;④备有 10% 葡萄糖酸钙(用于硫酸镁中毒时解救)。

156. 镁离子中毒如何紧急处理?

答:用药期间应监测血清镁离子浓度,发生镁离子中毒时立即停止硫酸镁的使用,缓慢静脉推注 10% 葡萄糖酸钙 10ml,控制速度,5～10 分钟推注完。

157. 妊娠期高血压疾病的护理要点是什么?

答:护理要点包括下列措施:①保证患者休息:保证充分的睡眠,每日休息不少于 10 小时。在休息和睡眠时,以左侧卧位为宜。保持病房安静,避免声光刺激,治疗、护理集中进行,各项操作动作要轻柔。②饮食护理:指导孕妇摄入足够蛋白质、蔬菜,补充维生素、钙和铁,食盐不必严格限制,但全身水肿的孕妇应限制食盐入量。③密切监护母儿状态:询问孕妇是否出现头痛、视力改变、上腹不适等症状。定期监测血压、尿蛋白,观察胎心率变化、胎动情况,加强胎儿监护。④用药护理:掌握常用解痉、降压、利尿、镇静等药物的用法、毒性反应及注意事项。⑤备好抢救物品:如抢救车、吸痰机、氧气、压舌板、开口器、舌钳及抢救药物。⑥生活护理:协助孕妇生活起居及个人卫生,使用床栏,患者离床活动、外出检查时应有人陪伴。

158. 重度子痫前期患者终止妊娠的指征是什么?

答:妊娠<26 周的孕妇,经治疗病情不稳定者建议终止妊娠;妊娠 26～28周,根据母胎情况及当地母儿诊治能力决定是否期待治疗;妊娠 28～34 周,如病情不稳定,经积极治疗 24～48 小时病情仍加重,促胎肺成熟后终止妊娠;如

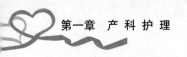

病情稳定,可考虑期待治疗,并建议转至具备早产儿救治能力的医疗机构;妊娠≥34周患者,胎儿成熟后可考虑终止妊娠;妊娠37周后的重度子痫前期应终止妊娠。

159. 子痫的处理原则是什么?

答:处理原则为控制抽搐,纠正缺氧和酸中毒,控制血压,抽搐控制后终止妊娠。

160. 子痫患者的护理要点是什么?

答:子痫患者的护理要点包括:①协助医生控制患者抽搐:患者一旦发生抽搐,应尽快控制,硫酸镁为首选药物,必要时遵医嘱可加用强有力的镇静药物;②严密监护:密切注意血压、脉搏、呼吸、体温及尿量,记出入量;及时进行必要的血、尿化验和特殊检查,尽早发现脑出血、肺水肿、急性肾衰竭等并发症;③减少刺激,以免诱发抽搐:置于单人暗室,保持绝对安静,避免声、光的刺激;一切治疗与护理操作尽量轻柔且相对集中、避免干扰患者;④专人护理,防止受伤:子痫发生后,首先应保持呼吸道通畅,并立即给氧,用开口器或于上、下磨牙间放置一缠好纱布的压舌板,用舌钳固定舌以防咬伤唇舌或致舌后坠的发生;患者取头低侧卧位,必要时用吸引器吸出喉部黏液或呕吐物,以免窒息;⑤为终止妊娠做好准备:严密观察,及时发现产兆,并做好产妇和新生儿的抢救准备。

(七) HELLP 综合征与护理

161. HELLP 综合征是如何定义的?

答:HELLP 综合征指以溶血、肝酶升高及血小板减少为特点的一组综合征,是妊娠期高血压疾病的严重并发症。

162. HELLP 综合征对母儿的影响是什么?

答:对母儿的影响有:①对孕产妇的影响:孕妇可并发肺水肿、胎盘早剥、体腔积液、产后出血、弥散性血管内凝血、肾衰竭、肝破裂等,剖宫产率高,死亡率明显增高;②对胎儿的影响:因胎盘供血、供氧不足,胎盘功能减退,导致胎儿生长受限、死胎、死产、早产。

163. HELLP 综合征的临床表现是什么?

答:常见主诉为右上腹或上腹部疼痛、恶心、呕吐、全身不适等非特异性症状,少数可有轻度黄疸,查体可发现右上腹或上腹肌紧张,体重骤增、水肿。如凝血功能障碍严重,可出现血尿、消化道出血。

164. HELLP 综合征终止妊娠的时机是什么?

答:妊娠≥32周或胎肺已成熟、胎儿窘迫、先兆肝破裂及病情恶化者,应立即终止妊娠;病情稳定、妊娠<32周、胎肺不成熟及胎儿情况良好者,应考虑对症处理、延长孕周,通常在期待治疗4日内终止妊娠。

165. HELLP 综合征患者的护理要点？

答：护理要点除按照子痫前期护理，另外还包括：①严密监测患者病情变化、生命体征；②遵医嘱给予药物治疗，防止病情加重；③病情需要输注血小板时，严格按要求输注；④安抚产妇，给予疾病健康知识宣教，促进产妇舒适；⑤分娩期注意产妇出血情况，因有局部出血的危险，禁忌阴部阻滞麻醉，可使用局部浸润麻醉，如剖宫产结束分娩，除了做好出血的治疗，还应做好新生儿复苏的准备；⑥产后继续疾病治疗，观察病情变化，协助产妇照顾好新生儿。

（八）妊娠期肝内胆汁淤积症与护理

166. 妊娠期肝内胆汁淤积症的主要临床表现是什么？

答：妊娠中、晚期出现皮肤瘙痒和黄疸为主要临床表现。

167. 妊娠期肝内胆汁淤积症最主要的特异性实验室证据是什么？

答：血清胆汁酸升高是最主要的特异性实验室证据。

168. 妊娠期肝内胆汁淤积症对母儿的影响是什么？

答：对母儿的影响包括：①对孕妇的影响：患者伴发明显的脂肪痢时，脂溶性维生素 K 的吸收减少，致使凝血功能异常，导致产后出血；②对胎婴儿的影响：由于胆汁酸毒性作用使围生儿发病率和死亡率明显升高，可发生胎儿窘迫、早产、羊水胎盘胎粪污染。此外，尚有不能预测的胎儿突然死亡、新生儿颅内出血等。

169. 妊娠期肝内胆汁淤积症的主要诊断检查有哪些？

答：主要诊断检查有：①血清胆汁酸测定；②肝功能测定；③病理检查：在诊断不明而病情严重时可行肝组织活检。

170. 妊娠期肝内胆汁淤积症的治疗目标是什么？

答：治疗目标是缓解瘙痒症状，改善肝功能，降低血胆汁酸水平，加强胎儿状况监护，延长孕周，改善妊娠结局。

171. 妊娠期肝内胆汁淤积症常用的治疗药物有哪些？

答：熊去氧胆酸、S- 腺苷蛋氨酸，在降胆汁酸治疗的基础上使用葡萄糖、维生素 C、肌苷等保肝药物可改善肝功能。

172. 妊娠期肝内胆汁淤积症孕妇的护理要点是什么？

答：护理要点有：①保持病室安静，光线柔和，避免外界干扰；嘱其左侧卧位休息，给予吸氧；饮食宜清淡，多食新鲜蔬菜和水果，避免刺激性食物。②皮肤护理：保持被褥及衣服清洁，勤洗澡，勿用刺激性肥皂和较高水温洗澡，定时修剪指甲，防止抓伤皮肤；指导患者穿棉质内裤，避免穿化纤衣服刺激皮肤。③加强母儿监护：增加产前检查次数，定期测定孕妇的肝功能、血胆汁酸水平以了解病情；观察孕妇皮肤瘙痒症状，观察胎心率变化、胎动情况，加强胎儿监

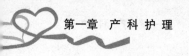

护。④药物治疗的护理：掌握常用治疗药物的作用和用法，分娩前遵医嘱使用地塞米松，补充维生素 K_1 等。⑤心理护理：护士应向孕妇做好解释，向其说明积极配合治疗的重要性。⑥做好抢救新生儿的准备。⑦预防产后出血：产后严密观察子宫收缩及阴道流血情况，发现异常及时配合处理。

五、妊娠期合并症

（一）妊娠合并心脏病与护理

173. 如何定义妊娠合并心脏病？

答：妊娠合并心脏病可分为两大类，第一类为在原有心脏病（多为先天性心脏病和风湿性心脏病）的基础上合并妊娠；第二类为妊娠前无心脏病，妊娠诱发心脏病（多为妊娠期高血压疾病性心脏病、围生期心肌病）。妊娠合并心脏病发生率为1%～4%，始终是导致孕产妇死亡的重要原因。

174. 妊娠合并心脏病的疾病谱有哪些变化趋势？

答：近年来，随着广谱抗生素的应用及风湿病的减少，风湿性心脏病的发病率显著下降。然而，随着心血管外科的发展，先天性心脏病已可能获得根治或部分纠正的机会，越来越多先天性心脏病女性可以获得妊娠和分娩的机会。因此，妊娠合并心脏病的类型构成比也随之发生改变。其中，先天性心脏病占35%～50%，位居第一，其余依次为风湿性心脏病、妊娠期高血压疾病性心脏病、围生期心肌病、贫血性心脏病及心肌炎、各种心律失常等。

175. 妊娠合并心脏病的种类？

答：妊娠合并心脏病的种类有：先天性心脏病、风湿性心脏病、妊娠期高血压疾病性心脏病、围生期心肌病、贫血性心脏病以及心肌炎。

176. 不同类型心脏病对妊娠期妇女的危险性有哪些？

答：由于妊娠期出现一系列心血管变化，心脏负担加重，对于合并无明显血流动力学改变的心脏疾病的孕妇，一般可以耐受妊娠；合并有明显血流动力学改变的心脏疾病的孕妇往往不能耐受妊娠，原有的心脏疾病加重或发生心力衰竭。

177. 妊娠期妇女心脏血管方面有哪些变化？

答：妊娠期妇女孕期总血容量较非妊娠期增加，自妊娠第6周开始，32～34周达高峰，较妊娠前增加30%～45%，此后维持较高水平，产后2～6周逐渐恢复正常。其中血浆的增加多于红细胞的增加，使血液稀释，出现生理性贫血。血液中凝血因子增加使血液处于高凝状态。同时总血容量增加可致静脉压增高、心排出量增加和心率加快，心脏负荷进一步加重，导致心肌轻度肥大，易使患心脏病的孕妇发生心力衰竭而危及生命。静脉压的增高加之妊娠期静脉壁扩张，孕妇易发生痔、外阴及下肢静脉曲张。妊娠末期子宫增大，膈肌升高使心尖向上、左前移位，导致心脏大血管轻度扭曲。

178. 妊娠合并心脏病对妊娠的影响有哪些?

答:妊娠合并心脏病的孕妇由于妊娠引起的一系列血流动力学变化,心脏负担加重,易致心功能不全或心功能不全加重,血液呈低氧状态,组织血流灌注不足。因此,妊娠合并心脏病的孕妇易发生流产、早产。

179. 妊娠合并心脏病对胎儿的影响有哪些?

答:妊娠合并心脏病的孕妇由于妊娠引起心功能不全或心功能不全加重,血液循环呈低氧状态,组织血流灌注不足等影响胎儿生长发育,易导致胎儿生长受限、胎儿宫内窘迫、死胎等;此外,新生儿窒息和低出生体重儿的发生率较正常孕妇高,围生儿的死亡率是正常妊娠的2～3倍。

180. 妊娠合并心脏病的并发症?

答:妊娠合并心脏病的并发症有:①心力衰竭:妊娠期血流动力学变化加重心脏分担,如果心脏病患者原来心功能良好,多数可以度过妊娠期;②亚急性感染性心内膜炎:妊娠期、分娩期及产褥期已发生菌血症,如泌尿生殖道感染,已有缺损或病变的心脏易发生亚急性感染性心内膜炎,若不及时控制,可诱发心力衰竭;③缺氧和发绀:妊娠期外周血管阻力降低,使发绀型先天性心脏病的发绀加重;非发绀型左至右分流的先天性心脏病,可因肺动脉高压及分娩失血,发生暂时性右至左分流引起缺氧和发绀;④静脉栓塞和肺栓塞:妊娠时血液呈高凝状态,若合并心脏病伴静脉压增高及静脉淤滞者,有时可发生深部静脉血栓,虽不常见,一旦栓子脱落可诱发肺栓塞,是孕产妇的重要死亡原因之一。

181. 心脏病孕妇心功能按照日常体力活动是如何分级的?

答:美国纽约心脏病协会(NYHA)根据患者所能耐受的日常体力活动,将心功能分为4级:①Ⅰ级,一般体力活动不受限;②Ⅱ级,一般体力活动稍受限制,活动后感觉心悸、轻度气短,休息时无自觉症状;③Ⅲ级,体力活动明显受限,休息时无不适,轻微日常活动即感不适、心悸,呼吸困难或既往有心力衰竭病史者;④Ⅳ级,不能进行任何体力活动,休息状态下即出现心悸、呼吸困难等心衰症状。

182. 心脏病孕妇心功能根据主观功能量和客观检查手段是如何分级的?

答:纽约心脏病协会(NYHA)对心脏病心功能分级根据主观功能量和客观检查手段分为4级:①A级:无心血管病的客观依据;②B级:客观检查表明属于轻度心血管病患者;③C级:客观检查表明属于中度心血管病患者;④D级:客观检查表明属于重度心血管病患者。

183. 哪些心脏病患者不宜妊娠?

答:对于心脏病变较轻,心功能Ⅰ～Ⅱ级,无心力衰竭病史且无其他并发症者,在密切监护下可继续妊娠。若心脏病变较重,心功能Ⅲ～Ⅳ级,既往有心力衰竭史、肺动脉高压、右向左分流型先天性心脏病、严重心律失常、风湿热活动

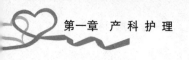

期、并发细菌性心内膜炎、急性心肌炎者，妊娠极可能诱发心力衰竭，不宜妊娠。此外，年龄在 35 岁以上，心脏病病程较长者，发生心力衰竭的可能性极大，不宜妊娠。

184. 心脏病妇女的妊娠指征？

答：心脏病变较轻、心功能Ⅰ～Ⅱ级、既往无心力衰竭史、亦无其他并发症者可以妊娠。

185. 不宜妊娠的妇女一旦妊娠将如何处理？

答：不宜妊娠者，应在妊娠 12 周前行治疗性人工流产术。若妊娠超过 12 周，应密切监护，积极防治心力衰竭，使之度过妊娠与分娩期。对顽固性心力衰竭的病例，为减轻心脏负荷，应在内科医师配合及严密监护下行剖宫取胎术。

186. 妊娠合并心脏病妇女阴道分娩应注意观察什么？

答：心功能Ⅰ～Ⅱ级、心律失常但无器质性心脏病、左右向分流且小缺孔的先天性心脏病、无产道梗阻者、无肺动脉高压者，原则上可阴道分娩。但临产后要严密注意生命体征的观察和心功能的判断。重视产妇的不适主诉，有无心慌、心悸、憋气等，每小时测量脉搏、血压，了解变化情况，必要时使用心电监护持续监测。严密观察产程进展。评估产妇对产痛的应对能力及疼痛程度，根据对疼痛的评估情况给予镇痛措施，减少因疼痛加重病情的几率。第二产程由于需要长时间屏气用力，是心脏功能负担最重的时期，因此，根据产程进展适当采取措施缩短第二产程时间，如给予会阴切开等，胎儿及其附属物娩出后，产妇体内发生血流动力学改变，也易诱发心衰，应给予压沙袋，增加腹部压力。产程进展缓慢，产妇病情加重者，应改为剖宫产。

187. 妊娠合并心脏病孕妇如何选择分娩方式？

答：协助医生评估孕妇心脏功能，心脏功能分级严重的、胎儿体重偏大的或有其他不适宜阴道分娩的情况时，应选择择期剖宫产。责任护士做好术前、术后宣教，预防心衰发生；心脏功能分级心功能Ⅰ～Ⅱ级的，胎儿大小适中、骨盆各径线正常者，可以经阴道分娩。妊娠后期，工作人员应对孕妇进行有关分娩过程、分娩镇痛、分娩中配合的健康教育，帮助产妇树立自然分娩的信心。

188. 心力衰竭早期征象有哪些？

答：心力衰竭的早期表现为：轻微活动即有心慌、胸闷、气短；休息时心率＞110 次/分，呼吸＞20 次/分；夜间常因胸闷而坐起呼吸，或到窗口呼吸新鲜空气；肺底部可听到少量持续性湿啰音，咳嗽后不消失。

189. 怎样指导孕妇的休息以预防心力衰竭？

答：保证充分休息，每日至少 10 小时睡眠且中午宜休息 2 小时，有医师建议妊娠 30 周后完全卧床休息，以保证胎儿健康。休息时宜采取左侧卧位或半卧位。提供良好的支持系统，避免因过劳及精神压力诱发心力衰竭。

190. 分娩期妇女心脏血管方面有哪些变化?

答:分娩期是孕妇心脏负担最重的时期。每次子宫收缩有 250～500ml 血液被挤入体循环,回心血量增多使心排血量增加、血压增高、脉压增宽及中心静脉压升高。第二产程时,除子宫收缩外,腹肌和骨骼肌的收缩使外周循环阻力增加,且孕妇屏气使肺循环压力增加,腹腔压力增高,内脏血液向心脏回流增多,心脏前后负荷显著加重。胎儿娩出后,腹腔压力骤降,继而胎盘娩出后,胎盘循环停止,同时子宫收缩将血液挤入体循环,回心血量增多,血流动力学急剧变化。因此,此时患心脏病的妇女极易发生心力衰竭。

191. 产褥期妇女心脏血管方面有哪些变化?

答:产后 3 日内仍是心脏负担较重的时期。除子宫收缩使大量血液进入体循环外,产妇体内组织间隙潴留的液体也进入体循环,体循环血量增加。妊娠期出现的一系列心血管变化,在产褥期尚不能立即恢复到妊娠前状态,心脏病孕妇仍应警惕心力衰竭的发生。

192. 妊娠合并心脏病产后是否可以母乳喂养?

答:心功能Ⅰ级、Ⅱ级的产妇可以母乳喂养,但应避免过劳,保证充足休息和睡眠;心功能Ⅲ级以上者不宜哺乳,应及时回乳。

193. 对妊娠合并心脏病妇女进行健康教育的要点是什么?

答:心脏病妇女或妊娠合并心脏病的孕妇,妊娠对她们来说又是惊喜又是担忧,毕竟妊娠本身对于妇女就是一个挑战,何况又合并心脏病。孕妇既担心自己的安危又担心胎儿的发育,因此,医护人员应正确指导孕妇定期做好产前检查,发现异常及时处理。对合并有心脏病的孕妇还应进行饮食指导,包括盐分的摄入等。指导孕妇根据自己情况进行运动,做到劳逸结合。对有意愿又有条件经阴道分娩的孕妇,做好分娩知识的宣教,如让孕妇了解分娩的大致过程、疼痛的处理方法、如何配合医务人员、分娩后注意事项等;对于选择手术分娩的孕妇,做好手术前后的准备、术后伤口的护理等的健康教育。

194. 妊娠合并心脏病妇女选择剖宫产终止妊娠的益处?

答:妊娠合并心脏病孕妇采取剖宫产分娩具有以下优点:①可在较短时间内结束分娩,避免长时间子宫收缩所引起的血流动力学变化,减轻疲劳和疼痛等引起的耗氧增加;②在持续硬膜外麻醉下进行手术过程中,孕妇血压、平均动脉压及心率的波动均较经阴道分娩小;③麻醉科医师和产科医师共同管理处理心脏病患者更安全,当急性心衰难以控制时应及时终止妊娠,边药物治疗边紧急剖宫产术,终止胎儿胎盘循环,缩小子宫,减轻心脏负担,可提高抢救的成功率。

195. 妊娠合并心脏病的评估与观察要点?

答:评估与观察要点包括:①评估病史:部分患者孕前有心脏病史,甚至有心脏手术史;部分患者既往因无症状和体征而未发现心脏疾病,常规产科检查或孕期疾病严重时方才诊断,多见心律失常和少数先天性心脏病患者;也有部分患者无心脏病史,孕期发生,如妊娠高血压心衰或围生期心肌病。②症状观察:心功能Ⅰ级者通常没有不适主诉;随着心功能减退,患者可出现活动后气促、乏力、心悸;严重心衰者呼吸困难、胸闷、胸痛、咳嗽、咯血、不能平卧、端坐呼吸等。③体征观察:不同种类的妊娠合并心脏病患者有不同的临床特点,如发绀型先天性心脏病患者口唇发绀、杵状指;有血液异常分流的先天性心脏病有明显的收缩期杂音;风湿性心脏病者可有心脏扩大,瓣膜狭窄或关闭不全者有舒张期或收缩期杂音;心律失常者可有各种异常心律(率);换瓣术者有金属换瓣音;妊娠高血压心脏病有明显的血压升高,而围生期心肌病以心脏扩大和异常心律为主;部分先天性心脏病修补手术史者可以没有任何阳性体征;心衰时心率加快、肝颈静脉逆流征阳性、第三心音、两肺呼吸音减弱、可闻及干湿啰音、肝大。

196. 妊娠合并心脏病的辅助检查包括哪些?

答:辅助检查包括:①心电图检查:患者窦性心律时,由于左心房增大,P波增宽有切迹,肺动脉高压时有心室肥厚,晚期常有心房颤动;②B型超声检查:可以了解患者心瓣膜、心房和心室病变情况;③心导管检查:可了解二尖瓣口面积、肺血管阻力、肺毛细血管楔压;④X线检查:了解是否有心室扩大、肺淤血等。

197. 妊娠合并心脏病妇女易出现心力衰竭的阶段?

答:妊娠32~34周后、分娩期(第一产程末、第二产程)、产后3日内心脏负担最重,是心脏病孕妇的危险时期,极易发生心力衰竭。

198. 妊娠合并心脏病孕妇心衰的护理措施有哪些?

答:护理措施包括:①体位:患者取坐位,双腿下垂,减少静脉回流;②吸氧:立即给予高流量加压给氧,为增加气体交换面积,一般可以用50%乙醇置于氧气的过滤瓶中,随氧气吸入;③遵医嘱给药;④监测生命体征,认真听取孕妇的主诉,及时发现异常;⑤其他:必要时应用四肢轮流三肢结扎法,以减少静脉回心血量,对减轻心脏负担有一定的作用。

(二)妊娠合并糖尿病与护理

199. 妊娠期合并糖尿病是如何划分的?

答:妊娠合并糖尿病有两种情况,一种是孕妇在孕前就有糖尿病,之后妊娠称糖尿病合并妊娠(DM);另一种为妊娠前糖代谢正常,妊娠期才出现糖尿病,称妊娠期糖尿病(GDM)。

200. 妊娠期糖尿病如何诊断?

答:在妇女妊娠24~28周及以上,进行75g OGTT血糖筛查。诊断标准:空腹及服糖后 1 小时、2 小时的血糖值分别为 5.1mmol/L、10mmol/L、8.5mmol/L,任何一点血糖值达到或超过上述标准即可诊断。

201. 妊娠期糖尿病的高危因素有哪些?

答:孕妇因素有:孕妇年龄≥35 岁、孕前体重超重或肥胖、糖耐量异常史、多囊卵巢综合征;家族因素:有糖尿病家族史;孕妇曾有过分娩不明原因的死胎、死产、流产、分娩巨大儿、畸形胎儿和羊水过多等病史;本次妊娠发现胎儿大于孕周、羊水过多、反复患外阴阴道假丝酵母菌病者。

202. 妊娠期糖代谢的特点有哪些?

答:妊娠早中期,随孕周增加,胎儿对营养物质需求量增加,通过胎盘从母体获取葡萄糖是胎儿能量的主要来源,孕妇血浆葡萄糖水平随妊娠进展而降低,空腹血糖约降低 10%。妊娠中晚期,孕妇体内抗胰岛素样物质增加,为维持正常代谢水平,胰岛素需求量相应增加。对胰岛素分泌受限的孕妇,妊娠期不能代偿这一生理变化而使血糖升高。

203. 妊娠期糖尿病孕产妇为什么易发生低血糖?

答:孕早期空腹血糖较低,应用胰岛素治疗的孕妇如果未及时调整胰岛素用量,则易导致孕妇低血糖症状的发生;分娩过程中体力消耗大,进食量减少,若不及时减少胰岛素用量,易发生低血糖;产后胎盘排出体外,胎盘分泌的抗胰岛素物质迅速消失,胰岛素用量应立即减少,若未及时调整胰岛素用量,部分患者可能会出现血糖过低,严重者导致低血糖昏迷及酮症。

204. 糖尿病对孕妇的影响有哪些?

答:高血糖导致胚胎发育异常甚至胚胎死亡,自然流产的发生率也比正常升高,为 15%~30%。因此,糖尿病妇女宜在血糖控制正常后妊娠;糖尿病患者可导致广泛血管病变,易并发妊娠期高血压疾病,为正常妇女的 3~5 倍,当并发肾脏疾病时,妊娠期高血压疾病的发生率高达 50% 以上;易发生泌尿系感染,产后子宫内膜炎和伤口感染也较常见,且感染后易引发酮症酸中毒;羊水过多的发生率较非糖尿病孕妇多 10 倍,可能与胎儿高血糖,高渗性利尿导致胎尿排出增多有关,而羊水过多又可增加胎膜早破和早产的发生率;复发 GDM 孕妇再次妊娠时,复发率高达 33%~69%,远期糖尿病概率增加,17%~63% 将发展为 2 型糖尿病。

205. 糖尿病对胎儿的影响有哪些?

答:巨大儿发生率升高,可达 25%~42%;胎儿严重畸形发生率是正常妊娠的 7~10 倍,畸形以心血管系统和神经系统最常见;由于并发高血压疾病、胎儿宫内窘迫、羊水过多及其他严重并发症,需提前终止妊娠,因此,早产发生率升高,为 10%~25%;当合并严重的糖尿病并发肾脏、视网膜血管病变时,可出现胎儿生长受限,发生率为 21%。

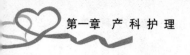

206. 糖尿病对新生儿的影响有哪些?

答: 由于胎儿胰岛素分泌增加形成高胰岛素血症,使胎儿肺表面活性物质产生及分泌减少,导致胎儿肺成熟延迟,新生儿呼吸窘迫综合征(NRDS)发生率增加;新生儿出生后仍存在高胰岛素血症,如不及时补充糖易发生新生儿低血糖,严重时危及生命;另外,新生儿低钙血症、低镁血症、高胆红素血症及红细胞增多症的发生率较正常妊娠的新生儿高。

207. OGTT糖耐量试验的方法及意义是什么?

答: 嘱孕妇禁食12小时后,查空腹血糖,并将75g葡萄糖溶于200～300ml水中,于5分钟内喝完,之后分别于1小时、2小时、3小时抽取静脉血,检查血浆葡萄糖值,其4个时点正常上限制值分别为5.6mmol/L、10.3mmol/L、8.6mmol/L、6.7mmol/L。若其中2项或2项以上达到或超过正常值者可诊断为GMD;若仅一项超过正常值标准,则诊断为糖耐量异常。

208. 妊娠合并糖尿病是如何分期的?

答: 妊娠合并糖尿病分期见表1-4。

表1-4 妊娠合并糖尿病分期

分类	发病年龄(岁)	病程(年)	血管合并症或其他
A级	任何	妊娠期	无
B级	>20	<10	无
C级	10～19 或	10～19	无
D级	<10 或	≥20 或	合并单纯性视网膜病
F级	任何	任何	糖尿病肾病
R级	任何	任何	眼底有增生性视网膜病变
H级	任何	任何	糖尿病心脏病

209. 在妊娠合并糖尿病分期中, A级是如何分级的?

答: 根据母体血糖控制情况,将GDM的A级进一步分为A_1与A_2两级:

A_1级: 经饮食控制后,空腹血糖(FGB)<5.8mmol/L,餐后2小时血糖<6.7mmol/L。此级患者母儿合并症较少,分娩后糖代谢异常大多能恢复正常。

A_2级: 经饮食控制后,空腹血糖(FGB)≥5.8mmol/L,餐后2小时血糖≥6.7mmol/L,在妊娠期,需加用胰岛素控制血糖。此级患者,母儿合并症的发生率较高,胎儿畸形发生率增加。

210. 妊娠期血糖控制满意的标准是什么?

答: 孕妇无明显饥饿感,空腹血糖在3.3～5.3mmol/L;餐前30分钟血糖3.3～5.3mmol/L;餐后2小时血糖4.4～6.7mmol/L;夜间血糖4.4～6.7mmol/L。

211. 糖尿病患者可否妊娠的指标是什么？

答：糖尿病患者在妊娠前应确定糖尿病的病情程度。按 White 分类法，病情达 D、F、R 级糖尿病一旦妊娠，对母儿危害较大，应避孕，不宜妊娠；对于器质性病变较轻者、血糖控制在正常范围，可在积极治疗、密切监护下妊娠。

212. 妊娠期糖尿病患者如何进行饮食控制？

答：75%～80% 的 GDM 患者仅通过控制饮食的量与种类即可维持血糖在正常范围。理想的饮食控制是既能保证妊娠期间热量和营养需要，又能避免餐后高血糖或饥饿酮症出现，保证胎儿正常发育。孕早期糖尿病孕妇所需要的热量与孕前相同。孕中期以后，每周热量增加 3%～8%。其中糖类占 40%～50%，蛋白质占 20%～30%，脂肪占 30%～40%。控制餐后 1 小时血糖值＜8mmol/L。但要注意避免过分控制饮食，否则会导致饥饿性酮症及影响胎儿生长发育。

213. 如何指导妊娠期糖尿病患者适度运动？

答：适度的运动可提高胰岛素的敏感性，改善血糖及脂代谢紊乱，避免体重增长过快，利于糖尿病的病情控制和正常分娩。可适当有氧运动，如散步、太极拳等，以不引起心悸、宫缩、胎心率的变化为宜。餐后 1 小时开始运动，持续 20～40 分钟，以免发生低血糖。先兆流产者或合并其他严重并发症者不宜采取运动疗法。

214. 妊娠期糖尿病患者发生酮症酸中毒时如何处理？

答：将患者收入重点监护病房，患者取侧斜卧位，防止仰卧位低血压的发生，面罩吸氧，及时监测血气、血糖、电解质变化，根据医嘱补充等渗液体及小剂量胰岛素静脉滴注，使用碱性药纠正酸中毒，若患者能进食或酮体转阴后可改为胰岛素皮下注射。

215. 妊娠期糖尿病患者如何选择分娩时机？

答：原则是在控制血糖，确保母儿安全的情况下，尽量推迟终止妊娠的时间，可等待至近预产期（38～39 周）。若血糖控制不良，伴有严重的合并症或并发症，如重度子痫前期、心血管病变、酮症酸中毒、胎儿宫内生长受限、胎儿窘迫等情况下，则在促进胎儿肺成熟后立即终止妊娠。

216. 妊娠期糖尿病患者如何选择分娩方式？

答：妊娠合并糖尿病本身不是剖宫产指征，如有胎位异常、巨大儿、病情严重需终止妊娠时，常选择剖宫产。若胎儿发育正常，宫颈条件良好，则适宜阴道分娩。

217. 妊娠期糖尿病孕妇血糖控制的关键是什么？

答：妊娠期糖尿病孕妇血糖的控制关键是遵医嘱控制饮食、适度运动及正确用药。

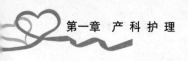

218. 妊娠期糖尿病孕妇饮食治疗的基本原则有哪些?

答: 基本原则有: ①合理选择食物, 平衡营养: 有效利用食物成分交换表, 避免肥腻的食物, 适当吃些粗粮, 多选择高纤维、血糖生成指数(GI)低的食物; 增加主食中的蛋白质; 严格控制食量, 以清淡为主, 三餐定时定量, 避免过度饥饿而出现头晕、出冷汗的低血糖现象。②选择正确的烹调方法: 加工不要过于精细, 煮菜尽量急火快煮, 除特殊需要外, 谷类食物不要加太多水和加热时间过长, 因为这样会使食物糊化程度高, 血糖指数也随之升高; 另外, 烹饪食物时适当增加酸度也可降低食物血糖指数, 比如烹调时加点醋或柠檬汁。

219. 妊娠期糖尿病孕妇的新生儿出生时应如何处理?

答: 新生儿出生时应留脐血, 进行血糖、胰岛素、胆红素、血细胞比容、血红蛋白、钙、磷、镁的测定。无论体重大小均按高危儿处理, 注意保暖和吸氧; 重点防止新生儿低血糖, 应在开奶的同时, 定期滴服 25% 葡萄糖液。

(三)妊娠合并病毒性肝炎与护理(见本节妊娠合并性传播疾病与护理部分)

(四)妊娠合并贫血与护理

220. 什么是生理性血液稀释?

答: 妊娠期血液循环容量增加以适应子宫胎盘及各组织器官增加的血流量。血容量于妊娠 6~8 周开始增加, 至妊娠 32~34 周达高峰, 总量约增加 1450ml, 其中血浆平均增加 1000ml, 红细胞增加 450ml, 血浆增加多于红细胞的增加, 出现生理性血液稀释。

221. 妊娠期贫血是如何定义的?

答: 由于妊娠期血液系统的生理变化, 妊娠期贫血的诊断标准不同于非妊娠妇女。世界卫生组织的诊断标准为, 孕妇外周血血红蛋白 <110g/L, 血细胞比容 <0.33 为妊娠期贫血。我国一直沿用的诊断标准为血红蛋白 <100g/L、红细胞计数 <$3.5×10^{12}$/L 或血细胞比容 <0.30。

222. 妊娠期贫血的护理要点是什么?

答: 建议孕妇摄取高铁、高蛋白及富含高维生素 C 的食物, 纠正偏食及挑食等不良习惯; 遵医嘱正确服用铁剂; 加强母儿监测、常规给予血常规检测; 指导孕妇注意劳逸结合, 根据贫血程度安排活动量, 加强口腔护理, 预防口腔炎的发生。

223. 为什么妊娠期易发生缺铁性贫血?

答: 妊娠期铁的需要量增加是孕妇缺铁的主要原因。以每毫升血液含铁 0.5mg 计算, 妊娠期血容量增加需铁 650~750mg。胎儿生长发育需铁 250~350mg, 故孕期需铁量约 1000mg, 每日需铁至少约 4mg。每日从饮食中可摄取铁 10~

15mg，但吸收利用率仅为 10%，即 1～1.5mg 可被吸收利用，妊娠后半期铁的最大吸收率可达 40%，仍不能满足需求，若不给予铁剂补充易造成贫血。

224. 缺铁性贫血对孕妇有哪些危害？

答：妊娠可使原有贫血病情加重，而贫血则使孕妇妊娠风险增加。由于贫血母体耐受力差，孕妇易产生疲倦感，而长期倦怠感可影响孕妇对妊娠的心理适应，将妊娠视为一种心理负担而易影响亲子间的感情及产后心理康复。重度贫血可导致贫血性心脏病、妊娠期高血压疾病性心脏病、产后出血、失血性休克、产褥感染等并发症的发生，甚至危及孕产妇生命。

225. 缺铁性贫血对胎儿有哪些危害？

答：孕妇骨髓与胎儿竞争摄取母体血清铁的过程中，一般以胎儿组织占优势。由于铁通过胎盘转运为单向性运输，因此一般情况下胎儿缺铁程度不会太严重。若孕妇缺铁严重时会影响骨髓造血功能致严重贫血，缺乏胎儿生长发育所需的营养物质和胎盘养分，可造成胎儿生长受限、胎儿宫内窘迫、早产、死胎或死产等不良后果。

226. 如何预防妊娠期合并缺铁性贫血？

答：妊娠前应积极治疗慢性失血性疾病，改变长期偏食等不良习惯，调整饮食结构，多进食含铁丰富的食物，如猪肝、鸡血等，妊娠 4 个月起应常规补充铁剂。

（五）妊娠合并特发性血小板减少性紫癜与护理

227. 妊娠合并特发性血小板减少性紫癜的主要临床表现是什么？

答：皮肤黏膜出血、以往月经过多和贫血。轻者仅有四肢及躯干皮肤的出血点、紫癜及瘀斑、鼻出血、牙龈出血，严重者可出现消化道、生殖道、视网膜及颅内出血。

228. 治疗妊娠合并特发性血小板减少性紫癜的原则是什么？

答：当血小板数 $> 50 \times 10^9/L$，可适当应用提升血小板药物进行辅助治疗。当病情需要时用肾上腺皮质激素治疗，但在孕 12 周前若病情允许尽量不用激素治疗，以免造成胎儿畸形。合并严重出血者可在妊娠 20 周左右行脾切除。病情严重或急性出血及手术前准备可输新鲜血液或血小板，必要时可应用免疫球蛋白治疗。应用激素治疗者注意防止感染的发生。

229. 妊娠合并特发性血小板减少性紫癜的护理要点有哪些？

答：护理要点：①妊娠期：督促患者定期进行产前检查，监测病情发展，指导患者用药，纠正贫血。②分娩期：严密观察产程进展，预防产后出血；注意保护会阴，防止产道严重裂伤；有阴道裂伤者认真缝合伤口。③产后：监测产妇出血情况，观察新生儿是否有颅内出血表现。指导产妇注意个人卫生和会阴清洁，预防产后感染。

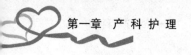

（六）妊娠合并甲状腺功能亢进与护理

230. 妊娠合并甲状腺功能亢进的病因是什么？

答：常见病因有甲状腺弥漫性毒性甲状腺肿、慢性淋巴性甲状腺炎、妊娠剧吐所致暂时性甲亢等。

231. 妊娠合并甲状腺功能亢进的临床表现是什么？

答：症状有精神紧张、多汗、心悸、易疲劳、食欲亢进、体重下降等；体征有皮肤温湿、潮红、手指震颤、眼球突出、甲状腺肿大、心率增快、动脉收缩压升高、脉压升高。听诊甲状腺有血管杂音、震颤等。

232. 妊娠合并甲状腺功能亢进对母体的影响？

答：甲状腺功能亢进的患者易并发妊娠期高血压疾病，甲亢加重心脏负荷，易诱发心衰。发生甲亢危象而危及生命。

233. 妊娠合并甲状腺功能亢进对胎儿有什么影响？

答：孕妇患有甲状腺功能亢进，其胎儿容易发生畸形、流产、早产、胎儿生长受限、低出生体重儿等。

234. 妊娠合并甲状腺功能亢进孕妇的分娩期护理要点是什么？

答：产程中评估病情和母儿情况。严密观察产妇生命体征，注意观察产妇的表现和主诉；警惕甲亢危象的发生；监测胎心变化，发现异常及时处理；第二产程指导产妇正确用力，必要时根据产程进展情况给予助产措施缩短第二产程；分娩后协助母婴皮肤接触，根据产妇病情和服药情况决定是否母乳喂养。

235. 甲亢危象的临床表现是什么？

答：甲亢危象的典型临床表现为：①高热，体温常在 39℃ 以上；②患者大汗淋漓、心动过速，心率可超过 160 次 / 分；③出现消化道症状，如频繁呕吐及腹泻；④精神症状有焦虑、烦躁、谵妄，甚至休克、昏迷；⑤发生水电解质失衡，如不及时处理可导致呼吸循环衰竭死亡。

（七）妊娠合并阑尾炎与护理

236. 妊娠早期急性阑尾炎的临床表现有哪些？

答：妊娠早期急性阑尾炎症状和体征与非孕期基本相同，表现为：转移性右下腹痛、恶心、呕吐，体温正常或轻度升高，右下腹压痛、反跳痛、肌紧张等。

237. 妊娠中晚期急性阑尾炎的临床表现有哪些？

答：妊娠中晚期，由于增大的子宫使阑尾位置发生改变，临床表现常常不典型，无明显的转移性右下腹痛。阑尾尾部位于子宫背面时，疼痛可位于右侧腰部。约 80% 孕妇其压痛点在右下腹，但位置常偏高。子宫将壁腹膜向前顶起，因此压痛、反跳痛和肌紧张常不明显。

238. 妊娠急性阑尾炎的治疗原则是什么?

答:妊娠期急性阑尾炎一般不主张保守治疗。一旦确诊,应在积极抗感染的同时手术治疗。高度怀疑急性阑尾炎,若一时难以确诊,特别是病情继续进展者,应放宽剖腹探查指征,及时果断地采取手术治疗,以免延误病情。术后应继续抗感染治疗,需要继续妊娠者,应选择对胎儿影响小、敏感的广谱抗生素。

239. 急性阑尾炎手术后患者护理要点有哪些?

答:术后平卧 6 小时后改为半卧位,以利引流和减少腹壁张力。若没有产科异常征兆,鼓励患者早期下床活动;给予心理护理,缓解因疾病带来的焦虑、紧张情绪;严密观察胎心、胎动变化,并注意观察腹痛、宫缩及阴道流血、流液情况,密切监测孕妇的生命体征;有引流的患者,保持引流管通畅,勿扭曲、打折、受压,并妥善固定,防止引流管脱落和引流液逆流;肠蠕动恢复后按照清淡流质、流质、半流质、普食的顺序给予营养素齐全的高营养饮食;按医嘱给予药物治疗以抗感染和保胎;做好出院指导,做好孕产妇的围生期保健工作。

(八)妊娠合并其他疾病与护理

240. 妊娠合并卵巢囊肿如何处理?

答:由于多数功能性卵巢肿物在妊娠中期可自行消退,因此妊娠早期合并卵巢囊肿若无其他并发症,可定期产检,动态观察,暂不处理。根据病史、体征、超声特点及肿瘤标志物监测和鉴别肿瘤性质。考虑良性时,可在严密监护下期待至孕中期手术治疗。妊娠晚期合并卵巢囊肿,应尽可能待胎儿成熟后行剖宫产同时处理。但无论任何时期,卵巢囊肿一旦发生蒂扭转、破裂,均应进行手术治疗。对于确诊或怀疑为恶性肿瘤者,则不必顾及妊娠的时期,应尽早实施手术治疗。

241. 为什么妊娠期易发生卵巢囊肿蒂扭转?

答:妊娠期子宫体积增大,位置发生改变,盆腔内各脏器位置均随之发生变化;除此之外,妊娠期间孕妇体内内分泌功能旺盛,卵巢功能增强,这使卵巢囊肿增大迅速,囊内容物增加,因此当有外力作用或体位改变时,易发生卵巢囊肿蒂扭转。

242. 妊娠合并子宫肌瘤如何处理?

答:妊娠早期易发生流产,应及时就诊,主动接受并配合医疗指导;妊娠中晚期定期接受孕期检查,无需特殊干预,但要警惕发生子宫肌瘤红色变性;若肌瘤阻碍胎先露下降或致产程异常发生难产时,应按医嘱做好剖宫产术前准备及术后护理。

243. 什么叫子宫肌瘤红色变性?

答:多见于妊娠期或产褥期,为肌瘤的一种特殊类型坏死,发生机制不清,

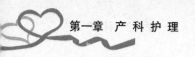

可能与肌瘤内小血管退行性变引起血栓及溶血、血红蛋白渗入肌瘤内有关。患者可表现为剧烈腹痛、伴恶心呕吐,发热、白细胞计数升高,检查发现子宫肌瘤迅速增大、压痛。

244. 妊娠期合并急性肠梗阻的发病原因有哪些?

答:妊娠期子宫增大,挤压盆腔内肠管,尤其是乙状结肠,使管腔变窄;增大的子宫若粘连牵拉肠管,肠管位置变化,发生扭曲或阻塞;妊娠期孕激素水平高,降低肠管平滑肌张力,抑制肠蠕动,甚至发生肠麻痹;肠系膜过长或过短,分娩后肠管位置发生变化等。

245. 妊娠期合并急性肠梗阻的主要临床表现有哪些?

答:妊娠期受增大子宫影响,常使肠梗阻临床表现不典型。肠梗阻主要症状:持续性或阵发性腹部绞痛,伴恶心、呕吐、腹胀、便秘或停止排气排便等。腹部可见肠型、肠蠕动波,肠鸣音亢进、呈高调金属音,可闻及气过水声,叩诊呈鼓音,有腹部振水音,腹部压痛,严重者有反跳痛和肌紧张。

246. 妊娠期合并急性肠梗阻的急救原则是什么?

答:治疗原则是纠正肠梗阻引起的水、电解质紊乱及酸碱失衡,解除肠梗阻及进行恰当的产科处理。绞窄性肠梗阻一经确诊应立即手术治疗。单纯粘连性肠梗阻、不完全性和麻痹性肠梗阻应从保守治疗开始,若保守治疗12~24小时仍不缓解,疼痛由阵发性转为连续性,出现心动过速、发热,则应进行手术治疗。肠梗阻经非手术治疗缓解者,可继续妊娠。肠梗阻发生于妊娠早期需经手术治疗者,应先行人工流产。发生于妊娠中期需手术者,若无产科指征,不必终止妊娠,术前术后积极保胎治疗。发生于妊娠晚期尤其是妊娠34周以后,可先行剖宫产术再行肠梗阻手术。

247. 妊娠期及产褥期胆囊炎与胆石症的主要临床表现有哪些?

答:妊娠期及产褥期胆囊炎和胆石症的临床表现为:夜间或进食油腻食物后突发右上腹绞痛,阵发性加重,疼痛可向右肩或右背部放射,常伴有发热、恶心、呕吐。查体右上腹压痛、肌紧张、Murphy征阳性。

248. 妊娠期及产褥期胆囊炎与胆石症的主要处理原则有哪些?

答:由于保守治疗在孕期内有较高的复发率,且复发后更容易导致早产及胆囊摘除术更加困难,因此以手术摘除胆囊治疗为主。目前多主张腹腔镜下行胆囊摘除术,术后继续抗感染治疗,若继续妊娠者给予保胎治疗。

249. 什么是妊娠急性脂肪肝?

答:妊娠急性脂肪肝是妊娠晚期特发性疾病,发病原因不清,起病急而凶险,发病率约1/10 000。其临床特点是起病急,无原因出现上腹部疼痛、恶心、呕吐等消化道症状,约1周后出现黄疸并进行性加重,可伴有高血压、水肿、蛋白尿,继而出现凝血功能障碍、上消化道出血等表现,病情继续恶化可出现肝性

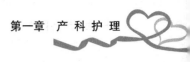

脑病及DIC,死亡率高达80%以上。一旦确诊或高度怀疑妊娠急性脂肪肝,无论病情轻重均应尽快终止妊娠。

250. 孕产妇外伤对妊娠和分娩的影响有哪些?

答:创伤使孕妇重要脏器的血流动力学发生改变,使其妊娠并发症发生率增高,如流产、早产、胎膜早破、胎盘早剥、子宫破裂、胎儿宫内窘迫、胎死宫内,同时也可能对胎儿造成直接损伤,如胎儿头部创伤、胎儿颅内出血等。

251. 孕产妇外伤的紧急处理主要有哪些?

答:对于孕产妇突发的外伤,需联合多学科医师对孕产妇的病情进行快速评估。在最短时间内,及时转运至有能力处置外伤的医疗机构,紧急转运时最好采用15°侧卧位,避免平卧位时妊娠子宫压迫下腔静脉导致低血压。维持孕产妇的生命体征,保证组织的血液和氧气供应。根据孕周采取恰当的辅助检查以准确评估孕产妇和胎儿的健康状态,严密监测病情。轻至中度外伤后,可在对孕产妇和胎儿进行正确评估、综合产科意见后,按外科常规方法规范处理。中至重度外伤孕产妇的救治首先了解有无生命危险、是否需要紧急复苏,待危险解除或孕产妇情况平稳后,视情况给予产科处理。

252. 孕产妇外伤后怎样评估胎儿情况?

答:孕妇外伤后,产科超声检查和胎心监护是评估胎儿宫内情况、胎盘情况的重要方法。同时随时观察孕妇宫缩和阴道流血、流液情况。

253. 什么原因可致产科急性多系统脏器功能衰竭?

答:产科多系统脏器功能衰竭的常见发病因素有各种原因引起的产科出血、羊水栓塞、感染、妊娠合并肝脏疾病、严重的产道损伤、子痫以及围生期心肌病等。感染性流产、胎膜早破、滞产、接产时忽视无菌操作、产道损伤、胎盘组织残留、盆腔脓肿、子宫穿孔和子宫破裂时间较长也是患者发生多系统脏器功能衰竭的重要因素。

254. 急性多系统脏器功能衰竭的主要临床表现包括哪些?

答:急性多系统脏器功能衰竭指原发急症在发病24小时后有两个或更多的器官系统同时或序贯发生功能失常以致衰竭的临床综合征。由于组织灌注不足多表现为血压降低、肢端发凉、尿少;呼吸衰竭多表现为呼吸加快、窘迫、发绀;肾衰竭多表现为尿量减少、血肌酐和尿素氮升高;心力衰竭多表现为心率增快、急性肺水肿、全身水肿等。

255. 如何预防急性多系统脏器功能衰竭?

答:去除病因、积极治疗原发病;防治感染;尽可能维持水、电解质和酸碱平衡,提高营养状态以改善全身状况;密切监测患者生命体征,及早发现全身炎症反应综合征(SIRS),及早治疗;对任何一个首先激发的器官功能障碍应及早给予治疗,阻断连锁反应,以免形成多系统脏器功能障碍(MSOF)。

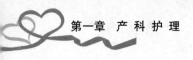

256. 急性多系统脏器功能衰竭的紧急处理原则是什么?

答:消除引起多系统脏器功能衰竭的病因,积极治疗原发病;改善和维持组织充分氧合;保护肝、肾功能;进行营养支持和调节水、电解质和酸碱平衡;合理应用抗生素控制感染;给予特异性治疗。

(九)妊娠合并性传播疾病与护理

257. 性传播疾病的定义? 传播途径有哪些?

答:性传播疾病(STD)指各种可通过性接触而传播的疾病。性传播疾病较此前的性病范围明显扩大,病原体包括细菌、病毒、螺旋体、支原体、衣原体、原虫、真菌等。传播途径:性传播途径和非性传播途径。非性传播途径包括母婴垂直传播、污染物间接传播、医源性传播。

258. 如何预防性传播疾病?

答:主要措施如下:①健康教育与咨询:通过各种途径普及性传播疾病的防治知识,认识其严重危害,采取安全的性行为,如减少性伴侣、正确使用安全套;②行为干预:高危人群的行为干预,高危人群主要是卖淫嫖娼者、男性同性恋者,使他们认识性传播疾病的传播途径、易感性和不安全性行为的不良后果,采取安全的性行为;③医疗干预:做到早期诊断,及时治疗,并做好治疗后随访及性伴侣同治;④性传播疾病防治与监测网络:专业机构与基层医疗预防保健机构相结合,建立性传播疾病防治与监测网络,规范各级医疗机构的实验室检查,实行规范的疫情报告制度,掌握性传播疾病的流行规律和流行趋势,落实各项防治措施。

259. 我国妊娠早期常规筛查的经血和性传播疾病包括哪些?

答:妊娠早期常规筛查的经血和性传播疾病有:乙肝、丙肝、梅毒、HIV 筛查。

260. 妊娠合并病毒性肝炎的致病病毒有哪几种?

答:甲型(HAV)、乙型(HBV)、丙型(HCV)、丁型(HDV)、戊型(HEV)、庚型(HGV)和输血传播病毒(TTV)共 7 种,其中以乙型肝炎病毒最常见。

261. 乙肝、丙肝、梅毒、HIV 感染孕前咨询的意义和内容?

答:①意义:由于患者感染常缺乏明显症状、体征,也无疾病密切接触史、家庭感染史,常通过实验室检查结果异常得以诊断。通过孕前咨询、检查,及时得到诊断。诊断明确后可转往专科医院,评估是否可以妊娠,是否需要在孕前进行治疗,并评估发生母婴传播的风险。②内容:家庭感染史、既往感染史、密切接触史,有无输血、使用血制品、吸毒等高危行为,目前病情,治疗情况。

262. 甲型病毒性肝炎是如何通过母婴传播的?

答:甲型病毒性肝炎是由甲型肝炎病毒引起,经粪 - 口途径传播,不能通过胎盘感染胎儿。妊娠期妇女患有甲型肝炎不必终止妊娠,但妊娠晚期患甲型肝炎,分娩时可经接触母血或经粪 - 口途径感染新生儿。

263. 慢性 HBV 感染产妇如何避免在生活中感染婴儿?

答:避免在生活中感染的措施:①注射乙肝疫苗是最重要的预防措施,在乙肝疫苗接种完成后,及时对婴儿进行随访,监测抗 -HBs 情况,对无应答(抗 -HBs < 10mU/ml)和低应答(抗 -HBs < 100mU/ml)者,增加疫苗的接种剂量和针次,以加强免疫。②生活中注意可能导致乙肝病毒交叉感染的细节,如不要将食物咀嚼后再喂给婴儿;当皮肤、黏膜有损伤时,注意保护,防止血液、体液的暴露。

264. 孕妇为何要做乙肝病毒检查?

答:母婴传播是 HBV 传播的主要途径之一。母婴传播引起的 HBV 感染在我国约占婴幼儿感染的 1/3。乙肝病毒对母婴有严重的危害,因此孕妇要做乙肝病毒检查。

265. 妊娠合并乙型肝炎病毒感染的母婴传播规律?

答:根据婴儿感染时间分为:宫内感染、产时感染、产后感染。①宫内感染:宫内感染的发生率随母血 HBV-DNA 浓度增高而增加,其发生率约为 10%;②产时感染:胎儿在产时接触母血、羊水或产道内分泌物,也可在分娩时通过胎儿破损的皮肤或黏膜感染,产时感染的发生率为 90% 左右;③产后感染:婴儿与母亲在生活中密切接触发生感染,其发生率在 10% 左右。目前采取的主动、被动免疫可有效阻断母婴传播,但仍有约 5% 的婴儿发生免疫失败。

266. 如何进行乙肝母婴阻断?

答:根据我国《慢性乙型肝炎防治指南》中提出的,在所有治疗中,抗病毒是治疗的关键。如有适应证且条件允许,应进行规范的抗病毒治疗,有利于病情稳定和减少母婴传播。妊娠晚期对 HBV 感染孕妇注射乙肝免疫球蛋白(但是否有效目前还有争议);新生儿出生后联合使用乙型肝炎疫苗和肝炎免疫球蛋白,可以有效阻断 HBV 母婴传播。对于 HBsAg 阳性母亲的新生儿,在出生后尽早(最好在出生后 12 小时内)注射乙型肝炎免疫球蛋白(HBIG),剂量 100～200U,同时在不同部位接种 10μg 重组酵母或 20μg 中国仓鼠卵母细胞乙型肝炎疫苗;在 1 个月和 6 个月时分别再次接种第 2 针、第 3 针乙型肝炎疫苗(0、1、6 方案)。

267. 慢性乙型肝炎病毒感染妇女在孕期进行抗病毒治疗的条件是什么?

答:目前孕期抗病毒治疗的药物主要是拉米夫定或替比夫定。对于血清 HBV-DNA 高载量的孕妇,在孕 28 周时开始进行抗病毒治疗,通过降低孕妇血清中的 HBV-DNA 载量,降低宫内感染,从而进一步减少母婴传播。由于目前尚无指南性的指导意见,要根据和患者的交流,在充分告知风险、了解应用利弊、知情同意的情况下使用。

268. 如何确定婴儿是否发生了乙肝宫内感染?

答:目前对宫内感染尚无明确诊断标准,普遍接受:HBsAg(+)母亲的新生儿

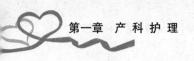

出生时从其外周静脉采血检测到乙肝病毒感染标志物,持续至 1 月龄时 HBsAg 阳性为宫内感染的初筛诊断标准,3~6 月龄检测 HBsAg 仍为阳性为确诊标准。

269. 病毒性肝炎对母婴的危害是什么?

答:妊娠早期患病毒性肝炎可使妊娠反应加重,流产、胎儿畸形发生率高于正常孕妇 2 倍;妊娠晚期可使妊娠期高血压疾病发生率增高;肝功能异常的孕产妇流产、早产、死胎、死产和新生儿死亡率明显增加;另外,重型肝炎的发生率明显增高。

270. 乙型病毒性肝炎是如何通过母婴传播的?

答:乙型病毒性肝炎由乙型肝炎病毒引起,其母婴传播途径包括:①垂直传播,即 HBV 通过胎盘引起宫内传播;②产时传播,即分娩过程中胎儿通过产道接触母血、羊水、阴道分泌物或子宫收缩使胎盘绒毛破裂,母血进入胎儿血液循环引起;③产后传播,即产后母乳喂养及接触母亲唾液传播。

271. 孕妇患病毒性肝炎是否可以继续妊娠?

答:肝炎患者原则上不宜妊娠。妊娠期轻型肝炎的处理原则与非孕期肝炎患者相同,增加休息,加强营养,保肝治疗,预防感染。妊娠期重症肝炎应保护肝脏,积极预防和治疗肝性脑病,限制蛋白质的摄入,增加碳水化合物,保持大便通畅,预防 DIC 及肾衰竭,妊娠末期重症肝炎者,经积极治疗 24 小时后,以剖宫产结束妊娠。

272. 如何预防和治疗肝性脑病?

答:给予各种保肝药,严格限制蛋白质的摄入,每日应 <0.5g/kg,增加糖类的摄入量,使热量维持在 7431.2kJ/d 以上。保持大便通畅,减少氨的吸收,口服新霉素或甲硝唑抑制大肠埃希菌、减少游离氨及其他毒素形成,严禁肥皂水灌肠。严密观察患者有无性格改变,行为异常,扑翼样震颤等肝性脑病前驱症状。

273. 自然分娩是否增加乙肝的传染风险?

答:在没有进行免疫阻断时,90% 的婴儿感染是产时感染导致的,自然分娩更长的产程,使新生儿暴露于母体血液、体液。但目前新生儿出生后立即接种乙肝疫苗和高效价乙肝免疫球蛋白后,产时感染基本被阻断了,自然分娩不增加乙肝病毒的母婴传播。

274. 乙肝产妇可以母乳喂养吗?

答:我国 2015 年版《中国慢性乙型肝炎防治指南》建议新生儿在出生 12 小时内注射乙型肝炎免疫球蛋白(HBIG)和乙型肝炎疫苗后,可接受 HBsAg 阳性母亲的哺乳。目前越来越多的临床证据表明,在主、被动免疫条件下,母乳喂养不增加乙肝病毒的母婴传播,乙肝产妇可以母乳喂养。

275. 乙肝产妇母乳喂养前的健康教育内容有哪些?

答:健康教育的内容包括:①做好婴儿的主、被动免疫,3 针乙肝疫苗完成后及时带婴儿进行随访；②纯母乳喂养与混合喂养均可；孕妇血清 HBV-DNA 高载量、HBeAg 阳性婴儿建议加强监测和随访，根据监测结果对母乳喂养时间进行指导也有益于母乳喂养安全。

276. 对慢性乙型肝炎病毒感染产妇的婴儿进行监测随访的意义是什么？

答：HBsAg（+）母亲分娩的婴儿是乙肝感染的高危人群，特别对于 HBeAg 阳性、HBV-DNA 高载量的婴儿，其免疫功能一般低于正常人，并且在疫苗注射完成后，婴儿的抗 -HBs 在 1～2 年还会出现下降高峰，通过适当的随访和免疫加强可进一步降低产后感染风险。

277. 妊娠合并丙型肝炎（HCV）的母婴传播途径是什么？

答：丙型肝炎（HCV）的母婴传播率为 2%～8%，目前机制还不十分明确，可能存在宫内感染、产时感染和产后感染 3 种途径。目前没有证据证实剖宫产可降低丙型肝炎的母婴传播，可以考虑阴道分娩。

278. 妊娠合并丙型肝炎的母婴阻断方法是什么？

答：目前尚无阻断办法，如在孕前检查抗 -HCV 阳性，需进一步检查肝功能和 HCV-RNA，如 HCV-RNA 阳性尤其是 ALT 异常者，建议先行抗病毒治疗，待 HCV-RNA 转阴后再妊娠可明显降低 HCV 母婴传播风险。

279. 慢性丙型肝炎的产妇能否母乳喂养？

答：基于国外循证医学的证据表明，慢性丙型肝炎的产妇，只要抗 HIV 阴性并且未静脉吸毒即可母乳喂养，母乳喂养不增加婴儿的感染风险。

280. HIV 感染对母婴的影响有哪些？

答：HIV 是否增加妊娠不良预后仍不明确，对母婴的影响主要是可发生母婴垂直传播。宫内感染是主要方式，孕期如不进行母婴阻断，25%～33% 的婴儿可发生感染。

281. 目前我国预防 HIV 母婴传播的主要措施有哪些？

答：预防孕妇感染 HIV，提供自愿咨询和 HIV 检测服务，及早发现感染 HIV 的孕妇。HIV 感染的妇女应避免怀孕，这是预防 HIV 母婴传播的根本措施。已怀孕的 HIV 感染者在知情同意的情况下终止妊娠或绝育，要求继续妊娠的孕妇免费提供抗病毒药物治疗。避免产时、产后感染的措施主要包括采取剖宫产，婴儿出生后预防性治疗并采取人工喂养方式。孕妇及其丈夫均应采取安全性行为、减少性伴侣、改变不良生活方式、戒毒等。

282. 如何进行 HIV 的母婴传播阻断？

答：母婴传播阻断的措施：①抗病毒药物治疗：在妊娠 14～34 周开始抗病毒治疗直至分娩。②产科处理：在妊娠 38 周选择性剖宫产；不推荐母乳喂养；新生儿预防性治疗。③婴儿随访至 18 月龄以明确是否阻断成功。

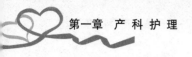

283. 艾滋病"四免一关怀"政策是什么？

答：艾滋病"四免一关怀"政策是指：一免：对农村和城镇居民中未参加基本医疗保险等医疗保障制度的经济困难艾滋病患者免费提供抗病毒药物；二免：实行免费自愿咨询和检测；三免：为感染艾滋病病毒的孕产妇免费咨询、提供母婴阻断药物及婴儿检测试剂；四免：对艾滋病患者的孤儿免费上学。一关怀：将生活困难的艾滋病患者纳入政府救助范围，按照国家有关规定给予必要的生活救济，积极扶持有生产能力的艾滋病患者开展生产活动。加强艾滋病防治知识的宣传，避免对艾滋病感染者和患者的歧视。

284. 什么是梅毒？

答：为苍白密螺旋体感染引起的慢性全身性传染病。早期主要表现为皮肤黏膜损害，晚期侵犯心血管、神经系统等各主要脏器，产生各种严重症状及体征，造成劳动力丧失或死亡。

285. 梅毒分几期？梅毒各期传染性是否相同？

答：梅毒可分为早期梅毒和晚期梅毒，分期有助于指导治疗和随访。①早期梅毒：指病程在两年以内，包括一期梅毒（硬下疳）、二期梅毒（全身皮疹）、早期潜伏梅毒（感染1年内）；②晚期梅毒：病程在两年以上，包括皮肤、黏膜、骨、眼等梅毒，心血管梅毒，神经梅毒，内脏梅毒，晚期潜伏梅毒。

一期、二期梅毒传染性最强，随病期延长，传染性逐渐减弱，病期超过4年基本无传染性。未经治疗的一期、二期梅毒100%可传染胎儿，感染梅毒的孕妇即使病期超过4年，虽然通过性接触已无传染性，但妊娠时感染胎儿的可能性仍有10%。

286. 梅毒的传播途径有哪些？

答：梅毒的传播途径：①性接触为最主要传播途径，占95%；②少数经接触污染衣物等间接感染；③也可通过输入感染梅毒患者的血液而感染；④母婴传播：患有梅毒的孕妇可通过胎盘感染胎儿，也可在分娩时通过软产道感染。

287. 什么是潜伏梅毒？

答：潜伏梅毒是指感染梅毒螺旋体后，从未发生任何梅毒性症状和体征，或在某一时期不表现任何临床症状，而梅毒血清学试验阳性者。

288. 什么是妊娠梅毒？妊娠梅毒对母婴的影响有哪些？

答：孕期发生或发现的活动性梅毒或潜伏梅毒称妊娠梅毒。梅毒螺旋体可通过胎盘感染胎儿，引起流产、早产、胎死宫内、死产或胎传梅毒。晚期梅毒由于发生心血管、脑神经、骨关节等重要器官病变，对孕妇威胁巨大。

289. 如何对妊娠梅毒进行母婴阻断？

答：对所有孕妇均应在首次产前检查时进行梅毒血清学筛查，高危人群还应在妊娠晚期或产前进行血清学筛查。确诊梅毒的孕妇首选青霉素治疗，在妊娠初 3 个月内、妊娠末 3 个月各进行 1 个疗程治疗。妊娠早期以后发现的梅毒，争取完成 2 个疗程的治疗，中间需间隔 2 周。在治疗过程中进行血清学滴度检测，了解治疗效果。①孕妇早期梅毒：普鲁卡因青霉素 80 万 U，肌内注射，每日 1 次，连用 10～15 日；苄星青霉素 240 万 U，分两侧臀部肌内注射，每周 1 次，连续 3 次。②孕妇晚期梅毒：普鲁卡因青霉素 80 万 U，肌内注射，每日 1 次，连用 20 日；苄星青霉素 240 万 U，分两侧臀部肌内注射，每周 1 次，连续 3 次。若青霉素过敏，首选脱敏和脱敏后青霉素治疗，或改用红霉素治疗。

290. 什么是胎传梅毒？如何诊断？

答：胎传梅毒又称先天梅毒，系母体的梅毒螺旋体通过胎盘进入胎儿体内引起胎儿的各种病变，胎传梅毒不发生一期梅毒损害。

诊断：母亲诊断梅毒，新生儿有梅毒的临床表现及体征。实验室诊断有下列之一：①病损处分泌物中查到梅毒螺旋体；②非梅毒螺旋体抗体滴度持续上升；③非梅毒螺旋体抗体滴度高于其母亲；④检测出抗梅毒的 IgM 阳性。胎传梅毒儿应进行脑脊液检查，以排除神经梅毒。

291. 母亲为妊娠梅毒的婴儿如何进行治疗和随访？

答：①婴儿出生后进行全面检查和血清学检测，对诊断胎传梅毒者立即开始治疗。②孕期未正规治疗或疗程不够，以及采用非青霉素治疗的婴儿，可进行预防性治疗。如在疗程中漏治 1 天以上，应该重新开始整个疗程。③治疗方案：普鲁卡因青霉素 5 万 U/(kg·d)，肌内注射，连用 10 日；脑脊液正常者，苄星青霉素 5 万 U/(kg·d)，肌内注射，共 1 次。④随访：第一年每 3 个月随访 1 次，第二年每半年随访一次，进行临床和血清学检查，婴儿需观察到血清阴性为止。随访至 6～12 月龄后滴度持续不降，或滴度升高，或有症状发生，应立即进行治疗。

292. 妊娠梅毒的护理要点是什么？

答：护理要点包括：①心理护理：一旦感染则心理压力大，常会有自卑、焦虑感，建立良好护患关系，针对患者忧虑和担心的问题，给予耐心、细致的心理疏导，并取得家属配合。注意保护患者隐私权。②治疗教育：由于妊娠梅毒对母婴危害严重，强调早期筛查和正规治疗。青霉素治疗有双重目的，一方面治疗孕妇，另一方面可预防和减少胎传梅毒发生。一旦诊断明确，立即开始治疗并监测治疗效果。③防止再感染：强调性伴侣同时检测和治疗，治疗期间禁性生活。做好消毒隔离，防止交叉感染。

293. 妊娠梅毒出院健康教育内容有哪些？

答：出院健康教育内容包括：①潜伏梅毒同样需要治疗，目的是防止晚期并发症的发生；②母婴均应严密随访：对血清学和临床复发的患者，提示治疗失败或再感染，应给予复治；③晚期梅毒在治疗后应延长随访时间，神经梅毒和心脏梅毒常常需要终身随访。

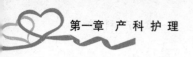

294. 什么是尖锐湿疣？尖锐湿疣的主要传播途径是什么？

答：尖锐湿疣是由人乳头瘤病毒（HPV）感染引起的鳞状上皮疣状增生病变。尖锐湿疣主要经性接触传播，不排除间接传播可能。孕妇感染 HPV 可传染给新生儿，但传播途径尚无定论，一般认为胎儿通过软产道时因吞咽含有 HPV 的羊水、血或分泌物感染。

295. 怎样避免职业暴露？

答：普遍性预防原则：①安全处置利器：使用锐器时，一定要保证充足的光线，尽可能减少创面出血；缝合创口时要特别注意减少意外刺伤；不要把用过的利器传递给他人；不要将用过的注射器针头回盖针帽，不要用手毁坏用过的注射器；用过的注射器直接放到专门的利器盒中，统一处理；勿将锐利废弃物同其他废弃物混在一起；勿将锐利废弃物放在儿童可以接触到的地方。②使用防护用品，避免直接接触患者的血液和体液。③操作完毕后认真洗手。④对所有器具严格消毒。⑤安全处置废弃物。

296. 医务人员发生乙型肝炎职业暴露后如何处理？

答：发生职业暴露后正确做如下处理：①正确地处理伤口：皮肤刺伤后，在伤口旁轻轻挤压，尽量挤出损伤处的血液，用 75% 乙醇、0.5% 碘伏或 0.2%～0.5% 的过氧乙酸浸泡涂抹消毒；溅入口腔、眼睛时，用清水或生理盐水彻底冲洗；完整皮肤污染，肥皂和清水冲洗，一般消毒。②立即进行血清学检查：乙肝五项和 HBV-DNA，ALT、AST。③主动、被动免疫：如未接种过乙肝疫苗，或虽然接种过乙肝疫苗，但抗 -HBs < 10U/ml 或抗 -HBs 不详，应立即注射高效价乙肝免疫球蛋白（HBIG）200～400U/ml，同时在不同部位接种乙肝疫苗（20μg），然后于 1 个月和 6 个月后分别接种第 2 针和第 3 针乙肝疫苗，每次 20μg，肌内注射，并在 3 个月和 6 个月复查。如医务人员已接种过乙肝疫苗，抗 -HBs≥10U/ml，只需进行血清学随访。

297. 医务人员发生丙型肝炎职业暴露后如何处理？

答：由于目前没有疫苗进行暴露前的预防，主要是暴露后检测和干预。暴露后检测：①立即对感染源、暴露人员进行 HCV 基线检测，并进行随访，暴露后 4～6 周可以进行 HCV-RNA 的检测，以早期诊断 HCV 感染，12 周、24 周进行抗 HCV 和 ALT（肝功能）检测；②暴露后干预：尽快进行干扰素联合利巴韦林的药物治疗。

298. 医务人员发生 HIV 职业暴露后如何处理？

答：①正确地处理伤口：在伤口旁轻轻挤压，尽量挤出损伤处的血液，用 75% 乙醇、0.5% 碘伏、0.2%～0.5% 的过氧乙酸等消毒，包扎伤口。用生理盐水冲洗黏膜，用肥皂液或流动水清洗污染的皮肤。②报告与保密：主管机构对个人资料和暴露情况进行详细登记，并注意保密。③请专业医生进行暴露级别的评估，并决定是否进行药物预防治疗。④预防性药物治疗，时间越早越好，最好在暴露后 1～2 小时，最长不超过 24 小时内用药，情况严重的暴露，即使 1～2 后周仍应用药。疗程：职业暴露后预防用药的疗程一般为 28 天，3 个月后随访检测。

299. 医务人员发生梅毒职业暴露后如何处理？

答：①伤口处理：完整皮肤污染，肥皂和清水冲洗，黏膜用生理盐水冲洗；皮肤刺伤后，在伤口旁轻轻挤压，尽量挤出损伤处的血液，用 75% 乙醇、0.5% 碘伏消毒包扎；②报告：个人资料和暴露情况进行详细登记；③预防用药：长效青霉素每次 120 万 U，肌内注射，1 次/周，连续 3 次，治疗后随访检测。

六、胎儿异常及多胎妊娠

300. 胎儿生长受限是如何定义的？

答：胎儿生长受限是指胎儿体重估计低于相应孕龄胎儿体重的第 10 个百分位数。

301. 胎儿生长受限发生原因有哪些？

答：胎儿生长受限的原因分为母体因素、胎儿因素、胎盘因素和其他因素。①母体因素：年龄 >35 岁或 <17 岁，经济状况差，不良生活习惯如抽烟、酗酒、吸毒等，营养不良，孕期体重增长过少，接触放射性物质或有毒物质等；②胎儿因素：先天发育畸形、宫内感染等；③胎盘因素：胎盘结构和功能原因导致子宫胎盘灌注量降低，胎儿供血不足；④其他因素：单脐动脉、脐带过细、脐带异常附着、脐带扭转和真结等。

302. 什么是多胎妊娠？

答：一次妊娠宫腔内同时有两个或两个以上胎儿时称为多胎妊娠，以双胎妊娠多见。

303. 双胎妊娠的处理原则是什么？

答：双胎妊娠属于高危妊娠，应加强妊娠期及分娩期管理。处理原则包括：①妊娠期管理：补充足够营养、防治早产、及时防治妊娠期并发症、监护胎儿生长发育情况及胎位变化。②分娩期管理：保证产妇足够摄入量及睡眠，严密观察胎心变化，注意宫缩及产程进展，第二产程必要时行会阴后 - 侧切开以减轻胎头受压。第一胎儿娩出后，胎盘侧脐带必须立即夹紧，以防第二胎儿失血。协助扶正第二胎儿的胎位，以保持纵产式，通常在等待 20 分钟左右，第二胎儿自然娩出。如等待 15 分钟仍无宫缩，则可协助人工破膜或遵医嘱静脉滴注催产素促进宫缩。产程过程中应严密观察，及时发现脐带脱垂或胎盘早剥等并发症。临产前应备血，胎儿娩出前需建立静脉通道，第二个胎儿娩出后立即使用宫缩剂，腹部放置沙袋，以腹带紧裹腹部，防止腹压骤降引起休克。③产后严密观察，预防产后出血。

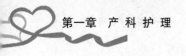

304. 多胎妊娠孕产妇的护理要点是什么？

答：护理要点为：①增加产前检查次数，每次监测宫高、腹围和体重；注意多休息，卧床时最好取左侧卧位；②饮食护理：加强营养，少量多餐，注意增加铁、钙、叶酸及维生素的供给；③病情观察：了解胎儿胎位，严密观察胎心率变化，发现异常及时汇报医生并配合处理；注意有无妊娠期高血压疾病、羊水过多、前置胎盘、贫血等并发症；④心理护理：帮助孕妇完成角色转变，向孕妇说明保持心情愉快，积极配合治疗的重要性；⑤产程护理：严密观察胎心变化、宫缩情况及产程进展，如出现宫缩乏力，可在严密监护下给予低浓度缩宫素静脉滴注；⑥预防产后出血：第二个胎儿娩出后立即肌内注射或静脉滴注缩宫素，腹部放置沙袋，并以腹带紧裹腹部，防止腹压骤降引起休克；产后严密观察子宫收缩及阴道流血情况，发现异常及时配合处理。

305. 什么是胎心率基线？包括哪几种情况？

答：胎心率基线（FHR-baseline，BFHR）指在无胎动、无宫缩时，10分钟以上的胎心率平均值。主要包括：

（1）胎心搏动次数：正常的FHR为110～160次/分；FHR>160次/分或<110次/分，持续10分钟以上，称为心动过速或心动过缓。

（2）胎心率变异：是指胎心率的周期性波动，包括胎心基线的摆动幅度和摆动频率。①摆动幅度：指胎心率上下摆动的高度，振幅变动的正常范围为6～25次/分。②摆动频率：指1分钟内摆动的次数，正常≥6次。基线摆动是胎儿健康的表现，表明胎儿有一定的储备能力，胎心率基线变平即变异消失，提示胎儿储备能力丧失。

306. 什么是胎心率的一过性变化？什么是胎心率加速？

答：胎心率的一过性变化是指胎心率在胎动、宫缩、外界刺激的影响下发生暂时性的加快、减慢，随后又恢复到基线水平，是判断胎儿安危的重要指标。胎心率加速是指宫缩时胎心率基线暂时性增加>15次/分，持续时间>15秒，是胎儿良好的表现。

307. 什么是早期减速？它的意义是什么？

答：指胎心率下降几乎与宫缩曲线上升同时出现，FHR曲线的最低点与宫缩曲线的最高点一致，波谷对波峰，持续时间短、恢复快，下降幅度一般<50次/分。多见于第一产程后期，为宫缩时胎头受压引起，不受孕妇体位或吸氧而改变（图1-1）。

308. 什么是变异减速？它的意义是什么？

答：胎心率减速与宫缩无固定关系，波形不一，下降速度快、变化振幅大（>70次/分），持续时间长短不一，恢复迅速。一般认为是因为宫缩时脐带受压，刺激迷走神经，导致胎心率下降（图1-2）。

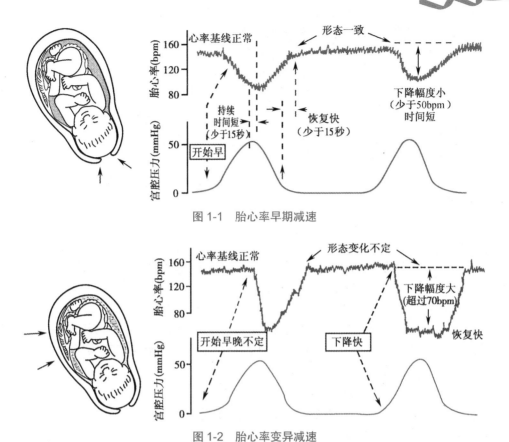

图 1-1 胎心率早期减速

图 1-2 胎心率变异减速

309. 什么是晚期减速？它的意义是什么？

答：胎心率在宫缩波峰开始后出现减慢，下降幅度＜50 次／分，持续时间长（30～60 秒），下降和恢复缓慢。一般认为是胎盘功能不良、胎儿缺氧的表现（图 1-3）。

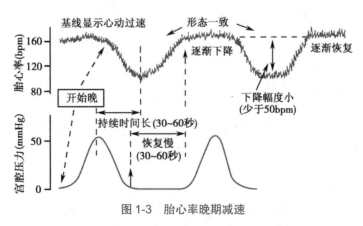

图 1-3 胎心率晚期减速

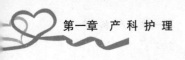

310. 什么是无应激试验？结果如何判断？

答：无应激试验（NST）是指在无宫缩、无外界负荷刺激下，对胎儿进行胎心率宫缩图的观察和记录，以了解胎儿储备能力。根据胎心率基线、胎动时胎心率变化等分为反应型 NST、可疑型 NST 和无反应型 NST。①反应型 NST：基线 110～160 次/分；变异 6～25 次/分；无减速或偶发变异减速持续短于 30 秒；20 分钟内≥2 次加速超过 15 次/分并持续 15 秒。观察或进一步评估。②可疑型 NST：基线 100～110 次/分或 >160 次/分，不超过 30 分钟，基线上升；变异≤5 次/分；变异减速持续 30～60 秒；20 分钟内 <2 次加速超过 15 次/分并持续 15 秒。需进一步评估。③无反应型 NST：胎心过缓 <100 次/分或胎心过速 >160 次/分，超过 30 分钟，基线不确定；变异≤5 次/分或≥25 次/分，超过 10 分钟，正弦型；变异减速持续超过 60 秒，晚期减速；20 分钟内少于 1 次加速超过 15 次/分并持续 15 秒。需全面评估胎儿状况，行生物物理评分，及时终止妊娠。

311. 什么是缩宫素激惹试验？如何评估结果？

答：缩宫素激惹试验（OCT）又称为缩宫素应激试验（CST）。通过诱发宫缩，并用胎儿监护仪记录胎心率变化，了解胎盘在宫缩时一过性缺氧的负荷变化，测定胎儿的储备能力。可通过静脉内滴注缩宫素或者刺激乳头诱发宫缩。结果的评估与处理分为以下 3 类。

Ⅰ类：胎心率基线 110～160 次/分；基线变异为中度变异；没有晚期减速及变异减速；存在或缺乏早期减速、加速。提示观察时胎儿酸碱平衡正常，可常规监护，不需采取特殊措施。

Ⅱ类：除了第Ⅰ类和第Ⅲ类胎心监护的其他情况均划为此类。尚不能说明存在胎儿酸碱平衡紊乱，但是应该综合考虑临床情况、持续胎儿监护、采取其他评估方法来判断胎儿有无缺氧，可能需要宫内复苏来改善胎儿状况。

Ⅲ类：一种情况是胎心率基线无变异且存在下面情况之一：复发性晚期减速或复发性变异减速，或胎心过缓；另一种情况是正弦波型。提示在观察时胎儿存在酸碱平衡失调即胎儿缺氧，应该立即采取相应措施纠正胎儿缺氧，包括改变孕妇体位、吸氧、停止缩宫素使用、抑制宫缩、纠正孕妇低血压等措施，如果这些措施均不奏效，应紧急终止妊娠。

312. 什么是胎儿窘迫？

答：胎儿窘迫是指胎儿在宫内因急性或慢性缺氧危及其健康和生命的综合症状。急性胎儿窘迫多发生在分娩期，慢性胎儿窘迫常发生在妊娠晚期，但在临产后常表现为急性胎儿窘迫。

313. 急性胎儿窘迫的病因有哪些？

答：因母胎间血氧运输及交换障碍或脐带血循环障碍所致。常见因素有：①前置胎盘、胎盘早剥；②脐带异常，如脐带绕颈、过短、脱垂、打结、扭转等；

③母体严重血液循环障碍致胎盘灌注急剧减少,如各种原因导致的休克等;④缩宫素使用不当,造成过强及不协调性宫缩,宫内压长时间超过母血进入绒毛间隙的平均动脉压;⑤孕妇应用麻醉药及镇静剂过量,抑制呼吸。

314. 慢性胎儿窘迫的病因有哪些?

答:病因包括:①母体血液含氧量不足,如妊娠合并先天性心脏病、重度贫血等;②子宫胎盘血管硬化、狭窄、梗死,使绒毛间隙血液灌注不足,如妊娠期高血压疾病、糖尿病、过期妊娠等;③胎儿严重的心血管疾病、呼吸系统疾病、胎儿畸形,母儿血型不合,胎儿宫内感染、颅内出血及颅脑损伤,致胎儿运输及利用氧能力下降等。

315. 胎儿窘迫的主要病理生理变化有哪些?

答:胎儿对宫内缺氧有一定代偿能力,当产时子宫胎盘单位功能失代偿时,导致胎儿缺血缺氧。胎儿缺血缺氧会引起全身血流重新分配,分流血液到胎心、脑及肾上腺等重要器官。在胎心监护时出现短暂的、重复出现的晚期减速。如果缺氧持续,则无氧糖酵解增加,发展为代谢性酸中毒。乳酸堆积并出现胎儿重要器官尤其是脑和心肌的进行性损害。如不及时给予干预,则可能造成严重及永久性损害,如缺血缺氧性脑病甚至胎死宫内。重度缺氧可致胎儿呼吸运动加深,羊水吸入,出生后可出现新生儿吸入性肺炎。

妊娠期慢性缺氧使子宫胎盘灌注下降,导致胎儿生长受限,肾血流减少引起羊水过少。脐带因素的胎儿缺氧常表现为胎心突然下降或出现反复重度变异减速,可出现呼吸性酸中毒,如不解除诱因,则可发展为混合性酸中毒,造成胎儿损害。

316. 急性胎儿窘迫的临床表现有哪些?

答:急性胎儿窘迫的临床表现有:①胎动异常:在窘迫的早期孕妇自觉胎动过频,如缺氧未纠正或加重,则胎动转弱且次数减少,进而消失。②胎心率异常:是胎儿窘迫最明显的临床征象。胎儿早期缺氧,胎心监护表现胎心基线代偿性加快、晚期减速或重度变异减速;持续缺氧,胎心率基线可下降到<110次/分。当胎心基线率<100次/分,基线变异≤5次/分,伴频繁晚期减速或重度变异减速时提示胎儿缺氧严重,胎儿常结局不良,可随时胎死宫内。③羊水胎粪污染:分为3度:Ⅰ度污染羊水呈浅绿色,Ⅱ度污染羊水呈黄绿色,Ⅲ度污染羊水呈混浊的棕黄色。羊水中胎粪污染不是胎儿窘迫的征象。出现羊水胎粪污染时,如果胎心监护正常,不需要特殊处理;如果胎心监护异常,存在宫内缺氧,可引起胎粪吸入综合征。④胎儿酸中毒:胎儿头皮血血气分析氧分压降低,二氧化碳分压升高,pH<7.20,可诊断胎儿酸中毒。

317. 胎儿窘迫的处理原则是什么?

答:急性胎儿窘迫者,应采取果断措施,改善胎儿缺氧状态。立即嘱孕妇左侧卧位,给予吸氧,停止使用缩宫素,根据病因采取相应治疗。如有进行性胎儿

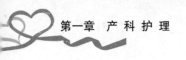

缺氧和酸中毒的证据,上述干预后无法纠正者,应尽快手术终止妊娠。

慢性胎儿窘迫者应针对病因,视孕周、胎儿成熟度及窘迫程度决定处理措施。

318. 常见的胎儿畸形有哪些?

答:胎儿畸形是指胎儿在宫内发育异常而引起的器官或身体某部位的形态学缺陷。常见的畸形有:先天性心脏病、多指/趾、唇腭裂、脑积水、并指/趾等。

七、胎盘、胎膜、脐带、羊水量异常

319. 脐带缠绕对胎儿的影响有哪些?

答:是指脐带缠绕在胎儿颈部、四肢或躯干,其中以脐带缠绕在颈部最常见。一般认为脐带缠绕与脐带过长、胎儿小、羊水过多及胎动过频有关。发生脐带缠绕时,如果脐带血供没有受到影响时对胎儿没有太大影响,如果缠绕过紧、脐带受压等,使血供减少或停止,对胎儿生命产生威胁。

320. 脐带长度异常对胎儿有什么影响?

答:正常脐带长度为 30~100cm。脐带长度短于 30cm 为脐带过短;超过100cm 为脐带过长。脐带过短在分娩过程中,随之胎儿下降脐带受到牵拉,严重时可致胎盘早剥,或由于脐带的牵拉造成胎先露下降迟缓或停滞。脐带过长易造成绕颈、打结、脱垂或脐带受压,出现胎儿宫内缺氧,甚至威胁到胎儿生命,造成胎死宫内。

321. 脐带附着异常是指什么?

答:正常情况下,脐带附着于胎盘中央或侧方。当脐带附着在胎盘边缘时称为球拍胎盘,状似羽毛球拍。一般对母儿没有明显的影响。

322. 什么是脐带帆状附着?

答:脐带附着在胎膜上,脐带血管通过羊膜与绒毛膜之间进入胎盘者,称为脐带帆状附着(也称帆状胎盘)。若帆状血管的位置在宫体较高处,对胎儿的影响较小,只有在分娩时脐带受到牵拉,或者胎盘娩出时容易发生血管断裂。如果帆状血管位于子宫下段或脐血管在宫颈口上方,称为前置血管,血管则容易受到压迫造成血液循环阻断,胎膜早破时可造成血管破裂,导致胎死宫内。

323. 什么是单脐动脉?

答:正常脐带中有 3 条血管,即 2 条脐动脉,1 条脐静脉。如果脐带中只有1 条脐动脉称为单脐动脉。单脐动脉时应明确胎儿是否同时存在其他发育异常。

324. 什么是胎盘植入?

答:胎盘植入是指胎盘的绒毛侵入子宫肌层。根据胎盘侵入的深度分为 3种:①粘连性胎盘:植入较浅,胎盘绒毛直接附着于子宫肌层;②植入性胎盘:胎盘绒毛侵入部分子宫肌层;③穿透性胎盘:胎盘绒毛侵入子宫肌层并穿透子宫肌壁达子宫浆膜。

325. 胎盘植入如何处理？

答：加强孕期检查，发现高危因素，根据不同类型的胎盘植入做好分娩时产妇出血的急救；同时根据发生胎盘植入的高危因素进行预防，如多次人工流产、引产、剖宫产、前置胎盘、孕妇高龄等。进行避孕、分娩知识健康教育，避免高危因素。

326. 前置胎盘是如何定义的？

答：妊娠28周后，若胎盘附着于子宫下段、下缘达到或覆盖宫颈内口，位置低于胎先露部，称为前置胎盘。

327. 前置胎盘可能的病因有哪些？

答：前置胎盘可能的病因有：①子宫内膜病变或损伤：多次流产及刮宫、产褥感染、剖宫产、子宫手术史、盆腔炎等为子宫内膜损伤引发前置胎盘的常见因素；②胎盘异常：胎盘大小和形态异常，均可发生前置胎盘；③受精卵滋养层发育迟缓：受精卵到达子宫腔后，滋养层尚未发育到可以着床的阶段，继续向下移，着床于子宫下段而发育成前置胎盘。

328. 前置胎盘是如何分类的？

答：前置胎盘分为：①完全性前置胎盘：或称中央性前置胎盘，是指胎盘组织完全覆盖宫颈内口；②部分性前置胎盘：胎盘组织部分覆盖宫颈内口；③边缘性前置胎盘：是指胎盘下缘附着于子宫下段，下缘到达宫颈内口，但未超越宫颈内口（图1-4）。

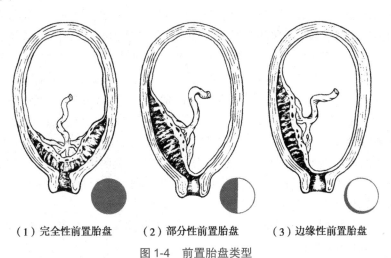

（1）完全性前置胎盘　　（2）部分性前置胎盘　　（3）边缘性前置胎盘

图1-4　前置胎盘类型

329. 低置胎盘是如何定义的？

答：胎盘位于子宫下段，胎盘边缘极为接近但未达到宫颈内口，称为低置胎盘。

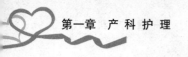

330. 凶险性前置胎盘是如何定义的?

答:凶险性前置胎盘是指前次有剖宫产史,此次妊娠为前置胎盘,发生胎盘植入的危险约为50%。

331. 前置胎盘的典型症状是什么?

答:典型症状为妊娠晚期或临产时,发生无诱因、无痛性反复阴道流血。

332. 前置胎盘对母儿的影响有哪些?

答:前置胎盘对母儿的影响包括:①产妇分娩时出血和产后出血;②发生植入性胎盘;③由于产时操作增加和产妇出血抵抗力下降造成产褥感染;④对胎儿及新生儿的影响包括:围生儿预后不良:出血量多可致胎儿窘迫,甚至缺氧死亡。

333. 前置胎盘的治疗原则是什么?

答:治疗原则是抑制宫缩、止血、纠正贫血和预防感染。根据阴道流血量、有无休克、妊娠周数、产次、胎位、胎儿是否存活、是否临产及前置胎盘类型等综合做出决定。

334. 前置胎盘期待疗法的指征是什么?

答:适用于妊娠<34周、胎儿体重<2000g、胎儿存活、阴道流血量不多、一般情况良好的孕妇。

335. 前置胎盘护理要点是什么?

答:前置胎盘的孕产妇护理要点:①保证休息,减少刺激:绝对卧床休息,取侧卧位,以左侧卧位为佳,血止后方可轻微活动;每日间断吸氧,腹部检查动作轻柔,禁止性生活、阴道检查及肛查;②指导饮食,纠正贫血:指导孕妇多食高蛋白质、含铁丰富、富含膳食纤维的食物,如动物肝脏、绿叶蔬菜及豆类等,必要时口服补铁药物,输血;③监测生命体征,及时发现病情变化:密切观察生命体征,阴道流血的量、色、流血时间,监测胎儿宫内状态,遵医嘱完成实验室检查项目,如血常规、凝血象、肝肾功能、血型,并交叉配血备用,发现异常及时报告医生并配合处理;④生活护理:协助孕妇生活起居及个人卫生;⑤当患者阴道流血多甚至休克时立即汇报医生,建立静脉通道、输血输液,做好术前准备;⑥预防产后出血和感染:严密观察产妇的生命体征及阴道流血情况,发现异常及时报告医生处理;保持会阴清洁、干燥;胎儿娩出后及早使用宫缩剂。

336. 前置血管是怎么回事?

答:前置血管是指脐带血管穿越胎膜位于子宫颈口内,在胎先露部前方。

337. 如何预防前置胎盘?

答:采取积极有效的避孕措施,减少子宫内膜损伤和子宫内膜炎的发生;避免多产、多次刮宫或引产,降低剖宫产率,预防感染,计划妊娠的妇女应戒烟、戒毒,避免被动吸烟;加强孕期管理,按时产前检查及正确的孕期指导,早期诊断前置胎盘,及时正确处理。

338. 胎盘早剥是如何定义的?

答:妊娠 20 周以后或分娩期,正常位置的胎盘在胎儿娩出前,部分或全部从子宫壁剥离,称胎盘早剥。

339. 胎盘早剥可能的原因有哪些?

答:胎盘早剥的可能原因包括:①孕妇血管病变,如妊娠期高血压疾病等;②宫腔内压力骤减,如妊娠足月前胎膜早破等;③机械性因素,如外伤、脐带过短、羊膜腔穿刺等;④其他高危因素,如高龄孕妇、经产妇、吸烟、可卡因滥用、孕妇代谢异常、孕妇有血栓形成倾向、子宫肌瘤(尤其是胎盘附着部位肌瘤)等。

340. 胎盘早剥按病理分为哪 3 种类型?

答:胎盘早剥按照病理分为:①显性剥离或外出血:为底蜕膜出血,量少,出血很快停止,多无明显临床表现,仅在产后检查胎盘时发现胎盘母体面有凝血块及压迹。若底蜕膜继续出血,形成胎盘后血肿,胎盘剥离面随之扩大,血液经胎盘边缘沿胎膜与子宫壁之间自宫颈管向外流出,由阴道流血。②隐性剥离或内出血:若胎盘边缘仍附着于子宫壁或由于胎先露部固定于骨盆入口,使血液存聚于胎盘与子宫壁之间,无阴道流血。③混合型出血:由于子宫内有妊娠产物存在,子宫肌不能有效收缩以压迫破裂的血窦而止血,血液不能外流,胎盘后血肿越积越大,子宫底随之升高。当出血达到一定程度时,仍会由胎盘边缘及胎膜向外流,此型对母儿威胁大(图 1-5)。

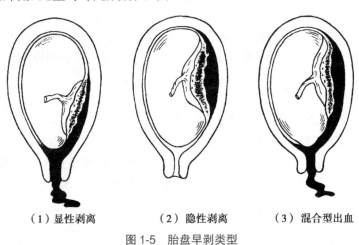

(1)显性剥离　　　　(2)隐性剥离　　　　(3)混合型出血

图 1-5　胎盘早剥类型

341. 胎盘早剥按病情严重程度分为哪 3 度?

答:胎盘早剥分度:①Ⅰ度:以外出血为主,多见于分娩期,胎盘剥离面积小,常无腹痛或腹痛轻微,贫血体征不明显;②Ⅱ度:胎盘剥离面 1/3 左右,常有突然发生的持续性腹痛、腰酸或腰背痛,疼痛的程度与胎盘后积血多少呈正比;③Ⅲ度:胎盘剥离面超过胎盘面积的 1/2,临床表现较Ⅱ度加重,可出现恶心、呕

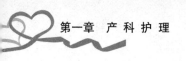

吐、面色苍白、四肢湿冷、脉搏细数、血压下降等休克症状,且休克程度大多与母血丢失成比例。

342. 子宫胎盘卒中是如何定义的?

答:胎盘早剥内出血急剧增多时,血液积聚于胎盘与子宫壁之间,胎盘后血肿压力增加,血液浸入子宫肌层,引起肌纤维分离、断裂甚至变性,当血液渗透至子宫浆膜层时,子宫表面呈现紫蓝色瘀斑,称为子宫胎盘卒中,又称库弗莱尔子宫。

343. 胎盘早剥患者腹痛的特点是什么?

答:胎盘早剥Ⅰ度时常无腹痛或腹痛轻微;Ⅱ度常有突然发生的持续性腹痛,宫缩有间歇;Ⅲ度子宫硬如板状,宫缩间歇时不能松弛。

344. 胎盘早剥的并发症有哪些?

答:发生胎盘早剥的并发症包括:①胎儿宫内死亡;②弥散性血管内凝血;③产后出血;④急性肾衰竭;⑤羊水栓塞。

345. 胎盘早剥的治疗原则是什么?

答:治疗原则为早期识别、积极处理休克、及时终止妊娠、控制 DIC、减少并发症。

346. 胎盘早剥的护理要点是什么?

答:护理胎盘早剥孕产妇的要点包括:①监测产妇生命体征,严密观察病情变化,及时发现并发症;②纠正休克,迅速建立静脉通路,做好输血准备;③一旦确诊,立即终止妊娠,做好相应准备;④分娩后及时给予宫缩剂,并配合按摩子宫,防止产后出血;⑤产褥期应加强营养,纠正贫血;⑥各项操作注意严格执行无菌操作技术,产妇保持会阴部清洁,防止感染。

347. 如何预防胎盘早剥?

答:预防措施包括:①对妊娠期高血压疾病、慢性高血压、肾脏疾病孕妇,应加强妊娠期管理;②行外转胎位术纠正胎位时,动作应轻柔;③对高危患者不主张行倒转术;④应在宫缩间歇期进行人工破膜;⑤妊娠晚期或分娩期,应鼓励孕妇作适量的活动,避免长时间仰卧;⑥避免腹部外伤;⑦羊膜腔穿刺应在 B 型超声引导下进行,以免误穿胎盘等。

348. 羊水过多是如何定义的?

答:妊娠期间羊水量超过 2000ml,称为羊水过多。

349. 羊水过多可能的病因有哪些?

答:发生羊水过多的可能原因有:①胎儿疾病:包括胎儿结构畸形、胎儿肿瘤、神经肌肉发育不良、代谢性疾病、染色体或遗传基因异常等;②多胎妊娠;③胎盘脐带病变;④妊娠合并症:如妊娠期糖尿病、母儿 Rh 血型不合、妊娠期高血压疾病、重度贫血。

350. 羊水过多对母儿的影响是什么？

答：对母儿的影响包括：①对母体的影响：羊水过多时子宫张力增高，孕妇易并发妊娠期高血压疾病；胎膜早破、早产发生率增加；突然破膜宫腔内压力骤然降低，易发生胎盘早剥；子宫肌纤维伸展过度可致产后子宫收缩乏力，产后出血发生率明显增多。②对胎儿的影响：胎位异常、胎儿窘迫、早产增多。破膜时羊水流出过快可导致脐带脱垂。羊水过多的程度越重，围生儿的病死率越高。

351. 羊水过多孕妇的护理要点是什么？

答：对羊水过多的孕妇护理要点包括：①病情观察：观察孕妇的生命体征，定期测量宫高、腹围和体重，及时发现并发症；观察胎心、胎动及宫缩，及时发现胎儿宫内窘迫及早产征象；人工破膜时应密切观察胎心和宫缩，及时发现胎盘早剥和脐带脱垂的征象。②饮食与活动：指导孕妇摄取低钠饮食，防止便秘；减少增加腹压的活动以防胎膜早破。③配合治疗：自觉症状严重者，可经腹羊膜腔穿刺放出适量羊水，放羊水时速度不宜过快，一次放羊水量不超过1500ml，注意严格消毒，预防感染，密切观察孕妇的血压、心率、呼吸变化，监测胎心。④预防产后出血：注意观察子宫收缩及阴道流血情况，防止产后出血。

352. 羊水过少是如何定义的？

答：妊娠晚期羊水量少于300ml者，称为羊水过少。

353. 羊水过少可能的病因有哪些？

答：羊水过少主要与羊水产生减少或羊水外漏增加有关。常见原因有：胎儿畸形；胎盘功能减退；羊膜病变；母体因素如妊娠期高血压疾病、孕妇脱水或血容量不足、孕妇服用某些药物等。

354. 羊水过少对母儿的影响是什么？

答：羊水过少时对母儿的影响包括：①对孕妇的影响：手术分娩率和引产率均增加；②对胎儿的影响：容易发生宫内缺氧、胎儿窘迫、围生儿病死率明显增高。

355. 羊水过少孕妇的护理要点是什么？

答：对羊水过少的孕产妇护理包括：①指导孕妇休息时左侧卧位，减少子宫右旋造成的血供影响；②教会孕妇自我监测宫内胎儿情况的方法和技巧；③预防胎膜早破的发生；④病情观察：观察孕妇的生命体征，定期测量宫高、腹围和体重，判断病情进展，密切注意胎动、胎心监测和宫缩的变化，及时发现并发症；严格B超监测羊水量，并注意观察有无胎儿畸形；⑤配合治疗：根据胎儿及孕周情况，帮助产妇遵医嘱接受治疗方案；终止妊娠者，遵医嘱做好阴道助产或剖宫产的准备。

八、分娩准备

356. 如何做好分娩的心理准备？

答：临近预产期的时候，大多数初次妊娠的孕妇会感到焦虑和不安。她们会过多地去想象分娩时的疼痛、担心分娩不顺利、忧虑胎儿的健康等。过分的焦虑和担忧会使孕妇产生身体方面的不适，如睡眠障碍、心慌、疲惫无力等，也会对胎儿产生不良刺激，最终影响分娩的顺利进行。因此，孕期健康教育非常重要，应帮助孕妇尽量多地了解妊娠、分娩的有关知识和应对分娩疼痛的技巧，让她们知道，分娩是正常的生理过程，调整好心态，让她们充满自信，健康而安全地度过妊娠和分娩这一人生最为重大的时期。

357. 拉玛泽分娩法是什么？

答："拉玛泽分娩法"也被称为心理预防式分娩准备法。从怀孕 7 个月开始一直到分娩结束，通过对神经肌肉控制、产前体操及呼吸技巧训练一系列学习过程，有效地让产妇在分娩时能把注意力集中在对自己的呼吸控制上，从而转移疼痛，适度放松肌肉，使产妇充满信心，在宫缩和分娩过程中保持镇定，达到加快产程并让胎儿顺利娩出的目的。需要孕妇在孕期进行练习，达到产程中熟练应用的目的。

358. 孕妇先兆临产的征象有哪些？

答：先兆临产的征象包括：①假临产（不规律腹痛）：宫缩持续时间短且不规律，间歇时间长且不规则，宫缩的强度不加强，宫缩多在夜间出现，白天消失。②胎头下降感：随着胎儿先露部下降进入骨盆，子宫底也随着下降，多数孕妇这时会感觉上腹部反而较前舒适，进食量也增加，呼吸也变得轻快。由于胎儿入盆压迫到膀胱，孕妇常常会出现排尿次数增多的情况，一般属正常现象。③见红：在分娩发动前 24～48 小时，孕妇阴道会有少量血液及黏液相混的血性分泌物流出，叫做见红。见红是分娩即将开始比较可靠的征象。

359. 住院物品都准备哪些？

答：临近预产期时，应提前准备好住院物品：①所需证件：孕妇的医保卡、身份证、母婴保健手册（本）；②产妇用物：洗漱用品、水杯、餐具、换洗衣物（哺乳衬衫或哺乳胸罩）、内衣裤、袜子和拖鞋、产妇专用卫生巾；③婴儿用物：衣服和包被、帽子、一次性尿布、小毛巾、大毛巾、婴儿沐浴盆、沐浴和护肤用品等（事先询问所分娩的医院是否提供上述物品，如果医院提供就不需要携带）。

360. 需要准备的婴儿用品有哪些？

答：需要准备的婴儿用品主要有：①卫生用品：如沐浴盆、沐浴椅、沐浴露、浴巾、小毛巾、水温计、护肤用品等；②衣服及包被等：内衣应每日更换，应准备足够数量的内衣；根据季节和温度准备厚薄不等的包被 2～3 个；③最小号的尿不湿；④少量的婴儿帽、围兜、袜子等；⑤婴儿房间用品：婴儿床、床上用品、房间装饰物品等；⑥婴儿外出用品：汽车坐椅、婴儿车、外出背包等。

361. 如何选择婴儿贴身衣物？

答：2008 年 10 月 1 日开始，我国首部专门针对 24 月龄及以下的《婴幼儿服装标准》正式实施。婴儿的贴身衣物应具备以下要求：①做工精细：选择婴儿衣服时，要注意衣服上不要有太多线头，缝边不能太硬，可购买缝边在外面的婴儿衣服，以免缝边摩擦婴儿娇嫩的皮肤；内衣裤不宜钉扣子或摁扣，以免损伤婴儿的皮肤或被误服，可用带子系在身侧。②透气性好：婴儿的内衣应选择100%全棉、府绸、泡泡纱等布料，而化纤布料对婴儿的皮肤有刺激性，容易引起皮炎、瘙痒等；另外，婴儿衣服不能有异味，包括香味。③方便：婴儿颈部较短，衣服应选择没有领子、斜襟的"和尚服"，最好前面长、后面短，以免大小便污染；衣服的袖子、裤腿应宽大，使四肢有足够的活动余地，并便于穿脱、换洗。④花色素雅：家长不要贪图颜色鲜艳的婴儿衣服，因为衣服色彩越鲜艳，使用的固色剂等化学物质就越多，应选淡黄、浅蓝、浅粉等素雅颜色，不仅更安全，而且可以更好地观察婴幼儿分泌物，及时发现异常情况。

362. 如何洗涤婴儿衣物？

答：《婴幼儿服装标准》明确规定，婴幼儿服装必须注明"不可干洗"，因为干洗剂中可能含有刺激婴儿皮肤的物质。新买的内衣最好在清水中浸泡几小时，清除衣服上的化学物质，以减少对婴儿皮肤的刺激，然后用婴儿专用洗衣液洗净，在阳光下曝晒后备用。婴儿衣物也不应该与成人衣物混洗。

第三节　分娩期护理

一、正常分娩期护理

1. 分娩的定义？

答：妊娠满28周及以上，胎儿及其附属物从母体娩出的过程，称为分娩。分娩根据孕周不同分为早产、足月产、过期产。

2. 什么是正常分娩？

答：世界卫生组织将正常分娩定义为：低危产妇，单胎、头位、在妊娠37周至42周之间自然发动宫缩，胎儿经阴道自然娩出，产后母婴情况均良好（老百姓称为顺产）。

3. 什么是低危孕产妇？

答：是指妇女在妊娠期、分娩期、产褥期都没有高危因素存在，孕产妇就是低危孕产妇。对于孕产妇的评估是动态的，如果有高危因素出现，经过治疗和处理后转为正常，仍为低危孕产妇。

4. 临产的先兆症状有哪些？

答：妊娠晚期，孕妇会出现一些症状，如子宫活动增加等，称为临产先兆，包括：见红、阴道分泌物增加、子宫不规律收缩、宫底下降感、胎膜早破等。

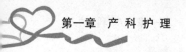

5. 决定分娩的因素有哪些?

答:决定分娩的因素包括:产力、产道、胎儿和产妇精神心理因素。产力由子宫收缩和辅助力量组成;产道由骨产道和软产道组成;胎儿大小、胎产式、胎方位及胎儿有无畸形等因素对分娩是否顺利都有影响;产妇是否有恐惧、焦虑、紧张等精神心理问题对分娩也有影响。

6. 临产是如何诊断的?

答:临产的标志为出现有规律的宫缩,且宫缩逐渐增强,宫缩持续30秒及以上,间隔5~6分钟,同时伴有进行性子宫颈管消失、宫颈口扩张和胎先露下降。

7. 什么是分娩机制?

答:分娩机制是指胎儿先露部在通过母体产道时,为适应骨盆各平面不同形态,被动地进行一系列适应性转动并以其最小径线通过产道的过程。头位分娩机制包括:衔接(图1-6)、下降、俯屈(图1-7)、内旋转(图1-8)、仰伸(图1-9)、复位及外旋转(图1-10)、胎儿娩出(图1-11),完成分娩全过程。

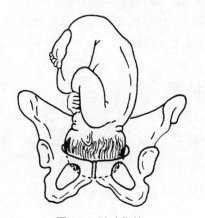

图1-6 胎头衔接

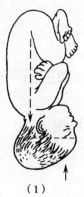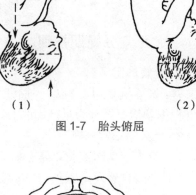

（1） （2）

图1-7 胎头俯屈

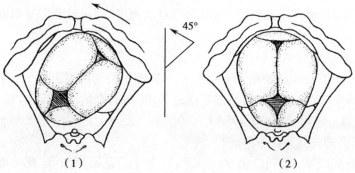

（1） （2）

图1-8 胎头内旋转

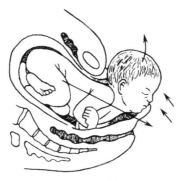

图 1-9 胎头仰伸

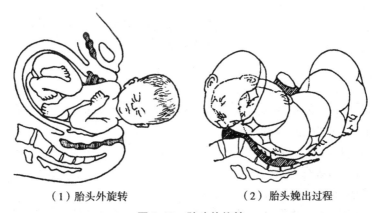

（1）胎头外旋转　　　　　　　　　　（2）胎头娩出过程

图 1-10 胎头外旋转

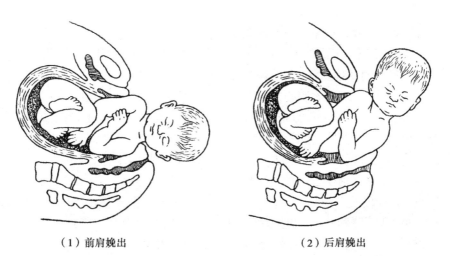

（1）前肩娩出　　　　　　　　　　（2）后肩娩出

图 1-11 胎儿娩出

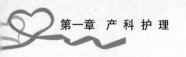

8. 潜伏期是如何定义的?

答: 潜伏期是指产妇出现规律宫缩开始至宫口扩张 3cm。潜伏期宫口扩张的特点是速度较慢。

9. 活跃期是如何定义的?

答: 活跃期是指宫口扩张 3cm 至宫口开全 (10cm)。活跃期宫口扩张的特点是宫口扩张速度较快。《新产程标准及处理的专家共识 (2014)》指出,大样本的研究表明,初产妇和经产妇的产程在宫口扩张 6cm 之前基本一致,因此认为活跃期应以宫口扩张 6cm 作为标识。

10. 产程如何分期?

答: 总产程即分娩的全过程,是指从确定临产开始至胎儿及胎儿附属物全部娩出为止。临床上分为 3 个产程: 第一产程 (宫口扩张期)、第二产程 (胎儿娩出期)、第三产程 (胎盘娩出期); 另外,目前把胎儿娩出后的 2 小时称为第四产程,主要是母婴在分娩初期容易发生异常情况,如产后出血、尿潴留、产道血肿等,新生儿生命体征在平稳之前也需要严密观察。

11. 产力都包括哪些力量?

答: 产力是将胎儿及其附属物从子宫腔内逼出的力量,产力包括子宫收缩力、腹壁肌、膈肌收缩力和肛提肌收缩力,其中子宫收缩力是主要力量,腹壁肌及膈肌收缩力是第二产程娩出胎儿的重要辅助力量,肛提肌收缩力有协助胎先露部在骨盆腔内进行内旋转的作用。

12. 产道是指哪些部位?

答: 产道是胎儿从母体内娩出的通道,包括骨产道和软产道两部分。骨产道又称真骨盆,其大小、形态与分娩密切相关。软产道是由子宫下段、宫颈、阴道、外阴及骨盆底组织构成。

13. 第一产程的观察要点有哪些?

答: 第一产程观察要点包括: ①了解孕妇的孕产次、孕周等; ②子宫收缩: 监测方法包括简易检查法,即手摸宫缩和电子胎儿监护仪; ③胎心: 入室胎心监护和定时听诊胎心,观察胎心是否有异常; ④宫颈扩张及胎先露下降: 通过定期阴道检查了解宫口扩张和胎先露下降情况; ⑤产妇的饮食、饮水管理; ⑥及时解小便,如产妇有大便感,要评估是否宫口开全; ⑦孕妇的精神状态及近期睡眠情况; ⑧胎膜是否破裂,破膜者的羊水性状; ⑨孕妇生命体征的变化。

14. 正常临产后子宫收缩具有什么特点?

答: 子宫收缩力是临产后的主要力量,贯穿于整个分娩过程中,使宫口扩张,推动胎儿下降和娩出、胎盘娩出。临产后子宫收缩有如下特点: 节律性、对称性、极性、缩复作用。节律性是指子宫有规律的阵发性收缩,是临产的标志; 对称性是指正常宫缩起自两侧宫角部,迅速向宫底中线集中,左右对称,然后再向子宫下段扩散;极性是宫缩时,子宫底部最强、最持久,向下逐渐减弱;缩复作用是宫缩时,子宫体部肌纤维缩短变宽,间歇期肌纤维虽然松弛,但不恢复到原来的长度,经过反复收缩,肌纤维变得越来越短,这种现象就称缩复作用。

15. 初产妇与经产妇产程的特点有什么不同?

答:通常来说,初产妇的总产程比经产妇要长,主要是初产妇宫口比较紧,第一产程宫口扩张比较慢。第二产程初产妇也比经产妇慢,经产妇的第二产程有时仅需几次宫缩胎儿即能娩出。当然不是所有的经产妇分娩都比初产妇快,经产妇的产程快慢也与产力、胎儿(胎产式、胎方位、胎儿大小)、产道是否正常、待产时精神心理状态好坏有关;另外,与上一次分娩的间隔时间有关,间隔时间越短,产程进展越快。

16. 经产妇产程观察要点是什么?

答:由于多数经产妇产程进展较快,因此助产人员应对经产妇进行产前的健康教育,让她们对分娩有所准备。助产人员应了解经产妇的分娩间隔时间,告知如何判断临产的宫缩特征、来医院的时机等。经产妇进入产程后,严密观察宫缩情况,评估胎儿大小、胎方位、胎产式、复查骨盆各径线是否正常等。由于经产妇产程进展快,还要严密观察胎心、羊水情况,如胎心异常、破膜后羊水粪染,要根据产程进展给予积极处理。产程中还要注意倾听产妇主诉,满足其需求。经产妇宫口开大 4~5cm、宫缩好时,应开始做接产准备,让产妇上产床、会阴冲洗、接产物品准备、宫缩剂等,避免经产妇突然宫口开全、接产人员措手不及、坠落产等的发生。

17. 在产程中产妇饮食应注意什么?

答:无论是经产妇还是初产妇,每个人的产程长短都有较大差异,很难预估每位产妇的产程时间;整个分娩过程中产妇的体力消耗较大,分娩需要大量能量,同时禁食可引起产妇紧张和不适,因此,对于低危产妇,在产程中应鼓励进食和进水,保证能量补充。

18. 适宜的分娩环境是什么?

答:产妇待产、分娩需要在产房数小时或数十小时,因此,为了保证产妇待产、分娩时产妇的休息,产妇不被经常打扰,最好安排产妇在产待一体房间,这样也同时方便产妇家属陪产。房间留有能让产妇活动的足够空间、光线不要太亮、人员不要太多,为保证产妇活动时安全,墙壁最好装有扶栏。产妇分娩过程中由于穿着比较少、新生儿出生时也需要适宜的温度,房间内有控温控湿设备,保证室温 26~28℃,湿度 55%~65%。适时开窗通风或有其他通风换气设备,保持室内空气新鲜。新生儿出生前提前打开辐射台预热,关闭门窗。新生儿出生后即时处理过程中减少人员走动,防止空气对流散热,保证新生儿体温在正常范围。根据具体情况和产妇需要为产妇与新生儿保暖,促进舒适。

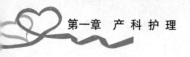

19. 产妇在产程中保持自由体位的益处是什么？

答：产妇在产程中采取自己感觉舒适的体位，总的原则是保持上身直立。鼓励产妇使用多种体位主要是相对于限制产妇体位而言，可以促进产妇舒适，减轻疼痛感，产妇可以保持精神松弛和自信。另外，上述体位可以调节骨盆的关节，使骨盆塑形和增加骨盆的容量；可增加宫缩的频度、强度和持续时间；可调整骨盆的角度，利于胎儿下降；可利用胎儿重力作用促进胎儿下降；有利于胎儿供氧等。

20. 产妇待产时都可以使用什么体位？

答：产妇在待产、分娩过程中可以采取安全、有利于产程进展的体位待产和休息。保持上身直立的体位包括：①原地站着，扶着桌、椅靠背或墙壁，宫缩间歇时晃动骨盆；②散步，宫缩间歇时保持散步，可以使骨盆轻度晃动；蹲着，可以蹲在地上或床上，但要有扶手支持产妇的身体；③跪着，跪在产床上，上身伏在产床的床头上或手膝位，膝盖和手要有软垫子保护；④坐着，坐在床上、椅子上或分娩球上，宫缩间歇时可以轻轻左右摆动臀部等。无论产妇用什么体位，医务人员均要做出评估，保证安全。

21. 对产妇要实施人文关怀的益处？

答：实施对产妇的人文关怀，一是产妇的需求，二是医务人员爱母、爱婴的具体体现。在分娩过程中，大多数妇女都有不同程度的紧张、焦虑和恐惧，担心分娩是否顺利、自己是否能够耐受分娩的疼痛和胎儿的安危。这种负面情绪对顺利分娩十分不利。实施人文关怀可以使产妇得到有力的支持，如为产妇提供适宜的分娩环境、在检查和分娩时减少暴露并注意遮挡产妇、鼓励产妇使用自己认为舒适的体位、给予非药物镇痛、适时提供饮水和食物、给予鼓励和赞扬的话语、及时提供分娩信息、减少不必要的干预、分娩后为母婴保暖等，这些措施可以使产妇减少痛苦、促进产程进展、使产妇感到被尊重、母婴得到爱护。

22. 非药物镇痛包括哪些？

答：产妇临产后进入分娩室，助产人员应对产妇进行全面的评估，其中包括产妇对分娩疼痛感受的评估。因非药物镇痛措施多为物理方法，如果是低危产妇应首选建议使用非药物镇痛方法。非药物镇痛方法包括：舒适的待产分娩环境、产妇选择的舒适体位、散步、跳慢舞、穴位或不舒适的部位按摩、热敷、听音乐、看书或电视、水中待产、想象、暗示、低声呻吟或叹气宣泄自己的情绪、利用一些气味（香薰）等。产妇也可以做一些自己喜欢的事情，如聊天、听歌曲、编织、拼图等，也可以使用自己对抗疼痛的方法，如宫缩时默数数字、调整呼吸或某种仪式等。

23. 药物镇痛时如何护理产妇？

答：药物镇痛可能对产妇产生一些副作用，如开始时腿部肌肉力量不足、皮肤瘙痒、体温升高、尿潴留、血压下降等。助产人员要对此有所了解,严密观察产妇以保证安全。实施硬膜外麻醉后 30 分钟产妇应卧床休息,情况稳定以后再起床活动,避免跌倒;定时督促产妇排尿,避免发生尿潴留;观察宫缩是否受到影响,如宫缩减弱,有可能使用催产素,更应该严密监测宫缩变化;严密监测胎心变化,有异常及时通知医生处理;监测产妇血压变化,出现低血压遵医嘱给予扩容;第二产程产妇的排便反射可能受到抑制,指导产妇宫缩时正确用力,防止产程延长等;分娩后观察新生儿是否有呼吸抑制,如没有呼吸或喘息,按照新生儿窒息进行复苏;观察新生儿觅食反射,给予帮助吸吮母亲乳房,完成早接触、早吸吮、早开奶。

24. 产程中如何恰当地使用胎心监护?

答:胎心监护可以动态地检查胎心在产程中的变化情况。一般产妇进入产房后开始做胎心监护(入室监测),观察宫缩状态下胎心反应,一般情况好可监测 20 分钟,之后定时听诊胎心即可;如果再次出现胎心变化,可以酌情增加胎心监护次数。目前不主张全程使用胎心监护仪监测胎心,主要是安置胎心监护之后影响产妇活动,产妇体位受限制后会使其不舒适,增加疼痛感觉;工作人员的注意力会集中在胎心监护上,忽视对产妇的照顾;胎心监护图形判读不准确时会让工作人员做出错误的判断,给予产妇不必要的干预,如提前给予会阴切开、手术助产、剖宫产等。因此,主张入室监护,胎心监护正常时给予听诊监测胎心。

25. 如何促进产妇舒适?

答:针对产妇需要,给予助产和护理措施,如安排产妇家属陪伴产妇;安置产妇在产待一体产房内;房间安静、宽敞、温度适宜、光线调暗、人员减少;鼓励和建议产妇使用自己认为舒适的体位(不限制产妇体位);给产妇提供产程进展的信息;鼓励产妇说出自己的需求;提供分娩镇痛;减少医源性疼痛(如没有指征的催产素使用、静脉穿刺、会阴切开等)和语言负面暗示及伤害;提供饮食和饮水;注意遮挡产妇,减少身体暴露;及时解答产妇的问题,使其安心;多鼓励和赞扬产妇,建立自然分娩的信心。

26. 会阴清洁与消毒及要点是什么?

答:会阴清洁的目的是促进产妇舒适,减少感染机会。在实施阴道检查、内诊检查和接产之前不仅要进行会阴清洁,还要进行会阴部皮肤的消毒,保证操作不引起感染。清洁操作之前告知产妇操作目的;注意环境,关闭门窗,室内温度调到 26～28℃;产床床头稍抬高,产妇腰部以下的衣服向上拉起,避免水打湿;冲洗水温适宜,避免产妇着凉或烫伤;清洁会阴部皮肤时应从外围向中央;最后消毒顺序是从中央向外围;清洁消毒后保持消毒部位不被污染。

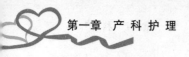

27. 目前提倡和鼓励使用的助产适宜技术有哪些?

答:根据研究确实有效、应当倡导使用的措施有:①制订符合产妇需求的分娩计划;在整个孕期、分娩过程中要不断评估产妇是否有高危因素;②尊重产妇对分娩地点的选择;③在分娩过程中给予全方位支持,包括鼓励家属陪产、产妇进食、进水、保护隐私、给予非药物镇痛、及时提供分娩进展的信息、鼓励采取自由体位,包括第二产程的非仰卧体位分娩等;产程中监测胎儿情况;④一次性物品只使用一次;⑤阴道检查、接产、胎盘检查时戴手套;⑥认真评估产程进展,使用产程图;⑦新生儿娩出后延迟结扎脐带和无菌断脐;⑧为新生儿保暖,防止低体温;⑨产后1小时内母婴实施"三早",促进母乳喂养;⑩常规检查胎盘胎膜是否完整,避免胎膜胎盘残留导致产后出血。

28. 在助产适宜技术中,哪些措施是无效措施?

答:研究表明,以往一些在产程中使用的措施对分娩没有益处。明确有害或无效,需要禁止使用的措施包括:常规灌肠、剔除阴毛、在分娩过程中常规静脉输液、留置静脉留置针、让产妇平卧位分娩、通过肛门检查了解产程进展、应用 X 线测量骨盆、胎儿娩出前没有指征地使用催产素、在第二产程让产妇持续屏气用力、扩张阴道和按摩会阴体、产后常规探查宫腔和冲洗宫腔等。

29. 助产过程中缺乏足够证据支持,应当谨慎应用的措施有哪些?

答:有下列措施:①应用草药、水中待产和神经刺激方法进行分娩镇痛的方法;②在第一产程常规实施早期人工破膜;③分娩过程中在产妇宫底施加压力(加腹压);④保护会阴的动作和胎头娩出时的操作;⑤在胎儿出生时的人为干预;⑥过早切断或结扎脐带;⑦第三产程通过刺激产妇乳头来加强宫缩。

30. 正常分娩实践中常用的不适宜的做法有哪些?

答:有如下措施是目前临床常用的不适宜的做法:①在待产、分娩期间限制产妇进食、进水;②使用有全身性麻醉作用的药物镇痛;应用硬膜外麻醉镇痛;③产程中连续使用胎心监护监测胎心情况;④重复或经常地实施阴道检查(特别是一次多人检查);⑤使用催产素加速产程;⑥在第二产程常规地将产妇转移到不同的房间(产房不是产待一体的房间,而是第一产程产妇在待产室,第二产程转移到产房);⑦没有鼓励产妇勤排尿,而是给产妇插尿管;⑧产妇不是自发用力(是指工作人员检查产妇宫口近全或开全,产妇没有出现排便反射就开始让产妇屏气用力);⑨在母胎情况良好时严格限制第二产程时间;⑩因助产能力不足常规使用会阴切开;⑪没有指征的手术分娩;⑫分娩后常规用手探查宫腔。

31. 第二产程的观察和护理要点有哪些?

答:第二产程需继续评估产妇和胎儿情况。①每 15 分钟听诊胎心一次,必要时使用胎心监护持续监测;②宫缩情况:进入第二产程产妇宫缩频繁,多间隔

1～2 分钟，持续 60 秒钟左右，每次宫缩时产妇有强烈的排便感，助产人员应指导产妇正确向下屏气用力；③胎先露的下降程度，产妇随着宫缩不断用力，观察胎先露下降是否正常；④继续给予产妇全方位支持，鼓励少量多次饮水，给予产妇擦汗、宫缩间歇时提醒产妇放松休息，促进产妇舒适；⑤及时告诉产妇产程进展情况，鼓励和赞扬产妇，使其保持分娩的信心。

32．正常接产的要领是什么？

答：接产主要在于保证胎儿安全娩出，防止产道损伤。①严密观察产程进展，了解胎方位是否正常，准确评估胎儿大小、会阴条件及产妇的合作程度，指导产妇正确用力；②适时和适度保护会阴，如有指征需要行会阴切开，会阴神经阻滞方法准确，会阴侧切角度合适；③控制胎头大径娩出速度（胎儿大径娩出时指导产妇做哈气动作）、适时帮助胎头俯屈、协助胎头仰伸；④等待宫缩，让胎头自动复位（外旋转）；⑤等待宫缩，协同宫缩力量娩出胎儿前肩，胎儿前肩娩出要充分再娩出后肩；⑥胎体娩出方法准确，防止裂伤。

33．如何适度保护会阴？

答：助产者适时上台接产，严密观察产程进展速度，认真指导产妇用力，控制胎头娩出速度不要太快。产妇用力最好是自发性用力，不主张产妇长时间用力。胎头拨露部分较大时，接产者可以使用一只手帮助胎头俯屈（宫缩时俯屈），宫缩间歇时，接产者的手不要持续放在胎先露上（避免加重先露部水肿），胎头最大径线即将娩出时，指导产妇不要用力，应持续做哈气动作，让胎头缓慢娩出。胎肩娩出时应等待宫缩出现，避免强行娩肩造成锁骨骨折和会阴撕裂。助产人员要有良好的习惯和助产理念，避免用手扩张阴道和按摩会阴体，造成产妇不舒适、阴道和会阴组织水肿而致组织糟脆等，造成更严重的裂伤。

34．会阴侧切的指征有哪些？

答：第二产程应充分评估产妇会阴条件、胎儿大小、胎方位等，会阴切开的指征有时是相对的，需要实施会阴切开的情况有：①如产妇会阴条件较好，但预估胎儿偏大或是巨大胎儿、早产、胎儿宫内窘迫；②估计会阴裂伤不可避免时，如产妇会阴发育不好或有炎症；③因母体或胎儿问题需缩短第二产程者，如产妇高血压、心脏病，长时间用力可能会加重病情；④需阴道助产者，尤其是初产妇需要产钳或胎头吸引术。

35．胎头娩出时脐带绕颈如何处理？

答：当胎头娩出时，若脐带绕颈一周且较松，可用手将脐带顺胎肩上推或从胎头滑下；若脐带绕颈过紧或两周及以上，可先用两把止血钳将脐带夹住并从中间剪断，注意不要伤及胎儿颈部，再松解脐带后协助胎肩娩出。另外，如果胎儿发生肩难产，在胎肩娩出之前切不可剪断或钳夹脐带。

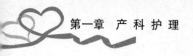

36. 如何预防新生儿锁骨骨折?

答:评估产妇情况,如产妇是否肥胖、身材矮小、胎儿巨大、骨盆倾斜度异常等。严密观察产程进展,如宫缩频繁或宫缩过强造成产程进展快者应遵医嘱使用药物缓解宫缩;使用催产素催产者应专人守护产妇,观察宫缩变化,避免产程进展过快;娩出新生儿肩部时,助产人员要耐心等待宫缩,在宫缩时缓慢娩出胎儿前肩;充分娩出前肩后再娩后肩(看到前肩腋缝时再轻轻上抬胎儿颈部娩出后肩),避免前肩娩出不充分,上抬胎儿颈部,通过间接力量造成前肩锁骨骨折;胎儿前肩娩出困难时避免在腹部加压,因可能造成胎儿宫内锁骨骨折。

37. 新生儿娩出后预防产后出血的措施有哪些?

答:新生儿娩出后,立即常规给予缩宫素预防产后出血;及时娩出胎盘;尽快母婴皮肤接触;新生儿吸吮母亲乳房;助产人员定时观察宫缩,按摩子宫等。如发生出血立即查找原因,针对出血原因进行止血处理,如宫缩乏力应按摩子宫,给予促进子宫收缩的药物;软产道损伤,给予缝合止血等。

38. Apgar 评分的项目有哪些?

答:皮肤颜色、呼吸、肌张力、喉反射、心率。

39. 如何进行 Apgar 评分?

答:在新生儿娩出 1 分钟、5 分钟、10 分钟时,按照 Apgar 评分的 5 项内容进行评估。

5 项内容包括:呼吸、心率、肤色、肌张力、喉反射。每项 2 分,正常新生儿哭声好、四肢活动好、哭声响亮、皮肤颜色红润(新生儿出生 5~10 分钟血氧饱和度才能达到 85%~95%,因此正常新生儿刚出生时皮肤颜色需要经过数分钟才能达到红润),1 分钟评分 8~10 分为正常新生儿。

40. 新生儿窒息是如何判断的?

答:新生儿娩出前评估是否有窒息的高危因素存在;胎儿娩出后立即进行评估,评估:孕周是否足月、羊水性状(羊水清还是有胎粪污染)、新生儿是否有哭声或呼吸、肌张力好还是差。如果新生儿无哭声或呼吸、肌张力差,无论是否足月,应进行复苏,羊水清者给予摆正体位、清理口鼻黏液、彻底擦干、触觉刺激;如果羊水有粪染,评估新生儿是否有活力(无呼吸或肌张力差说明无活力),无活力新生儿立即摆正体位,气管插管吸引气道,彻底擦干新生儿,给予触觉刺激,评估新生儿呼吸和心率,给予进一步处理。

41. 新生儿出生后初步检查身体的要点是什么?

答:助产士接产,要在产台上对新生儿的外观进行检查。检查按照从上至下,从前至后的顺序仔细检查。检查头部:注意是否有产瘤、大小和部位;检查囟门大小及张力;检查面部五官是否有畸形或产伤(新生儿闭眼时要注意是否有眼球畸形,可以轻轻触摸眼部进行检查);检查躯干:对称触摸锁骨感觉是否有异常、胸廓是否对称、四肢活动度是否正常、手指脚趾是否缺失、并指或多指（检查手指时应用手从新生儿手心向上推，使其手指张开，便于检查）。翻转新生儿呈侧卧位，检查后背，是否有脊柱膨出或脊柱裂；使新生儿平卧，使下肢屈曲、上举，检查生殖器是否正常（男婴观察睾丸是否下降进入阴囊、水肿、鞘膜积液，是否有尿道下裂等）；检查肛门是否正常（如肛门皱褶消失或表浅，应警惕有肛门闭锁，是否有瘘存在）。检查全身皮肤是否有胎记、色素沉着异常、是否有脓疱、水疱、红斑等。将检查结果进行记录。

42. 第三产程的观察和护理要点有哪些？

答：第三产程的观察和护理要点包括：①新生儿即时护理：快速评估，是否需要复苏，给予相应的处理，如保暖、清理气道、擦干，1分钟、5分钟、10分钟给予 Apgar 评分；②胎儿娩出后给予缩宫素肌内注射或静脉滴注，促进宫缩；③观察胎盘剥离征象，及时协助胎盘娩出，检查胎盘、胎膜的完整性；④检查软产道是否有裂伤，如有裂伤或血肿及时缝合止血；⑤预防产后出血，按摩子宫，观察宫缩和阴道流血情况，如有出血积极查找原因，给予处理；⑥产后观察：产后2小时在产房观察母婴情况，包括子宫收缩情况、生命体征、膀胱是否充盈、阴道是否有血肿；⑦母婴皮肤接触，观察新生儿反应、吸吮乳房情况、皮肤颜色等。记录观察情况。

43. 母婴皮肤接触的好处是什么？

答：新生儿娩出后，如果母婴情况好，应尽快帮助母婴进行皮肤接触。①母婴皮肤接触对母亲的好处：可以使母亲情绪得到安抚；促进母亲内源性催产素产生，促进子宫收缩，减少产后出血；促进母婴情感联系；促进产妇乳汁分泌。②对于新生儿的好处：新生儿生命体征尽快稳定；为新生儿保温，减少体温丢失；新生儿有安全感；新生儿尽早吸吮母乳，强化乳房吸吮，得到初乳；促进母亲下奶。

44. 胎盘剥离的征象有哪些？

答：胎盘剥离征象包括：①子宫收缩呈球形；②少量血液从阴道内流出；③剥离的胎盘降至子宫下段，露于阴道外的脐带自行延长；④用手掌尺侧在产妇耻骨联合上方按压子宫下段时，宫体上升而外露的脐带不再回缩。

45. 娩出胎盘的要点是什么？

答：判断胎盘剥离后：①操作者轻拉脐带，观察胎盘向外移动时，助手可轻轻下压腹部帮助胎盘娩出（不可用力过大、过猛，防止子宫内翻）（图1-12）；②胎盘暴露于阴道口时，如为胎盘母面向外时要将胎盘翻转呈胎盘子面向外；③双手捧住胎盘，向一个方向旋转，协助胎盘、胎膜全部娩出（图1-12）；④仔细观察胎膜娩出过程，如可疑胎膜断裂在宫腔或阴道，经检查胎膜对合紧张，应钳夹胎膜，避免胎膜残留；⑤观察产妇宫缩情况，防止产后出血，检查胎盘、胎膜。

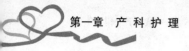

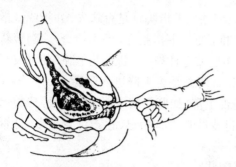

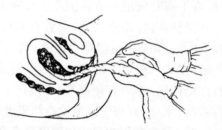

（1）轻拉脐带娩出胎盘　　　　　（2）协助胎盘、胎膜全部娩出

图 1-12　胎盘娩出

46. 检查胎盘的要点是什么？

答：胎盘胎膜娩出后，按照顺序检查，先检查胎盘子面：将胎盘子面向上平铺在产台上，检查脐带附着部位（附着在胎盘还是胎膜上），胎盘子面是否有血管破裂；翻转胎盘使母面向上，检查胎膜是否能够完全覆盖胎盘，胎膜破口距胎盘边缘的长度（≤7cm 可能有胎盘低置）。检查胎盘边缘是否有断裂的血管（如果有断裂的血管，可能有副胎盘存在），胎盘小叶是否完整或胎盘小叶是否有毛糙，如有毛糙应观察子宫收缩和阴道出血，宫缩不好出血多应行刮宫，刮出残留胎盘组织。用尺子测量胎盘大小和厚度、脐带长度、脐带血管根数（是否有单脐动脉）、脐带是否有结节（真结节或假结节）、胎盘称重等，记录胎盘情况。

47. 如何检查软产道？

答：胎儿、胎盘娩出后，接产者应按顺序仔细检查软产道是否有损伤。接产者洗手或更换手套，从外阴组织开始查起，查看外阴、大阴唇、小阴唇、尿道口周围、阴道四壁是否有黏膜擦伤、裂伤、血肿等，如果产妇急产或行阴道助产手术，还应检查宫颈是否有裂伤。若产妇宫缩好，但阴道持续有鲜红色血流出，也应考虑有软产道裂伤的情况存在，应仔细检查，发现裂伤部位给予止血和缝合。

48. 阴道血肿如何判断？

答：外阴阴道血肿多位于外阴深部及阴道下段侧壁，表现为阴道局部逐渐加重的胀痛和隆起的肿块，皮肤、黏膜呈紫红色，触痛明显，肿块小或中等大小，易于判断（图 1-13）。阴道血肿可沿着阴道侧壁扩散形成巨大血肿，而外阴体征不明显，由于没有筋膜的限制，血肿可以扩展到坐骨直肠窝。血肿压迫直肠时产妇可出现肛门坠胀；压迫尿道可出现尿路刺激症状或排尿困难；出血迅速者产妇有出血性休克表现；可通过阴道检查明确血肿部位和范围。因此，产后应重视产妇主诉，仔细检查软产道，观察产妇生命体征变化。

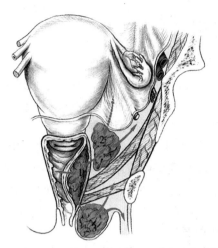

图 1-13 产道血肿（箭头所示为血肿扩展途径）
1.阴道血肿；2.腹膜下血肿；3.外阴阴道血肿

49. 阴道血肿如何处理?

答：胎儿、胎盘娩出后，接产者应仔细检查软产道情况，发现阴道血肿应评估血肿位置和大小，并给予及时处理。小的血肿可给予纱布压迫止血；稍大的血肿可使用可吸收缝合线进行"8"字缝合，并注意血肿发展情况；较大的血肿需要切开并清除血肿内血块，然后进行缝合。若血肿大，已到达阴道后穹隆或更深的部位，应在麻醉下清除血肿内血块，寻找出血点，给予止血和缝合。即使是当时检查正常的产妇，也应叮嘱产妇注意是否有肛门坠胀和压迫感，尤其是产程进展快或第二产程长、胎儿枕位不正的情况，更应警惕阴道血肿的发生。

50. 会阴伤口缝合要点有哪些?

答：分娩后，首先对产道进行仔细检查，然后对裂伤进行缝合，即使是实施了会阴切开也要对产道进行仔细检查。缝合前，在产妇会阴下铺干燥的无菌巾，制造一个局部无菌区，将缝合所用器械和纱布放在无菌巾上；换手套，按照解剖结构缝合。缝合过程中要不留死腔、彻底止血。针距可根据伤口创面出血情况实施，如伤口创面易渗血，可以缩小针距，如果不出血可以适当放宽针距，但以手指在缝合处划过，手指不能探入两针之间的裂隙为准。缝合线缝合的松紧度也应适度，过紧可能影响组织的血液循环，不利于伤口愈合；过松时创面不易对合，也不利于伤口愈合，同时起不到止血的作用。皮肤层缝合后，要使创面相对（皮肤不能卷入创面，可使用有齿的镊子将皮肤边缘翻出，使伤口的创面对创面）。缝合完毕，用生理盐水纱布清洁局部血迹，保持会阴部清洁。向产妇做会阴伤口清洁和护理的健康知识宣教。记录会阴伤口缝合情况。

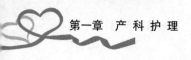

51. 产后 2 小时观察的内容有哪些?

答:产后 2 小时观察的内容包括:①产妇体温、脉搏、呼吸、血压、血氧饱和度及产妇的一般情况及主诉;②子宫收缩情况,子宫底的高度及宫腔内是否有积血;③阴道流血量,外阴、阴道是否有血肿;④膀胱是否充盈;⑤母乳喂养情况;⑥新生儿情况(新生儿反应、吸吮能力、皮肤颜色等),记录观察的情况。

52. 产程中为什么要让产妇勤排空膀胱?

答:膀胱在骨盆腔内,在待产和分娩过程中如果膀胱长时间充盈会造成胎先露下降受阻,膀胱长时间受压可致尿潴留发生。产妇精力一般集中在对抗宫缩痛上,容易忽略排尿,工作人员应该及时提醒产妇。部分产妇怕排尿麻烦,就减少了饮水,这也是不可取的,工作人员应为产妇饮水和排尿提供帮助。

53. 产后如何观察宫缩?

答:胎儿娩出后常规给予缩宫素预防产后出血,巡回助产士注意产妇胎盘剥离征象,及时娩出胎盘。胎盘娩出前禁止按摩子宫。胎盘娩出后仔细检查胎盘胎膜是否完整,如有缺失应通知医生进行钳夹和刮宫,清理残留的胎膜和胎盘。胎盘娩出后即刻按摩子宫,观察子宫底高度和阴道出血情况,如果正常每15 分钟按摩子宫一次,观察宫缩和出血情况;如果宫缩乏力或有阴道出血应排查原因,针对病因给予处理。

二、异常分娩与护理

54. 何谓异常分娩?

答:在分娩过程中,影响分娩的四大因素相互影响,其中任何一个或一个以上的因素发生异常,或这些因素之间不能相互适应而使分娩过程受阻,称为异常分娩,俗称难产。

55. 原发性宫缩乏力的临床特点有哪些?

答:产程开始即子宫收缩乏力,宫口不能如期扩张,胎先露部不能如期下降,产程延长。

56. 继发性宫缩乏力的临床特点有哪些?

答:产程开始时子宫收缩正常,在产程进行到某一阶段(多在活跃期或第二产程),常由于中骨盆与骨盆出口平面狭窄、持续性枕横位或枕后位等头盆不称时,发生继发性子宫收缩乏力,表现为子宫收缩力较弱,产程进展缓慢,甚至停滞。

57. 不协调性子宫收缩乏力(高张性子宫收缩乏力)的临床表现有哪些?

答:子宫收缩的极性倒置,宫缩不是起自两侧子宫角部,宫缩的兴奋点是来自子宫的一处或多处,频率高,节律不协调。宫缩时宫底不强,而是中段或下段强。宫缩间歇期子宫壁不能完全松弛,表现为子宫收缩不协调,这种宫缩不能使宫口如期扩张和先露下降,属无效宫缩。

58. 何谓潜伏期延长?

答:从临产规律宫缩开始至宫口开大 3cm 为潜伏期。初产妇潜伏期正常约需 8 小时,最大时限 16 小时,超过 16 小时为潜伏期延长。

59. 何谓活跃期延长?

答:从宫口开大 3cm 开始至宫口开全为活跃期。初产妇活跃期正常约需 4 小时,最大时限 8 小时,超过 8 小时为活跃期延长。

60. 何谓活跃期停滞?

答:活跃期宫颈扩展延缓(初产妇宫颈扩张 <1.2cm/h,经产妇宫颈扩张 <1.5cm/h)和(或)阻滞,经过处理产程仍未继续进展,宫颈始终未能开全,而不得不以剖宫产结束分娩者称活跃期停滞。

61. 何谓第二产程延长?

答:第二产程初产妇超过 2 小时,经产妇超过 1 小时尚未分娩,为第二产程延长。

62. 何谓第二产程停滞?

答:第二产程中,胎先露下降延缓和(或)阻滞,无论以何种方式结束分娩,初产妇第二产程超过 2 小时(使用硬膜外镇痛者分娩时间超过 3 小时),经产妇第二产程超过 1 小时,均称为第二产程停滞。

63. 何谓滞产?

答:指总产程超过 24 小时。

64. 如何判断病理缩复环?

答:由于外界因素所引起的宫颈口以上部分的子宫肌层出现强直性痉挛性收缩,宫缩间歇期短或无间歇,产妇烦躁不安、持续腹痛、拒按。胎方位触诊不清,胎心音听不清。有时可在脐下或平脐处见一环状凹陷。

65. 何谓子宫痉挛性狭窄环?

答:子宫收缩过强时,如果子宫收缩属于不协调性子宫收缩过强,临床上多为子宫痉挛性狭窄环和强制性子宫收缩。子宫痉挛性狭窄环的特点是子宫局部平滑肌呈痉挛性不协调收缩形成环形狭窄,持续不放松,围绕胎体某一狭窄部,狭窄环可以发生在子宫颈或子宫体的任何一部分。临床表现产妇持续腹痛、烦躁不安、胎心时快时慢、宫颈扩张缓慢、胎先露下降停滞,可发生在产程的任何时期。

66. 何谓狭窄骨盆?

答:由于骨盆径线过短或形态异常,致使骨盆腔小于胎先露可通过的限度,阻碍胎先露下降,影响产程顺利进展。骨盆狭窄可将骨盆形态与大小结合,分为扁平型狭窄、漏斗型狭窄及均小骨盆。

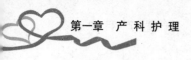

67. 如何检查头盆是否相称？

答：若产妇已经临产但胎头仍未入盆，则应充分估计头盆关系。检查头盆是否相称的具体方法：孕妇排空膀胱后仰卧，两腿伸直，检查者一手放在耻骨联合上方，另一手将胎头向骨盆腔方向推压，若胎头低于耻骨联合平面，称为跨耻征阴性，提示头盆相称；若胎头与耻骨联合在同一个平面，称胎头跨耻征可疑阳性，提示可疑头盆不称；若胎头高于耻骨联合平面，称跨耻征阳性，提示头盆不称。

68. 漏斗骨盆的特点有哪些？

答：骨盆入口平面各径线正常，两侧骨盆壁向内倾斜，状似漏斗。其特点是中骨盆及出口平面明显狭窄，耻骨弓角度 < 90°，坐骨结节间径与出口后矢状径之和 < 15cm。

69. 何谓持续性枕后位？

答：在分娩过程中，胎头枕部持续位于母体骨盆后方，于分娩后期仍然不能向前旋转，致使分娩发生困难者，称为持续性枕后位。

70. 巨大儿的概念是什么？

答：指新生儿出生体重达到或超过 4000g 者，称为巨大儿。

71. 影响分娩的四大因素及其相互转化特点？

答：在分娩过程中，决定分娩的四因素（产力、产道、胎儿和待产妇精神心理状态）互为影响，相互作用，在一定条件下，顺产和难产可以相互转化。如果处理得当，难产也可转为正常产；否则，正常产也可变为难产。处理时，一定要综合分析 4 个因素及其相互关系，找出主要异常变化因素，及时恰当处理，使产妇和胎儿安全度过分娩期。骨盆狭窄、胎儿异常、产妇精神疲惫，均会伴有宫缩乏力。一般而言，当胎先露与产道不相称时，宫缩乏力会很常见。

72. 难产的特征是什么？

答：难产的特征是分娩过程异常缓慢，是首次剖宫产的主要指征。它由以下4 种情况单独和共同存在所导致：①产力异常，子宫收缩强度不够或不协调导致的宫颈扩张或第二产程随意肌收缩不够强；②胎先露、胎方位或胎儿下降异常；③产妇骨产道异常，即骨盆狭窄；④软产道异常，形成阻碍阻止胎儿下降。

73. 异常分娩的分类有哪些？

答：异常分娩分为三大类，即：①产道异常性难产，包括骨产道性难产和软产道性难产；②产力异常性难产，包括宫缩乏力和宫缩过强；③胎儿及其附属物异常性难产，包括胎位异常和胎盘异常。

74. 什么是子宫收缩力异常？临床分为哪几类？

答：在分娩过程中，子宫收缩的节律性、对称性及极性不正常或强度、频率有改变，称为子宫收缩力异常，简称产力异常。临床上分为子宫收缩乏力或子宫收缩过强两类，每类又分为协调性子宫收缩和不协调性子宫收缩。

75. 引起子宫收缩乏力的病因有哪些?

答: 子宫收缩乏力多由几种因素引起, 常见的原因有: ①头盆不称或胎位异常; ②子宫局部因素; ③精神因素; ④内分泌失调; ⑤药物影响。

76. 头盆不称或胎位异常引起子宫收缩乏力的原因是什么?

答: 由于胎儿先露部下降受阻, 不能紧贴子宫下段及宫颈内口, 不能引起反射性子宫收缩, 导致继发性宫缩乏力。

77. 子宫局部因素引起子宫收缩乏力的原因是什么?

答: 子宫纤维过度伸展(如多胎妊娠、巨大胎儿、羊水过多等)使子宫肌纤维失去正常收缩力。高龄产妇、经产妇或宫内感染者、子宫肌纤维变性、结缔组织增生而影响子宫收缩。子宫发育不良、子宫畸形、子宫肌瘤等, 均可引起原发性宫缩乏力。

78. 精神因素引起子宫收缩乏力的原因是什么?

答: 产妇恐惧及精神过度紧张使大脑皮质功能紊乱, 待产时间长、睡眠减少、疲乏、膀胱充盈、临产后进食不足以及过多地消耗体力、水及电解质紊乱, 均可导致宫缩乏力。

79. 内分泌失调引起子宫收缩乏力的原因是什么?

答: 临产后产妇体内催产素、乙酰胆碱和前列腺素合成与释放不足, 或子宫对这些促进子宫收缩的物质敏感性降低, 以及雌激素不足致缩宫素受体量少, 均可导致宫缩乏力。胎儿肾上腺发育未成熟时, 胎儿胎盘单位合成与分泌硫酸脱氢表雄酮量少, 致宫颈成熟度欠佳, 亦可引起原发性宫缩乏力。

80. 药物影响引起子宫收缩乏力的原因是什么?

答: 产程早期使用大剂量解痉、镇静、镇痛剂及宫缩抑制剂如硫酸镁、哌替啶、吗啡、盐酸利托君等, 可使宫缩受到抑制。

81. 协调性子宫收缩乏力的特点是什么?

答: 其特点为子宫收缩具有正常的节律性、对称性及极性, 但收缩力弱, 低于 180 Montevideo 单位, 持续时间短, 间歇期长而不规律, 宫缩 <2 次 /10 分。当宫缩高峰时, 宫体隆起不明显, 用手指按压宫底部肌壁仍可出现凹陷。协调性宫缩乏力多属继发性宫缩乏力, 即产程早期宫缩正常, 于第一产程活跃期后期或第二产程时宫缩减弱, 常见于中骨盆与骨盆出口平面狭窄, 胎先露部下降受阻, 持续性枕横位或枕后位等。此种宫缩乏力对胎儿影响不大。

82. 不协调性子宫收缩乏力的特点是什么?

答: 其特点为子宫收缩的极性倒置, 宫缩的兴奋点不是起自两侧宫角部, 而是来自子宫下段的一处或多处冲动, 子宫收缩波由下向上扩散, 收缩波小而不规律, 频率高, 节律不协调, 宫缩时宫底部不强, 而是子宫下段强, 宫缩间歇期子宫壁也不完全松弛, 这种宫缩不能使宫口如期扩张, 不能使胎先露部如期下

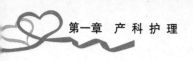

降,属于无效宫缩。此种宫缩乏力多属于原发性宫缩乏力,即第一产程就出现宫缩乏力,故需与假临产鉴别。鉴别方法是给予镇静剂如哌替啶 100mg 肌注,能使宫缩停止者为假临产,不能使宫缩停止者为原发性宫缩乏力。这些产妇往往有头盆不称和胎位异常,使胎先露部不能紧贴子宫下段及宫颈内口,不能引起发射性子宫收缩。

83. 不协调性子宫收缩乏力的临床表现有什么?

答:产妇自觉下腹部持续疼痛、拒按、烦躁不安,严重者出现脱水、电解质紊乱、肠胀气、尿潴留,胎盘 - 胎儿循环障碍,出现胎儿宫内窘迫。产科检查:下腹部有压痛,胎方位触不清,胎心不规律,宫口扩张早期缓慢或停滞,潜伏期延长,胎先露部下降延缓或停滞。

84. 子宫收缩乏力对产妇的影响是什么?

答:由于产程延长,产妇休息不好,进食不足,特别是枕位异常时,胎头压迫可导致组织缺血、水肿、坏死,形成膀胱阴道瘘或尿道阴道瘘。胎膜早破以及频繁阴道检查增加感染机会。产后宫缩乏力容易引起产后出血,并使产褥感染率增加。

85. 子宫收缩乏力对胎儿、新生儿的影响是什么?

答:宫缩乏力导致产程延长,胎头和脐带受压时间过久,易发生胎儿窘迫。同时由于手术助产率升高,致新生儿产伤、窒息、颅内出血及吸入性肺炎等发生率增加。不协调性宫缩乏力不能使子宫壁完全放松,对胎盘 - 胎儿循环影响大,容易发生胎儿宫内窘迫。

86. 协调性子宫收缩乏力的处理原则是什么?

答:处理原则包括:寻找原因,检查有无头盆不称与胎位异常,阴道检查了解宫颈扩张和胎先露部下降情况。若发现有头盆不称或胎位异常,估计不能从阴道分娩者,应及时行剖宫产;若判断无头盆不称和胎位异常,估计能经阴道分娩者,应立即加强宫缩。

87. 协调性子宫收缩乏力时,加强子宫收缩的方法有哪几种?

答:协调性子宫收缩乏力时,加强子宫收缩的方法有:①人工破膜,宫口扩张≥3cm,无头盆不称,胎头已衔接而产程延缓者,可行人工破膜;②缩宫素静脉滴注:适用于协调性子宫收缩乏力、宫口扩张≥3cm、胎心良好、胎位正常、头盆相称者;③地西泮静脉推注:常用剂量为 10mg,缓慢静脉推注,与缩宫素联合应用效果更佳,如经上述处理,试产 2～4 小时产程仍无进展,甚至出现胎儿宫内窘迫征象时,应及时行剖宫产术。

88. 人工破膜的适应证及注意事项是什么?

答:①人工破膜适应证:宫口扩张≥3cm,无头盆不称,胎头已衔接而产程延缓者,可行人工破膜。②注意事项:破膜前必须检查有无脐带先露,破膜应在宫缩间歇期进行。破膜后术者手指应停留在阴道内,经过 1～2 次宫缩待胎头入盆后,术者再将手指取出,以免脐带脱垂,同时观察羊水量、性状及胎心变化。

89. 缩宫素静脉滴注的适应证及方法是什么?

答:缩宫素静脉滴注:适用于协调性子宫收缩乏力、宫口扩张≥3cm、胎心良好、胎位正常、头盆相称者。原则是以最小浓度获得最佳宫缩,一般将缩宫素 2.5U 加于 0.9% 氯化钠注射液 500ml 内,使每滴液含缩宫素 0.33mU,从 4～5 滴 / 分即 1～2mU/min 开始,根据宫缩强弱进行调整,调整间隔为 15～30 分钟,每次增加 1～2mU/min 为宜,最大给药剂量不超过 20mU/min(60 滴 / 分),维持宫缩时宫腔内压力达 50～60mmHg,宫缩间隔 2～3 分钟,持续 40～60 秒。

90. 缩宫素静脉滴注的注意事项是什么?

答:应用缩宫素时,应有医师或助产士在床旁守护,监测宫缩、胎心、血压及产程进展情况。

91. 采取加强子宫收缩措施时,应作哪几方面的评估?

答:加强宫缩前需要评估宫缩的间歇时间、持续时间及强度。同时行阴道检查,了解宫颈口的扩张情况、长度、软硬程度、位置及先露部的位置。

92. 简述 Bishop 评分法。

答:临床上常用 Bishop 评分法了解宫颈成熟度,判断引产和加强宫缩的成功率,满分为 13 分,≥10 分均成功,7～9 分的成功率为 80%,4～6 分成功率为 50%,≤3 分多失败(表 1-5)。

表 1-5　Bishop 评分法

指标	分数			
	0	1	2	3
宫口开大(cm)	0	1～2	3～4	≥5
宫颈管消退(%)(未消退为 3cm)	0～30	40～50	60～70	≥80
先露位置(坐骨棘水平 = 0)	−3	−2	−1～0	+1～+2
宫颈硬度	硬	中	软	
宫口位置	后	中	前	

93. 协调性子宫收缩乏力者第二产程的处理是什么?

答:若无头盆不称,于第二产程期间出现宫缩乏力时,也应加强宫缩,给予缩宫素静脉滴注促进产程进展。若胎头双顶径已通过坐骨棘平面,等待自然分娩,或行会阴后 - 侧切开,以产钳助产术或胎头吸引术结束分娩;若胎头仍未衔接或出现胎儿窘迫征象时,应行剖宫产术。

94. 不协调性子宫收缩乏力的处理原则是什么?

答:调节子宫收缩的节律性及极性,恢复正常节律性和极性。给予镇静剂哌替啶 100mg、吗啡 10mg 肌内注射或地西泮 10mg 静脉推注，使产妇充分休息，醒后不协调性宫缩多能恢复为协调性宫缩。在子宫收缩恢复其协调性之前，严禁使用催产素。若经上述处理，不协调性宫缩未能得到纠正，或出现胎儿窘迫征象，或伴有头盆不称和胎位异常，应行剖宫产术。若不协调性宫缩已被纠正，但宫缩仍较弱时，按协调性宫缩乏力处理。

95. 不协调性子宫收缩乏力的护理措施有哪些？

答：产妇出现不协调性子宫收缩乏力时的护理措施包括：①助产士重视产妇的心理状况，及时给予耐心细致的解释和安抚产妇；②指导产妇宫缩时做深呼吸、腰背部按摩等非药物镇痛方法，稳定其情绪，减轻疼痛；③缓解其不适，通常遵医嘱给予适当的镇静剂，确保产妇充分休息，指导产妇休息时行左侧卧位；④适当的室内活动有助于加强宫缩；⑤若宫缩仍不协调或伴有胎儿窘迫、头盆不称等，应及时通知医师并做好剖宫产术和抢救新生儿的准备。

96. 协调性子宫收缩过强的临床表现有哪些？如何诊断？

答：子宫收缩节律性、对称性和极性均正常，仅子宫收缩力过强、过频（10 分钟内宫缩≥5 次），宫腔压力≥60mmHg，宫口扩张速度≥5cm/h（初产妇）或 10cm/h（经产妇），产道无阻力，分娩在短时间内结束，总产程＜3 小时结束分娩，称为急产，以经产妇多见。若存在产道梗阻或瘢痕子宫，宫缩过强时可能出现病理缩复环，甚至发生子宫破裂。

97. 协调性子宫收缩过强对母亲的影响有哪些？

答：子宫收缩过强、过频，产程过快，可致初产妇宫颈、阴道及会阴撕裂伤。胎先露部下降受阻，可发生子宫破裂。宫缩过强使宫腔内压力增高，增加羊水栓塞的风险。接产者来不及消毒可致产褥感染风险增高。胎儿娩出后子宫肌纤维缩复不良，易发生胎盘滞留或产后出血。

98. 协调性子宫收缩过强对胎儿及新生儿的影响有哪些？

答：子宫收缩过强、过频影响子宫胎盘血液循环，易发生胎儿窘迫、新生儿窒息甚至死亡。胎儿娩出过快，胎头在产道内受到的压力突然解除，可致新生儿颅内出血。无准备的分娩，来不及接产，新生儿易发生感染。若坠地可致骨折、外伤。

99. 协调性子宫收缩过强的处理原则是什么？

答：应以预防为主，有急产史的孕妇应提前住院待产。临产后慎用缩宫素药物及其他促进宫缩的处理方法，如灌肠、人工破膜等。提前做好接产及抢救新生儿窒息的准备。胎儿娩出时，嘱产妇勿向下屏气。若急产来不及消毒及新生儿坠地者，新生儿应给予维生素 K_1 10mg 肌内注射，预防颅内出血，并尽早肌内注射精制破伤风抗毒素 1500U。产后仔细检查宫颈、阴道、外阴，若有撕裂伤应及时缝合。若属未消毒的接产，应给予抗生素预防感染。

100. 协调性子宫收缩过强的护理措施有哪些?

答:对协调性子宫收缩过强的产妇护理措施包括:①有急产史的孕妇,应提前住院待产,经常巡视住院的孕妇,嘱其不要远离病房;②一旦出现产兆,送产妇入产房待产,应卧床休息,并做好接生及抢救新生儿的准备;③产妇主诉有便意时,先判断宫口开大及胎先露下降情况,以防分娩在厕所造成意外伤害;④若存在产道梗阻或瘢痕子宫,遵医嘱给予宫缩抑制剂,立即做好剖宫产术术前准备;⑤产后除观察宫体复旧、会阴伤口、阴道出血、生命体征等情况外,应向产妇进行健康教育及出院指导;⑥如胎儿已经在院外发生胎死宫内,需协助产妇及家属顺利度过哀伤期,并为产妇提供出院后的避孕指导。

101. 不协调性子宫收缩过强的种类有哪些?

答:不协调性子宫收缩过强的种类有:①强直性子宫收缩,其特点是子宫强烈收缩,失去节律性,宫缩无间歇,常见于缩宫药物使用不当时,如缩宫素静滴剂量过大、肌内注射缩宫素或米索前列醇引产等;②子宫痉挛性狭窄环,其特点是子宫局部平滑肌呈痉挛性不协调性收缩形成的环状狭窄,持续不放松,称为子宫痉挛性狭窄环。

102. 强直性子宫收缩的临床表现及处理是什么?

答:强直性子宫收缩的临床表现:产妇烦躁不安,持续性腹痛,拒按腹部。胎位触不清,胎心听不清。有时可出现病理缩复环、血尿等先兆子宫破裂征象。处理:一旦确诊为强直性子宫收缩,应及时给予子宫收缩抑制剂,如25%硫酸镁20ml加于5%葡萄糖20ml内缓慢静脉推注(推注时间不少于5分钟),或肾上腺素1mg加于5%葡萄糖液250ml内静脉滴注。若合并产道梗阻,应立即行剖宫产术。若胎死宫内可用乙醚吸入麻醉,若仍不能缓解强直性宫缩,应行剖宫产术。

103. 强直性子宫收缩的护理措施有哪些?

答:强直性子宫收缩的护理措施:①提供缓解疼痛、减轻焦虑的支持性措施,鼓励产妇深呼吸,提供背部按摩;②一旦确诊为强直性子宫收缩,应及时遵医嘱给予子宫收缩抑制剂,如25%硫酸镁20ml加于5%葡萄糖20ml内缓慢静脉推注(推注时间不少于5分钟),或肾上腺素1mg加于5%葡萄糖液250ml内静脉滴注;③若合并产道梗阻或使用药物仍不能缓解,应立即做好剖宫产术术前准备。

104. 子宫痉挛性狭窄环的观察要点?

答:产妇出现持续性腹痛,烦躁不安,宫颈扩张缓慢,胎先露部下降停滞,胎心时快时慢。阴道检查时在宫腔内触及较硬而无弹性的狭窄环,此环与病理缩复环不同,特点是不随宫缩上升(图1-14)。

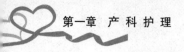

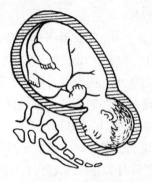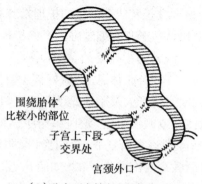

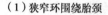

围绕胎体
比较小的部位

子宫上下段
交界处

宫颈外口

（1）狭窄环围绕胎颈　　　（2）狭窄环容易发生的部位

图 1-14　痉挛性狭窄环

105. 子宫痉挛性狭窄环的处理原则？

答：应认真寻找导致子宫痉挛性狭窄环的原因，及时纠正。停止阴道内操作及停用缩宫药物等。观察胎儿情况，在确定没有胎儿窘迫征象时，遵医嘱给予镇静剂如哌替啶 100mg 或吗啡 10mg 肌内注射，25% 硫酸镁 20ml 加于 5% 葡萄糖注射液 20ml 内缓慢静注，等待异常宫缩自然消失。当宫缩恢复正常时，可行阴道助产或等待自然分娩。若经上述处理后子宫痉挛性狭窄环不能缓解，宫口未开全，胎先露部较高，或出现胎儿窘迫征象，应立即行剖宫产术。若胎死宫内，宫口已开全，可行乙醚麻醉，经阴道分娩。

106. 常见的骨产道异常有哪些？

答：常见的骨产道异常有：扁平骨盆、漏斗骨盆、均小骨盆、畸形骨盆。

107. 什么是狭窄骨盆？

答：骨盆径线过短或形态异常，致使骨盆腔小于胎先露可通过的限度，阻碍胎先露部下降，影响产程顺利进展，称为狭窄骨盆。狭窄骨盆可以为一个径线过短或多个径线同时过短，也可以为一个平面狭窄或多个平面同时狭窄。当一个径线狭窄时，要观察同一个平面其他径线的大小，再结合整个骨盆腔大小与形态进行综合分析，做出正确判断。

108. 狭窄骨盆的种类有哪些？

答：分为：骨盆入口平面狭窄、中骨盆平面狭窄、骨盆出口平面狭窄、骨盆 3 个平面狭窄、畸形骨盆五大类。

109. 骨盆入口平面狭窄的种类及分级？如何划分？

答：骨盆入口平面狭窄常见于扁平骨盆，以骨盆入口平面前后径狭窄为主。

根据骨盆入口平面狭窄的程度分为 3 级：

Ⅰ级：临界性狭窄，对角径 11.5cm，入口前后径 10cm；

Ⅱ级：相对性狭窄，对角径 10.0～11.0cm，入口前后径 8.5～9.5cm；

Ⅲ级：绝对性狭窄，对角径≤9.5cm，入口前后径≤8cm。

110. 骨盆入口平面狭窄常见有哪几种骨盆?

答：骨盆入口平面狭窄常见单纯扁平骨盆和佝偻病性扁平骨盆两种。

(1) 单纯扁平骨盆：骨盆入口呈横扁圆形，骶岬向前下突出，使骨盆入口前后径缩短而横径正常。

(2) 佝偻病性扁平骨盆：骨盆入口呈横的肾形，骶岬向前突，骨盆入口前后径短。骶骨变直向后翘。尾骨呈钩状突向骨盆出口平面。由于坐骨结节外翻，耻骨弓角度增大，骨盆出口横径变宽。

111. 中骨盆平面狭窄的定义及分级? 如何划分?

答：中骨盆平面狭窄主要见于男型骨盆和类人猿型骨盆，以坐骨棘间径及中骨盆后矢状径狭窄为主。根据中骨盆平面狭窄的程度分为3级。

Ⅰ级：临界性狭窄，坐骨棘间径10cm，坐骨棘间径加中骨盆后矢状径13.5cm；

Ⅱ级：相对性狭窄，坐骨棘间径8.5～9.5cm，坐骨棘间径加中骨盆后矢状径12.0～13.0cm；

Ⅲ级：绝对性狭窄，坐骨棘间径≤8.0cm，坐骨棘间径加中骨盆后矢状径≤11.5cm。

112. 骨盆出口平面狭窄的定义及分类?

答：骨盆出口平面狭窄常与中骨盆平面狭窄相伴行，主要见于男型骨盆，以坐骨结节间径及骨盆出口后矢状径狭窄为主。中骨盆平面和出口平面的狭窄常见于漏斗骨盆和横径狭窄骨盆两种类型。

(1) 漏斗骨盆：骨盆入口平面各径线值正常，两侧骨盆壁内收似漏斗状。但中骨盆和出口平面均明显狭窄，使其坐骨棘间径 <10cm，坐骨结节间径 <8cm，坐骨切迹宽度变窄 <2横指，耻骨弓角 <90°，坐骨结节间径与后矢状径之和 <15cm。

(2) 横径狭窄骨盆：与类人猿型骨盆相似。骨盆各平面横径均缩短，入口平面呈纵椭圆形。

113. 什么是均小骨盆?

答：骨盆入口、中骨盆及骨盆出口每个平面的各条径线均小于正常值2cm或更多，称为均小骨盆，多见于身材矮小、体型匀称的妇女。

114. 什么是畸形骨盆?

答：骨盆失去正常形态及对称性，包括跛行及脊柱侧凸所致的偏斜骨盆和骨盆骨折所致的畸形骨盆。偏斜骨盆的特征是骨盆两侧的侧斜径（一侧髂后上棘与对侧髂前上棘间径）或侧直径（同侧髂后上棘与髂前上棘间径）之差 >1cm。骨盆骨折常见于尾骨骨折使尾骨间前翘或骶尾关节融合使骨盆入口前后径缩短，导致骨盆出口平面狭窄而影响分娩。

115. 骨盆入口平面狭窄的临床表现是什么?

答：(1) 胎头衔接受阻：一般情况下初产妇在预产期前1～2周胎头已衔接，

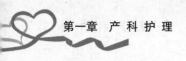
若骨盆入口狭窄时,即使已经临产胎头仍未入盆,初产妇腹部多呈尖腹,经产妇呈悬垂腹,经检查胎头跨耻征阳性。胎位异常如臀位、面先露或肩先露的发生率是正常骨盆的3倍。

(2)若已临产,根据骨盆狭窄程度、产力强弱、胎儿大小及胎位情况不同,临床表现也不尽相同:①骨盆临界性狭窄:若胎位、胎儿大小及产力正常,胎头常以矢状缝在骨盆入口横径衔接,多取后不均倾势,即后顶骨先入盆,后顶骨逐渐进入骶凹处,再使前顶骨入盆,则矢状缝位于骨盆入口横径上成头盆均倾势,可经阴道分娩。临床表现为潜伏期延长及活跃期早期延长,活跃期晚期产程进展顺利。若胎头迟迟不入盆,此时常出现胎膜早破及脐带脱垂,其发生率为正常骨盆的4~6倍。胎头不能紧贴宫颈内口诱发反射性宫缩,常出现继发性宫缩乏力。潜伏期延长,宫颈扩张缓慢。②骨盆绝对性狭窄:即使产力、胎儿大小、胎位均正常,胎头仍不能入盆,常发生梗阻性难产。

116. 骨盆绝对性狭窄的观察要点是什么?

答:观察有无以下梗阻性难产表现:①产妇主诉:腹部疼痛;有强烈尿意但难以自然排出;②小便情况:排尿困难、尿潴留、肉眼血尿;③体征:产妇拒绝按压腹部,耻骨联合分离、子宫下段延长出现病理缩复环;④内诊检查:阴道、宫颈等软产道组织水肿,时间过长可出现泌尿生殖道瘘;⑤胎儿情况:胎儿宫内窘迫、胎头颅骨重叠,严重时可出现颅骨骨折及颅内出血。

117. 中骨盆平面狭窄的临床表现是什么?

答:中骨盆平面狭窄的临床表现:①胎头能正常衔接:潜伏期及活跃期早期进展顺利。当胎头下降达中骨盆时,由于内旋转受阻,胎头双顶径被阻于中骨盆狭窄部位之上,常出现持续性枕横位或枕后位。同时出现继发性宫缩乏力,活跃期晚期及第二产程延长甚至第二产程停滞。②胎头受阻于中骨盆:有一定可塑性的胎头开始变形,颅骨重叠,胎头受压,使软组织水肿,产瘤较大,严重时可发生颅内出血及胎儿宫内窘迫。若中骨盆狭窄程度严重,宫缩又较强,可发生先兆子宫破裂及子宫破裂。强行阴道助产,可导致严重软产道裂伤及新生儿产伤。

118. 中骨盆平面狭窄的观察要点是什么?

答:观察有无以下异常情况出现:

(1)产力异常:胎头能正常衔接的产妇易出现继发性宫缩乏力。

(2)产程异常:活跃期晚期及第二产程延长甚至第二产程停滞。

(3)胎儿情况:①胎位异常:持续性枕横位或枕后位;②胎头受阻:颅骨重叠,产瘤较大,严重时可发生颅内出血;③胎儿宫内窘迫。

(4)体征:若狭窄程度严重,宫缩又较强,可发生先兆子宫破裂征象,如产妇腹痛拒按、出现病理缩复环、肉眼血尿等。

119. 中骨盆平面狭窄的护理措施是什么？

答：中骨盆平面狭窄的护理措施：

（1）产程过程中的处理：①有明显头盆不称、不能从阴道分娩者，按医嘱做好剖宫产的术前准备与术中、术后护理；②若宫口已开全，胎头双顶径达坐骨棘水平或更低，可用胎头吸引、产钳等阴道助产，并做好抢救新生儿准备；③若胎头未达坐骨棘水平或出现胎儿窘迫征象，做好剖宫产术前准备。

（2）试产者护理：①专人守护，保证良好体力：协助进食、饮水、排尿、休息，必要时遵医嘱补充水和电解质；②严密观察进展情况：监测宫缩及胎心率变化、先露下降、宫口开大、羊水变化，发现异常及时通知医师及早处理，预防子宫破裂。

（3）心理护理：为产妇及其家属提供心理支持，做好心理护理。

（4）预防产后出血及感染：及时遵医嘱使用宫缩剂、抗生素，保持外阴清洁，胎先露长时间压迫致软产道及邻近器官损伤，出现尿潴留或血尿者，放置导尿管，保证通畅，定期更换，防止生殖道瘘和感染。

（5）新生儿护理：胎头长时间压迫及手术助产的新生儿按产伤处理，严密观察颅内出血或其他损伤症状。

120. 狭窄骨盆的护理评估有哪些？

答：（1）评估健康史及心理状况：仔细阅读产前检查有关资料，尤其是骨盆各径线测量值及妇科检查记录、曾经处理情况及身体反应。重点询问产妇有无佝偻病，脊柱及脊髓、髋关节疾病，外伤史。若为经产妇，应了解既往孕产史及新生儿有无产伤等。评估产妇的心理状态及社会支持系统。

（2）全身检查：测量身高，观察孕妇体形，步态有无跛足，有无脊柱及髋关节畸形，米氏菱形窝是否对称等。

（3）腹部检查：①一般检查：观察腹部形态，有无尖腹和悬垂腹。测量子宫底高度和腹围，四步触诊了解胎先露、胎方位及先露是否衔接。B 型超声检查胎先露部与骨盆关系，测量胎儿双顶径、腹径及股骨长，预测胎儿体重，判断能否通过骨产道。②评估头盆关系：检查头盆是否相称：在初产妇预产期前 1～2 周，经产妇临产后尚未入盆时有一定的临床意义。

（4）骨盆大小：主要通过产科检查评估骨盆大小，包括骨盆外测量和内测量结果。

（5）胎位及产程监测：初产妇临产后头未衔接或呈臀先露、肩先露等异常胎先露；内旋转受阻，呈持续性枕横位、枕后位等；产力和胎位正常而产程进展缓慢时，均提示狭窄的可能。

121. 如何评估头盆关系？

答：具体检查方法：孕妇排空膀胱后仰卧，两腿伸直，检查者一手放在耻骨联合上方，另一手将胎头向骨盆腔方向推压。若胎头低于耻骨联合平面，称胎

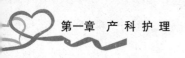

头跨耻征阴性,提示头盆相称;若胎头与耻骨联合在同一平面,称胎头跨耻征可疑阳性,提示可疑头盆不称;若胎头高于耻骨联合平面,称胎头跨耻征阳性,提示头盆不称。对阳性孕妇,应让其取两腿屈曲半卧位,再次检查胎头跨耻征,若转为阴性,提示为骨盆倾斜度异常,而非头盆不称。胎头跨耻征阳性需结合产程观察进展或是产后方可做出最终判断(图1-15)。

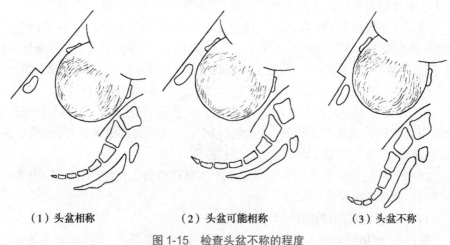

（1）头盆相称　　　　（2）头盆可能相称　　　　（3）头盆不称

图1-15　检查头盆不称的程度

122. 狭窄骨盆对产妇的影响是什么?

答:骨盆狭窄时对产妇的影响与骨盆不同部位狭窄有关:①若为骨盆入口平面狭窄,影响胎先露部衔接,容易发生胎位异常;②若为中骨盆平面狭窄,影响胎头内旋转,容易发生持续性枕横位或枕后位;③由于胎头下降受阻,常引起继发性宫缩乏力,导致产程延长或停滞,使手术助产、产后出血及软产道裂伤增多,产道受压过久,可形成生殖道瘘;④严重梗阻性难产若不及时处理,可导致先兆子宫破裂,甚至子宫破裂;⑤因胎膜早破、手术助产增加及产程异常行阴道检查次数过多,产褥感染机会亦增加。

123. 狭窄骨盆对胎儿及新生儿的影响是什么?

答:骨盆狭窄对胎儿娩出有影响:①骨盆入口狭窄致胎头高浮,容易发生胎膜早破和脐带脱垂,导致胎儿窘迫,甚至胎儿死亡;②产程延长,胎头受压,胎儿缺血缺氧,容易发生颅内出血;③产道狭窄,手术助产机会增多,易发生新生儿产伤及感染。

124. 骨盆入口平面狭窄分娩时的处理是什么?

答:根据狭窄的程度和部位进行处理:①绝对性骨盆入口狭窄:骨盆入口前后径≤8.0cm,对角径≤9.5cm,胎头跨耻征阳性者,足月活胎不能入盆,不能经阴道分娩,应行剖宫产术结束分娩。②相对性骨盆入口狭窄:骨盆入口前后径

8.5～9.5cm，对角径≤10.0～11cm，胎头跨耻征可疑阳性。足月体重＜3000g，产力、胎位及胎心均正常时，应在严密监护下进行阴道试产，试产时间以 2～4 小时为宜。试产与否的判断，除参考宫缩强度外，应以宫口扩张程度为衡量标准。骨盆入口狭窄的试产应使宫口扩张至 3～4cm 以上。胎膜未破者可在宫口扩张≥3cm 时行人工破膜。若破膜后宫缩较强，产程进展顺利，多数能经阴道分娩。试产过程中若出现宫缩乏力，可用缩宫素静脉滴注加强宫缩。试产 2～4 小时，胎头仍迟迟不能入盆，宫口扩张缓慢，或出现胎儿窘迫征象，应及时行剖宫产术结束分娩。

125. 中骨盆平面狭窄的处理原则是什么？

答：中骨盆平面狭窄主要导致胎头俯屈及内旋转受阻，易发生持续性枕横位或枕后位。产妇多表现活跃期或第二产程延长或停滞、继发性宫缩乏力等。若宫口开全，胎头双顶径达坐骨棘水平或更低，可经阴道徒手旋转胎头为枕前位，待其自然分娩，或行产钳或胎头吸引术助产。若胎头双顶径未达坐骨棘水平，或出现胎儿窘迫征象，应行剖宫产术结束分娩。

126. 骨盆出口平面狭窄的处理原则是什么？

答：骨盆出口平面狭窄不应进行阴道试产。临床上常用坐骨结节间径与后矢状径之和估计出口大小。若两者之和＞15cm，多数可经阴道分娩，有时需行产钳或胎头吸引术助产，应做较大的会阴后 - 侧切开，以免会阴严重撕裂。若两者之和≤15cm，足月胎儿不宜阴道分娩，应行剖宫产术结束分娩。

127. 骨盆三个平面狭窄的处理原则是什么？

答：若估计胎儿不大，产力、胎位及胎心均正常，头盆相称，可以阴道试产，通常可通过胎头变形和极度俯屈，以胎头最小径线通过骨盆腔，可能经阴道分娩。若胎儿较大，头盆不称，胎儿不能通过产道，应及时行剖宫产术。

128. 畸形骨盆的处理原则是什么？

答：根据畸形骨盆种类、狭窄程度、胎儿大小、产力等情况具体分析。若畸形严重，明显头盆不称者，应及时行剖宫产术。

129. 软产道异常的种类是什么？

答：软产道异常包括：阴道异常、宫颈异常、子宫异常、盆腔肿瘤 4 种。①阴道异常：阴道纵隔，阴道横隔，阴道包块（阴道囊肿和肿瘤，阴道尖锐湿疣）；②宫颈异常：宫颈粘连和瘢痕，宫颈水肿、宫颈坚韧、宫颈癌；③子宫异常：子宫畸形、瘢痕子宫；④盆腔肿瘤：子宫肌瘤、卵巢肿瘤。

130. 阴道异常的种类及分娩处理是什么？

答：阴道异常分为阴道横隔、阴道纵隔及阴道包块 3 种。分娩处理如下：

（1）阴道横隔：阴道横隔影响胎先露部下降，当横隔被撑薄，此时可在直视下自小孔处将横隔作 X 形切开。待分娩结束再切除剩余的隔，用可吸收线间断

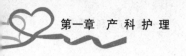

或连续锁边缝合残端。若横隔高且坚厚，阻碍胎先露部下降，则需行剖宫产术结束分娩。

（2）阴道纵隔：阴道纵隔若伴有双子宫、双宫颈，位于一侧子宫内的胎儿下降，通过该侧阴道分娩时，纵隔被推向对侧，分娩多无障碍。若阴道纵隔发生于单宫颈时，有时纵隔位于胎先露部的前方，胎先露部继续下降，若纵隔薄可自行断裂，分娩无阻碍。若纵隔厚且阻碍胎先露部下降时，必须在纵隔中间剪断，待分娩结束后再剪除多余的隔，可用可吸收线间断或连续锁边缝合残端。

（3）阴道包块：包括阴道囊肿、阴道肿瘤和阴道尖锐湿疣。①阴道壁囊肿较大时，阻碍胎先露部下降，此时可行囊肿穿刺抽出其内容物，待产后再选择时机进行处理；②阴道内肿瘤阻碍胎先露部下降而又不能经阴道切除者，应行剖宫产术，原有病变待产后再行处理；③阴道尖锐湿疣并不少见，较大或范围较广的尖锐湿疣可阻塞产道，阴道分娩可能造成严重的阴道撕裂，以行剖宫产术为宜。

131. 宫颈异常的种类及分娩处理是什么？

答：宫颈异常分为宫颈粘连和瘢痕、宫颈坚韧、宫颈水肿及子宫颈癌4种。分娩处理如下：①宫颈粘连和瘢痕：可因损伤性刮宫、感染、手术和物理治疗所致。宫颈粘连和瘢痕易致宫颈性难产。轻度的宫颈粘连可试行粘连分离、机械性扩展或宫颈放射状切开，严重的宫颈粘连和瘢痕应行剖宫产术。②宫颈坚韧：常见于高龄初产妇，宫颈成熟不良，缺乏弹性或精神过度紧张使宫颈挛缩，宫颈不易扩张。此时可静脉推注地西泮10mg，也可于宫颈两侧各注入0.5%利多卡因5～10ml，若不见缓解，应行剖宫产术。③宫颈水肿：多见于扁平骨盆、持续性枕后位或滞产，宫口未开全时过早使用腹压，致使宫颈前唇长时间被压于胎头与耻骨联合之间，血液回流受阻引起水肿，影响宫颈扩张。轻者可抬高产妇臀部，减轻胎头对宫颈的压力，也可于宫颈内侧各注入0.5%利多卡因5～10ml或地西泮10mg静脉推注，待宫口近开全，用手将水肿的宫颈前唇上推，使其逐渐越过胎头，即可经阴道分娩。若经上述处理无明显效果，可行剖宫产术。④子宫颈癌：癌肿质硬而脆，经阴道分娩易致宫颈裂伤、出血及癌肿扩散，应行剖宫产术。若为早期浸润癌，可先行剖宫产术，随即行子宫颈癌根治术。

132. 子宫异常的种类及分娩处理是什么？

答：子宫异常包括子宫畸形和瘢痕子宫。分娩处理如下：①子宫畸形：包括中隔子宫、双子宫、双角子宫等，子宫畸形时难产率明显增加；胎位和胎盘位置异常的发生率增加；易出现子宫收缩乏力、产程异常、宫颈扩张慢和子宫破裂。子宫畸形合并妊娠者，临产后应严密观察，适当放宽手术产指征。②瘢痕子宫：包括曾经行剖宫产术、穿过子宫内膜的肌瘤剔除术、输卵管间质部及宫角切除术、子宫成形术的孕妇，瘢痕子宫再孕分娩时子宫破裂的风险增加。剖宫产后阴道分娩应根据前次剖宫产术式、指征、术后有无感染、术后再孕间隔时间、既往剖宫产次数、有无紧急剖宫产的条件以及本次妊娠胎儿大小、胎位、产力及产道情况等综合分析决定。若只有 1 次剖宫产史、切口为子宫下段横切口、术后再孕间隔时间超过两年且胎儿体重适中时，阴道试产成功率较高。若前次剖宫产为子宫体部纵切口或"T"形切口、术后有感染、剖宫产指征为骨盆狭窄、剖宫产次数≥2 次、巨大儿，本次妊娠有剖宫产指征如胎位异常、前置胎盘等，则不宜阴道分娩。阴道试产过程中发现子宫破裂征象，应紧急剖宫产同时修补子宫破口，必要时切除子宫。

133. 子宫肌瘤对分娩的影响及处理原则是什么？

答：子宫肌瘤对分娩的影响主要取决于肌瘤大小、数量和生长部位。①黏膜下肌瘤合并妊娠，容易发生流产及早产。②肌壁间肌瘤可引起子宫收缩乏力，产程延长。③宫颈肌瘤或子宫下段肌瘤或嵌顿于盆腔内的浆膜下肌瘤，均可阻碍先露衔接及下降，应行剖宫产术，并可同时行肌瘤切除术。若肌瘤在骨盆入口以上而胎头已入盆，肌瘤未阻塞产道则可经阴道分娩，待产后再行处理。

134. 卵巢肿瘤对分娩的影响及处理原则是什么？

答：妊娠合并卵巢肿瘤时，由于卵巢随子宫提升，子宫收缩的激惹和胎儿先露部下降的挤压，卵巢肿瘤容易发生蒂扭转、破裂和感染。卵巢肿瘤位于骨盆入口，阻碍胎先露衔接者，应行剖宫产术，并同时切除卵巢肿瘤。

135. 产程曲线异常的定义？

答：宫缩乏力导致的曲线异常有潜伏期延长，活跃期延长，活跃期停滞，第二产程延长，胎头下降延缓，胎头下降停滞，滞产。①潜伏期延长：为潜伏期超过 16 小时；②活跃期延长：为活跃期超过 8 小时，活跃期宫口扩张初产妇 <1.2cm/h、经产妇 <1.5cm/h，提示活跃期延长；③活跃期停滞：为活跃期宫口扩张停止 >4 小时；④第二产程延长：初产妇第二产程 >2 小时，经产妇第二产程 >1 小时，称为第二产程延长；⑤胎头下降延缓：在宫颈扩张减速期及第二产程时，胎头下降最快，此阶段下降速度初产妇 <1.0cm/h、经产妇 <2.0cm/h，称为胎头下降延缓；⑥胎头下降停滞：第二产程达 1 小时胎头下降无进展，称为胎头下降停滞；⑦滞产：总产程超过 24 小时，称为滞产。

136.《新产程标准及处理的专家共识（2014）》更新内容有哪些？

答：新产程标准的更新包括：①第一产程更新内容：从临产规律宫缩开始至宫口开大 6cm 称为潜伏期。初产妇潜伏期 >20 小时、经产妇 >14 小时称为潜伏期延长。破膜且宫口扩张≥6cm 后，如宫缩正常，宫口停止扩张≥4 小时或宫缩欠佳，宫口停止扩张≥6 小时，称为活跃期停滞。②第二产程更新内容：初产妇行硬膜外阻滞，第二产程超过 4 小时，产程无进展（包括胎头下降、旋转）或未行硬膜外阻滞，第二产程超过 3 小时，产程无进展；经产妇行硬膜外阻滞，第二产程超过 3 小时，产程无进展（包括胎头下降、旋转）或未行硬膜外阻滞，第二产程

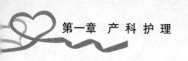

超过2小时,产程无进展,称为第二产程延长。活跃期晚期及第二产程,胎头下降速度初产妇<1cm/h,经产妇<2cm/h,称为胎头下降延缓。

137. 异常分娩的一般护理措施是什么?

答:①评估:尽可能做到产前预测,产前及时准确诊断,针对原因适时处理。无论出现何种产程异常,均需仔细评估子宫收缩力、胎儿大小与胎位、骨盆狭窄程度以及头盆关系等,综合分析决定分娩方式。②一般处理:解除产妇的恐惧与精神紧张。补充足够营养,鼓励进食、进水,必要时遵医嘱给予静脉补液。产妇情况允许的条件下保持身体活动,指导产妇采取特殊体位帮助纠正胎位。给予非药物镇痛,促进产妇舒适。鼓励产妇勤排空膀胱,出现尿潴留时应予以导尿。严密观察产程进展,监测母胎情况,出现异常及时处理,一旦医生做出手术决定,助产士应做好术前准备和产妇安抚工作。

138. 异常分娩的产科处理原则是什么?

答:凡有先兆子宫破裂、骨盆明显狭窄或明显畸形、肩先露、颏后位、高直后位、前不均倾位、初产妇混合臀位或足位、臀位伴有骨盆狭窄、巨大胎儿、联体胎儿等,均应考虑剖宫产术。若遇有轻度头盆不称,特别是骨盆入口平面狭窄为临界性狭窄,要结合产力、胎位及胎儿大小等条件,给予充分试产的机会。对于中骨盆及出口平面的头盆不称及有妊娠合并症时试产要慎重。若有明显头盆不称、高直后位、颏后位及前不均倾位均应剖宫产。第一产程末及第二产程出现胎头下降延缓或停滞,可能是胎头在中骨盆平面与出口平面受阻。若为持续性枕横位或枕后位,可考虑徒手旋转胎头至枕前位,胎头继续下降,当在棘下2cm以上,应行剖宫产术。

139. 阴道分娩试产的观察要点是什么?

答:①试产过程中,必须监测胎心。胎心率变快、转慢或不规律,特别是胎心监护出现重度变异减速或晚期减速,基线变异减小等,应警惕胎儿窘迫,并寻找原因,对症处理。经处理若胎心仍不见好转,宫口已开全者,应行阴道助产,估计短时间内不能经阴道分娩者,应行剖宫产术。②试产时必须严密观察产力、宫口扩张和胎先露下降情况。试产时间不宜过长,一般2~4小时,人工破膜后不超过2小时。③在试产过程中发现潜伏期及活跃期延长,宫口扩张延缓或停滞,胎头下降延缓或停滞等异常情况,首先应进行阴道检查,如发现有明显头盆不称应行剖宫产术;如无头盆不称,潜伏期延长,应使用镇静剂哌替啶100mg或地西泮10mg静脉推注,可很快转入活跃期,如应用镇静剂后或转入活跃期出现子宫收缩乏力,可使用缩宫素加强产力,常用2.5U缩宫素加入5%葡萄糖液500ml内,调整滴注速度,使宫缩间隔2~3分钟,持续1分钟左右。宫口扩张3~5cm时,可行人工破膜,如胎头下降顺利,可经阴道分娩;如应用缩宫素及人工破膜2小时,胎头下降仍不明显,应查明原因,如有明显头盆不称或胎位异常,需行剖宫产术。

140. 胎位异常的定义是什么?

答:胎位异常包括胎头位异常、臀先露及肩先露,是造成难产常见的因素。以头位先露的难产又称头位难产。

141. 胎位异常的处理原则是什么?

答:胎位异常分娩处理原则:①持续性枕后(横)位引起活跃期早期延缓或停滞,但均可试产;②持续性颏横位、高直后位及肩先露应行剖宫产术;③臀先露应根据骨盆类型、胎儿大小、臀先露种类等,于临产初期做出正确判断,决定分娩方式。

142. 持续性枕后(横)位的定义是什么?

答:在分娩过程中,胎头多为枕后位或枕横位衔接,枕部在下降过程中,向前旋转成枕前位,以最小径线通过产道自然分娩,若胎头枕骨持续不能转向前方,直至临产后仍位于母体骨盆后方或侧方,致使分娩发生困难者,称为持续性枕后位或持续性枕横位。发病率5%左右。

143. 持续性枕后(横)位的原因是什么?

答:产程中发生枕后(横)位的原因有:①骨盆异常:常发生在男型骨盆或类人猿型骨盆;②胎头俯屈不良:持续性枕后(横)位胎头俯屈不良,以枕下前囟径(9.5cm)增加1.8cm的枕额径(11.3cm)通过产道,影响胎头在骨盆腔内旋转;③子宫收缩乏力:影响胎头下降、俯屈肌内旋转,容易造成持续性枕后(横)位;④其他:前壁胎盘、膀胱充盈、宫颈肌瘤、头盆不称、胎儿发育异常等均可影响胎头内旋转,形成持续性枕后(横)位。

144. 胎头俯屈不良的形成原因是什么?

答:持续性枕后(横)位胎头俯屈不良,以枕下前囟径(9.5cm)增加1.8cm的枕额径(11.3cm)通过产道,影响胎头在骨盆腔内旋转。若以枕后位衔接,胎儿脊柱与母体脊柱接近,不利于胎头俯屈,前囟成为胎头下降的最低部位,而最低点又常转向骨盆前方,当前囟转至前(侧)方,胎头枕部转至后(侧)方,形成持续性枕后(横)位(图1-16,图1-17)。

145. 持续性枕后(横)位的护理评估内容是什么?

答:腹部检查,胎背偏向母体后方或侧方,前腹壁容易触及胎儿肢体,且在胎儿肢体侧容易听及胎心。肛门或阴道检查,枕后位时盆腔后部空虚。若胎头矢状缝位于骨盆左斜径上,前囟在骨盆右前方,后囟(枕部)在骨盆左后方则为枕左后位,反之为枕右后位。查明胎儿矢状缝位于骨盆横径上,后囟在骨盆左侧方,则为枕左横位,反之为枕右横位。当出现胎头水肿、颅骨重叠、囟门触不清时,需行阴道检查,借助胎儿耳廓及耳屏位置及方向判定胎位,若耳廓朝向骨盆后方,诊断为枕后位;若耳廓朝向骨盆侧方,诊断为枕横位。

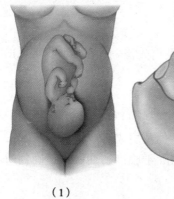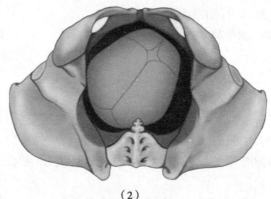

（1）　　　　　　　　　　　（2）

图 1-16　持续性枕后位

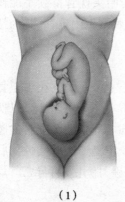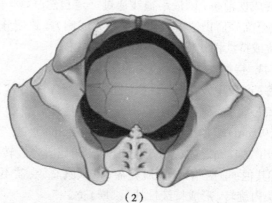

（1）　　　　　　　　　　　（2）

图 1-17　持续性枕横位

146. 持续性枕后（横）位的观察要点是什么？

答：临床表现为产程延长，尤其胎儿枕骨持续位于母体骨盆后方，直接压迫直肠，产妇自觉肛门坠胀及排便感，子宫颈口尚未开全时，过早用力屏气使用腹压，使产妇疲劳，宫颈前唇水肿，胎头水肿，影响产程进展。

147. 持续性枕后位的分娩机制是什么？

答：在无头盆不称的情况下，多数枕后位、枕横位在强有力宫缩作用下，可使胎头枕部向前旋转 90°～135°，称为枕前位。在分娩过程中，若不能转成枕前位时，持续性枕后位分娩机制如下：内旋转时向后旋转 45°，使矢状缝与骨盆前后径一致。胎儿枕部朝向骶骨呈正枕后位，其分娩方式有：①胎头俯屈较好：胎头继续下降至前囟先露抵达耻骨联合下时，以前囟为支点，胎头继续俯屈使顶部及枕部自会阴前缘娩出。继之胎头仰伸，相继由耻骨联合下娩出额、鼻、口、颏。此为枕后位经阴道分娩最常见方式。②胎头俯屈不良：当鼻根出现在耻骨联合下时，以鼻根为支点，胎头先俯屈，从会阴前缘娩出前囟、顶部及枕部，然后胎头仰伸，使鼻、口、颏部相继由耻骨联合下娩出。因胎头以较大的枕额周径旋转，胎儿娩出更加困难，多需手术助产。

148. 持续性枕横位的分娩机制是什么？

答：在无头盆不称的情况下，多数枕后位、枕横位在强有力宫缩作用下，可使胎头枕部向前旋转 90°～135°，称为枕前位。在分娩过程中，若不能转成枕前位时，持续性枕横位分娩机制如下：部分枕横位于下降过程中内旋转受阻，或枕后位的胎头枕部仅向前旋转 45° 成为持续性枕横位时，虽能经阴道分娩，多数需用手或胎头吸引术将胎头转成枕前位娩出。

149. 持续性枕后（横）位对母儿影响是什么？

答：持续性枕后（横）位对产程及母儿的影响：①对产程的影响：持续性枕后（横）位容易导致第二产程延缓及胎头下降停滞，若未及时处理常致第二产程延长。②对产妇的影响：胎头长时间压迫软产道，可发生缺血坏死脱落，形成生殖道瘘。胎位异常导致继发性宫缩乏力，使产程延长，常需手术助产，容易发生软产道损伤，增加产后出血及感染机会。③对胎儿的影响：第二产程延长和手术助产机会增多，常出现胎儿窘迫和新生儿窒息，围生儿死亡率增高。

150. 持续性枕后（横）位第一产程的处理是什么？

答：第一产程的不同时期处理：①潜伏期：应保证产妇充分营养与休息。若情绪紧张、睡眠不好可给予哌替啶或地西泮。让产妇向胎肢体方向侧卧，以利胎头枕部转向前方。若宫缩欠佳，应尽早使用缩宫素。②活跃期：宫口开大 3～4cm 产程停滞，除外头盆不称可行人工破膜，使胎头下降，压迫宫颈，增强宫缩，推动胎头内旋转。若产力欠佳，静脉滴注缩宫素。若宫口开大 >1cm/h，伴胎先露部下降，多能经阴道分娩。在试产过程中，出现胎儿窘迫征象，应行剖宫产术。若经过上述处理效果不佳，宫口开大 <1cm/h 或无进展时，也应行剖宫产术。宫口开全之前，嘱产妇勿过早屏气用力，以免引起宫颈前唇水肿，影响产程进展。

151. 持续性枕后（横）位第二产程的处理是什么？

答：第二产程进展缓慢，初产妇已近 2 小时，经产妇已近 1 小时，应行阴道检查。当胎头双顶径已达坐骨棘平面或更低时，可先行徒手将胎头枕部转向前方，使矢状缝与骨盆出口前后径一致，或自然分娩，或阴道助产（低位产钳术或胎头吸引术）。若转为枕前位有困难时，也可向后转为正枕后位，再以产钳助产。若以枕后位娩出时，需作较大的会阴后-侧切开，以免造成会阴裂伤。若胎头位置较高，疑有头盆不称，应行剖宫产术。

152. 持续性枕后（横）位第三产程的处理是什么？

答：因产程延长，容易发生产后宫缩乏力，胎盘娩出后应立即静脉注射或肌内注射子宫收缩剂，以防发生产后出血。应做好新生儿复苏抢救准备。有软产道裂伤者,应及时修补。由于产程长,相应的阴道检查和操作较多,应注意无菌操作,并给予抗生素预防感染。

153. 什么是胎头高直位?

答:胎头呈不屈不仰姿势衔接于骨盆入口,其矢状缝与骨盆入口前后径相一致,称为高直位,分高直前位(图1-18)和高直后位(图1-19)。

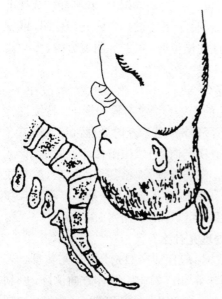

图1-18　胎头高直前位

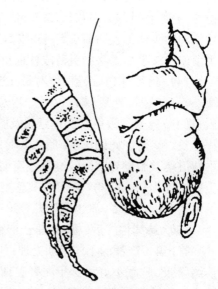

图1-19　胎头高直后位

154. 胎头高直位的原因是什么?

答:发生胎头高直位的原因:①头盆不称:是胎头高直位发生的最常见原因;②腹壁松弛及腹直肌分离:胎背易朝向母体前方,胎头高浮,当宫缩时易形成胎头高直位;③胎膜早破:胎膜突然破裂,羊水迅速流出,宫缩时胎头矢状缝易固定于骨盆入口前后径上,形成胎头高直位。

155. 胎头高直位的评估及观察要点是什么?

答:①临床表现:由于临产后胎头未俯屈,入盆困难,活跃期早期宫口扩张延缓或停滞;一旦胎头入盆后,产程进展顺利;若胎头不能衔接,表现活跃期停滞。胎头高直位时,胎头不能进入骨盆入口,胎头不下降,先露部高浮,活跃期早期延缓和停滞,即使宫口开全,由于胎头高浮,也易发生滞产、先兆子宫破裂或子宫破裂。②腹部检查:胎头高直前位时,胎背靠近腹前壁,不易触及胎儿肢体,胎心位置稍高在近腹中线。胎头高直后位时,胎儿肢体靠近腹前壁,有时可在耻骨联合上方触及胎儿下颏。③阴道检查:胎头矢状缝在骨盆入口的前后径上,高直前位时,后囟在耻骨联合后,前囟在骶骨前,反之为胎头高直后位。

④B 型超声检查：高直前位时可在母体腹壁正中探及胎儿脊柱；高直后位时，在耻骨联合上方探及眼眶反射。高直前（后）位时胎头双顶径与骨盆入口横径一致。⑤观察要点：由于枕位异常可能出现难产情况，应严密观察产程进展、产妇腹形，重视产妇主诉，观察产妇是否有排尿困难或血尿。严密监测胎心变化，如有异常应给予吸氧、改变体位等措施，如无改善应报告医生处理。产后注意有无阴道血肿、宫缩乏力情况，注意产妇阴道出血情况和血压变化等，及时发现异常给予处理。

156. 胎头高直位的分娩机制是什么？

答：胎头高直前位临产后，胎儿脊柱朝向母体腹壁，有屈曲的余地，宫缩时，由于杠杆作用，使胎头极度俯屈，以胎头枕骨在耻骨联合后方为支点，使前囟和额部先后沿骶岬下滑入盆衔接、下降，双顶径达坐骨棘平面以下时，待胎头极度俯屈的姿势纠正后，胎头不需内旋转或仅转 45°，以正枕前位或枕前位经阴道分娩。高直后位临产后，胎头枕部及胎背与母体骶部贴近，较长的胎头矢状缝置于较短的骨盆入口前后径上，妨碍胎头俯屈及下降，使胎头处于高浮状态迟迟不能入盆，即使入盆下降至盆底也难以向前旋转 180°，故以枕前位娩出的可能性极小。

157. 胎头高直位时，应如何处理？

答：胎头高直前位时，如骨盆正常、胎儿不大、产力强，应给予阴道试产机会。加强宫缩促使胎头俯屈，胎头转为枕前位可经阴道分娩或阴道助产。若试产失败再行剖宫产术结束分娩。高直后位一经确诊，应行剖宫产术。

158. 头盆倾势不均的定义及种类？

答：胎头进入骨盆衔接后，多数情况下两侧顶骨同时入盆，称为均倾势入盆，如果一侧顶骨先入盆，另一侧后入，这种胎头的侧向偏斜，使胎头更偏前或偏后，叫头盆倾势不均。如果矢状缝向骶部靠近，阴道检查摸到前顶骨先露，叫前倾势不均；如果矢状缝靠近耻骨联合，大部分后顶骨先露，叫后倾势不均。后倾势不均随胎头继续下降，前顶骨沿骶岬向下，逐渐前移，形成均倾势，能按正常分娩机转分娩。但严重的均势不倾可能导致头盆不称（图 1-20）。

159. 前不均倾位的临床特点是什么？

答：①临床表现：胎头后顶骨不能入盆，使胎头下降停滞，产程延长。前顶骨与耻骨联合之间的膀胱受压，产妇过早出现尿潴留。②腹部检查：临产早期，耻骨联合上方可打及胎头顶部。随前顶部入盆胎头折叠于胎肩之后，使在耻骨联合上方不易触及胎头，形成胎头衔接入盆的假象。③阴道检查：胎头矢状缝在骨盆入口横径上，矢状缝向后移靠近骶岬侧，后顶骨的大部分尚在骶岬之上，盆腔后半部空虚；同时，前顶骨紧嵌于耻骨联合后方，宫颈前唇因受压常出现水肿，尿道亦因受压而不易插入尿管。

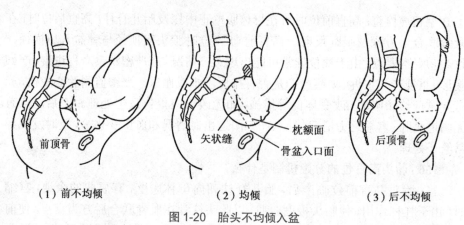

（1）前不均倾　　　　　　　（2）均倾　　　　　　　（3）后不均倾

图 1-20　胎头不均倾入盆

160. 前不均倾位的分娩机制及处理原则是什么?

答:分娩机制:前不均倾位时,因耻骨联合后面直而无凹陷,前顶骨紧紧嵌顿于耻骨联合后,使后顶骨无法越过骶岬而入盆,需行剖宫产术。

处理:临产后在产程早期,产妇应取坐位或半卧位,以减小骨盆倾斜度,尽量避免胎头以前不均倾位衔接。一旦确诊为前不均倾位,除个别胎儿小、宫缩强、骨盆宽大给予短时间试产外,均应尽快行剖宫产术。

161. 面先露的定义及种类是什么?

答:胎儿以颜面为先露称为面先露,多于临产后发现。常由额先露继续仰伸形成,以颏骨为指示点,有6种胎位,颏左(右)前、颏左(右)横、颏左(右)后,以颏左前及颏右后位较多见。

162. 导致面先露的原因有哪些?

答:胎儿面先露的原因:①骨盆狭窄:骨盆入口狭窄时,胎头衔接受阻,阻碍胎头俯屈,导致胎头极度仰伸;②头盆不称:临产后胎头衔接受阻,造成胎头极度仰伸;③腹壁松弛:经产妇悬垂腹时胎背向前反屈,颈椎及胸椎仰伸形成面先露;④脐带过短或脐带绕颈:使胎头俯屈困难;⑤畸形:无脑儿因无顶骨,可自然形成面先露;先天性甲状腺肿,胎头俯屈困难,也可导致面先露。

163. 面先露的临床特点是什么?

答:①临床表现:潜伏期延长、活跃期延长或停滞,胎头迟迟不能入盆。②腹壁检查:因胎头极度仰伸入盆受阻,胎体伸直,宫底位置较高。颏后位时,在胎背侧触及极度仰伸的枕骨隆突是面先露的特征,于耻骨联合上方可触及胎儿枕骨隆突与胎背之间有明显凹沟,胎心较遥远而弱。颏前位时,胎体伸直使胎儿胸部更贴近孕妇腹前壁,使胎儿肢体侧的下腹部胎心听诊更清晰。③阴道检查:触不到圆而硬的颅骨,可触到高低不平、软硬不均的颜面部,若宫口开大时可触及胎儿口、鼻、颧骨及眼眶，并依据颏部所在位置确定其胎位。④ B 型超声检查：根据胎头枕部及眼眶位置，可以明确面先露并确定胎位。

164. 面先露的分娩机制是什么？

答：很少发生在骨盆入口上方，通常是额先露在胎头下降过程中胎头进一步仰伸而形成面先露。分娩机制包括：仰伸、下降、内旋转及外旋转。

颏右前位时，胎头以前囟颏径衔接于骨盆入口左斜径上，下降至中骨盆平面。胎头极度仰伸，颏部为最低点，向左前方转 45°，使颏部达耻骨弓下，形成颏前位。当先露部达盆底，颏部抵住耻骨弓，胎头逐渐俯屈，使口、鼻、眼、额、顶、枕相继自会阴前缘娩出，经复位及外旋转，使胎肩及胎体相继娩出。颏后位时，若能向前内旋转 135°，可以颏前位娩出；若内旋转受阻，成为持续性颏后位，足月活胎不能经阴道自然娩出。颏横位时，多数可向前旋转 90° 为颏前位娩出，而持续性颏横位不能自然娩出（图 1-21）。

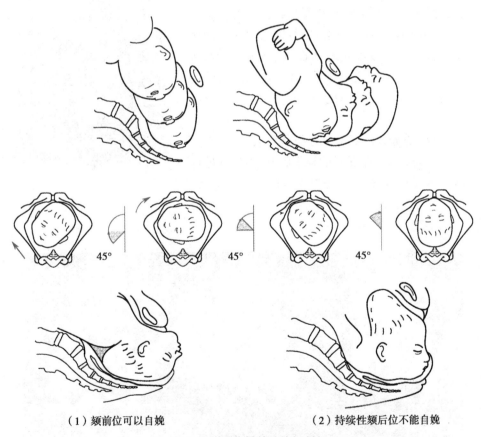

（1）颏前位可以自娩　　　　　　（2）持续性颏后位不能自娩

图 1-21 面先露的分娩机制

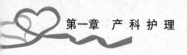

165. 面先露对母儿的影响是什么?

答:①对产妇的影响:颏前位时,因胎儿颜面部不能紧贴子宫下段及宫颈内口,常引起宫缩乏力,致使产程延长;颜面部骨质不能变形,容易发生会阴裂伤。颏后位时,导致梗阻性难产,若不及时处理可造成子宫破裂,危及产妇生命。②对胎儿及新生儿的影响:由于胎头受压过久,可引起颅内出血、胎儿窘迫、新生儿窒息。胎儿面部受压变形,颜面皮肤青紫、肿胀,尤以口唇为著,影响吸吮,严重时可发生会厌水肿影响吞咽及呼吸。新生儿于生后保持仰伸姿势达数日之久,产后需加强护理。

166. 面先露的处理原则是什么?

答:面先露均在临产后发生。如出现产程延长及停滞时,应及时行阴道检查。颏前位时,若无头盆不称,产力良好,有可能经阴道自然分娩。若出现继发性宫缩乏力,第二产程延长,可用产钳助娩,但会阴后-侧切开要足够大。若有头盆不称或出现胎儿窘迫征象,应行剖宫产术。持续性颏后位时,难以经阴道分娩,应行剖宫产术结束分娩。颏横位若能转成颏前位,可以经阴道分娩,持续性颏横位常出现产程延长和停滞,应行剖宫产术。

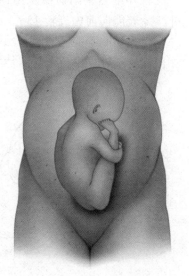

图 1-22 臀位

167. 臀先露的定义及分类是什么?

答:臀先露是最常见的异常胎位,占妊娠足月分娩总数的 3%～4%。臀先露以骶骨为指示点,有骶左(右)前、骶左(右)横、骶左(右)后 6 种胎位(图 1-22,图 1-23,图 1-24)。

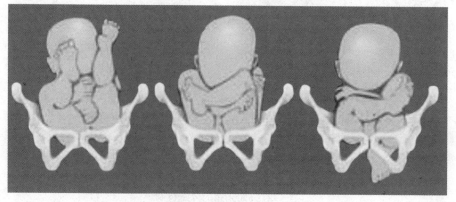

图 1-23 臀先露的种类

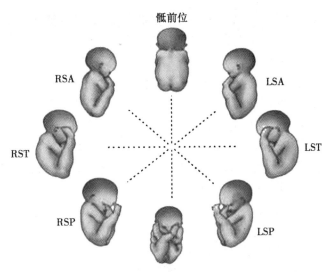

图 1-24 臀位的分类

168. 发生臀先露的原因是什么?

答:发生臀先露的原因:①胎儿在宫腔内活动范围过大:羊水过多、经产妇腹壁松弛及早产儿羊水相对偏多,胎儿易在宫腔内自由活动形成臀先露;②胎儿在宫腔内活动范围受限:子宫畸形(如单角子宫、双角子宫等),胎儿畸形(如无脑儿、脑积水等)、双胎妊娠及羊水过少等,容易发生臀先露,胎盘附着在宫底及宫角,臀先露的发生率为73%,而头先露为5%;③胎头衔接受阻:狭窄骨盆、前置胎盘、肿瘤阻塞骨盆腔及巨大胎儿等,也易发生臀先露。

169. 臀先露的临床特点是什么?

答:①临床表现:妊娠晚期活动时,孕妇常有季肋部胀痛感。临产后因胎臀不能紧贴子宫下段及宫颈内口,常导致宫缩乏力,宫口扩张缓慢,致使产程延长。②腹部检查:四步触诊在宫底部触及圆而硬、按压时有浮球感的胎头;若未衔接时,在耻骨联合上方触到不规则、软而宽的胎臀,胎心在脐左(或右)上方听得最清楚。衔接后,胎臀位于耻骨联合之下,胎心听诊以脐下最明显。③阴道检查:宫口扩张2cm以上且胎膜已破时,可直接触到胎臀、外生殖器及肛门,此时应注意与颜面相鉴别。若为胎臀可触及肛门与两坐骨结节连在一条直线上,手指放入肛门内有环状括约肌收缩感,取出手指可见有胎粪。若为颜面,口与两颧骨突出点呈三角形,手指放入口中可触及齿龈和弓状的下颌骨。若触及胎足时,应与胎手相鉴别,胎足趾短而平齐,且有足跟,胎手指长,指端不平齐。④B型超声检查:可判断臀先露类型以及胎儿大小、胎头姿势、胎儿畸形等。

170. 臀先露的分娩机制是什么?

答:以骶右前位为例:①胎臀娩出:临产后,胎臀以粗隆间径衔接于骨盆入口右斜径,并不断下降,前髋下降稍快,先抵骨盆,在遇盆底阻力后,臀部向母体右前方作 45°内旋转,使前髋位于耻骨联合后方,而粗隆间径与母体骨盆出口前后径一致,胎体稍伸直,使前臀从耻骨弓下娩出。继之双腿双足娩出。当胎臀及两下肢娩出后,胎体行外旋转,使胎背转向前方或右前方。②胎肩娩出:当胎体行外旋转的同时,胎儿双肩径于骨盆入口右斜径或横径入盆,并沿此径线逐渐下降,当双肩达骨盆底时,前肩向右旋转 45°转至耻骨弓下,使双肩径与骨盆出口前后径一致,同时胎体侧屈使后肩及后上肢从会阴前缘娩出,继之前肩及前上肢从耻骨弓下娩出。③胎头娩出:当胎肩通过会阴时,胎头矢状缝衔接于骨盆入口左斜径或横径,并沿此径线逐渐下降,同时胎头俯屈。当枕骨下凹到达耻骨弓下时,以此处为支点,胎头继续俯屈,使颏、面及额部相继自会阴前缘娩出,随后枕部自耻骨弓下娩出。

171. 臀先露对母儿的影响是什么?

答:①对产妇的影响:胎臀形状不规则,对前羊膜囊压力不均匀,易致胎膜早破;胎臀不能紧贴子宫下段及宫颈内口,容易发生产程延长;臀先露扩张宫颈及刺激宫旁神经丛的张力不如头先露,易导致继发性宫缩乏力和产后出血。若宫口未开全即强行牵拉,容易造成宫颈撕裂甚至延及子宫下段。②对胎儿及新生儿的影响:容易发生胎膜早破,发生脐带脱垂是头先露的 10 倍,脐带受压可致胎儿窘迫甚至死亡;胎膜早破,使早产儿及低体重儿增多。后出胎头牵出困难,常发生脊柱损伤、脑幕撕裂、新生儿窒息、臂丛神经损伤、胸锁乳突肌损伤导致的斜颈及颅内出血,颅内出血的发病率是头先露的 10 倍,臀先露导致围生儿的发病率与死亡率均增高。

172. 臀先露妊娠期的护理措施是什么?

答:妊娠 30 周前,臀先露多能自行转为头先露。若妊娠 30 周后仍为臀先露,应予矫正。常用的矫正方法有:①胸膝卧位:让孕妇排空膀胱,松解裤带,呈胸膝卧位的姿势,2~3 次/日,每次 15 分钟,连做一周后复查。②激光照射或艾灸至阴穴:近年多用激光照射两侧至阴穴(足小趾外侧,距趾甲角 0.1 寸),也可用艾灸条,每日 1 次,每次 15~20 分钟,5 次为一疗程。③外转胎位术:应用上述方法无效时,于妊娠 32~34 周时,可行外传胎位术,因有发生胎盘早剥、脐带缠绕等严重并发症的可能,应用时要慎重,术前半小时口服利托君 10mg。行外转胎位术时,最好在 B 型超声及胎心电子监测下进行。孕妇平卧,两下肢屈曲稍往外展,露出腹壁。查清胎位,听胎心率。操作步骤包括松动胎先露部(两手插入胎先露部下方向上提拉,使之松动)、转胎(两手把握胎儿两端,一手将胎头沿胎儿腹侧,保持胎头俯屈,轻轻向骨盆入口推移,另一手将胎臀上推,与推胎头动作配合,直至转为头先露)。动作应轻柔,间断进行。若术中或术后发现胎动频繁而剧烈或胎心率异常,应停止转动并退回原胎位观察半小时。

173. 臀先露分娩方式是如何选择的?

答:应根据产妇年龄、胎产次、骨盆类型、胎儿大小、胎儿是否存活、臀先露类型以及有无合并症,于临产初期做出正确判断,决定分娩方式。①剖宫产:足月臀先露选择性剖宫产的指征如下:狭窄骨盆、软产道异常、胎儿体重 >3500g、胎儿窘迫、妊娠合并症、高龄初产、B 型超声检查见胎头过度仰伸、有脐带先露或膝先露、有难产史、不完全臀先露、瘢痕子宫等,均应行剖宫产术;②阴道分娩:孕龄≥36 周;单臀先露;胎儿体重为 2500~3500g;无胎头仰伸;骨盆大小正常;无其他剖宫产指征。

174. 臀先露阴道分娩第一产程的处理是什么?

答:产妇应侧卧休息,不宜站立走动,给予足够的水分和营养以保持较好的体力。少做肛查及阴道检查,不灌肠,尽量避免胎膜早破。一旦破膜,应立即听胎心。若有胎心异常,应行阴道检查,了解有无脐带脱垂。若有脐带脱垂,胎心尚好,宫口未开全,为抢救胎儿,需立即行剖宫产术。若无脐带脱垂,可严密观察胎心及产程进展。当宫口开大 4~5cm 时,胎足即可经宫口脱出至阴道。为了使宫颈和阴道充分扩张,消毒外阴后,使用"堵"外阴方法。当宫缩时,接产者用无菌巾以手掌堵住阴道口,让胎臀下降,避免胎足先下降,待宫口及阴道充分扩张后才能让胎臀娩出。此法有利于后出胎头的顺利娩出。在"堵"的过程中,应每次宫缩后听胎心一次,并注意宫口是否开全。宫口已开全再堵易引起胎儿窘迫或子宫破裂。宫口近开全时,要做好接产和抢救新生儿窒息的准备。

175. 臀先露阴道分娩第二产程的处理是什么?

答:接产前,应导尿。初产妇作会阴后 - 侧切开术。有 3 种分娩方式:①自然分娩:胎儿自然娩出,不做任何牵拉。极少见,仅见于经产妇、胎儿小、宫缩强、骨盆宽大者。②臀位助产:当胎臀自然娩出至脐部后,胎肩及后出胎头由接产者协助娩出。脐部娩出后,一般应在 2~3 分钟娩出胎头,最长不能超过 8 分钟。后娩出胎头,有主张用单叶产钳,效果佳。③臀牵引术:胎儿全部由接产者牵拉娩出,此种手术对胎儿损伤大,一般情况下禁止使用。

176. 臀先露阴道分娩第三产程的处理是什么?

答:产程延长易并发子宫收缩乏力性出血。胎盘娩出后,应肌内注射缩宫素或前列腺素制剂,防止产后出血。行手术操作及有软产道损伤者,应及时检查并缝合,给予抗生素预防感染。

177. 肩先露的定义及病因是什么?

答:当胎体横卧于骨盆入口以上,其纵轴与母体纵轴相垂直,先露部为肩时称为肩先露。常见病因有:①经产妇所致腹壁松弛,如悬垂腹时子宫前倾使胎体纵轴偏离骨产道,斜向一侧或呈横产式;②早产儿,尚未转至头先露时;③前置胎盘④骨盆狭窄;⑤子宫异常或肿瘤,影响胎头入盆;⑥羊水过多。

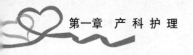

178. 肩先露的临床特点是什么?

答: 肩先露不能紧贴子宫下段及宫颈内口, 缺乏直接刺激, 容易发生宫缩乏力; 胎肩对宫颈压力不均, 容易发生胎膜早破。破膜后羊水迅速外流, 胎儿上肢或脐带容易脱出, 导致胎儿窘迫甚至死亡。①腹部检查: 子宫呈横椭圆形, 子宫横径较正常妊娠宽, 子宫底高度低于孕周, 宫底部及耻骨联合上方空虚; 母体一侧触及胎头, 另一侧触及胎臀。肩前位时, 胎背朝向母体腹壁, 触之宽大平坦; 肩后位时, 母体腹壁触及不规则的胎儿小肢体。胎心在脐周两侧最清楚。根据腹部检查多能确定胎位。②阴道检查: 胎膜未破者不易查清胎位, 但横位临产后胎膜多已破裂, 若宫口已扩张, 阴道检查可触到肩胛骨或肩峰、锁骨、肋骨及腋窝。腋窝尖端指向胎儿肩部及头端位置, 据此可决定胎头在母体左或右侧。肩胛骨朝向母体前或后方, 可决定肩前位或肩后位。例如胎头在母体右侧, 肩胛骨朝向后方, 则为肩右后位。胎手若已脱出于阴道口外, 可用握手法鉴别是胎儿左手或右手, 因检查者只能与胎儿同侧的手相握。例如肩右前位时左手脱出, 检查者用左手与胎儿左手相握, 余类推。③B型超声检查: 通过胎头、脊柱、胎心等监测, 能准确诊断肩先露, 并能确定胎位。

179. 肩先露对分娩的影响是什么?

答: ①横位的先露部为肩, 对宫颈口及子宫下段贴合不均匀, 常发生胎膜早破及宫缩乏力; ②胎膜破裂羊水外流, 胎儿上肢或脐带容易脱垂, 导致胎儿窘迫, 以致死亡; ③临产后, 宫缩不断加强, 胎肩及胸廓一部分被挤入盆腔内, 胎体折叠弯曲, 胎颈被拉长, 上肢脱出于阴道口外, 胎头和胎臀被阻于骨盆入口上方, 形成忽略性(嵌顿性)肩先露, 为对母体最不利的胎位。随子宫收缩继续增强, 子宫上段越来越厚, 子宫下段越来越薄, 由于子宫上、下段肌壁厚薄悬殊, 形成环状凹陷, 并随宫缩逐渐升高, 甚至可以高达脐上, 形成病理缩复环, 为子宫破裂的先兆, 若不及时处理, 将发生子宫破裂。忽略性肩先露时, 妊娠足月无论活胎或死胎均无法经阴道娩出, 增加产妇手术产及术中术后出血、感染等概率。

180. 肩先露妊娠期的处理是什么?

答: 妊娠后期发现肩先露, 及时采用膝胸卧位、激光照射或艾灸至阴穴矫正, 上述方法无效时, 应试行外转胎位术转成头先露, 并包扎腹部以固定胎头。若行外转胎位术失败, 应提前住院决定分娩方式。

181. 肩先露分娩期的处理是什么?

答: 应根据胎产次、胎儿大小、胎儿是否存活、宫口扩张程度、胎膜是否破裂、有无并发症等, 综合判断决定分娩方式。①足月活胎, 伴有产科指征(如狭窄骨盆、前置胎盘、有难产史等), 应于临产前行择期剖宫产术。②初产妇、足月活胎, 临产后应行剖宫产术。③经产妇、足月活胎, 首选剖宫产术。若宫口开大 5cm 以上, 破膜不久, 羊水未流尽, 可在硬膜外麻醉或全麻下行内转胎位术,转成臀先露,待宫口开全助产分娩。④双胎妊娠足月活胎,第二胎为肩先露,可行内转胎位术。⑤出现先兆子宫破裂或子宫破裂征象,无论胎儿是否存活,均应立即行剖宫产术。术中若发现宫腔感染严重,应将子宫一并切除。⑥胎儿已死,无先兆子宫破裂征象,若宫口近开全,在全麻下行断头术或碎胎术。术后应常规检查子宫下段、宫颈及阴道有无裂伤。若有裂伤应及时缝合。注意防治产后出血,给予抗生素预防感染。

182. 复合先露的定义?

答:胎头或胎臀伴有肢体(上肢或下肢)作为先露部同时进入骨盆入口,称为复合先露(图 1-25)。临床以一手或一前臂沿胎头脱出最常见,多发生于早产者,发病率为 0.8‰~1.66‰。

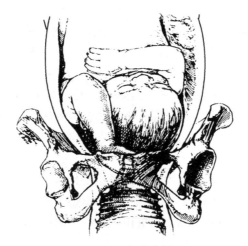

图 1-25 复合先露

183. 复合先露的临床经过及对母儿影响是什么?

答:仅胎手露于胎头旁,或胎足露于胎臀旁者,多能顺利经阴道分娩。只有在破膜后,上臂完全脱出则能阻碍分娩。下肢和胎头同时入盆,直伸的下肢也能阻碍胎头下降,若不及时处理可致梗阻性难产,威胁母儿生命。胎儿可因脐带脱垂死亡,也可因产程延长、缺氧造成胎儿窘迫,甚至死亡等。

184. 复合先露的处理原则是什么?

答:发现复合先露,首先应排除头盆不称。确认无头盆不称,让产妇向脱出肢体的对侧侧卧,肢体常可自然缩回。脱出肢体与胎头已入盆,待宫口近开全或开全后上推肢体,将其回纳,然后经腹部下压胎头,使胎头下降,以产钳助娩。若有明显头盆不称或伴有胎儿窘迫征象,应尽早行剖宫产术。

185. 早产分娩期如何处理是什么?

答:大部分早产儿可经阴道分娩,临产后慎用吗啡、哌替啶等抑制新生儿呼

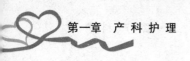

吸中枢的药物；产程中应给孕妇吸氧，密切观察胎心变化，可持续胎心监护；第二产程可作会阴后 - 侧切开，预防早产儿颅内出血等。对于早产胎位异常者，在权衡新生儿存活利弊的基础上，可考虑剖宫产。

186. 过期妊娠产程观察及护理措施是什么？

答：应根据胎儿安危情况、胎儿大小、宫颈成熟度综合分析，选择适当的分娩方式。①促宫颈成熟：在宫颈不成熟情况下直接引产，阴道分娩失败率较高，反而增加剖宫产率。评价宫颈成熟度的主要方法是 Bishop 评分。一般认为，Bishop 评分≥7 分者，可直接引产；Bishop 评分＜7 分，引产前先促宫颈成熟。目前常用的促宫颈成熟方法主要有 PGE_2 阴道制剂和宫颈扩张球囊。②引产术：宫颈已成熟即可行引产术，常用静脉滴注缩宫素，诱发宫缩直至临产。胎头已衔接者，通常先人工破膜，1 小时后开始滴注缩宫素引产。人工破膜即可诱发内源性前列腺素的释放，增加引产效果，又可观察羊水性状，排除胎儿窘迫。③产程处理：进入产程后，应鼓励产妇左侧卧位、吸氧。产程中最好连续监测胎心，注意羊水性状，必要时取胎儿头皮血做血气分析，及早发现胎儿窘迫并及时处理。过期妊娠时，常伴有胎儿窘迫、羊水粪染，分娩期应做相应准备。胎儿娩出后立即在直接喉镜指引下行气管插管吸出气管内容物，以减少胎粪吸入综合征的发生。④剖宫产术：过期妊娠时，胎盘功能减退，胎儿储备能力下降，需适当放宽剖宫产指征。

187. 妊娠期高血压疾病分娩期注意事项是什么？

答：注意观察自觉症状变化；监测血压并继续降压治疗，应将血压控制在≤160/110mmHg；监测胎心变化；积极预防产后出血；产时不可使用任何麦角新碱类药物。

188. 妊娠期肝内胆汁淤积症（ICP）产时护理措施是什么？

答：加强胎儿监护，把握终止妊娠时机，对降低围生儿死亡率有重要意义。①产前监护：从妊娠 34 周开始每周行 NST 试验，必要时行胎儿生物物理评分，及早发现隐性胎儿缺氧。病情严重者，提前入院待产。但 NST 对 ICP 患者预测胎死宫内的价值有局限性。②适时终止妊娠：ICP 不是剖宫产指征。但因 ICP 容易发生胎儿急性缺氧及死胎，目前尚无有效的预测胎儿缺氧的监测手段，多数学者建议 ICP 妊娠 37～38 周引产，积极终止妊娠，产时加强胎儿监护。对重度 ICP 治疗无效，合并多胎、重度子痫前期等，可行剖宫产终止妊娠。

189. 妊娠期糖尿病分娩期护理措施是什么？

答：①一般处理：注意休息、镇静，给予适当饮食，严密观察血糖、尿糖及酮体变化，及时调整胰岛素用量，加强胎儿监护。②阴道分娩：临产时，产妇情绪紧张及疼痛可使血糖波动，胰岛素用量不易掌握，严格控制产时血糖水平对母儿均十分重要。临产后仍采用糖尿病饮食，产程中一般应停用皮下注射胰岛素,孕前患糖尿病者静脉输注 0.9% 氯化钠注射液加胰岛素,根据产程中测得的血糖值调整静脉输液速度。血糖 >5.6mmol/L,静滴胰岛素 1.25U/h;血糖 7.8～10.0mmol/L,静滴胰岛素 1.5U/h;血糖 >10.0mmol/L,静滴胰岛素 2.0U/h。同时复查血糖,根据血糖异常继续调整。产程不宜过长,否则增加酮症酸中毒、胎儿缺氧和感染危险。③剖宫产:在手术前 1 日停止应用晚餐前精蛋白锌胰岛素,手术日停止皮下注射所有胰岛素,一般在早晨监测血糖及尿酮体。根据其空腹血糖水平及每日胰岛素用量,改为小剂量胰岛素持续静脉滴注。一般按 3～4g 葡萄糖加 1U 胰岛素比例配制葡萄糖注射液,并按每小时静脉输入 2～3U 胰岛素速度持续静脉滴注,每 1～2 小时测血糖一次,尽量使术中血糖控制在 6.67～10.0mmol/L。术后每 2～4 小时测一次血糖,直到饮食恢复。④产后处理:产褥期胎盘排出后,体内抗胰岛素物质迅速减少,大部分 GDM 患者在分娩后即不再需要使用胰岛素,仅少数患者仍需胰岛素治疗。胰岛素用量应减少至分娩前的 1/3～1/2,并根据产后空腹血糖值调整用量。多数在产后 1～2 周胰岛素用量逐渐恢复至孕前水平。于产后 6～12 周行 OGTT 检查,若仍异常,可能为产前漏诊的糖尿病患者。⑤新生儿出生时处理:新生儿出生时应留脐血,进行血糖、胰岛素、胆红素、血细胞比容、血红蛋白、钙、磷、镁的测定。无论出生时状况如何,均应视为高危新生儿,尤其是妊娠期血糖控制不满意者,需给予监护,注意保暖和吸氧,重点防止新生儿低血糖,应在开奶的同时定期滴服葡萄糖液。

190. 妊娠合并心脏病的产妇分娩期如何管理?

答:①分娩期应评估心功能情况,能耐受阴道分娩的患者,应严密观察产程进展,防止心衰的发生;②使用分娩镇痛方法,减少因产痛加重产妇病情;③严密观察产妇生命体征和胎儿情况;④第二产程减少产妇屏气用力时间,使用会阴切开、产钳或胎头吸引术助产方法缩短第二产程;⑤胎儿娩出后腹部加压,防止产妇因血流动力学变化而发生心力衰竭;⑥严密观察产妇子宫收缩情况,如收缩好可以不使用缩宫素,若子宫收缩不好,阴道流血多,遵医嘱使用缩宫素;⑦整个产程中尽量减少阴道和宫腔操作,预防感染,如产程长或手术助产应给予抗生素预防感染;⑧产程中如有输液治疗,应严格控制输液速度,防止发生心衰;⑨提供安静、舒适无刺激性的分娩环境,减轻产妇焦虑,保持情绪稳定;⑩安抚产妇和家属,做好必要的解释和健康宣教,取得他们的配合。

191. 妊娠合并心脏病分娩期护理措施是什么?

答:于妊娠晚期,应提前选择好适宜的分娩方式。

(1)经阴道分娩及分娩期处理:心功能 Ⅰ～Ⅱ级、胎儿不大、胎位正常、宫颈条件良好者,可考虑在严密监护下经阴道分娩。①第一产程:安慰及鼓励产妇,消除紧张情绪。适当应用地西泮、哌替啶等镇静剂。密切注意血压、脉搏、呼吸、心率。一旦发现心力衰竭征象,应取半卧位,高浓度面罩吸氧,并给予去乙酰毛花苷 0.4mg 加于 25% 葡萄糖注射液 20ml 内缓慢静脉注射，必要时 4～6 小时重复给药一次。产程开始后即应给予抗生素预防感染。②第二产程：要避免用力屏气加腹压，应行会阴侧切术、胎头吸引术或产钳助产术，尽可能缩短第二产程。③第三产程：胎儿娩出后，产妇腹部放置沙袋，以防腹压骤降而诱发心力衰竭。为防止产后出血过多而加重心肌缺血和心力衰竭，可静脉注射或肌内注射缩宫素 10～20U，禁用麦角新碱，以防静脉压增高。产后出血过多时，应及时输血、输液，注意输液速度不可过快。

（2）剖宫产：对有产科指征及心功能Ⅲ～Ⅳ级者，均应择期剖宫产。主张对心脏病产妇放宽剖宫产术指征，减少产妇因长时间宫缩所引起的血流动力学改变，减轻心脏负担。可选择连续硬膜外阻滞麻醉，麻醉剂中不应加用肾上腺素，麻醉平面不宜过高。术中、术后应严格限制输液量。不宜再妊娠者，可同时行输卵管结扎术。

192. 妊娠合并病毒性肝炎分娩期护理措施是什么？

答：妊娠合并重型肝炎孕妇宜主动选择有利时机，采用剖宫产方式终止妊娠。妊娠合并重型肝炎常发生产时产后出血，这是患者病情加重与死亡的主要原因之一。必要时剖宫产同时行子宫次全切除术。在子宫下段部位行子宫次全切除术，方法简便安全，手术时间短、出血少、恢复快，有助于预防产后出血、防止产褥感染、减轻肝肾负担，可明显改善预后。对部分患者，如病情较轻，并发症少，特别是凝血功能较好、凝血酶原时间百分活度（PTA）经治疗后接近 40%，子宫收缩良好、术中出血不多，探查肝脏缩小不明显者，也可考虑保留子宫。若子宫保留，术中及术后应采取足够措施减少及预防出血，如子宫动脉结扎、B-Lynch 缝合、促子宫收缩药物应用等。

193. 经血及性传播疾病的产时消毒隔离措施有哪些？

答：产时消毒隔离措施有：①器械：所有接触患者的器械进行初步浸泡消毒（用 10% 的 84 消毒液先浸泡消毒 30 分钟），用清水清洗干净后送供应室高压灭菌，如果有院内污水处理系统时可先用清水初步清洗，多酶清洗液浸泡 30 分钟，清洗后高压灭菌；②布类敷料：术中、分娩中所用大单装入双层黄色垃圾袋送洗衣房，先浸泡消毒后清洗；③物表、地面：可使用一次性产包、手术包，产床和手术床用一次性床罩覆盖，接生后手术床、产床用 10% 的 84 消毒液擦拭，物表、地面有明显血液、体液污染时随时擦拭，无血液、体液污染的物表、地面用 4% 的 84 液擦拭，2 次／日；④垃圾：产后所有敷料、垃圾装入双层黄色垃圾袋，按感染性医疗垃圾处理。

194. 妊娠合并贫血的产时处理是什么？

答：重度贫血产妇于临产后应配血备用。严密监护产程，防止产程过长，可阴道助产缩短第二产程，但应避免发生产伤。积极预防产后出血，当胎儿前肩娩出后，肌内注射或静脉注射缩宫素 10～20U。如无禁忌证，胎盘娩出后可肌内注射或静脉注射麦角新碱 0.2mg，同时，应用缩宫素 20U 加于 5% 葡萄糖注射液中静脉滴注，持续至少 2 小时。出血多时应及时输血。产程中严格无菌操作，产时及产后应用广谱抗生素预防感染。

195. 妊娠合并感染性疾病的产时护理措施是什么？

答：（1）嘱产妇卧床休息，做好严密床边隔离。分娩时避免有创干预措施，尽量避免使胎儿暴露于血液和体液危险增加的操作，如人工破膜、会阴侧切术、使用头皮电极、胎头吸引器或产钳助产术。尽可能缩短产程，尤其是缩短破膜距分娩的时间。戴手套处理患者接触过的生活用品并进行严格的消毒灭菌。一旦污染，手需用消毒液浸泡消毒，医疗用品按传染病管理相关制度处理，防止交叉感染。

（2）新生儿护理：均需实行床边隔离。①淋病产妇娩出新生儿均用 1% 硝酸银液滴眼，预防淋菌性眼炎，预防用头孢曲松钠 25～50mg/kg（最大剂量不超过 125mg）肌注或静脉注射，单次给药；②尖锐湿疣产妇娩出新生儿需彻底洗澡，如无窒息，则不用吸管清理呼吸道，以免损伤喉黏膜，导致日后婴幼儿喉乳头瘤的发生；③已确诊为胎传梅毒的新生儿需按医嘱接受治疗，若青霉素过敏，可改用红霉素；④生殖道沙眼衣原体感染的新生儿出生后立即给予 0.5% 红霉素眼膏或 1% 四环素眼膏滴眼，若有结膜炎可用 1% 硝酸银液滴眼。

196. 何谓胎膜早破？如何判断？

答：在临产前胎膜自然破裂，称为胎膜早破。如何判断是否胎膜破裂有以下方法：①孕妇感觉自阴道流出较多的液体，有时可混有胎脂及胎粪；②阴道酸碱度测定：石蕊试纸测定阴道流液，若试纸呈蓝色则为碱性，可能已破膜；③阴道液体涂片：阴道液干燥片检查见羊齿状结晶为羊水；④羊膜镜检查：可直视胎先露部，看不见前羊膜囊，即可诊断。

197. 胎膜早破有哪些原因？

答：胎膜早破的原因尚不完全明确，除了单纯机械性因素外，可能与下列因素有关：①下生殖道感染：细菌、病毒和弓形虫上行感染引起胎膜炎，使局部张力下降而破裂；②羊膜腔内压力增高：常见于多胎妊娠、羊水过多等；③宫颈内口松弛：由于先天性或创伤使宫颈内口松弛、前羊水囊楔入、受力不均及胎膜发育不良而发生胎膜早破；④孕妇营养和膳食与胎膜早破有关：缺乏维生素 C、锌及铜，可使胎膜张力下降而破裂；⑤细胞因子（IL-1、IL-6、IL-8、TNF-α 升高、可激活溶酶体酶破坏羊膜组织导致胎膜早破）。

198. 胎膜早破时对母婴的影响有哪些？

答：胎膜早破对母婴的影响有：①对母体影响：破膜后，阴道内的病原微生物易上行感染，若破膜超过 24 小时，感染率增加 5～10 倍，若突然破膜，有时可

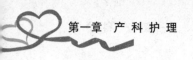

引起胎盘早剥,羊膜腔感染易发生产后出血,胎膜早破还可继发不协调宫缩或阻碍先露的旋转易造成难产,羊水栓塞的发病概率亦增高;②对胎儿影响:胎膜早破时常诱发早产,早产儿易发生呼吸窘迫综合征,并发绒毛膜羊膜炎时,易引起新生儿吸入性肺炎、新生儿肺透明膜病变,严重者发生败血症,颅内感染等危及新生儿生命,增加围生儿死亡率。

199. 胎膜早破有哪些临床表现是什么?

答:孕妇突感有较多液体从阴道流出,并有阵发性或持续性的阴道流液,时多时少,有时可混有胎脂及胎粪,无腹痛等其他产兆。阴道检查将胎头露部上推,见阴道流液量增加,阴道窥器检查见阴道后穹隆有羊水积聚或有羊水自宫口流出,伴羊膜腔感染时,阴道流液有臭味,并有发热。母儿心率增快。子宫压痛,白细胞计数增多。C-反应蛋白升高。隐匿性羊膜腔感染时,无明显发热,但常出现母儿心率增快。

200. 胎膜早破的处理原则是什么?

答:足月妊娠在破膜24小时未临产者应引产,未足月者则要根据孕妇的具体情况处理,目的是降低围生儿死亡率,减少感染及其他并发症的发生。如未足月,应视孕周、胎儿成熟程度、羊水量、是否有感染而决定是否继续妊娠。

201. 胎膜早破的护理要点有哪些?

答:对胎膜早破的孕产妇护理要点:①脐带脱垂的预防及护理:胎膜早破先露未衔接的住院待产妇应绝对卧床,采取左侧卧位,注意抬高臀部防止脐带脱垂,注意监测胎心音变化,阴道检查确定有无隐性脐带脱垂;②严密观察胎儿情况,密切观察胎心率的变化,监测胎动及胎儿宫内安危,定时观察羊水性状、颜色、气味等;③积极预防感染:嘱孕妇保持外阴清洁干燥,每日用棉球擦拭会阴部2次,防止上行感染;严密观察孕妇的生命体征,遵医嘱一般于破膜后12小时给予抗生素预防感染;④健康教育:讲解胎膜早破的影响,嘱孕妇妊娠后期禁止性生活,避免负重及腹部受碰撞,宫颈内口松弛者应卧床休息,并遵医嘱于妊娠14~16周行宫颈环扎术,补充足量的维生素及钙、锌、铜等元素。

202. 如何预防胎膜早破?

答:预防胎膜早破的措施有:①重视围生期卫生宣教和指导,做好产前检查,对有胎膜早破因素的孕妇,应积极治疗危险因素;②妊娠晚期减少或禁止性生活,避免突然腹压增加,尤其是有阴道炎症的孕妇;③积极预防与治疗下生殖道感染;④补充足量的维生素、钙、锌及铜等营养素。

三、分娩期并发症与护理

203. 产后出血的定义是什么?

答:指胎儿娩出后24小时内失血量超过500ml,剖宫产时超过1000ml,是分娩期的严重并发症,居我国产妇死亡原因首位。

204. 引起产后出血的四大原因是什么?

答:引起产后出血原因有 4 个:①子宫收缩乏力:(产程延长、前置胎盘、胎盘早剥、妊娠期高血压疾病、宫腔感染、子宫肌纤维过度伸展等)占产后出血总数的 70%～80%;②胎盘因素:包括胎盘滞留、胎盘植入、胎盘部分残留;③软产道裂伤:如手术助产、巨大儿分娩、急产、软产道静脉曲张、产力过强等;④凝血功能障碍:如原发性血小板减少、再生障碍性贫血、肝脏疾病等。

205. 产后子宫收缩乏力的病因是什么?

答:任何影响子宫收缩和缩复功能的因素,均可引起子宫收缩乏力性出血。具体如下:①全身因素:产妇精神过于紧张;体质虚弱或合并慢性全身性疾病等;②产科因素:产程延长使体力消耗过多;前置胎盘、胎盘早剥、妊娠期高血压疾病、宫腔感染等可引起子宫肌水肿或渗血,影响收缩;③子宫因素:包括子宫肌纤维过分伸展,如多胎妊娠,羊水过多,巨大胎儿、子宫肌壁损伤,如剖宫产史、肌瘤剔除术后、产次过多、急产等、子宫病变,如子宫肌瘤、子宫畸形、子宫肌纤维变性等;④药物因素:临产后使用过多镇静剂、麻醉剂或子宫收缩抑制剂等。

206. 导致产后出血的胎盘因素是什么?

答:(1)胎盘滞留:胎盘多在胎儿娩出后 15 分钟内娩出,若 30 分钟后胎盘仍不排出,将导致出血。常见原因有:①膀胱充盈;②胎盘嵌顿;③胎盘剥离不全。

(2)胎盘植入:指胎盘绒毛在其附着部位与子宫肌层紧密连接。根据绒毛侵入子宫肌层深度不同分为胎盘粘连、胎盘植入、穿透性胎盘植入。

(3)胎盘部分残留:部分胎盘小叶、副胎盘或部分胎膜残留于宫腔,影响子宫收缩而出血。

207. 产后出血的病因是什么?

答:产后出血的病因主要有:①子宫收缩乏力:子宫按上去质软,轮廓不清,阴道流出的血液暗红色,流血增多,按摩子宫时变硬,阴道出血减少。造成子宫收缩乏力的因素有产妇的全身因素、产科因素、子宫因素等,如精神紧张、体质虚弱或合并慢性全身性疾病、产程延长、胎儿巨大、子宫病变等;②胎盘因素:胎盘娩出前阴道多量出血首先考虑胎盘因素,可能是胎盘滞留、胎盘植入、胎盘部分残留造成;③软产道损伤:会阴、阴道、宫颈等组织的损伤造成的出血;④凝血功能障碍:包括妊娠合并凝血功能性疾病,以及妊娠并发症导致凝血功能障碍两种情况。凝血功能导致的产后出血常为难以控制的大量出血。

208. 产后子宫收缩乏力如何识别?

答:妊娠足月时,血流以平均 600ml/min 的速度通过胎盘,胎儿娩出后,子宫纤维收缩和缩复作用使胎盘剥离面迅速缩小;同时,其周围螺旋动脉生理性结扎,血窦关闭,出血控制。正常情况下胎盘娩出后,宫底平脐或脐下一横指,子宫收

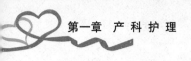
缩呈球状、质硬。若出现宫底升高,子宫质软、轮廓不清,阴道流血多,按摩子宫及应用宫缩剂后,子宫变硬,阴道流血减少或停止,可判断为子宫收缩乏力。

209. 产后出血有哪些临床表现?

答:胎儿娩出后阴道流血及出现失血性休克、严重贫血等相应症状,是产后出血的主要临床表现。①阴道多量出血:胎儿娩出后立即发生阴道流血,色鲜红,为软产道裂伤,胎儿娩出数分钟出现阴道流血,色暗红,为胎盘因素;胎盘娩出后阴道流血较多,为子宫收缩乏力或胎盘,胎膜残留;胎儿娩出后阴道持续流血且血液不凝,应考虑凝血功能障碍。②低血压症状:患者面色苍白,出现烦躁、皮肤湿冷、脉搏细数、脉压缩小。

210. 哪些原因可致软产道裂伤?如何识别?

答:常见原因有阴道手术助产(如产钳助产、臀牵引术等)、巨大儿分娩、急产、软产道组织弹性差而产力过强。胎儿娩出后立即发生阴道流血,色鲜红,应考虑软产道裂伤,失血表现明显,伴阴道疼痛而阴道流血不多,应考虑隐匿性软产道损伤,如阴道血肿。

211. 凝血功能障碍所致产后出血的特征是什么?

答:胎儿娩出后阴道持续流血且血液不凝,主要发生于重型胎盘早剥,妊娠期高血压疾病,宫内死胎滞留过久,羊水栓塞等。

212. 如何预防产后出血?

答:产后出血威胁产妇的生命,因此要积极预防产后出血,措施有:

(1)重视产前保健:①加强孕前及孕期保健;②宣传计划生育,做好避孕宣教工作,减少人工流产次数;③对有产后出血危险的孕妇,要加强产前检查,督促其提前到有抢救条件的医院住院分娩。

(2)正确处理产程:①第一产程:重视产妇休息及饮食,防止疲劳和产程延长;②合理使用子宫收缩剂和镇静剂;③第二产程正确掌握会阴侧切时机,指导产妇使用腹压,避免胎儿娩出过快;④第三产程:胎儿娩出后,不过早牵拉脐带,若阴道流血量多应查明原因并及时处理;⑤胎盘娩出后要仔细检查胎盘、胎膜,并认真检查软产道有无裂伤和血肿。

(3)加强产后观察:产后 2 小时,母婴在产房内观察,定时观察宫缩和阴道流血情况,观察产妇脉搏、血压变化,尤其是有产后出血的高危因素产妇。

213. 何谓子宫破裂?

答:是指在分娩期或妊娠晚期子宫体部或子宫下段发生裂开,是直接危及产妇及胎儿生命的严重并发症。

214. 何谓病理缩复环?

答:梗阻性难产时,强有力的宫缩使子宫下段拉长变薄,而子宫体部肌纤维增厚变短,在两者间形成明显的环状凹陷,此凹陷逐渐上升达脐部或脐部以上,称为病理缩复环。此时子宫下段压痛明显，甚至出现血尿。这种情况如不及时纠正，可导致子宫破裂。

215. 引起子宫破裂的原因有哪些?

答：引起子宫破裂的原因：①瘢痕子宫：是近年来导致子宫破裂的常见原因，如剖宫产术、子宫肌瘤剥除术、子宫成形术后等；②梗阻性难产：如高龄孕妇、骨盆狭窄、头盆不称、宫颈瘢痕、胎位异常、胎儿畸形等；③产科手术损伤；④子宫收缩药物使用不当；⑤子宫发育异常或多次宫腔操作，局部肌层菲薄亦可导致子宫破裂。

216. 先兆子宫破裂有哪些症状体征?

答：产程中产妇出现：①病理缩复环，该环逐渐上升达脐平或脐上（图1-26）；②下腹部压痛明显；③胎心率异常（因宫缩过强过频，胎心率加快或减慢或听不清）；④血尿（膀胱受压充血出现排尿困难及血尿）等，如不及时处理，可能会发生子宫破裂。

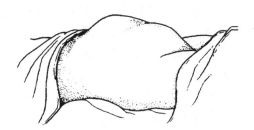

图 1-26　先兆子宫破裂的腹部外观

217. 先兆子宫破裂的患者有哪些护理措施?

答：产妇出现先兆子宫破裂症状时，应积极采取措施：①密切观察产程进展，及时发现导致难产的诱因，注意胎儿心率的变化；②待产时出现宫缩过强及下腹部压痛或腹部出现病理缩复环、血尿时，应立即报告医师并停止缩宫素引产及一切操作，同时监测产妇的生命体征，听取产妇主诉，按医嘱给予抑制宫缩，吸氧并做好剖宫产的术前准备；③协助医师向家属交代病情，并获得家属同意签署手术协议书；④安抚和陪伴产妇，尽力促进产妇舒适。

218. 子宫破裂的护理措施有哪些?

答：发生子宫破裂时，积极配合医师尽力抢救母婴：①迅速做好术前准备，开放静脉通路；②遵医嘱迅速给予输液、输血，短时间内补足血容量，同时补充电解质及碱性药物，纠正酸中毒，积极进行抗休克处理；③术中、术后按医嘱应用抗生素以防感染；④新生儿娩出后配合医生进行抢救；⑤严密观察并记录产妇生命体征、出入量；⑥正确留取血、尿标本进行检验，如急查血红蛋白，评估失血量以指导治疗护理方案。

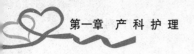

219. 何谓子宫胎盘卒中?

答:胎盘早剥发生内出血时,血液积聚于胎盘与子宫壁之间,随着胎盘后血肿压力的增加,血液浸入子宫肌层,引起肌纤维分离、断裂甚至变性,当血液渗透至子宫浆膜层时,子宫表面呈紫蓝色瘀斑,尤其在胎盘附着处更明显,称为子宫胎盘卒中。

220. 羊水栓塞的定义?

答:是指在分娩过程中羊水突然进入母体血液循环引起的急性肺栓塞,过敏性休克、弥散性血管内凝血(DIC)、肾衰竭等一系列病理改变的严重分娩并发症。

221. 羊水栓塞的 3 个阶段临床表现有哪些?

答:羊水栓塞是以骤然血压下降(血压与失血量不符合)、组织缺氧和消耗性凝血病为特征的急性综合征。一般经过 3 个阶段:①心肺功能衰竭和休克:在分娩过程中,尤其是刚破膜不久,产妇突感寒战,出现呛咳、气急、烦躁不安、恶心、呕吐等前驱症状,继而出现呼吸困难、发绀、抽搐、昏迷、脉搏细数、血压急剧下降,心率加快。病情严重者,产妇仅惊叫一声或打一个哈欠或抽搐一下后呼吸心搏骤停,于数分钟内死亡。②出血:患者度过心肺功能衰竭和休克后,进入凝血功能障碍阶段,表现为以子宫出血为主的全身出血倾向。③急性肾衰竭:存活的患者出现少尿(或无尿)和尿毒症表现。

222. 不典型羊水栓塞的表现是什么?

答:有些病情发展缓慢,症状隐匿。缺乏急性呼吸循环系统症状或症状较轻;有些患者羊水破裂时突然一阵呛咳,之后缓解,未在意;也有些仅表现为分娩或剖宫产时的一次寒战,几小时后才出现大量阴道流血,无血凝块,伤口渗血、酱油色血尿等,并出现休克症状。

223. 羊水栓塞主要的病理生理学变化是什么?

答:羊水进入母体血液循环后,可引起一系列病理生理变化。①肺动脉高压:羊水中有形物质直接形成栓子,经肺动脉进入肺循环,阻塞小血管并刺激血小板和肺间质细胞释放白三烯、$PGF_{2\alpha}$ 和 5- 羟色胺等血管活性物质,使肺小血管痉挛。肺动脉高压直接使右心负荷加重,导致急性右心扩张,并出现充血性右心衰竭。②过敏性休克:羊水有形物质成为致敏原作用于母体,引起 I 型变态反应,导致过敏性休克。③DIC:羊水中含有的多量促凝物质类似于组织凝血活酶,进入母血后易在血管内产生大量的微血栓,消耗大量凝血因子及纤维蛋白原而发生 DIC。④急性肾衰竭:由于休克和 DIC 使得母体多脏器受累,常见为急性肾缺血导致肾功能障碍和衰竭。

224. 引起羊水栓塞的原因有哪些?

答:一般认为羊水栓塞是由污染羊水中的有形物质(胎儿毳毛、角化上皮、

7. 产褥期会阴的变化有哪些?

答:自然分娩后外阴会有轻度水肿,产后2~3日自行消退。会阴轻度裂伤或会阴切口缝合后,均能在产后3~4日表皮愈合拆线,深部组织的愈合需要更长时间。

8. 产褥期盆底肌肉组织的变化有哪些?

答:盆底肌肉组织在分娩过程中,由于受胎先露长时间压迫,造成盆底肌肉和筋膜过度伸展而使弹性降低,且常伴有肌纤维断裂导致骨盆底松弛,加之产褥期过早参加重体力劳动,或者分娩次数过多,可导致阴道壁脱垂及子宫脱垂。

9. 产褥期乳房的变化有哪些?

答:乳房主要变化是泌乳,从妊娠后期乳房开始泌乳,大量泌乳是在分娩后。大致的泌乳过程:①妊娠期孕妇体内雌激素、孕激素、胎盘生乳素水平升高,使乳腺发育并形成初乳;②分娩后雌激素、孕激素水平急剧下降,抑制下丘脑分泌的催乳素抑制因子释放,在催乳素(又称泌乳素)的作用下,使乳腺细胞开始分泌乳汁;③婴儿吸吮乳头时,神经冲动到达母亲的垂体,垂体释放催乳素和催产素(主要的激素),促进乳汁分泌和排出。

10. 产后发生尿潴留的原因及处理方法是什么?

答:(1)产后发生尿潴留的原因:在分娩过程中,由于胎头压迫膀胱,导致膀胱黏膜充血、水肿及肌张力降低;会阴伤口疼痛,产妇不敢用力排尿;排尿习惯改变,不适应床上排尿等原因,造成产后尿潴留的发生。

(2)尿潴留的处理:①鼓励产妇尽早排尿,在产后4小时内及时排尿;②温开水冲洗会阴,诱导排尿;③热敷下腹部刺激膀胱收缩,增强排尿意愿;④可使用针灸疗法促其排尿,必要时遵医嘱给予药物促进或导尿。

11. 何谓产褥痛?

答:产褥早期由于子宫收缩引起下腹部阵发性剧烈疼痛,称为产褥宫缩痛。产后1~2日出现,3~4日后自然消失,经产妇多见。哺乳时疼痛加重,不需用药处理。

12. 何谓产褥汗?

答:产后1周内,由于产妇皮肤排泄功能旺盛,将孕期体内潴留的水分通过皮肤排出,尤以睡眠和初醒时最明显,产妇醒来大汗淋漓,称为产褥汗或"褥汗"。不属于病态。

13. 如何观察会阴侧切伤口?

答:会阴伤口的观察:会阴部伤口需缝线者,应每日检查侧切伤口有无红肿、渗血、血肿、硬结及分泌物,叮嘱产妇尽量伤口对侧卧位,利于伤口引流,同时保持会阴部清洁。

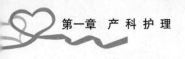

14. 产后会阴水肿如何护理?

答:会阴水肿主要是分娩时胎头压迫造成局部充血所致;另一方面是局部麻醉时麻醉药扩散不均导致。会阴有水肿的患者,24 小时内可以行冷敷;24 小时后用 50% 硫酸镁湿热敷,每日 2 次。

15. 正常时子宫复旧需要多长时间?

答:从胎盘娩出到产后 6 周,子宫逐渐恢复到非孕时大小。子宫底在产后第 1 日略有上升至平脐,之后每日下降 1~2cm,至产后 10 日子宫降入骨盆腔内。

16. 剖宫产后多久可以下床活动?

答:剖宫产术 24 小时后产妇可下床活动。活动的好处包括:①运动能够促进血液循环,使伤口愈合更加迅速;②促进恶露排出;③增强胃肠蠕动,尽早排气,预防肠粘连;④早活动可防止下肢静脉血栓形成。

17. 剖宫产术后饮食应注意什么?

答:剖宫产术后饮食:术后第一天以流食为主,少吃或不吃易发酵产气多的食物,如糖类、黄豆、豆浆、淀粉等,以防腹胀;术后第二天排气后为半流质饮食,面条、馄饨等食物,富有营养且易消化;术后第三天为普食,可进食固体食物。

饮食总体原则以清淡为主,避免油腻;避免吃容易胀气的食物,多吃富含膳食纤维的食物,预防便秘,多补充含铁质的食物。

18. 何时开始行产后康复操?

答:产后康复健身操,不仅促进腹壁、盆底肌肉张力的恢复,还可避免腹壁皮肤过度松弛,预防尿失禁及子宫脱垂。根据产妇自身情况,一般在产后第 2 日开始,每 1~2 日增加 1 节,每节做 8~16 次,健身操可做至产后 6 周。

19. 产后为何容易发生便秘?

答:产后因卧床休息,饮食缺乏纤维素,加之肠蠕动减弱,产褥期腹肌、盆底肌张力降低,容易发生便秘。鼓励产妇多食蔬菜及早日下床活动。若发生便秘可口服缓泻剂。

20. 产后 72 小时为什么要预防心衰发生?

答:产后 3 天是心脏负荷较重的时期。除子宫收缩使一部分血液进入体循环外,妊娠期组织间潴留的液体也开始回到体循环。妊娠期出现的一系列心血管变化,在产褥期尚不能立即恢复到妊娠前状态。因此,产后 72 小时内产妇容易发生心衰,尤其是有心脏病的产妇,应严密观察。

21. 产后 1 周为何尿量增多?

答:妊娠期体内潴留的多量水分主要经肾排出,故产后 1 周内尿量增多,产后尿量多于妊娠期。由于内分泌的改变,雌激素、孕激素及醛固酮的作用,使孕妇的新陈代谢发生改变,体内水钠潴留增加,这是妊娠期的生理需要,起着稳定母体环境的作用。分娩后情况发生变化,由于胎盘排出,子宫缩小,大量血液进胎脂、胎粪)进入母体血液循环引起。①宫缩强,胎膜破裂,胎膜与宫颈壁分离或宫颈口扩张引起宫颈黏膜损伤时,静脉血窦开放,羊水进入母体血液循环;②宫颈撕裂伤、子宫破裂、前置胎盘、胎盘早剥或剖宫产术中羊水通过病理性开放的子宫血窦进入母体血液循环;③羊膜腔穿刺或钳刮术时,子宫壁损伤处静脉窦亦可成为羊水进入母体的通道。

225. 羊水栓塞有哪些发病诱因?

答:高龄初产妇,多产妇,自发或人为的过强宫缩、急产、胎膜早破、前置胎盘、胎盘早剥、子宫不完全破裂,剖宫产术等,均可诱发羊水栓塞的发生。

226. 发生羊水栓塞的条件有哪些?

答:发生羊水栓塞的条件有:①损伤:产程中,宫颈扩张过程过速或手术操作损伤宫颈内静脉或剥离胎膜时有血窦破裂;②羊膜腔内压力过高:不恰当或不正确地使用催产素以致宫缩过强,一些病理性因素的宫腔内压过高而使羊水经破裂的胎膜从开放的血窦进入母体血液循环,如双胎、巨大儿、羊水过多等;③胎膜破裂:羊水可经破裂的羊膜及已开放的血窦进入母体血液循环。

227. 什么是产科弥散性血管内凝血?

答:弥散性血管内凝血(DIC)是由于某些致病因素激活机体凝血系统,短期内使血液系统呈高凝状态,在微循环中形成广泛微血栓,消耗大量凝血因子和血小板,转变为低凝状态并进一步激活纤溶系统,继而出现机体广泛不凝,出血性休克,各脏器功能障碍等临床表现。产科的胎盘早剥、产前产后出血、死胎稽留、感染性流产、重度妊娠高血压综合征、产科感染休克、羊水栓塞等都可导致DIC的发生,为产科的危急症。也是产科中孕产妇死亡的常见原因。

228. 羊水栓塞的预防措施有哪些?

答:防止发生羊水栓塞的措施:①注意诱发因素,如前置胎盘,胎盘早剥,胎膜早破等合并症时,应提高警惕,争取尽早发现与诊断,及时抢救以减少羊水栓塞的死亡率;②人工破膜时应避开宫缩最强时,人工破膜时不应兼行剥膜;③掌握剖宫产指征,预防子宫切口的裂伤,子宫切开后及时吸净羊水再娩出胎儿,以免羊水进入子宫创口开放的血窦内;④正确使用缩宫素,用缩宫素引产或加强宫缩时,必须有专人守候观察产妇宫缩变化,随时调整缩宫素剂量与速度;⑤避免宫缩过强,遇有宫缩过强时,可适当应用镇静剂;⑥做大月份人工流产,钳夹手术时应先破膜,待羊水流净后再钳夹。

229. 羊水栓塞致休克的特点是什么?

答:发病初期的休克主要原因为过敏反应及肺动脉高压致左心排出量降低,是急性循环衰竭所造成的;当DIC进入消耗性低凝状态及纤溶亢进期时,是出血量加重休克的主要原因。

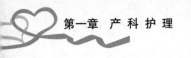

第四节 产褥期护理

一、正常产褥期护理

1. 产褥期的定义是什么?

答:从胎盘娩出至产妇全身器官除乳腺外恢复至非孕状态所需的一段时间。通常为产后 6 周。

2. 产褥期母体生理变化发生在哪些方面?

答:产褥期母体生理有以下 7 方面的变化:①生殖系统的变化;②乳房的变化;③循环系统及血液的变化;④消化系统的变化;⑤泌尿系统的变化;⑥内分泌系统的变化;⑦腹壁的变化。

3. 产褥期子宫的变化有哪些?

答:产褥期子宫变化最大,子宫的变化发生在以下方面:①子宫体肌纤维缩复:子宫复旧的过程不是肌细胞数目减少,而是肌细胞长度和体积的缩小。子宫体肌纤维不断缩复,子宫体逐渐缩小。于产后 10 日,子宫降至盆腔,在腹部检查摸不到子宫底;产后 6 周子宫恢复至非孕时的大小。②子宫内膜再生:胎盘、胎膜从蜕膜海绵层分离排出后,残存的蜕膜分化为两层,表层的蜕膜发生变性、坏死、脱落后随恶露排出;接近肌层的子宫内膜逐渐再生,形成新的子宫内膜。③子宫下段变化及宫颈的复原:子宫下段随肌纤维缩复,逐渐恢复至非孕时的子宫峡部。胎盘娩出后,宫颈松软、壁薄,宫颈外口呈环状如袖口。④子宫血管变化:胎盘娩后,胎盘附着面缩小至原来的一半,导致开放的子宫螺旋动静脉窦变窄,有效止血并形成血栓,出血逐渐减少直至停止。若内膜修复期间,胎盘附着面因复旧不良出现血栓脱落,可引起晚期产后出血。

4. 子宫体肌纤维缩复原理是什么?

答:子宫体肌纤维在缩复的过程中,肌细胞数量无明显变化,但肌细胞长度和体积却明显缩小,其余的细胞质变性自溶,在溶酶体酶系作用下,转化成氨基酸进入循环系统,由肾脏排出。

5. 正常时,产妇产后 1 周、10 日、6 周的子宫恢复情况为何?

答:产后 1 周,子宫缩小至妊娠 12 周大小,在耻骨联合上方可扪及。产后 10 日,子宫降至骨盆腔内,在腹部检查摸不到子宫底。产后 6 周,子宫恢复至正常非妊娠孕前大小。

6. 自然分娩后子宫的重量是多少? 分娩 6 周后子宫重量又是多少?

答:当产妇自然分娩后,子宫约重 1000g,分娩 6 周后子宫逐渐恢复到未孕时的状态,约 50g。

见的危及母胎生命的一组疾病。羊水栓塞是发病率低，但极其凶险的产科并发症，死亡率极高。

40. 产褥感染的诱因有哪些?

答:产妇体质虚弱、营养不良、孕期贫血、孕期卫生不良、胎膜早破、羊膜腔感染、慢性疾病、产科手术、产程延长、产前产后出血过多、多次宫颈检查等，均可成为产褥感染的诱因。

41. 链球菌所致感染的特点是什么?

答:发热早，寒战，体温＞38℃，心率快，腹胀，子宫复旧不良，子宫旁或附件区触痛，甚至并发败血症。

42. 产褥感染的三大主要症状是什么?

答:产妇产褥感染的三大主要症状有发热、疼痛、异常恶露。

43. 如何做好产褥感染患者的健康教育?

答:指导产妇如何自我观察，保持会阴部清洁干燥，及时更换会阴垫和勤换衣裤;产褥感染治疗期间禁盆浴。指导产妇采取半坐卧位，利于恶露引流，防止感染扩散。

44. 晚期产后出血的定义是什么?

答:晚期产后出血是指分娩后 24 小时，在产褥期内发生的子宫大量出血，出血量超过 500ml。

45. 晚期产后出血的原因有哪些?

答:晚期产后出血的原因有:①胎盘、胎膜残留;②子宫复旧不全;③感染(分娩前胎膜早破，产程过长，反复阴道检查);④剖宫产术后子宫切口裂开;⑤其他:子宫内膜炎、子宫黏膜下肌瘤、产后子宫滋养细胞肿瘤。

46. 产褥期抑郁症的概念是什么?

答:是指产妇在产褥期出现抑郁症状，是产褥期非精神病性精神综合征中最常见的一种类型。主要表现为持续和严重的情绪低落以及一系列症状，如动力减低、失眠、悲观等，甚至影响对新生儿的照顾能力。

47. 产褥期抑郁症的发病时间通常在什么时候? 发病率是多少?

答:通常在产后 2 周发病。产后抑郁症的发病率国外报道为 3.5%～33.0%，国内为 3.8%～16.7%。

48. 产褥期抑郁症的诊断标准是什么? 其中必备的是哪两条?

答:当前世界各国对产褥期抑郁症尚无统一的诊断标准。美国精神病学会(1994)在《精神疾病的诊断与统计手册》一书中，制定了产褥期抑郁症的诊断标准。这是目前较为明确的诊断标准，可作为我国产妇的一般诊断标准使用。产褥期抑郁症的诊断标准具体内容为，当产后 2 周内出现下列 5 条或 5 条以上的症状，并且必须具备前两条症状:①情绪抑郁;②对全部或多数活动明显缺乏兴

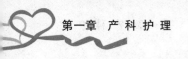

趣或愉悦；③疲劳或乏力；④体重显著下降或增加；⑤失眠或睡眠过度；⑥精神运动性兴奋或阻滞；⑦遇事均感毫无意义或自罪感；⑧思维力减退或注意力涣散；⑨反复出现死亡想法；⑩在产后4周内发病。

49. 产褥期抑郁症的临床表现有哪些?

答：情绪改变；自我评价降低；创造性思维受损，主动性降低，出现自杀或者杀婴倾向。

50. 产褥期抑郁症主要的治疗手段有哪些? 药物治疗的适应证有哪些?

答：治疗手段主要是心理治疗和药物治疗。药物治疗的适应证是：①严重的抑郁；②有明显的自主神经紊乱症状；③有精神运动性障碍；④并发恐惧症；⑤并非心因性的抑郁（单纯心理咨询效果不明显）；⑥对各种非药物治疗效果均不佳者。

51. 产褥期抑郁症如何预防?

答：加强孕期保健；改善分娩环境和宣教分娩相关知识，减少产妇对分娩的恐惧和紧张，加强对产妇的关怀；重视产褥期保健；重视社区围生期孕产妇心理保健工作。

52. 产后进行自我问卷调查有什么好处?

答：通过问卷调查了解产后抑郁症患者产生心理疾病的原因、心理状态，为采取心理护理干预提供充足的依据，对产后抑郁症患者具有积极、有效的防治作用。

53. 产后抑郁症治愈时间一般为多久?

答：产后抑郁症多在产后2周内发病，产后4~6周症状明显，一般要治疗3~6个月。

54. 何谓产褥中暑?

答：产褥期因高温环境使体内余热不能及时散发，引起中枢性体温调节功能障碍的急性热病，称为产褥中暑。

55. 产褥中暑的临床表现是什么?

答：产妇发生中暑临床表现为：高热、水电解质紊乱、循环衰竭和神经系统功能损害等。

56. 产褥中暑的治疗原则及护理对策有哪些?

答：(1) 产褥中暑治疗原则：①迅速降温：立即将产妇脱离高温环境，开窗通风，加强空气流通；②减少产妇衣服，或松解衣服；③纠正水、电解质紊乱及酸中毒。

(2) 护理对策：①加强健康教育，产妇科学"坐月子"，安全度过产褥期。②产褥期母婴所在环境温度应该适宜，并根据季节增减衣物。③发生中暑时，迅速帮助产妇降低体温，如产妇穿着过多，帮助减少穿着衣物。将产妇所在房屋门入体循环；胎盘激素的突然撤退，醛固酮及皮质醇量的减少，组织间液的回吸收增加也进入体循环，使循环血容量上升，孕期潴留的水钠通过肾排出体外，因而产后尿量大大增加。在最初几天里，24小时可排尿2000～3000ml，属正常现象。

22. 不哺乳产妇月经复潮及排卵时间是什么时候？

答：不哺乳产妇通常在产后6～8周月经复潮，在产后10周左右恢复排卵。

23. 什么是泌乳热？持续时间多久？

答：产后3～4天出现乳房血管、淋巴管极度充盈，乳房胀大，伴有37.5～39.0℃发热，称为泌乳热。一般持续24小时。

24. 产后呼吸、心率的特点有哪些？

答：产后心率是在正常范围内，一般略慢，为60～70次／分，产后呼吸深且慢，一般14～16次／分，是由于产后腹压降低、膈肌下降，由妊娠期的胸式呼吸变为腹式呼吸所致。

25. 产后子宫复旧的特点有哪些？

答：子宫体肌纤维缩复、子宫内膜再生、子宫血管变化、子宫下段及宫颈变化。

26. 何谓恶露？

答：产后随子宫蜕膜脱落，含有血液、坏死蜕膜等组织经阴道排出，称为恶露。

27. 恶露分为哪几种？持续多长时间？

答：①血性恶露：持续产后3～4天；②浆液恶露：持续产后4～10天；③白色恶露：持续10天至3周。

28. 褥汗持续时间多久？

答：一般持续产后1周。产妇注意勤擦或洗身体，更换清洁干燥衣服，避免着凉。

29. 产后2小时极易发生的严重并发症是什么？产房内应如何观察？

答：产后出血。密切观察子宫收缩、阴道出血及会阴伤口情况，定时测量产妇的血压、脉搏、呼吸和体温。督促产妇及时排空膀胱。

30. 产褥期饮食应注意什么？

答：产褥期应注意饮食合理搭配，均衡饮食：①适当的水分摄入：由于出汗和哺乳，产妇体内需要的水分增多，应适当补充水分；②保证优质蛋白质的摄入；③膳食多样化；④重视蔬菜和水果的摄入；⑤少吃盐和腌制食品、刺激性大的及污染食品；⑥应禁止吸烟、饮酒、喝咖啡或长期服用药物；⑦避免吃一些抑制乳汁分泌的食物：如麦芽水等。

31. 为何产妇产后容易发生情绪不稳定？

答：产妇体内的雌、孕激素水平的急剧下降；产后心理压力及疲劳等因素所致。

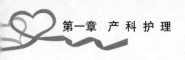

32. 产褥期保健的目的是什么?

答:预防产妇产后出血、感染,促进产妇身体生理功能的顺利恢复。

33. 产后康复锻炼的意义是什么?

答:产后康复锻炼有利于产妇体力恢复,促进恶露的排出和产后排尿及排便,避免或减少静脉栓塞发生,且能使盆底及腹肌张力恢复。

34. 地段保健产后访视 3 次时间分别是在什么时候?

答:地段保健产后访视 3 次时间分别是:产妇出院后 3 日、产后 14 日和产后 28 日。主要是观察母婴身体情况是否正常,给予产妇相应的指导,发现异常及时处理或督促产妇就医。

35. 产后访视的内容有哪些?

答:产后访视的内容包括:①了解产妇饮食和睡眠等一般情况;②检查乳房,了解哺乳情况;③观察子宫复旧及恶露;④观察会阴切口,剖宫产观察腹部切口;⑤了解产妇心理状况。若发现异常应及时给予指导。

36. 产褥期的护理要点?

答:护理要点包括:①分娩后初期:观察子宫收缩、阴道流血、会阴伤口、排尿等情况;②产褥期观察恶露排出情况;③母婴所在环境适宜,一般母婴同室病房温度在 22~24℃,每日注意室内通风,保持室内空气清新,通风时注意母婴保暖;④产妇饮食注意荤素搭配,科学合理;⑤没有母乳喂养禁忌证的鼓励和指导产妇母乳喂养;⑥分娩 24 小时后,鼓励和协助产妇早下床活动,避免下肢静脉血栓形成、促进恶露排出和增加肠蠕动,减少便秘;⑦健康指导:观察产妇情绪变化,给予产妇指导和帮助,减少不良情绪发生;鼓励产妇家属帮助照顾母婴,使产妇顺利度过产褥期;做好出院指导,产后定期复查;指导避孕。

二、异常产褥护理

37. 何谓产褥感染?

答:产褥感染指分娩及产褥期生殖道受病原体侵袭引起局部或全身感染,其发病率为 6%。

38. 何谓产褥病率?

答:产褥病率指分娩 24 小时以后的 10 日内,每日测体温 4 次,间隔 4 小时,有两次体温≥38℃(口表)。产褥病率常由产褥感染引起,但也可由生殖道以外感染原因所致。

39. 孕产妇死亡的四大原因是什么?

答:我国孕产妇死亡的四大原因:产后出血、羊水栓塞、妊娠期高血压疾病、妊娠合并心血管疾病。产后出血是孕产妇死亡的主要原因。妊娠合并心血管疾病死亡,占非直接产科孕产妇死因中的第一位。妊娠期高血压疾病,是产科常长，迁延淋漓不尽而难免担心和焦虑，应给予安抚；⑤健康指导：给予相应治疗和自我护理的健康知识教育。

69. 妊娠合并心脏病产褥期护理要点有哪些？

答：妊娠合并心脏病的患者在产褥期尤其是产后 3 日内仍是发生心衰最危险的时期。主要护理要点：①保证休息，加强监护：产妇需充分休息，必要时给予镇静剂；密切观察生命体征的变化，及时发现心衰症状。②适度活动，防止血栓：心功能允许的情况下，可鼓励早期活动，减少下肢静脉血栓的形成，采取循序渐进的方式，逐渐恢复自理能力。③饮食清淡，防止便秘：产褥期饮食选择易消化且清淡、富含纤维的食物，少量多餐的方式进食，以防止便秘导致用力排便而引起的心衰。④纠正出血，防止感染：保持外阴清洁、干燥，遵医嘱给予抗生素预防感染，防止亚急性细菌性心内膜炎的发生。⑤心理疏导，稳定情绪。

70. 产妇发生心衰的最危险时期？

答：产妇发生心衰的时期有 3 个，也是心脏负担最重的 3 个时期，即妊娠 32～34 周后、分娩期和产后 3 天是发生心衰最危险的 3 个时期。

71. 心衰的治疗原则是什么？

答：心衰的治疗原则：①首先应用强心药物，应用快速洋地黄制剂以改善心肌状况，孕妇对洋地黄类强心药的耐受性较差，需密切观察毒性反应；②使用利尿药，降低循环血容量及减轻肺水肿；③吸氧，可高流量给氧 6～8L/min，必要时面罩加压正压给氧；④镇静治疗：小剂量吗啡（5mg）稀释后静脉注射，不仅有镇静、止痛、抑制过度兴奋的呼吸中枢及扩张外周血管，减轻心脏前后负荷作用，且可抗心律失常，常用于急性左心衰竭、肺水肿抢救；⑤减少回心静脉血量，减轻心脏负担：采取坐位，双腿下垂，也可应用四肢轮流三肢结扎法，每隔 5 分钟轮流松解一个肢体。

72. 妊娠合并心脏病的产妇产褥期如何管理？

答：产后 3 日内，尤其是 24 小时内是发生心衰的最危险时期。要密切监护产妇，产妇需充分休息。预防产后出血、感染和血栓，以免诱发心力衰竭。对于心功能Ⅲ级以上的患者，不宜哺乳。对于不宜再妊娠者，应考虑产后 1 周行绝育术。

73. 什么是子痫前期？什么是子痫？

答：子痫前期：(1) 轻度：妊娠 20 周以后出现收缩压≥140mmHg 或舒张压≥90mmHg，伴有尿蛋白≥0.3g/24h，或随机尿蛋白(+)。

(2) 重度：血压和尿蛋白持续升高，发生母体脏器功能不全或胎儿并发症。其中有以下一项即可诊断重度子痫前期：①血压持续升高：血压≥160/110mmHg；②伴有尿蛋白≥5.0g/24h，或随机尿蛋白≥(+++)；③持续性头痛或视觉障碍或其他神经症状；④持续性上腹不适或疼痛；⑤肝功能异常：肝酶升高；⑥肾功能

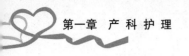

异常：少尿（24 小时尿量≤400ml 或每小时尿量＜17ml 或血肌酐＞106μmol/L）；⑦低蛋白血症伴有胸腔或腹腔积液；⑧血液系统异常：血小板持续下降并低于 $100×10^9/L$；血管内溶血、贫血、黄疸或 LDH 升高；⑨心力衰竭、肺水肿；⑩胎儿生长发育受限或羊水过少；⑪妊娠 34 周以前发病为早发型。

子痫：在子痫前期的基础上出现抽搐发作，或伴有昏迷。

74. 子痫患者发作的临床表现及并发症有哪些？

答：患者子痫发作的临床表现有：①子痫前期基础上发生抽搐。②表现为抽搐、面部充血、口吐白沫、深昏迷、眼球固定、瞳孔散大、牙关紧闭、全身呈现高张阵挛惊厥，有节律的肌肉收缩和紧张。③抽搐时呼吸暂停、面色青紫，抽搐期间患者神志丧失。抽搐持续 1 分钟左右，强度有所减弱，全身肌肉松弛。

子痫的并发症：HELLP 综合征、胎盘早剥、心衰、围生儿死亡。

75. 子痫患者的护理要点有哪些？

答：子痫患者的护理要点包括：①控制抽搐：配合医生使用镇静剂控制抽搐患者。②设专人护理，防止受伤：备好抢救物品，开口器及舌钳。患者发生抽搐时，要保持呼吸道通畅，将患者头偏向一侧，以防黏液吸入呼吸道，使用开口器及舌钳，防止舌咬伤或舌后坠的发生。③减少刺激，以防诱发抽搐：将患者置于单间病室，暗化房间，尽量集中各项治疗和护理操作，避免声、光的刺激及频繁打扰患者，给予镇静、休息。④密切监测生命体征：严密监护血压、脉搏、呼吸、体温及尿量情况，准确记录出入量，必要时检查血、尿及电解质等指标，及时发现脑出血、肺水肿及急性肾衰竭等并发症。⑤适时终止妊娠：若子痫患者已临产，要严密观察产程进展，做好母婴抢救准备；不能顺利自然分娩者，在子痫控制 6～12 小时后可考虑终止妊娠。

76. HELLP 综合征的定义是什么？

答：HELLP 综合征以溶血、肝酶升高及血小板减少为特点，常危及母儿生命。

77. 羊水栓塞发生的时间及原因是什么？

答：羊水栓塞多发生在产时或羊膜破裂时，也可以发生在产后，多见于足月产，中期引产或钳刮术也可能发生。原因是污染羊水中的有形物质在特定的条件下进入母体血液循环造成。

78. 羊水进入母体循环必备的 3 个条件是什么？

答：必备的 3 个条件包括：①羊膜腔内压力增高（子宫收缩过强）；②宫颈或宫体损伤处有开放的血窦；③胎膜破裂。

79. 羊水栓塞的发病机制是什么？

答：羊水栓塞是由于污染羊水中的有形物质（胎儿毳毛，角化上皮，胎脂，胎粪）和促凝物质进入母体血液循环引起。有研究显示，羊水栓塞主要是过敏性变态反应，是羊水进入母体循环后，通过阻塞肺小血管，引起母体对胎儿抗原窗打开通风或调节室内空调温度。必要时给予物理方法降温，使用冷水或酒精擦浴，在产妇头、腋下、腹股沟、腘窝浅表大血管分布区放置冰袋，帮助身体散热。同时按摩四肢，促进肢体血液循环（循环衰竭者禁用物理降温，以免血管收缩加重循环衰竭）。④遵医嘱使用药物进行降温、纠正电解质紊乱及酸中毒，注意产妇用药后的反应；输液治疗时，注意控制滴速，防止液体进入过快造成心衰和脑水肿。⑤每30分钟测量体温一次，观察体温变化，体温降至38℃时，停止降温。⑥预防坠床：产妇意识不清楚时，应加床栏，防止坠床。

57. 产后子宫感染的定义是什么？

答：产后子宫感染是指细菌经胎盘剥离面侵入并扩散到子宫蜕膜层引起的急性子宫内膜炎。产后子宫感染包括急性子宫内膜炎、子宫肌炎。

58. 子宫感染的发生机制是什么？

答：子宫感染的发生机制与病原菌的入侵途径、菌种、毒力、数量、产妇局部及机体免疫力有关。正常子宫无菌，子宫感染主要由阴道内正常菌群引起。一定诱因促发下，病原菌才侵入子宫致病。①在机体的局部或全身免疫功能低下，抗病力减弱时方可致病：当孕妇处于贫血状态，或营养不良，或合并慢性疾病，都会增加感染机会；②分娩有关的诱因：胎膜早破是引起阴道内病原菌上行性感染的最常见原因，且感染与破膜的时间密切相关。

59. 产后子宫感染的临床表现有哪些？

答：临床表现有子宫内膜充血、坏死，阴道内有大量脓性分泌物、有臭味。若为子宫肌炎，子宫压痛明显，子宫复旧不良，并伴有高热、寒战、头痛，白细胞增高。

60. 产后子宫感染的并发症有哪些？

答：产后子宫感染并发症主要有：脓毒血症及败血症；急性盆腔炎；弥漫性腹膜炎；血栓性静脉炎。

61. 产后子宫感染的处理原则是什么？

答：产后子宫感染的处理原则为：①一般处理：定时测量血压、脉搏、呼吸、体温，及时发现变化，注意感染性休克的表现。②支持疗法：增强营养，补充维生素，纠正水、电解质失衡；采取半坐卧位，利于恶露引流或使炎症局限于盆腔。③控制感染：针对需氧菌和厌氧菌的混合感染，应使用广谱高效抗生素联合用药，保持有效血药浓度。④手术治疗：子宫严重感染者，经上述治疗无效，炎症继续扩展，不能控制出血、败血症或脓毒血症时，应及时行子宫切除术，以清除感染灶，抢救患者生命。

62. 什么是产后血栓性静脉炎？

答：产后细菌侵犯感染子宫静脉，进而扩展到卵巢静脉、髂内静脉、髂总静脉及阴道静脉、下肢静脉，尤以卵巢静脉为多见的疾病称产后血栓性静脉炎。

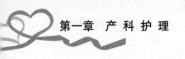

63. 产后血栓性静脉炎的临床表现有哪些?

答:血栓性静脉炎:在产后 1～2 周,出现高热、寒战且反复发作持续至数周,下肢出现持续性疼痛、水肿、皮肤苍白,俗称"股白肿"。

64. 产褥期如何预防下肢静脉血栓?

答:产褥期下肢静脉血栓的预防措施:①产后卧床期间,要加强对双下肢的锻炼,如每天伸屈下肢 2～3 次,每次 5～10 分钟,也可将下肢上抬,每次维持 3～5 分钟;②产妇若自行活动不便时,请家属协助予以按摩双下肢;③如没有下床禁忌证的产妇,产后 12 小时尽量下床活动。

65. 产后出血的护理要点有哪些?

答:产后出血的护理要点包括:①配合医生积极组织抢救,迅速止血,按摩子宫、给予宫缩剂;②快速建立静脉通道,采取输液、输血补充血容量,纠正失血性休克;③查找出血的原因,采取针对性措施进行止血;④严密观察产妇出血量、血压、脉搏、呼吸、尿量等变化,做好记录,必要时予以吸氧;⑤做好产妇心理护理,解除其紧张、恐惧感;⑥防止产褥感染及再出血的发生,给予抗感染治疗;⑦加强营养,注意休息,纠正贫血,增强体力,以促进身体的康复。

66. 产后出血的预防措施有哪些?

答:加强产妇产前、产时及产后出血的预防。①产前预防:加强围生期保健,对可能发生产后出血的高危人群及时治疗,对高危妊娠者,如妊娠高血压疾病、贫血、血液病、肝炎、多胎妊娠及羊水过多等孕妇应提前入院,适时终止妊娠,做好抢救准备。②产时预防:严密观察产程进展,加强整个产程的监控,正确处理产程,防止产程延长,尽早使用子宫收缩药。胎盘娩出正确及测量出血量,仔细检查胎盘、胎膜是否完整。③产后预防:80% 出血是发生在产后 2 小时,要密切监测生命体征,包括血压、脉搏、阴道出血量、宫底高度、膀胱充盈度;督促产妇及时排空膀胱;新生儿早期哺乳能刺激子宫收缩,减少产后出血。

67. 产妇出院后如何判断是否是晚期产后出血?

答:晚期产后出血以产后 1～2 周发病最常见,亦有迟至产后 4～6 周发病。因此,责任护士在产妇出院前应做好有关产褥期出血观察的健康教育,产妇在产褥期可以观察阴道出血情况,如阴道流血持续不断,或阴道突然大量出血,可能是晚期产后出血,应及时就医。产后 7～10 天阴道大量出血,引起的原因可能是胎盘、胎膜残留;剖宫产子宫下段切开裂开所致的阴道出血,多发生在手术后 2～4 周。

68. 晚期产后出血的护理措施有哪些?

答:护理措施包括:①收集并了解产妇病史、分娩史及手术产史,认真评估出血情况,出血多者迅速选择适宜血管建立外周静脉通路,保持输液通畅,做好输血准备;②观察病情变化;③预防感染;④心理护理:产妇因阴道出血时间张，宫体平滑肌收缩，牵拉宫颈；促进子宫平滑肌细胞间缝隙连接的形成。普贝生为淡黄色、半透明的长椭圆形片状栓剂。

14. 普贝生引产的适应证和禁忌证有哪些?

答：引产适应证：普贝生适用于妊娠足月（孕 38 周后），其宫颈 Bishop 评分≤6 分，单胎头先露，有引产指征且无母婴禁忌证。药品使用禁忌证：心脏病，急性肝肾疾病，严重贫血，青光眼，哮喘，癫痫等患者禁忌使用。产科使用禁忌证：瘢痕子宫；头盆不称；胎位异常；胎儿窘迫；急性盆腔炎或阴道炎的；3 次以上足月产；多胎妊娠；已经开始临产；正在使用缩宫素；药物过敏的孕妇禁忌使用。

15. 普贝生引产的使用方法有哪些?

答：有使用适应证的孕妇做好放药准备，工作人员自冰箱冷冻室取出后，直接置入孕妇阴道后穹隆处；单次用药，不需严格无菌；放置后，确保孕妇卧床休息 20～30 分钟，以保证栓剂固定，避免脱落；放置后 24 小时、临产、破膜、宫缩异常、胎儿窘迫或其他异常情况时应取出栓剂；不要与缩宫素同时使用，可在取出栓剂 30 分钟后给予缩宫素滴注。

16. 普贝生取出的指征有哪些?

答：孕妇临产；放置已达 24 小时或出现过强或过频的宫缩（10 分钟达 5 次宫缩，或每次宫缩时间持续超过 60 秒）；胎心率异常时；母亲对 PGE 发生系统性副作用的症状：如恶心、呕吐、低血压、心率过速等；人工破膜或自然破膜时；静脉滴注缩宫素时应取出药物。

17. 普贝生的不良反应有哪些?

答：胎儿宫内窘迫；孕妇出现恶心、呕吐；低血压、心动过速。

18. 依沙吖啶的作用机制是什么?

答：依沙丫啶（又称利凡诺、雷弗奴尔）的作用机制是综合性的。它可使蜕膜细胞变性坏死，溶酶体崩解，释放磷脂酶，促使花生四烯酸转化为前列腺素，从而引起子宫收缩，导致流产。

19. 依沙丫啶引产的适应证和禁忌证有哪些?

答：（1）适应证：妊娠 14～27 周要求终止妊娠且无禁忌证者；凡患某种疾病（包括遗传性疾病）不宜继续妊娠者；产前诊断胎儿畸形者。

（2）禁忌证：①绝对禁忌证：全身健康状况不良，不能耐受手术者；各种疾病的急性阶段；有急性生殖道炎症或穿刺部位皮肤有感染者；中央性前置胎盘者；对依沙丫啶过敏者。②相对禁忌证：子宫体上有手术瘢痕，宫颈有陈旧性裂伤，子宫颈因慢性炎症电灼术后，子宫发育不良者；术前 24 小时内 2 次（间隔 4 小时）测量体温，均在 37.5℃ 以上者。

20. 依沙丫啶的使用方法有哪些?

答：羊膜腔注射：将依沙丫啶 50～100mg 注入羊膜腔内，能引起子宫收缩，

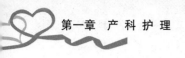

促使胎儿和胎盘娩出。

21. 依沙丫啶的不良反应有哪些?

答:主要为流产后出血较多和胎膜残留率较高,其次为软产道损伤和感染,注入剂量过大时可能引起产妇肝和肾衰竭而死亡;宫缩开始后,常出现体温上升和白细胞计数增高,胎儿娩出后可恢复正常;偶可引起过敏反应。

22. 米非司酮的作用机制是什么?

答:米非司酮为孕激素受体水平的拮抗剂,具有终止早孕、抗着床、诱导月经和促进宫颈成熟的作用。抗早孕机制主要是通过与孕酮竞争受体,使孕酮维持蜕膜发育的作用受到抑制,胚囊从蜕膜剥离。米非司酮能明显增加妊娠子宫对前列腺素的敏感性。米非司酮和前列腺素类药物序贯用药,可提高完全流产率,米非司酮与糖皮质激素受体亦有一定结合率。

23. 米非司酮的适应证和禁忌证有哪些?

答:①适应证:与前列腺素序贯合并使用,用于终止停经49天内的妊娠。用于妇科手术操作,如宫内节育器的放置和取出、取子宫内膜标本、宫颈管发育异常的激光分离以及宫颈扩张和刮宫术。用于催经止孕:于月经周期第23~26天,每天100~200mg,连服4天。用于扩宫颈:每次100~200mg。②禁忌证:对本药过敏者;心、肝、肾疾病及肾上腺皮质功能不全者;长期服用甾体激素、有凝血机制障碍者;怀疑宫外孕者;在与前列腺素序贯使用时,对前列腺素类药物有禁忌者,如青光眼、哮喘、过敏体质等。早孕反应严重者。

24. 米非司酮的使用方法有哪些?

答:米非司酮为口服给药,可与卡前列甲酯栓或米索前列醇序贯用药。

25. 米非司酮的不良反应?

答:部分妇女用药后可出现恶心、呕吐、眩晕、乏力和下腹痛,偶可有皮疹。米非司酮和前列腺素序贯用药抗早孕时,使用前列腺素后有腹痛,部分孕妇可发生呕吐、腹泻,少数有颜面潮红、手足心痒和发麻现象。

26. 间苯三酚的作用机制是什么?

答:直接作用于胃肠道和泌尿生殖道平滑肌,是亲肌性非阿托品非罂粟碱类纯平滑肌解痉药。

27. 间苯三酚的适应证和禁忌证有哪些?

答:①适应证:消化系统和胆道功能障碍引起的急性痉挛性疼痛;急性痉挛性尿道、膀胱、肾绞痛;妇科痉挛性疼痛。②禁忌证:对该药过敏者禁用;由于物理化学反应,该注射液不能与安乃近在同一注射空针混合使用(可引起血栓性静脉炎);避免与吗啡及其衍生物类药同用,因这类药物有致痉作用。

28. 间苯三酚的使用方法有哪些?

答:间苯三酚的给药方法:可肌内或静脉注射。

产生的过敏反应，及一系列病理生理变化。

80. 羊水栓塞的处理原则及急救配合是什么？

答：一旦发生羊水栓塞，应迅速识别并立即采取对症处理及急救配合。

（1）抗过敏，纠正呼吸循环功能衰竭，改善低氧血症。

（2）抗休克，防治 DIC，补充血容量，纠正酸中毒。

（3）预防肾衰竭。

第五节 产科常用药物知识

一、促进子宫收缩的药物

1. 缩宫素的作用机制是什么？

答：缩宫素是自猪、牛、羊等动物的垂体后叶中提取或化学合成而得。它能有选择地兴奋子宫平滑肌，由于药物不同、剂量不同及子宫的生理状态不同，用药后可表现为子宫节律性收缩或强直性收缩。小剂量可增强子宫的节律性收缩，主要用于产前孕妇的引产或催产。大剂量能引起强直性收缩，使子宫肌层内血管受压而起止血作用，能有效地控制产后出血。

2. 缩宫素的使用途径是什么？

答：产前孕妇使用静脉滴注法，建议采用静脉输液泵输注以保证输注剂量的准确性。产后可以使用静脉滴注和肌内注射两种方法。

3. 缩宫素的不良反应有哪些？

答：最常见的是宫缩异常，以及由此导致急产、子宫破裂、胎儿窘迫；恶心、呕吐，心率加快或心律失常；药物过敏反应；大剂量使用可引起高血压或水潴留。

4. 缩宫素引产的适应证和禁忌证有哪些？

答：适应证：妊娠合并症经治疗无效，继续妊娠将严重威胁母儿生命时；部分妊娠并发症，如妊娠高血压疾病等经治疗无效，病情严重威胁母儿安全时；胎膜早破＞35 孕周，胎肺成熟，宫颈成熟可引产；过期妊娠；死胎、胎儿畸形；禁忌证：缩宫素过敏者；明显头盆不称、骨盆狭窄者；瘢痕子宫者；胎位异常者；胎盘功能严重低下及羊水过少者；严重宫内感染者；羊水过多、多胎妊娠、巨大胎儿和心、肺及肝功能不全者为相对禁忌；其他有剖宫产指征者；宫颈成熟度差 Bishop 评分≤6 分者；无缩宫素引产监测条件者；≥5 胎的经产妇和高龄初产妇慎用。

5. 缩宫素引产时的注意事项有哪些？

答：引产前应测孕妇的血压，听胎心，检查宫口扩张情况、胎先露、病历记录等；操作方案：先用 5% 葡萄糖注射液静脉滴注，调整滴数后加入缩宫素混匀；引产宜从低浓度、慢速度开始，常用浓度为 0.5%，滴数开始一般为 8 滴 / 分，

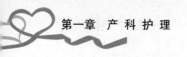

根据子宫收缩情况，每30～60分钟调节一次滴速，一般每次增加4～6滴/分，最快滴速不超过40滴/分，最大浓度不超过1%；引产时应告诉孕妇不可自行调整滴速；引产期间密切观察宫缩的频率、强度与持续时间和胎心情况等，并及时记录。如有异常，应立即停止引产并报告医生；催产素引产一般在白天进行，一次引产液以不超过1000ml为宜，不成功时第二天可重复，或改用其他方法。

6. 卡贝缩宫素的作用机制是什么？

答：卡贝缩宫素是一种合成的具有激动剂性质的长效催产素九肽类似物。卡贝缩宫素与子宫平滑肌的催产素受体结合，引起子宫的节律性收缩，在原有的收缩基础上，增加其频率和增加子宫张力。在非妊娠状态下，子宫的催产素受体含量很低，在妊娠期间增加，分娩时达高峰。因此卡贝缩宫素对非妊娠的子宫没有作用，但是对妊娠子宫和刚分娩的子宫具有有效的子宫收缩作用。

7. 卡贝缩宫素的使用方法有哪些？

答：新生儿娩出后，单剂量静脉注射100μg（1ml）卡贝缩宫素，缓慢地在1分钟内一次性给予。卡贝缩宫素可以在胎盘娩出前或娩出后使用。

8. 卡贝缩宫素的不良反应有哪些？

答：常见恶心、腹痛、瘙痒、面红、呕吐、热感、低血压、头痛和震颤；偶见背疼、头晕、金属味、贫血、出汗、胸痛、呼吸困难、寒战、心动过速和焦虑。

9. 卡孕栓的作用机制是什么？

答：天然前列腺素$F_{2\alpha}$（$PGF_{2\alpha}$）广泛存在于人体各组织与体液中，卡前列酸系$PGF_{2\alpha}$的衍生物，有增加子宫收缩频率和收缩幅度，增强子宫肌收缩力的作用；能抑制内源性黄体激素的分泌，降低血浆孕酮水平，终止妊娠，具有较强的抗生育作用。

10. 卡孕栓的使用途径是什么？

答：阴道给药，一般将本药放置于阴道后穹隆处。产后出血时可阴道放置，黏附于阴道前壁上1/3处。

11. 卡孕栓的不良反应有哪些？

答：少数人面部潮红，很快消失；前列腺素可能引起的一般不良反应，如胃肠道、心血管系统症状等；主要为腹泻、恶心、呕吐、腹痛等。

12. 卡孕栓的储存有哪些要求？

答：遮光，密闭，低温（低于-5℃）保存。

二、促宫颈成熟和引产常用药物

13. 普贝生引产的作用机制是什么？

答：普贝生通过改变宫颈细胞外基质成分，软化宫颈，如激活胶原酶，使胶原纤维溶解和基质增加；影响宫颈和子宫平滑肌，使宫颈平滑肌松弛，宫颈扩语、睡眠障碍,甚至幻觉,对苯二氮䓬类药物过敏者,可能对本药过敏;低蛋白血症时,可导致易嗜睡难醒。

43. 冬眠合剂由哪些药物组成?

答:冬眠合剂组成的药物有:哌替啶 100mg、氯丙嗪 50mg、异丙嗪 50mg,通常以 1/3 或 1/2 量肌内注射,或加入 5% 葡萄糖 250ml 内静脉滴注。

44. 冬眠合剂使用的注意事项有哪些?

答:严格掌握适应证及禁忌证。在冬眠过程中需有专人负责,密切观察患者病情及按时记录血压、脉搏、呼吸、体温及尿量。如患者有躁动应加快滴速,如为止痛,只需患者不达到疼痛,可使之处于半冬眠状态。如允许患者进食,每6~8 小时让患者清醒 1 次;不能进食者应予鼻饲及静脉给予营养液。加强护理工作,适当为患者进行翻身及按摩,以免引起压疮。冬眠只能作为一种催眠及辅助疗法,不可忽视有效的基本治疗。

45. 硝酸甘油的作用机制是什么?

答:硝酸甘油能降低血管平滑肌张力,对静脉容量血管的这种作用比动脉血管显著,减少静脉回心血量而降低心脏充盈压力。心脏充盈压力的下降可减少左室舒张末期容积和前负荷,从而显著降低心肌耗氧量。硝酸甘油还可降低全身血管阻力、肺血管和动脉血管压力,从而降低后负荷。硝酸甘油使血流沿心外膜到心内膜的侧支血管床重新分布,从而改善心肌供氧。

46. 硝酸甘油的适应证和禁忌证有哪些?

答:适应证:用于冠心病心绞痛的治疗及预防,也可用于降低血压或治疗充血性心力衰竭。禁忌证:禁用于心肌梗死早期、严重低血压及心动过速时、严重贫血、青光眼、颅内压增高和已知对硝酸甘油过敏的患者。还禁用于使用枸橼酸西地那非(万艾可)的患者,后者增强硝酸甘油的降压作用。

47. 硝酸甘油的使用方法有哪些?

答:硝酸甘油用 5% 葡萄糖注射液或氯化钠注射液稀释后静脉给药,最好用输液泵恒速输入。患者对本药的个体差异很大,静脉给药无固定适合剂量,应根据患者个体的血压、心率和其他血流动力学参数来调整用量。

48. 硝酸甘油使用的不良反应有哪些?

答:使用硝酸甘油的不良反应包括:头痛;偶可发生眩晕、虚弱、心悸和其他直立性低血压的表现;治疗剂量可发生明显的低血压反应,表现为恶心、呕吐、虚弱、出汗、苍白和虚脱;晕厥、面红、药疹和剥脱性皮炎均有报告。

49. 硝酸甘油的使用注意事项有哪些?

答:应使用能有效缓解急性心绞痛的最小剂量,过量可能导致耐受现象;小剂量可能发生严重低血压,尤其在直立位时;应慎用于血容量不足或收缩压低的患者;发生低血压时可合并心动过缓,加重心绞痛;加重梗阻性肥厚型心肌病

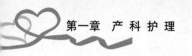

引起的心绞痛;易出现药物耐受性;如果出现视物模糊或口干,应停药;剂量过大可引起剧烈头痛;静脉滴注本品时,由于许多塑料输液器可吸附硝酸甘油,因此应采用非吸附本品的输液装置,如玻璃输液瓶等;静脉使用本品时须采用避光措施。

四、降糖药物——胰岛素

50. 胰岛素的作用机制是什么?

答:胰岛素主要作用于肝脏、肌肉和脂肪组织,调节糖、蛋白质和脂类的代谢与贮存,它是主要的合成代谢激素。在肝脏胰岛素与肝细胞上的胰岛素受体结合,通过一系列化学反应促进糖原合成和脂肪酸的合成,使葡萄糖变成糖原储存起来,抑制糖原分解和酮体生成,抑制其他物质转化成糖,从而降低了肝脏葡萄糖的输出;此外,胰岛素还可以刺激某些外周组织,特别是骨骼肌和脂肪对葡萄糖的摄取,在肌肉组织它可以使葡萄糖转化为肌糖原储存起来,以备肌肉活动利用,在脂肪组织它可以帮助合成脂肪酸储存能量。

51. 胰岛素的使用方法有哪些?

答:胰岛素可皮下注射,常选择双上臂外侧、腹部两侧、臀部及大腿外侧等部位。

52. 胰岛素的储存有哪些要求?

答:胰岛素须保存在10℃以下的冷藏器内,在2～8℃的冰箱中可保持活性不变2～3年;使用时,在温度<30℃和>2℃的地方均可。

53. 胰岛素使用的不良反应有哪些?

答:低血糖;过敏;体重增加;皮下脂肪萎缩或肥厚;屈光不正;胰岛素性水肿;胰岛素抵抗和高胰岛素血症。

五、其他药物及产科药物用药知识

54. 地塞米松的作用机制是什么?

答:地塞米松可减轻和防止组织对炎症的反应,通过抑制炎症细胞,包括巨噬细胞和白细胞在炎症部位的集聚,并抑制吞噬作用、溶酶体酶的释放以及炎症化学中介物的合成和释放,从而起到抗炎作用。免疫抑制作用包括防止或抑制细胞介导的免疫反应,延迟性的过敏反应,减少T淋巴细胞、单核细胞、嗜酸性粒细胞的数目,降低免疫球蛋白与细胞表面受体的结合能力,并抑制白介素的合成与释放,从而降低T淋巴细胞向淋巴母细胞转化,并减轻原发免疫反应的扩展。可降低免疫复合物通过基底膜,并能减少补体成分及免疫球蛋白的浓度。

55. 地塞米松的适应证有哪些?

答:主要用于过敏性与自身免疫性炎症性疾病。多用于结缔组织病、活动

29. 间苯三酚的不良反应有哪些?

答:患者使用后极少有过敏反应,如皮疹、荨麻疹。

三、解痉、镇静、降压药物

30. 硫酸镁的作用机制是什么?

答:镁离子抑制运动神经末梢释放乙酰胆碱,阻断神经肌肉接头间的信息传导,使骨骼肌松弛;镁离子刺激血管内皮细胞合成前列腺素,抑制内皮素合成,降低机体对血管紧张素Ⅱ的反应,从而缓解血管痉挛状态;镁离子通过阻滞谷氨酸通道阻止钙离子内流,解除血管痉挛、减少血管内皮损伤;镁离子可提高孕妇和胎儿血红蛋白的亲和力,改善氧代谢。因此硫酸镁具有很强的抗惊厥和降血压作用。

31. 使用硫酸镁的适应证有哪些?

答:硫酸镁可控制子痫抽搐及防止再抽搐;预防重度子痫前期发展为子痫;子痫前期临产前用药预防抽搐。

32. 硫酸镁的使用方法有哪些?

答:硫酸镁可静脉给药结合肌内注射。24 小时硫酸镁给药总量为 25～30g,疗程为 24～48 小时。

33. 硫酸镁的不良反应有哪些?

答:静脉注射硫酸镁常引起患者颜面潮红、出汗、口干等症状;快速静脉注射时可引起恶心、呕吐、心慌、头晕,个别患者出现眼球震颤,减慢注射速度症状可消失。患者肾功能不全、用药剂量大,可发生血镁积聚,血镁浓度达 3.5mmol/L 即可出现中毒症状。连续使用硫酸镁可引起便秘,部分患者可出现麻痹性肠梗阻,停药后好转。极少数血钙降低,再现低钙血症。少数孕妇出现肺水肿。

34. 硫酸镁的注意事项有哪些?

答:使用硫酸镁可发生中毒,因此在患者具备下列条件时才能应用:膝腱反射存在;呼吸≥16 次/分;尿量≥17ml/h(400ml/24h),同时使用应备好 10% 葡萄糖酸钙作为硫酸镁中毒时解救使用。如患者同时合并肾功能不全、心肌病、重症肌无力等,则硫酸镁应慎用或减量使用。如条件许可,用药期间可监测血清镁离子浓度。

35. 硫酸镁的停药指征有哪些?

答:血清镁离子有效治疗浓度为 1.8～3.0mmol/L,超过 3.5mmol/L 即可出现中毒症状,应立即停药。

36. 硫酸镁中毒后如何紧急处理?

答:镁离子中毒时停用硫酸镁并缓慢静脉推注(5～10 分钟)10% 葡萄糖酸钙 10ml。

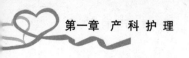

37. 盐酸尼卡地平(佩尔)的作用机制是什么?

答: 盐酸尼卡地平(佩尔)的作用机制是抑制心肌与血管平滑肌的跨膜钙离子内流而不改变血钙浓度,其作用在血管平滑肌胜于在心肌,故其血管选择性较强。本品选择性扩张冠状血管平滑肌,此作用产生时的血药浓度不产生负性肌力作用,对心律及心收缩力的影响极小;降低周围血管阻力,降压时会有反射性心率加快和心肌收缩性增强;使心脏射血分数及心排血量增多,而左室舒张末压改变不多;能够抑制环磷腺苷磷酸二酯酶,使细胞内 cAMP(是细胞膜上的一种特异性腺苷酸环化酶)水平上升,直接作用于血管平滑肌而使血管扩张,产生稳定降压的作用;能够降低心肌的乳酸摄取,降低心肌耗氧量及总外周阻力,增加冠脉侧支循环,使冠状动脉血流增加。

38. 盐酸尼卡地平(佩尔)的使用注意事项有哪些?

答: 盐酸尼卡地平(佩尔)的使用注意事项有:①对本药或者其他钙通道阻滞药过敏者、重度主动脉狭窄者、颅内出血尚未完全止血者、脑卒中急性期颅内压增高者禁用注射液。②本品作用因人而异,因此应在充分监测血压、心率等情形下慎重用药。③对高血压急症,静推本品使血压达到目标后,仍需继续进行降压治疗,且有可能时应改为口服。④高血压急症在停用本品时应逐渐减量,停药后仍应细心观察血压,避免血压回升;此外改为口服时,也应注意血压再次上升。⑤若注射部位出现疼痛或发红时,应改变注射部位。⑥有肝、肾功能障碍的患者或主动脉瓣狭窄症患者慎用。⑦孕妇必须在认真权衡利弊后慎用。哺乳期妇女避免使用,如需应用应停止哺乳。⑧老年人用药时应从低剂量开始,仔细观察病情,慎重给予;本品对小儿的安全性尚未确立。⑨本品对光不稳定,使用时应避免阳光直射。⑩注意观察不良反应:心动过速、心慌、面赤、恶心、全身不适感、心电图变化;肝、肾功能障碍;其他有时会出现头痛、体温上升、尿量减少、血液总胆固醇下降。

39. 盐酸尼卡地平(佩尔)的使用方法有哪些?

答: 盐酸尼卡地平(佩尔)用生理盐水或 5% 葡萄糖注射液稀释后,以盐酸尼卡地平计,0.01%～0.02%(1ml 中的含量为 0.1～0.2mg)的溶液进行静脉给药。将血压降到目标值后,边监测血压边调节给药速度。

40. 地西泮的适应证有哪些?

答:抗焦虑;镇静催眠;抗癫痫、抗惊厥;中枢性肌肉松弛作用或用于全麻的诱导和麻醉前给药。

41. 地西泮的使用方法有哪些?

答:地西泮可口服给药;肌内注射;静脉注射。

42. 地西泮的注意事项有哪些?

答:使用地西泮常见副作用有:嗜睡、头晕、乏力等,个别患者可有兴奋、多本品 2 支共 100mg，用静滴溶液 500ml 稀释为 100mg/500ml（0.2mg/ml）的溶液，开始时应控制滴速使剂量为 5 滴 / 分，每 10 分钟增加 5 滴 / 分，直至达到预期效果，通常保持在 15～35 滴 / 分，待宫缩停止，继续输注至少 12～18 小时。口服：静脉滴注结束前 30 分钟开始口服治疗，最初 24 小时口服剂量为每 2 小时 1 片（10mg），此后每 4～6 小时 1～2 片（10～20mg），每日总量不超过 12 片（120mg）。每天常用维持剂量在 80～120mg（8～12 片），平均分次给药。

70. 盐酸利托君（安宝）的不良反应有哪些？

答：使用盐酸利托君（安宝）的不良反应：心悸、心动过速，有时出现面色潮红、胸痛等，严重者可发生肺水肿。

71. 盐酸利托君（安宝）使用的注意事项有哪些？

答：滴注时要经常监测妊娠子宫收缩频率、心率、血压和胎儿心率；密切观察滴注速度，使用可控制的输注装置或调整分钟滴数；为预防由腔静脉综合征引起的低血压，输注时应保持左侧卧位；避免用于心脏病或潜在心脏病患者；本品可以升高血糖及降低血钾，故糖尿病患者及使用排钾利尿药的患者慎用，在延长输液期间，密切监测糖尿病患者或排钾利尿患者的生化指标变化；因与皮质类固醇并用时，要严密监测患者，避免体液过多发生肺水肿。

72. 低分子肝素钙（速碧林）的作用机制是什么？

答：低分子肝素钙具有明显的抗凝血因子 Xa 活性，抗凝血因子 IIa 或抗凝血酶活性较低。低分子肝素钙可抑制体内、外血栓和动静脉血栓的形成，但不影响血小板聚集和纤维蛋白原与血小板的结合。在发挥抗栓作用时，出血的可能性较小。

73. 低分子肝素钙（速碧林）的适应证有哪些？

答：低分子肝素钙（速碧林）的适应证有：预防血栓栓塞性疾病，特别是预防普通外科手术或骨科手术的血栓栓塞性疾病；治疗血栓栓塞性疾病，在血液透析中预防血凝块形成。

74. 低分子肝素钙（速碧林）的使用方法有哪些？

答：低分子肝素钙（速碧林）的使用方法有：皮下注射、静脉注射给药。

75. 低分子肝素钙（速碧林）使用的不良反应有哪些？

答：偶有血小板减少症、血栓形成、出血迹象，注射部位发生皮肤坏死、血肿，过敏反应，转氨酶增高。

76. 维生素 K 使用的适应证及禁忌证有哪些？

答：适应证：凝血酶过低症；维生素 K_1 缺乏症；新生儿自然出血症的防治；梗阻性黄疸、胆瘘、慢性腹泻等所致出血；香豆素类、水杨酸钠等所致的低凝血酶原血症；维生素 K 还具有镇痛、缓解支气管痉挛的作用，对内脏平滑肌绞痛、胆管痉挛、肠痉挛引起的绞痛有明显的效果。禁忌证：严重肝脏疾患或肝功能

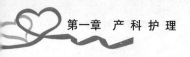

不良者禁用。

77. 维生素 K 的使用方法有哪些？

答：维生素 K 可肌内注射；深部皮下注射；静脉注射；口服给药。

78. 维生素 K 使用的不良反应有哪些？

答：偶见过敏反应；静脉注射过快（超过 5mg/min），可引起面部潮红、出汗、支气管痉挛、心动过速、低血压等；肌内注射可引起局部红肿和疼痛；新生儿应用本品后可能出现高胆红素血症，黄疸和溶血性贫血。

79. 乙肝疫苗的储存有哪些要求？

答：乙肝疫苗的储存应保存于 2～8℃环境中、储存在暗处，并严防冻结。

80. 乙肝疫苗的使用方法和不良反应有哪些？

答：乙肝疫苗的使用方法有：上臂三角肌肌内注射。基础免疫程序为 3 针，分别在第 0 个月、第 1 个月、第 6 个月接种。新生儿第 1 针在出生后 24 小时内注射。每 1 次剂量为 10μg。不良反应：个别可有注射局部疼痛、红肿或中低度发热，一般不需特殊处理，可自行缓解，必要时可对症治疗。

81. 卡介苗的储存有哪些要求？

答：卡介苗应保存在 2～8℃环境中，暗处储存。

82. 卡介苗的使用方法和不良反应有哪些？

答：使用方法：用灭菌的 1ml 注射器将随制品附发的稀释液定量加入冻干皮内注射用卡介苗安瓿中，放置约 1 分钟，摇动安瓿使之溶化后，用注射器来回抽动数次，使充分混匀。每支安瓿自稀释时起，必须在半小时内用完，以防污染。先用 75% 乙醇消毒上臂外侧三角肌中部略下处皮肤，然后用灭菌的 1ml 注射器吸取摇匀的菌苗，皮内注射 0.1ml。

不良反应：接种 2 周左右出现局部红肿、浸润、化脓，并形成小溃疡，严重者宜采取适当治疗处理。接种中偶可发生下列反应：淋巴结炎症；类狼疮反应；瘢痕。

83. 能量合剂的适应证与禁忌证有哪些？

答：适应证：临床可用于肾炎、肝炎、肝硬化及心衰等。禁忌证：对胰岛素过敏者禁用。

84. 能量合剂的使用方法有哪些？

答：肌内注射，一次 1 支，用 2ml 生理盐水溶解后肌注，一日 1～2 次；静脉滴注：一次 1～2 支溶于 5% 葡萄糖液 500ml 中缓慢静滴。

85. 能量合剂使用的不良反应有哪些？

答：静滴过快易引起心悸、出汗等不良反应，因本品含有胰岛素，故不宜空腹使用。

86. 妊娠合并心脏病心衰急救常用药物有哪些？

答：①强心药：应用快速洋地黄制剂以改善心肌状况；②利尿药：常用呋塞

性风湿病、类风湿关节炎、红斑狼疮、严重支气管哮喘、严重皮炎、溃疡性结肠炎、急性白血病等,也用于某些严重感染及中毒、恶性淋巴瘤的综合治疗。产科用于孕周<34周的胎儿早产前促进胎肺成熟。

56. 地塞米松的使用方法有哪些?

答:一般剂量静脉注射每次2～20mg或遵医嘱;静脉滴注时,应以5%葡萄糖注射液稀释,可2～6小时重复给药至病情稳定,但大剂量连续给药一般不超过72小时。用于促进胎儿胎肺成熟时,肌内注射5～6mg,每8～12小时一次。用于鞘内注射每次5mg,间隔1～3周注射一次;关节腔内注射一般每次0.8～4mg,按关节腔大小而定。

57. 甲泼尼龙的作用机制是什么?

答:甲泼尼龙是一种合成的糖皮质激素,具有很强的抗炎、免疫抑制及抗过敏活性。糖皮质激素扩散透过细胞膜,并与胞质内特异的受体相结合。此结合物随后进入细胞核内与DNA(染色体)结合,启动mRNA的转录,继而合成各种酶蛋白,糖皮质激素最终即靠这些酶得以发挥其多种全身作用。

58. 甲泼尼龙的适应证有哪些?

答:风湿性疾病、胶原性疾病(免疫复合物疾病)、皮肤疾病、血清病、眼部疾病、胃肠道疾病、水肿状态、器官移植、血液疾病、肿瘤、治疗休克、其他。

59. 甲泼尼龙的使用方法有哪些?

答:静脉注射或肌内注射给药,或静脉滴注给药,紧急情况的治疗应使用静脉注射。每24小时总量不应少于0.5mg/kg。用药数天后,必须逐量递减用药剂量或逐步停药。

60. 呋塞米的作用机制是什么?

答:呋塞米的作用机制是抑制肾小管髓袢厚壁段对NaCl的主动重吸收;可能尚能抑制近端小管和远端小管对Na^+、Cl^-的重吸收。

61. 呋塞米的适应证有哪些?

答:呋塞米的适应证有:水肿性疾病,包括充血性心力衰竭、肝硬化、肾脏疾病、急性肺水肿和急性脑水肿等;高血压;预防急性肾衰竭;高钾血症及高钙血症;稀释性低钠血症;抗利尿激素分泌过多症(SIADH);急性药物毒物中毒。

62. 呋塞米的使用方法有哪些?

答:呋塞米的使用方法有口服、肌内注射、静脉注射。口服:开始40mg/d,以后根据病情可增加至80～120mg/d,分3～6次服用。肌内注射或者静脉注射:每次20mg,1次/天或者隔日1次,必要时120mg/d,用于急性肺水肿或者脑水肿时,静注每次100～200mg,每2～4小时一次。

63. 毛花苷丙的作用机制是什么?

答:选择性地与心肌细胞膜Na^+-K^+-ATP酶结合而抑制该酶活性,使心肌细

胞膜内外 Na^+-K^+ 主动偶联转运受损，心肌细胞内 Na^+ 浓度升高，从而使肌膜上 Na^+-Ca^{2+} 交换趋于活跃，使细胞质内 Ca^{2+} 增多，肌浆网内 Ca^{2+} 储量亦增多，心肌兴奋时，有较多的 Ca^{2+} 释放；心肌细胞内 Ca^{2+} 浓度增高，激动心肌收缩蛋白从而增加心肌收缩力。由于其正性肌力作用，使衰竭心脏心输出量增加，血流动力学状态改善，消除交感神经张力的反射性增高，并增强迷走神经张力，因而减慢心率、延缓房室传导。此外，小剂量时提高窦房结对迷走神经冲动的敏感性，可增强其减慢心率作用。由于其负性频率作用，使舒张期相对延长，有利于增加心肌血供。大剂量时可直接抑制窦房结、房室结和希氏束而呈现窦性心动过缓和不同程度的房室传导阻滞。通过对心肌电活动的直接作用和对迷走神经的间接作用，降低窦房结自律性，提高浦肯野纤维自律性，减慢房室结传导速度，延长其有效不应期，导致房室结隐匿性传导增加，可减慢心房纤颤或心房扑动的心室率。

64. 毛花苷丙适应证有哪些？

答：主要用于心力衰竭。由于其作用较快，适用于急性心功能不全或慢性心功能不全急性加重的患者。亦可用于控制伴快速型心室率的心房颤动、心房扑动患者的心室率。终止室上性心动过速起效慢，已少用。

65. 毛花苷丙的使用方法有哪些？

答：毛花苷丙可静脉注射，0.4mg 毛花苷丙加入 5%～10% 葡萄糖 20～40ml 中，缓慢注入，时间不少于 5 分钟，以后每 2～4 小时可再给 0.2～0.4mg，达到疗效后，一般尚需口服其他慢效或中效类强心药以维持治疗，极量 1mg/d。

66. 毛花苷丙使用的不良反应有哪些？

答：常见的不良反应包括：新出现的心律失常、胃纳不佳或恶心、呕吐、下腹痛、异常的无力、软弱。罕见的反应包括：嗜睡、头痛及皮疹、荨麻疹。在洋地黄的中毒表现中，心律失常最重要，最常见者为室性期前收缩，其次为房室传导阻滞，阵发性或加速性交界性心动过速，阵发性房性心动过速伴房室传导阻滞、室性心动过速、窦性停搏、心室颤动等。儿童中心律失常比其他反应多见，但室性心律失常比成人少见。新生儿可有 P-R 间期延长。

67. 盐酸利托君（安宝）的作用机制是什么？

答：盐酸利托君（安宝）为 β_2 肾上腺素受体激动剂，可激动子宫平滑肌中的 β_2 受体，抑制子宫平滑肌的收缩频率和强度，是一种口服、肌内和静脉注射均能有效延长妊娠、阻止早产的药物。

68. 盐酸利托君（安宝）的适应证有哪些？

答：盐酸利托君（安宝）的使用适应证有：晚期先兆流产；早产；胎膜早破；前置胎盘；多胎妊娠。

69. 盐酸利托君（安宝）的使用方法有哪些？

答：盐酸利托君（安宝）的使用方法有：静脉滴注、口服片剂。静脉滴注：取上述方法可因不同的检测人员而仍有一定的误差。

6. 如何根据休克指数判断失血量?

答：根据休克症状和体征以及休克指数，来诊断低血容量休克。

休克指数 = 脉率 / 收缩压，不同的休克指数与失血量的关系：

指数 = 0.5，血容量正常

指数 = 1.0，失血量 500～1500ml

指数 = 1.5，失血量 1500～2500ml

指数 = 2.0，失血量 2500～3500ml

7. 宫腔纱条填塞的具体方法是什么?

答：子宫收缩乏力性产后出血时，可选择宫腔纱条填塞。具体方法：助手在腹部固定子宫，术者用卵圆钳将无菌特制的宽 6～8cm、长 1.5～2m、4～6 层不脱脂棉纱布条自宫底由内向外填紧宫腔，压迫止血。若留有空隙，可造成隐性出血。24 小时后取出纱条，取出前使用宫缩剂，并给予抗生素预防感染。也可采用宫腔放置球囊代替宫腔填塞止血。

8. 子宫 B-Lynch 缝合术是怎样的?

答：子宫 B-Lynch 缝合术适用于子宫乏力性产后出血，在剖宫产时使用更方便。首先将子宫从腹壁切口托出，用两手托住并挤压子宫体，观察出血情况，判断缝合成功的概率。加压后出血明显减少或停止，成功可能性大。

9. 髂内动脉或子宫动脉栓塞的方法是什么?

答：子宫收缩乏力性产后大出血，经按摩子宫、应用宫缩剂等方法处理效果仍不好时，可考虑行髂内动脉或子宫动脉栓塞，应迅速作好配合准备。具体方法：经行股动脉穿刺插入导管至髂内动脉或子宫动脉，注入明胶海绵颗粒栓塞动脉。栓塞剂可于 2～3 周后吸收，血管复通。适用于产妇生命体征稳定时进行。

10. 如何预防产后子宫收缩乏力?

答：在产前、产时、产后 3 个阶段预防子宫收缩乏力。①产前预防：通过系统围生保健，对有可能发生产后出血的高危人群进行一般转诊和紧急转诊，防止产后出血的发生，并做好抢救措施。②产时预防：消除孕妇分娩时的紧张情绪，密切观察产程进展，防止产程延长。正确处理第二、第三产程，尽早使用宫缩剂。③产后预防：因产后出血多发生在产后 2 小时内，故胎盘娩出后，应分别在第 15 分钟、30 分钟、60 分钟、90 分钟、120 分钟监测生命体征，包括血压、脉搏、阴道出血量、子宫高度、膀胱充盈情况，及早发现出血和休克。鼓励产妇排空膀胱，与新生儿早接触、早吸吮，以便能反射性引起子宫收缩，减少出血量。

11. 产后出血的急救护理措施是什么?

答：产后出血的急救护理措施：①积极寻找出血原因，并进行有效的止血；②注意为患者提供安静的环境，保持平卧、吸氧、保暖；③对失血过多尚未有休

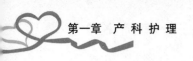

克征象者,应及早补充血容量;④对失血多甚至休克者应输血,以补充同等血量为原则;⑤严密观察并详细记录患者的意识状态、皮肤颜色、血压、脉搏、呼吸及尿量;⑥观察子宫收缩情况,有无压痛,出血量、色、气味;⑦观察会阴伤口情况并加强会阴护理;⑧按医嘱给予抗生素防治感染。

12. 临床上用于估计产后失血量的方法是什么?

答:估计产妇失血方法:①称重法:失血量(ml)=[胎儿娩出后接血敷料湿重(g)−接血前敷料干重(g)]/1.05(血液比重 g/ml);②容积法:用产后接血容器收集血液后,放入量杯测量失血量;③面积法:可按接血纱布血湿面积粗略估计失血量;④休克指数法:休克指数 = 脉率 / 收缩压(mmHg),SI = 0.5 为正常;SI = 1 时则为轻度休克;1.0~1.5 时,失血量为全身血容量的 20%~30%;1.5~2.0 时,为 30%~50%;若 2.0 以上,约为 50% 以上,重度休克。上述方法可因不同的检测人员而仍有一定的误差。

13. 产后出血的处理原则是什么?

答:强调早期诊断,积极处理,治疗方案的个性化、多样化,预防产后出血的发生。

(1)一线处理:①评估产妇一般情况,生命体征;②首选宫缩剂:催产素和麦角新碱。

(2)二线处理:①药物治疗:前列腺素 $F_{2\alpha}$(欣母沛)、米索前列醇(PGE_1)、前列腺素 E_2(PGE_2);②非药物治疗:宫腔纱条填塞、子宫缝扎术。

(3)盆腔血管结扎止血:首选子宫动脉结扎治疗难治性产后出血。

(4)选择性动脉血管造影栓塞术。

(5)子宫切除术:上述处理无效,为挽救产妇生命,全子宫切除术是最快、最有效的措施。

14. 难治性产后出血的处理原则是什么?

答:早期诊断,积极处理,治疗方案个性化、多样化是产后出血的处理精髓。专家总结出"两戒""三性"原则。"两戒"是一戒盲目观察,二戒轻举妄动;"三性"是原则性、灵活性、主动性。

15. 难治性产后出血是如何处理的?

答:大部分产后出血可通过按摩子宫,应用宫缩剂得到缓解,还有少部分产后出血通过药物治疗仍无法控制,如前置胎盘合并胎盘粘连合并宫缩乏力,这类出血原因可能比较复杂,出血量大、迅速,可称为难治性产后出血。

16. 产后出血的发生及救治的流行趋势是什么?

答:产后出血的处理,尤其是难治性产后出血的处理,仍是临床面临的难题,也是目前研究的热点,包括药物和非药物治疗。熟悉医学研究趋势,可以更好地参与救治。常规治疗药物:缩宫素、麦角新碱、欣母沛($PGF_{2\alpha}$)、米索前列醇(PGE_1),

米以利尿而降低循环血容量及减轻肺水肿；③扩血管药：心力衰竭时，多有外周血管收缩增强，致心脏后负荷增加，应用扩血管药降低后负荷；④镇静剂：小剂量吗啡（5mg）稀释后静脉注射，不仅有镇静、止痛、抑制过度兴奋的呼吸中枢及扩张外周血管，减轻心脏前后负荷作用，且可抗心律失常，常用于急性左心衰竭、肺水肿抢救；⑤抗心律失常药：心律失常可由心力衰竭所致，亦可诱发或加重心力衰竭，严重者应及时纠正。

87. 妊娠期治疗高血压的口服药有哪些？

答：β受体阻断药：拉贝洛尔、美托洛尔（倍他乐克）等。钙通道阻滞剂：苯磺酸氨氯地平（施慧达）、硝苯地平等。利尿药：呋塞米等。

88. 用药期间禁止母乳喂养的药物有哪些？

答：某些激素：甲泼尼龙等；抗生素类：氨基糖苷类抗生素如庆大霉素、四环素类抗生素、喹诺酮类抗生素如盐酸莫西沙星等；化疗药：甲氨蝶呤，异烟肼等；中枢神经系统抑制药：阿普唑仑、艾司唑仑、地西泮等；某些降压药：如盐酸尼卡地平。

第六节 产 科 急 救

一、产科出血与护理

1. 子宫收缩乏力性产后出血的抢救措施是什么？

答：加强宫缩能迅速止血。导尿排空膀胱后可采用以下方法：①按摩子宫（图 1-27）；②应用宫缩剂；③宫腔填塞纱条（图 1-28）；④子宫 B-Lynch 缝合；

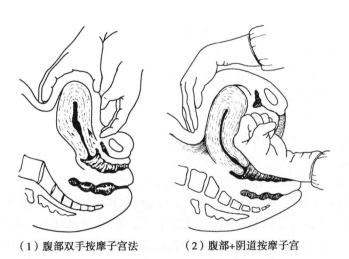

（1）腹部双手按摩子宫法　　（2）腹部+阴道按摩子宫

图 1-27　按摩子宫

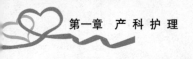

⑤结扎盆腔血管；⑥髂内动脉或子宫动脉栓塞；⑦切除子宫：经积极抢救无效、危及产妇生命时，应行子宫次全切除或子宫全切术，以挽救产妇生命。

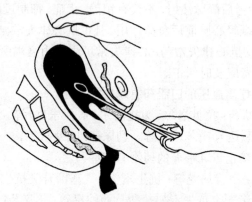

图 1-28　宫腔填塞纱布

2. 子宫收缩乏力性产后出血按摩子宫的具体方法是什么？

答：①腹壁按摩宫底：胎盘娩出后，术者一手的拇指在前、其余四指在后，在下腹部按摩并压迫宫底，挤出宫腔内积血，按摩子宫应均匀而有节律。②腹部-阴道双手压迫子宫法：一手戴无菌手套进入阴道，握拳置于阴道前穹隆，顶住子宫前壁，另一手在腹部按压子宫后壁，使宫体前屈，两手相对紧压并均匀有节律地按摩子宫。③剖宫产时用腹壁按摩宫底的手法直接按摩子宫。④注意：按摩子宫一定要有效。评价有效的标准是子宫轮廓清楚、收缩有皱褶、阴道或子宫切口出血减少。按压时间以子宫恢复正常收缩并能保持收缩状态为止，有时可长达数小时，按摩时配合使用宫缩剂。

3. 子宫收缩乏力性产后出血的止血方法有哪些？

答：子宫收缩乏力性产后出血的止血方法有：①按摩子宫；②应用宫缩剂（缩宫素静脉滴注，必要时直接宫体注射，缩宫素无效时尽早使用前列腺素类药物）；③宫腔纱条填塞法；④结扎盆腔血管；⑤髂内动脉或子宫动脉栓塞；⑥子宫压缩缝合术；⑦切除子宫。

4. 如何计算休克指数？

答：休克指数等于脉率/收缩压，正常值 0.5 左右。

5. 估测失血量有哪几种常用的方法？

答：估测失血量常用的方法有：①称重法：失血量（ml）=[胎儿娩出后接血敷料湿重（g）-接血前敷料干重（g）]/1.05 血液比重（g/ml）；②容积法：用产后接血容器收集血液后，放入量杯测量失血量；③面积法：可按接血纱布血湿面积粗略估计失血量；④休克指数法（SI）：休克指数=脉率/收缩压（mmHg），SI=0.5 为正常。

解，子宫收缩停止，此时产妇稍感舒适后即出现面色苍白，出冷汗，脉搏细数，呼吸急促，血压下降等休克征象。

（2）体征：产妇全腹压痛，反跳痛；腹壁下可清楚扪及胎体，子宫缩小位于胎儿侧边，胎心、胎动消失。阴道可能有鲜血流出，量可多可少。

（3）阴道检查：发现曾扩张的宫口回缩，下降中的胎先露消失（胎儿进入腹腔内）。

25. 发生子宫破裂时的抢救原则是什么？

答：子宫破裂时的抢救原则：①先兆子宫破裂：应立即抑制子宫收缩，肌内注射哌替啶或静脉全身麻醉，立即行剖宫产术；②子宫破裂：在输液、输血、吸氧和抢救休克的同时，无论胎儿是否存活均应尽快手术治疗；③严重休克者尽可能就地抢救；④大量抗生素控制感染。

26. 子宫破裂的急救措施？

答：明确诊断后立即给予产妇吸氧，开放静脉通路，给予输液、输血抢救休克，同时做好手术准备。手术前遵医嘱给予大量广谱抗生素控制感染。是否保留子宫要根据子宫破裂时间长短、破口是否整齐、有无明显感染和产妇全身身体状况决定。

三、胎盘问题与护理

27. 如何判断胎盘滞留？

答：胎盘多在胎儿娩出后 15 分钟内娩出，若 30 分钟后胎盘仍不排出，称为胎盘滞留，胎盘剥离面血窦不能关闭而导致产后出血。

28. 胎盘滞留的原因是什么？

答：胎盘滞留是引起产后出血的常见原因，出现胎盘滞留应考虑：①膀胱充盈：使已剥离胎盘滞留宫腔；②胎盘嵌顿：子宫收缩药物应用不当，宫颈口附近子宫肌出现环形收缩，使已剥离的胎盘嵌顿于宫腔；③胎盘剥离不全：第三产程过早牵拉脐带或按压子宫，影响胎盘正常剥离，剥离不全部位血窦开放而出血。

29. 胎盘滞留的预防及处理措施是什么？

答：预防处理措施：胎儿娩出后，疑有胎盘滞留时，立即作宫腔检查。若胎盘已剥离则应立即取出胎盘；若胎盘粘连，可试行徒手剥离胎盘后取出。若剥离困难疑有胎盘植入，应停止剥离，根据患者出血情况及胎盘剥离面积行保守治疗或子宫切除术。

30. 胎盘植入的分类？

答：胎盘植入是胎盘绒毛在其附着部位与子宫肌层紧密连接。胎盘绒毛附着于子宫肌层表面为胎盘粘连；绒毛深入子宫肌壁间为胎盘植入；穿过子宫肌层到达或超过子宫浆膜面为穿透性胎盘植入。根据胎盘植入的面积分为部分性

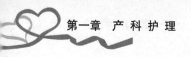

或完全性。部分性胎盘粘连或表现为胎盘部分剥离，部分不剥离，导致子宫收缩不良，已剥离面血窦开放发生致命性出血。完全性胎盘粘连或植入，因胎盘未剥离而出血不多。

31. 胎盘植入的常见原因是什么？

答：常见原因有：①子宫内膜多次损伤，如多次人工流产、宫腔感染等；②胎盘附着部位异常，如附着于子宫下段、宫颈部或子宫角部，因此处内膜菲薄，使得绒毛易侵入子宫壁肌层；③子宫手术史，如剖宫产术、子宫肌瘤剥除术、子宫整形后，尤其是多次剖宫产者，发生前置胎盘并发胎盘植入的概率增加，是导致凶险性产后出血的重要原因；④经产妇子宫内膜损伤和发生炎症的机会较多，易引起蜕膜发育不良而发生胎盘植入。

32. 胎盘植入引起产后出血的病理学基础是什么？

答：子宫下段蜕膜发育不良，胎盘绒毛穿透底蜕膜，侵入子宫肌层形成植入性胎盘，使胎盘剥离不全而发生产后出血。

33. 如何识别胎盘植入？

答：胎儿娩出后，胎盘超过 30 分钟未自然剥离娩出，徒手剥离胎盘时如发现胎盘与宫壁关系紧密，难以剥离，牵拉脐带时子宫壁与胎盘一起内陷，可能为胎盘植入。

34. 凝血功能障碍性产后出血的常见原因是什么？

答：包括妊娠合并凝血功能障碍性疾病以及妊娠并发症导致的两类。前者如血小板减少性紫癜、再生障碍性贫血、血友病、免疫性疾病（系统性红斑狼疮）、重症肝炎；后者常因重度子痫前期、重型胎盘早剥、羊水栓塞、死胎滞留过久等，导致凝血功能不全引起弥散性血管内凝血，凝血功能障碍性产后出血常为难以控制的大量出血。

35. 如何判断是否有胎盘残留？

答：胎盘娩出前阴道多量出血者，首选考虑胎盘因素，根据胎盘剥离情况，胎盘因素所致的产后出血有如下几种：①胎盘剥离不全：多因胎盘未剥离而过早牵拉脐带或刺激子宫所致；②胎盘剥离滞留：由于宫缩乏力，膀胱膨胀等因素导致胎盘完全剥离后未能排出；③胎盘嵌顿：由于使用宫缩剂不当或第三产程过早及粗暴按摩子宫等，可引起宫颈内口附近子宫肌呈痉挛性收缩，形成狭窄环所致；④胎盘粘连：由多次人工流产、刮宫等宫腔操作致子宫内膜损伤或子宫内膜感染引起。

四、子痫与护理

36. 子痫的定义？

答：在子痫前期基础上发生不能用其他原因解释的抽搐。

地诺前列酮（PGE$_2$）。缩宫素一直是公认的首选药。米索前列醇可作为第三产程常规用药或用于催产素、麦角新碱无效的产后出血。药物之间如何组合，用法合理化是研究的热点和趋势。非药物治疗方面，气囊压迫宫腔法是近几年运用较多的一种方法。Bakri 紧急填塞球囊导管是一种采用硅胶制造的保守性治疗产后出血的装置。气囊可用于压迫宫壁止血，导管前端有开口，末端引流口接引流袋，可监测宫腔内出血，能够在其保守治疗措施失败的情况下发挥作用。

17. 软产道裂伤是如何识别的？

答：疑有软产道裂伤时，应立即仔细检查宫颈、阴道及会阴处是否有裂伤。①宫颈裂伤：巨大儿、手术助产、臀牵引等分娩后，常规检查宫颈。裂伤常发生在宫颈 3 点与 9 点处，有时可上延至子宫下段、阴道穹隆。如宫颈裂口不超过 1cm，通常无活动性出血。②阴道裂伤：检查者用中指、示指压迫会阴切口两侧，仔细查看会阴切口顶端及两侧有无损伤及损伤程度，有无活动性出血。如有严重的会阴疼痛及突然出现张力大、有波动感、可触及不同大小的肿物，表面皮肤颜色有改变为阴道壁血肿。③会阴裂伤：按损伤程度分为 4 度，Ⅰ度会阴裂伤指会阴部皮肤及阴道入口黏膜撕裂，出血不多；Ⅱ度裂伤指裂伤已达会阴体筋膜及肌层，累及阴道后壁黏膜，向阴道后壁两侧沟延伸并向上撕裂，解剖结构不易辨认，出血较多；Ⅲ度裂伤指裂伤向会阴深部扩展，肛门外括约肌已断裂，直肠黏膜尚完整；Ⅳ度裂伤指肛门、直肠和阴道完全贯通，直肠肠腔外露，组织损伤严重，出血量可不多。

18. 软产道裂伤的处理原则是什么？

答：应彻底止血，按解剖层次逐层缝合裂伤。宫颈裂伤 <1cm 且无活动性出血不需缝合；若裂伤 >1cm 且有活动性出血应缝合。缝合第一针应超过裂口顶端 0.5cm，常用间断缝合；若裂伤累及子宫下段，缝合时应避免损伤膀胱和输尿管，必要时可经腹修补。修补阴道和会阴裂伤时，需按解剖层次缝合各层，缝合第一针应超过裂伤顶端，不留死腔，避免缝线穿透直肠黏膜。软产道血肿应切开血肿、清除积血，彻底止血、缝合，必要时可置橡皮条引流。

19. 凝血功能障碍所致产后出血的特征是什么？

答：产妇持续阴道流血、血液不凝、全身多部位出血、身体瘀斑。根据临床表现及血小板计数、纤维蛋白原、凝血酶原时间等凝血功能检测可做出判断。

二、子宫内翻、破裂与护理

20. 什么是子宫内翻？

答：子宫内翻是指子宫底部向宫腔内陷入，甚至自宫颈翻出的症状，这是一种分娩期少见而严重的并发症，多数发生在第三产程，如不及时处理，往往因产妇休克、出血，产妇可在 3～4 小时死亡。

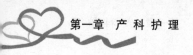

21. 子宫内翻分哪几类?

答:子宫内翻的种类:(1)按发病时间分类:①急性子宫内翻:子宫翻出后宫颈尚未缩紧,约占75%;②亚急性子宫内翻:子宫翻出后宫颈已缩紧,约占15%;③慢性子宫内翻:子宫翻出宫颈回缩已超过4周,子宫在内翻位置已经缩复但仍停留在阴道内,约占10%。

(2)按子宫内翻程度分类:①不完全子宫内翻:子宫底向下内陷,可接近宫颈口或越过但还存在部分子宫腔(图1-29);②完全子宫内翻:子宫底下降于子宫颈外,但还在阴道内;③子宫内翻脱垂:整个内翻子宫暴露于阴道口外。

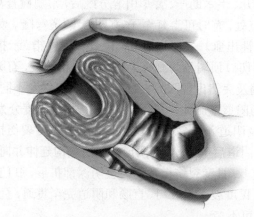

图1-29 子宫内翻

22. 子宫内翻的原因有哪些?

答:子宫内翻多数由于第三产程处理不当(约占50%),但其先决条件必须有子宫壁松弛和子宫颈扩张存在。其促成子宫内翻的因素有:①助产者牵拉附着子宫底部的胎盘脐带的结果,此时如脐带坚韧不从胎盘上断裂,加上用力按压松弛的子宫底就会发生子宫内翻;②脐带过短或缠绕:胎儿娩出过程中过度牵拉脐带也会造成子宫内翻;③先天性子宫发育不良或产妇过度衰弱:在产程中因咳嗽或第二产程用力屏气,腹压升高,也会造成子宫内翻;④妊娠高血压疾病时使用硫酸镁时使子宫松弛,也会促使子宫内翻;有报道植入性胎盘也会促使子宫内翻。

23. 如何预防子宫内翻?

答:预防子宫内翻的措施有:①加强接产人员的训练,做好第三产程的处理,禁止强力牵拉脐带或按压子宫底,尤其是经产妇,这是预防子宫内翻的重要措施;②胎儿娩出后,在施行人工剥离胎盘时,也应避免牵动子宫壁。

24. 子宫破裂有哪些症状体征?

答:(1)症状:产妇突然感觉下腹部发生一阵撕裂样的阵痛之后腹部疼痛缓

37. 子痫的临床表现是什么?

答:子痫抽搐进展迅速,前驱症状短暂,表现为患者抽搐、面部充血、口吐白沫、深昏迷;随之深部肌肉僵硬,很快发展成典型的全身高张阵挛惊厥、有节律的肌肉收缩和紧张,持续 1~1.5 分钟,其间患者无呼吸动作;此后抽搐停止,呼吸恢复,但患者仍昏迷,最后意识恢复,但困惑、易激惹、烦躁。

38. 子痫的病理生理基础是什么?

答:子痫的病理生理基础为患者全身小血管痉挛,血管内皮损伤及局部缺血。全身各系统、各脏器灌流减少,对母儿造成危害,甚至导致母儿死亡。

39. 子痫应与哪些疾病进行鉴别?

答:子痫应与癫痫、脑炎、脑膜炎、脑肿瘤、脑血管畸形破裂出血、糖尿病高渗性昏迷、低血糖昏迷等相鉴别。

40. 如何预防子痫?

答:对高危人群进行有效的预防措施:①定期产前检查,及时发现妊娠高血压疾病孕妇,给予治疗,避免疾病进一步发展;②适度锻炼和休息:妊娠期应适度锻炼,合理安排休息,以保证妊娠期身体健康;③合理饮食:妊娠期不推荐严格限制盐的摄入,也不推荐肥胖孕妇限制热量摄入,但应合理饮食,控制体重增长在理想范围;④补钙:低钙饮食(摄入量 <600mg/d)的孕妇建议补钙,口服至少 1g/d;⑤阿司匹林抗凝治疗:高凝倾向孕妇孕前或孕后每日睡前口服低剂量阿司匹林(25~75mg/d))直至分娩;⑥分娩期严密监测血压,观察产程进展,尽量缩短二程;⑦产后仍应严密观察产妇血压变化,如血压高应继续治疗,保证产后能得到充分的休息,休息环境应安静和光线适当调暗。

41. 子痫发生的处理原则是什么?

答:处理原则:控制抽搐,纠正缺氧和酸中毒,控制血压,抽搐控制后终止妊娠。①一般急诊处理:子痫发作时需保持气道通畅,维持呼吸、循环功能稳定,密切观察生命体征、尿量(应留置导尿管监测)等。避免声、光等刺激。预防坠地外伤、唇舌咬伤。②控制抽搐:硫酸镁是治疗子痫及预防复发的首选药物。当患者存在硫酸镁应用禁忌或硫酸镁治疗无效时,可考虑应用地西泮、苯妥英钠或冬眠合剂控制抽搐。子痫患者产后需继续应用硫酸镁 24~48 小时,至少住院密切观察 4 日。③控制血压:脑血管意外是子痫患者死亡的最常见原因。当收缩压持续≥160mmHg,舒张压≥110mmHg 时要积极降压以预防心脑血管并发症。④纠正缺氧和酸中毒:面罩和气囊吸氧,根据二氧化碳结合力及尿素氮值,给予适量碳酸氢钠纠正酸中毒。⑤适时终止妊娠:一般抽搐控制后 2 小时可考虑终止妊娠。对于早发型子痫前期治疗效果较好者,可适当延长孕周,但须严密监护孕妇和胎儿。

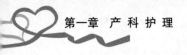

42. 子痫对母儿结局的影响是什么？

答：①对母体的影响：重度先兆子痫和子痫对母体可造成严重影响，可发生心力衰竭、脑出血、肺水肿、胎盘早剥、凝血功能障碍、急性肾衰竭、HELLP综合征（溶血、肝酶升高和血小板减少）、产后出血等并发症，其中脑血管病和心力衰竭是导致孕产妇死亡的主要原因；②对胎儿的影响：妊娠期高血压疾病患者由于胎盘缺血缺氧，可导致胎盘功能减退、胎儿宫内窘迫、胎儿宫内生长受限、死胎、死产和新生儿死亡，而且医源性早产的发生率也较高。

43. 子痫的处理措施是什么？

答：子痫是妊娠期高血压疾病的最严重阶段。一旦发生抽搐，母儿病死率明显增加。在重度先兆子痫的基础上，还应注意以下治疗措施。①控制抽搐：首选硫酸镁2.5g加入25%葡萄糖20ml缓慢静脉注射，必要时适当加用镇静剂。血压过高可以静脉应用快速降压药，有脑水肿者用甘露醇，出现心衰和肺水肿者用洋地黄类强心剂和利尿药，同时使用抗生素预防感染。②护理：避免声光刺激，保持安静；子痫发作时防止受伤，如上、下臼齿之间放置缠以纱布的压舌板，以防咬伤唇舌，病床加用护挡防止跌落；严密观察血压、脉搏、呼吸、尿量等生命体征；护理操作集中轻柔，避免对患者反复刺激。密切观察病情变化，及时发现心力衰竭、脑出血、肾衰竭、胎盘早剥等并发症，并及时处理。

44. 子痫的护理措施及注意事项是什么？

答：①协助医生控制抽搐：硫酸镁为首选药物；②专人护理，防止受伤：保持患者呼吸道通畅，给予氧气吸入，防止口舌咬伤、坠地、防止窒息；③减少刺激，以免诱发抽搐：患者应安置于单人暗室，保持环境安静，避免声光刺激；一切治疗活动或护理操作应尽量集中；④严密监护：密切监测血压、体温、脉搏、呼吸、神志、尿量（留置尿管），记出入量；⑤为终止妊娠做好准备：抽搐控制后2小时可考虑终止妊娠，护士应做好术前准备。

45. 子痫预防控制中应用硫酸镁时的观察内容是什么？

答：应观察的有：①膝反射存在；②呼吸≥16次/分；③尿量≥17ml/h或≥400ml/24h；④备有10%葡萄糖酸钙。

五、羊水栓塞与护理

46. 羊水栓塞有哪些紧急处理措施是什么？

答：一旦怀疑羊水栓塞，应立刻抢救。抗过敏、纠正呼吸循环功能衰竭和改善低氧血症、抗休克、防止DIC和肾衰竭发生。①吸氧：立即面罩或气管插管高浓度正压给氧；②抗过敏：给予大剂量肾上腺糖皮质激素抗过敏、解痉；③解除肺动脉高压：防止心脏、呼吸及全身周围循环衰竭；④抗休克治疗；⑤防止DIC（肝素钠、补充凝血因子、抗纤溶药物）；⑥预防肾衰竭。

47. 羊水栓塞急救措施中抗休克治疗有哪些特点？

答：发生羊水栓塞时应立即抗休克治疗：①补充血容量：扩容常用右旋糖酐静脉滴注，日量不超过 1000ml，并应用补充新鲜血液和血浆，抢救过程应测定中心静脉压；②升压药物、多巴胺、间羟胺；③纠正酸中毒：应及时行动脉血气分析、血清电解质测定，及时纠正电解质紊乱；④纠正心衰：常用毛花苷丙或毒毛花苷 K，缓慢静脉注射，必要时 4～6 小时重复用药。

48. 羊水栓塞的产科处理有哪些？

答：①纠正缺氧，改善呼吸困难；②及早使用大剂量糖皮质激素；③抗休克，纠正心衰，保证各脏器的有效血流灌注；④DIC 的治疗。

49. 羊水栓塞的紧急抢救措施是什么？

答：发生羊水栓塞的紧急抢救措施：①羊水栓塞发生于胎儿娩出前，应积极改善循环呼吸功能，防止 DIC，抢救休克，待病情好转后迅速结束分娩；②第一产程发病，应行剖宫产终止妊娠，祛除病因；③第二产程发病，行阴道助产结束分娩；④发生产后出血，经处理仍不能止血者，行子宫切除。

50. 羊水栓塞的产科处理措施是什么？

答：若羊水栓塞发生时，胎儿还没有娩出，应配合医生给予气管插管，正压给氧改善呼吸功能；开放 2～3 条静脉通路，遵医嘱给予抗过敏、扩容等药物改善患者的循环功能；积极止血和观察患者出血是否能够凝结，及时观察到是否有 DIC 发生；抢救同时严密观察病情变化，做好阴道助产或手术准备，协助医生结束分娩。产妇在第一产程发病者，遵医嘱迅速做好术前准备剖宫产终止妊娠；第二产程发病者，根据患者病情协助医生完成阴道助产，如行产钳或胎头吸引，并密切观察子宫出血情况。

51. 羊水栓塞致休克的特点是什么？

答：发病初期的休克主要原因为过敏反应及肺动脉高压致左心排出量降低，是急性循环衰竭所造成的；当 DIC 进入消耗性低凝状态及纤溶亢进期时，出血量加重休克的主要原因。

52. 羊水栓塞急救措施中 DIC 治疗的注意事项是什么？

答：（1）肝素的应用：①及早预防性应用；②剂量宜小不宜大。

（2）补充凝血因子：DIC 出血即正处于消耗性低凝阶段，此时补充凝血因子最为适宜，也最有效。常用的有冷冻血浆、纤维蛋白原、冷沉淀、血小板等。

六、脐带脱垂与护理

53. 脐带脱垂的定义？原因有哪些？

答：当胎膜破裂，脐带脱出于子宫颈口外，降至阴道内甚至露于外阴部，称为脐带脱垂（图 1-30）。

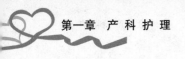

脐带脱垂的原因：①胎位异常：以横位肩先露及复合先露时，因胎先露与骨盆之间有空隙，脐带易于滑脱；②头盆不称：骨盆狭窄或胎方位异常，枕横位胎头浮动与骨盆未衔接；③胎儿因素：早产儿、多胎妊娠、畸形儿；④羊水过多：破膜时，羊水随脐带冲出；⑤脐带过长；⑥脐带附着异常及低置胎盘等。

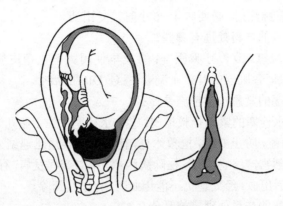

图 1-30　脐带脱垂

54. 脐带脱垂的临床表现有哪些？

答：脐带先露或脐带脱垂的临床表现有：①胎膜未破，于胎动、宫缩后胎心率突然变慢，改变体位，上推胎先露部及抬高臀部后迅速恢复者，应考虑有脐带先露的可能；②破膜后，胎心改变首先怀疑脐带脱垂，有时于阴道口处可见到脐带；③阴道检查可在宫颈口处触到条索状搏动物，若已破膜则可在阴道内或宫颈口处触及脐带。

55. 如何预防脐带脱垂？

答：脐带脱垂可危及胎儿生命，应积极预防。①妊娠晚期及临产后超声检查有助于尽早发现脐带先露，对临产后胎先露部迟迟不入盆者，尽量不作或少作肛门检查或阴道检查；②人工破膜者，应行高位破膜，避免脐带随羊水流出而脐带脱出；③对胎先露未入盆，胎位异常，多胎妊娠和羊水过多者，临产后卧床休息。

56. 脐带脱垂如何处理？

答：发现脐带脱垂，胎心尚好，胎儿存活者，应争取尽快娩出胎儿。具体措施：①宫口开全：胎头已入盆，行产钳术，臀先露行臀牵引术；②宫颈未开全：产妇立即取头低臀高位，将胎先露部上推，应用抑制子宫收缩的药物，以缓解或减轻脐带受压，严密监测胎心的同时尽快行剖宫产术；③胎儿存活、宫口未开全又无剖宫产条件者可行脐带还纳术。

七、其他妇产科急救与护理

57. 心力衰竭紧急处理的方法有哪些？

答：患者取坐位、双腿下垂，减少静脉回流；吸氧，开始为 2～3L/min，也可高流量给氧 6～8L/min，必要时加压给氧，氧气湿化瓶中加入 50%～70% 的乙醇，以降低肺泡表面张力；按医嘱给予强心、利尿、扩血管及镇静的药物；紧急情况下，也可用四肢轮流三肢结扎法，以减少静脉回流，减轻心脏负担；对于严重心力衰竭、经内科治疗未奏效者，在控制心力衰竭的同时，紧急剖宫产以减轻心脏负担，挽救孕妇的生命。

58. 分娩期预防心力衰竭发生的护理措施有哪些？

答：分娩前患者取左侧卧位，避免仰卧，防止仰卧位低血压综合征的发生。分娩时采取半卧位，臀部抬高，下肢放低；密切观察子宫收缩、胎头下降及胎儿宫内情况，随时评估孕妇心功能状态；减少产妇体力消耗，指导孕妇宫缩时不宜用力，必要时给予硬膜外麻醉；宫口开全后需行产钳术或胎头吸引术缩短产程，同时做好抢救新生儿的准备工作；胎儿娩出后腹部放置沙袋，持续 24 小时；按医嘱给予吸氧及药物治疗，输液时使用输液泵控制滴速和补液量，随时评估心脏功能。

59. 妊娠合并心脏病患者产后为何应立即在腹部放置沙袋？

答：妊娠合并心脏病的患者在胎儿娩出后，腹压骤降，压迫沙袋可防止腹压突然降低，血液集聚在内脏血管中引起的循环血量减少，预防休克；同时压迫沙袋可促进子宫收缩，以保持血流动力学的稳定，防止诱发心力衰竭或使心力衰竭加重。

60. 肩难产是如何定义的？

答：胎头娩出后，胎儿前肩嵌顿于耻骨联合后上方，用常规的手法不能娩出胎儿双肩的少见急性难产。

61. 肩难产的预防措施有哪些？

答：做好孕期管理，加强孕期健康教育；孕妇合理营养和控制体重；胎儿体重控制在合理范围，避免胎儿过大或巨大儿发生；分娩阶段工作人员认真评估产妇和胎儿是否有肩难产的高危因素存在，如了解产妇生育史、复查骨盆各径线、预估胎儿体重等，做好防范；认真观察产程进展，是否有产程进展缓慢等情况；发生肩难产时，按照处理肩难产的流程进行，将对母婴的损害降到最低。

62. 发生肩难产时如何处理？

答：肩难产通常是骤然发生，应该立即嘱产妇停止应用腹压，同时采用下列措施解除肩难产：①呼叫其他工作人员来帮忙；②行会阴切开（较难实施）；③屈腿法：协助产妇将大腿向其腹壁屈曲(图1-31)；④压前肩法：助手在产妇耻骨上方触及胎儿前肩，按压此肩使其内收或向前压下(图1-32)，使胎肩通过耻骨联合，此法常常与屈大腿法同时应用，持续或间断加压使胎肩通过整个耻骨联合；⑤旋肩法：术者将手指进入产妇阴道内，置于胎儿前肩或后肩背侧，将胎肩膀向其胸侧推动；⑥牵后臂法：术者一手进入产妇阴道，找到胎儿后臂，使胎儿手臂肘关节屈曲，紧接着将胎儿后臂掠过胸部，以"洗脸"方式使后臂从胸前娩出(图1-33)；⑦将产妇翻转成"手-膝"位：产妇由膀胱截石位转为双手掌+双膝着床呈跪式，先娩出靠近尾骨的后肩(图1-34)。

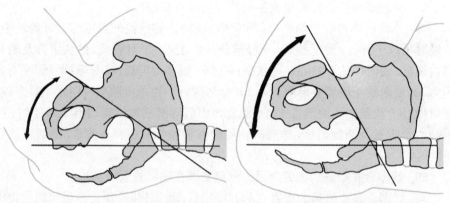

（1）平卧时骨盆入口平面与椎体轴夹角较小　　　（2）大腿极度屈曲使骨盆入口平面与
　　　　（骨盆倾斜度大）　　　　　　　　　　　　　椎体轴夹角增大（骨盆倾斜度减小）

图1-31　屈大腿法

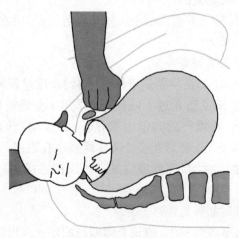

图1-32　压前肩法

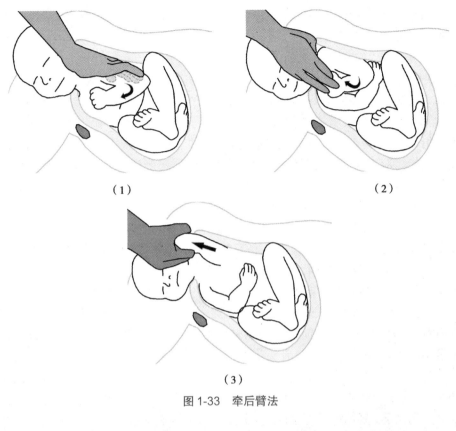

（1）

（2）

（3）

图 1-33　牵后臂法

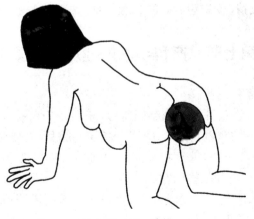

图 1-34　手 - 膝位

63. 产妇心脏骤停的急救措施是什么？

答：孕产妇发生心脏骤停时，医护人员应立即进行心肺复苏术：①判断意识状态：双手轻拍患者双肩并在患者左、右耳边大声呼喊患者，观察是否意识清醒，如意识丧失，立即呼叫他人帮助，记录抢救时间，准备除颤仪和抢救车。②判断有无颈动脉搏动同时判断呼吸（判断时间＜10秒）：右手示指、中指沿颌部滑至喉结旁开两指，摸颈动脉搏动，同时查看有无胸廓起伏。③摆放复苏体位：去枕，掀开被子，使患者仰卧于病床，肩背下垫心脏按压板，解开衣领、腰带，暴露胸部。④胸外心脏按压术（抢救者站立或跪于患者右侧，两乳头连线中点为按压部位，定位后进行按压。20周以上的孕妇将子宫推向左侧→确定按压部位：右手示指、中指从近侧沿肋缘向上滑摸至剑突上2横指，20周以上孕妇需要适当高于2横指。双手掌跟重叠，十指相扣，手指翘起不接触胸壁，掌跟紧贴患者胸部皮肤，操作者肘部关节伸直，用身体重力垂直施加压力，使胸骨下陷至少5cm但不超过6cm，然后迅速放松，解除压力，使胸骨自然复位。按压速率100～120次/分，每次按压后胸廓回弹充分，必须避免按压间隙依靠在患者胸上。⑤清除口鼻腔内分泌物或异物，检查并取下义齿。⑥开放气道（仰头提颏法：抢救者左手小鱼际置于患者前额，用力向后压使其头部后仰，右手示指、中指置于患者下颌骨下方，将颏部向前上抬起。推举下颌法：抢救者双肘置患者头部两侧，双手示指、中指、无名指放在患者下颌角后方，向上或向后抬起下颌，适用于怀疑有颈部损伤患者）。⑦简易呼吸器辅助通气（简易呼吸器连接墙壁氧源，氧流量10L/min；抢救者站于患者头颈处，EC手法固定面罩，面部紧贴面罩，给予2次人工通气，每次给氧持续1秒，并观察胸廓有无起伏。按压与通气比例为30∶2）。⑧5个循环后再次评估：再次评估患者意识、呼吸、颈动脉搏动、瞳孔、四肢末梢循环，复苏成功记录时间。⑨撤复苏板，整理衣物、床单位，复苏成功给予进一步生命支持，安慰患者。⑩处理用物，洗手，记录复苏过程、时间。

第七节　产科手术护理及护理操作

1. 如何测量宫高、腹围？

答：操作步骤：①备齐用物到孕妇床边，核对孕妇及腕带上的信息；②向孕妇解释检查目的与内容，取得配合，注意保护孕妇隐私，必要时幕帘或屏风遮挡；③协助孕妇取仰卧屈膝位，头部稍垫高，暴露腹部，双腿略屈稍分开，腹肌放松；④操作者站立于孕妇右侧，摸清宫底高度，用皮尺一端放在耻骨联合上缘，另一端贴腹壁沿子宫弧度到子宫底最高点，读出厘米数为所测得的宫高数，以厘米（cm）为单位记录；⑤用皮尺以脐水平绕腹部一周，读出厘米数为所测得的腹围数，以厘米（cm）为单位记录；⑥协助孕妇起床，整理衣裤；⑦洗手，做记录。

2. 什么是四步触诊法？

答：是通过腹部触诊了解子宫大小、胎产式、胎先露、胎方位及胎先露是否衔接的方法。①第一步手法：检查者站在孕妇右侧，面向孕妇，双手置于子宫底部,了解子宫外形并摸清子宫底高度,估计胎儿大小与妊娠月份是否相符。然后以双手指腹相对轻推,判断子宫底部的胎儿部分,如为胎头,则硬而圆且有浮球感,如为胎臀,则软而宽且形状略不规则。②第二步手法:检查者两手分别置于腹部左右两侧,一手固定,另一手轻轻深按检查,两手交替,分辨胎背及胎儿四肢的位置。平坦饱满者为胎背,确定胎背是向前、侧方或向后;可变形的高低不平部分是胎儿的肢体,有时可以感到胎儿肢体活动。③第三步手法:检查者右手置于耻骨联合上方,拇指与其余4指分开,握住胎先露部,进一步查清是胎头或胎臀,并左右推动以确定是否衔接。如先露部仍高浮,表示尚未入盆;如已衔接,则胎先露部不能被推动。④第四步手法:检查者应面向孕妇足端,两手分别置于胎先露部的两侧,向骨盆入口方向向下深压,再次判断先露部的诊断是否正确,并确定先露部入盆的程度。当触不清胎先露是胎头或胎臀,检查者难以确定时,可进行阴道检查以协助判断(图1-35)。

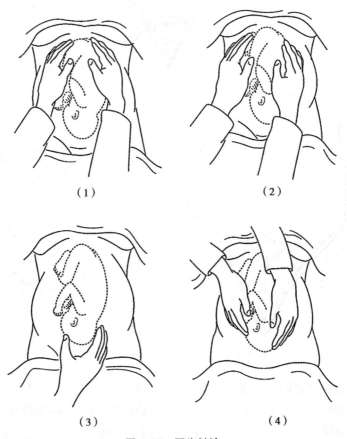

(1)　　　　　　　　　　(2)

(3)　　　　　　　　　　(4)

图 1-35　四步触诊

3. 骨盆外测量时各径线的正常值是多少?

答:①髂棘间径:正常值为23~26cm(图1-36);②髂嵴间径:正常值为25~28cm(图1-37);③骶耻外径:正常值为18~20cm;④坐骨结节间径:正常值为8.5~9.5cm,平均值9cm(图1-38);⑤耻骨弓角度:正常为90°,<80°为异常(图1-39)。

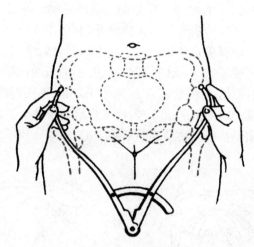

图1-36 髂棘间径

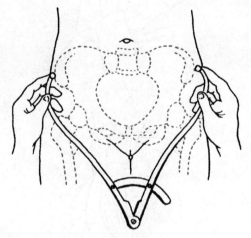

图1-37 髂嵴间径

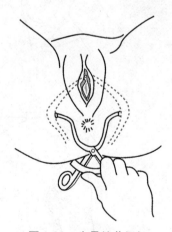

图1-38 坐骨结节间径

4. 骨盆内测量时各径线的正常值是多少?

答:①对角径:正常值为12.5~13cm,此值减去1.5~2cm为骨盆入口前后径的长度,称真结合径,正常值为11cm(图1-40);②坐骨棘间径:正常值约10cm;③坐骨切迹宽度:如能容纳3横指(5~5.5cm)为正常,否则属中骨盆狭窄。

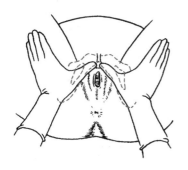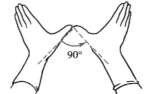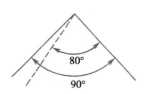

图 1-39　耻骨弓角度

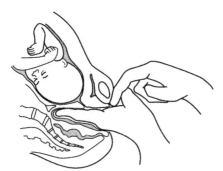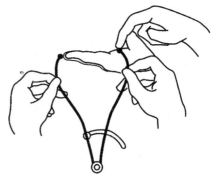

图 1-40　对角径

5. 什么是骨盆轴? 正常的骨盆倾斜度是多少?

答: 骨盆轴是连接各骨盆平面中点的假想线,人体直立位时此轴走向为: 上段向下向后,中段向下,下段向下向前,分娩时胎儿沿此轴娩出(图 1-41)。骨盆倾斜度是指妇女站立时骨盆入口平面与地平面所形成的角度,一般为 60°,骨盆倾斜度过大会影响胎头入盆(与骨盆衔接),影响分娩(图 1-42)。

6. 经腹壁羊膜腔穿刺术如何配合护理?

答: 手术步骤和护理配合: ①核对医嘱、床号、姓名等信息; 告知孕妇羊水穿刺的目的、方法及注意事项,让孕妇了解羊水穿刺的过程及配合的重要性,核实知情同意书是否签署,调节室温,嘱孕妇排空膀胱,协助孕妇仰卧在检查床上。②物品准备: 无菌包,弯盘 1 个,卵圆钳 1 把,20 号或 22 号穿刺针 1 套,5ml 或 10ml 注射器 1 个,纱布棉球若干; ③B 型超声检查引导下,选择合适的穿刺部位,尽量避开胎盘,选在羊水量相对较多的暗区进行。④操作者穿手术衣,常规消毒腹部皮肤,铺无菌巾; 耐心安慰孕妇,转移其注意力; 指导其用小幅度胸式呼吸,配合医师进行穿刺,提高穿刺成功率。⑤密切观察孕妇面色表情,有无胸闷、气促、腹痛,有无压痛、反跳痛、阴道流血、流水等症状,以防流产的发生,如

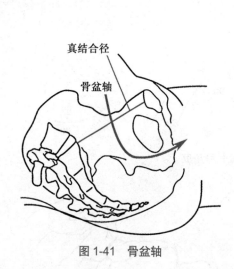

真结合径

骨盆轴

图 1-41 骨盆轴

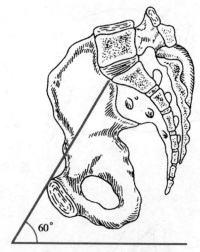

60°

图 1-42 骨盆倾斜度

有特殊不适,及时通知医生;监测胎心音,给予低流量吸氧,防止和纠正胎儿的宫内缺氧。⑥操作者拔出穿刺针芯后,有羊水溢出,用 20ml 注射器抽取所需羊水量送检或直接注入药物。将针芯插入穿刺针内迅速拔出,无菌干纱布加压穿刺点 5 分钟后胶布固定。⑦观察穿刺点有无渗血、渗液,及时更换穿刺点敷料,叮嘱孕妇次日行 B 超检查胎儿及附属物情况。⑧整理用物,做好穿刺后记录。

7. 经腹壁羊膜腔穿刺术有哪些配合注意事项?

答:注意事项包括:①配合医师选择合适的穿刺时间,产前诊断宜在妊娠 16～22 周进行,胎儿异常引产,宜在妊娠 13～27 周。②胎儿异常引产前应做血、尿常规、出凝血时间和肝功能检查,测量生命体征,会阴部备皮。③穿刺前应了解胎儿情况、胎盘位置,羊水深度,术前 B 超行胎盘及羊水暗区定位并做出标记,穿刺时尽量避开胎盘。④为患者行穿刺时,严格遵守无菌操作原则。⑤注意掌握正确的穿刺角度,避免穿刺过深损伤子宫及胎儿。进针不可过深过猛,尽可能一次成功,避免多次操作,最多不得超过 2 次。穿刺与拔针前后,注意观察孕妇有无呼吸困难、发绀等异常情况,警惕发生羊水栓塞的可能。⑥密切观察穿刺部位有无渗血渗液、阴道流血及胎心率和胎动变化等,若有异常,立即通知医师处理。⑦嘱孕妇不要立即洗澡,预防感染,术后当天减少活动,多休息。

8. 胎心监护的操作步骤是什么?

答:操作步骤:①携用物至床旁,核对孕妇姓名及腕带信息。②向孕妇解释操作目的,取得合作。③协助孕妇取合适的体位(半卧位、低半卧位或侧卧位、坐位)。④接通电源,打开监护仪开关,核对时间。⑤适当暴露孕妇腹部,注意保暖和保护孕妇隐私,触诊确定胎背位置。涂耦合剂,用胎心探头找到胎心最强处,固定(如为无应激反应,将胎动计数钮交予孕妇,嘱其自觉胎动时按动按钮;如为宫缩应激试验,将宫缩压力探头置于子宫底部,固定)。在无宫缩时将宫缩压力调整到基线起始状态。打开描记开关,观察胎心显示,以及胎心、宫缩曲线描记情况。监测20分钟,视胎心、胎动及监测情况决定是否延长监测时间。⑥监测完毕,取下监护探头。擦净孕妇腹部的耦合剂,协助孕妇取舒适卧位或将产妇扶起。⑦取下监护记录纸,关闭监护仪开关,拔去电源,胎心监护仪归位放置。⑧洗手、分析记录。⑨告知孕妇监护结果。

9. 阴道检查的操作步骤是什么?

答:操作步骤:①备齐用物至床旁,核对孕妇姓名及腕带信息。②向孕妇及家属说明操作目的,以取得配合。注意保护产妇隐私,冬季注意保暖。③检查者右手戴无菌手套,站在产妇右侧,协助产妇取仰卧位双腿屈曲。用1~2个碘伏纱球进行外阴部消毒(阴道口、大小阴唇),分泌物较多时,应增加擦拭次数或会阴冲洗保证清洁。④操作者左手放置于宫底部,在宫缩来临时轻压宫底,右手示指、中指轻轻伸入阴道内,以示指、中指伸直并拢检查,其余手指屈曲。⑤检查方法与内容:示指指腹向后触及尾骨尖端,了解尾骨活动度,再触摸两侧坐骨棘是否突出并确定胎先露高低,然后用指腹探查宫口,摸清其四周边缘,估计宫口扩张厘米数及先露周围有无脐带等异常组织。若先露为头,还需了解矢状缝及囟门,确定胎方位。⑥脱去手套,协助产妇穿好衣裤,告知产妇宫口扩张大小。⑦洗手、记录。

10. 人工破膜的方法是什么?

答:操作方法:①核对孕妇、腕带信息及医嘱;②向孕妇及家属说明操作目的,以取得配合,保护孕妇隐私,必要时使用幕帘或屏风遮挡,协助孕妇上产床,取膀胱截石位,测量血压和胎心;③进行产科外阴消毒,垫消毒巾于臀部,打开人工破膜包,为医生做好破膜准备工作;④破膜时观察宫缩情况(手触及宫底部,了解宫缩情况),若有宫缩及时告知医生,在宫缩间歇进行人工破膜,破膜后与医生共同观察羊水色、量及性状,立即听胎心并做好记录;⑤更换垫于臀部的消毒巾,协助孕妇取舒适体位;⑥如在破膜的过程中发现脐带脱垂、羊水Ⅱ度以上,则配合医生做好急救准备;⑦告知孕妇羊水及胎心情况,给予体位指导。

11. 产时会阴冲洗的步骤是什么?

答:操作步骤:①向产妇解释操作内容、目的以取得配合。嘱产妇仰卧位,两腿屈曲分开,充分暴露外阴部,拆台或正位接产检查时,操作人员站在床尾部。连产台时操作人员站在产妇右侧,将产床调节成床尾稍向下倾斜的位置,并将产妇腰下的衣服向上拉,以免冲洗时打湿产妇的衣服。臀下放一次性冲洗垫。②清洁冲洗顺序:用镊子夹取肥皂水纱布1块,先擦洗阴阜、左右腹股沟、左右大腿内侧上1/3,再擦洗会阴体、两侧臀部,擦洗时稍用力,然后弃掉纱布。

再取肥皂水纱布 1 块,按下列顺序擦洗阴裂、左右小阴唇、左右大阴唇、会阴体(该处稍用力,反复擦洗),最后擦肛门,弃掉纱布及镊子,此过程需要 2 分 30 秒。用温水由外至内缓慢冲净皂迹,约需 1 分钟(冲洗前,操作者应将少量的水倒在手腕部测温,待温度合适后再给产妇冲洗),再按上述程序重复一遍。③消毒顺序:用无菌镊子夹取碘伏原液纱布 1 块,消毒外阴一遍。按下列顺序:阴裂、左右侧小阴唇、左右侧大阴唇、阴阜、腹股沟、大腿内上 1/3、会阴体、肛门。注意不要超出肥皂擦洗清洁范围,弃掉镊子。④撤出臀下一次性会阴垫,垫好无菌接生巾。

12. 会阴麻醉(局部麻醉、阻滞麻醉)如何进行?

答:操作步骤:

(1)操作者向产妇解释麻醉的目的、意义及配合方法。

(2)常规会阴冲洗消毒。

(3)操作者穿手术衣、戴无菌手套,铺消毒巾。

(4)在助手配合下,抽吸备好的局麻药,连接穿刺针,排尽注射器内空气。

(5)注入麻醉药:①局部麻醉:操作者左手示、中两指放入胎先露与阴道壁之间,以保护胎儿并指示麻醉的注射位置。右手持抽吸好局麻药的注射器,先在会阴后联合处注射一皮丘,沿皮丘处向会阴侧斜切开处进针,抽吸无回血后将麻醉药分层次注入黏膜下、肌层、皮下等手术的局部范围。②阻滞麻醉:操作者左手示、中指伸入阴道,经阴道触及坐骨棘,右手持抽吸局麻药的注射器,先在坐骨结节与肛门连线中点注射一皮丘,在左手引导下,向坐骨棘尖端内侧约1cm 处穿过骶棘韧带,再进 1.5cm,体会到落空感后停止进针,抽吸注射器,无回血,注入局麻药,留适量药液于注射器中,向外退针,边退边注射,直至全部退出。同法进行对侧阴部神经阻滞,进行正常接产或产钳助产。

13. 如何实施会阴切开操作?

答:操作步骤:

(1)操作者向产妇解释会阴切开缝合的目的、意义及配合方法。

(2)常规会阴冲洗消毒。

(3)操作者穿手术衣、戴无菌手套,铺消毒巾,行阴部神经阻滞麻醉及会阴局部麻醉。

(4)会阴切开(以左侧切开为例):①操作者左手示指和中指伸入阴道内胎先露与阴道后壁之间,撑起阴道壁,以引导切口方向和保护胎儿先露部,右手持侧切剪以会阴后联合为支点,与正中线成 45°～60°角,剪刀切面与会阴皮肤方向垂直,在宫缩时剪开皮肤及阴道黏膜,切口应整齐,内外一致;②根据产妇及胎儿情况选择切开方式及切口大小,一般长度为 4～5cm;③会阴正中切开术:自会阴后联合处向肛门方向垂直切开,长为 2～3cm。

（5）止血：有出血点用纱布压迫止血，必要时结扎出血小血管或用止血钳止血。

（6）会阴切口缝合（胎儿胎盘娩出后）：①检查软产道。②阴道放入有尾纱，检查会阴伤口有无延伸，检查阴道壁是否裂伤、有无血肿。③操作者左手示、中指暴露阴道黏膜切口顶端，用 2-0 可吸收缝合线从切口顶端上方超过 0.5cm 处开始间断或连续缝合黏膜及黏膜下组织，至处女膜环处打结。④用 2-0 可吸收缝合线间断缝合肌层；⑤用丝线间断缝合皮肤，并记录皮肤缝线针数，或用 3-0 可吸收缝线行皮下包埋缝合。缝合结束，取出阴道内有尾纱，检查阴道切口黏膜有无渗血、血肿；对合会阴处皮肤。

（7）擦净外阴部及周围血渍，消毒切口。肛门指检有无肠线穿透直肠黏膜及有无阴道后壁血肿。

（8）准确评估术中出血量，清点尾纱、纱布和器械数目。

（9）安置好产妇，清理用物，分类处理。脱手套，洗手，记录。

14. 半卧位的接产步骤是什么？

答：接产步骤：（1）协助产妇选择舒适体位，指导产妇用腹压，配合宫缩按自主意愿屏气用力，及时给予产妇正性回馈以增强产妇信心。

（2）接产准备：当初产妇宫口开全、经产妇宫口开大 3～4cm 时，应做好接产的准备工作（如调整产床角度，产时外阴清洁、消毒）。接产人员按无菌操作常规刷手消毒，助手协助打开产包，接生者铺产台准备接生。

（3）接产者外科洗手，穿无菌手术衣，戴无菌手套，摆好用物。

（4）接产和适度保护会阴：①接产者协助胎头俯屈：接产者在胎头拨露接近着冠时，右手持一接生巾，内垫纱布，适度保护会阴（无需过早将手放在会阴体部，压迫时间长可导致组织水肿，更易造成裂伤），左手在子宫收缩时协助胎头俯屈，用力适度，使胎头以最小径线（枕下前囟径），在宫缩间歇时缓慢地通过阴道口，目的是避免会阴严重裂伤；②胎头娩出（仰伸）后，右手仍应适度保护会阴，不要急于娩出胎肩，先用左手自新生儿鼻根部向下挤压，挤出新生儿口鼻黏液和羊水，接产者挤压时应用力适度，避免新生儿面部或舌清淤；③然后协助胎头外旋转，使胎儿双肩径转至与骨盆出口前后径相一致；④左手轻轻将胎儿颈部向下向外轻压，使胎儿前肩自耻骨弓下先娩出，继之再托胎颈向上向外，使后肩从会阴体前缘缓慢娩出；⑤当双肩娩出后，右手方可松开，并将保护会阴的接生巾压向产妇臀下，防止污染的接生巾污染其他用物，接生者换右手托胎肩、左手托胎臀，协助下肢娩出，胎儿娩出后将新生儿轻柔侧放在产台上，再次用手从新生儿的胸骨至口、鼻挤出残存的羊水；⑥胎儿娩出后，如无窒息，则擦干保暖，放在产妇胸腹部进行皮肤接触，待脐带血管停止搏动后，在距脐带根部 10～15cm 处，用两把止血钳夹住，在两把钳之间剪断脐带（第一次断脐），如新

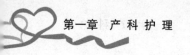

生儿发生窒息,按照新生儿复苏流程进行抢救。

（5）将集血器垫于产妇臀下以计量出血。

（6）助手记录胎儿娩出时间,接产者等待和协助胎盘娩出。

15. 侧卧位的接产步骤是什么?

答:接产步骤:(1)评估:助产士要对产妇进行评估,适合侧位接产条件,如产妇无孕期合并症,无胎儿窘迫,无阴道炎症,除外巨大儿等不利因素;且产妇愿意采取侧位分娩者予以实施侧位分娩。

（2）接产准备:产妇宫口开全后,在宫缩时有强烈的排便感时,助产士先给予清洁外阴,指导产妇摆成半卧位(常规体位)进行屏气用力,询问并观察产妇的用力效果。如果产妇不能完全掌握正确的用力方法,可以指导产妇改变体位,从半卧位变成侧位(左、右均可)。

（3）接产方法:宫缩来临时,产妇可用双手握住产床的扶手,屈曲双腿,双脚着力于脚架处,宫缩高峰期时指导产妇屏气用力数秒钟,宫缩间歇时可指导产妇休息,此过程中注意聆听产妇的感觉,如果产妇愿意使用此体位用力,则一直指导产妇采取侧位进行分娩,并严密监测胎心。接产顺序:①产妇侧卧位用力,当胎头拨露 2cm×2cm 大小时(此为初产妇标准,经产妇则为宫口开大 6cm 时),助产士刷手上产台,实施产妇侧位分娩铺无菌台,为产妇双腿套上长袜,边铺台边观察胎头拨露情况。②助产士用左手或右手(取决于产妇的左、右侧位,助产士的手与产妇侧位是同侧的),协助胎头俯屈,控制胎头以均匀的速度娩出。宫缩间歇期产妇休息,宫缩时助产士可采用适时保护会阴的方法协助胎头娩出,胎头娩出后清理口鼻黏液。③等待宫缩,协助进行复位(外旋转),使胎肩旋转至骨盆出口前后径(小儿面部朝向母亲一侧大腿),当再次宫缩来临,协助前肩、后肩娩出(胎儿全部娩出后给予新生儿初步复苏步骤,新生儿 Apgar 评分为 10 分,可以直接交母亲搂抱,或待脐带停止搏动后断脐让母亲半卧进行皮肤接触。如果新生儿娩出后需要复苏则立即断脐转置新生儿辐射暖台(复苏台)进行复苏)。

（4）将集血器垫于产妇臀下以计量出血。

（5）助手记录胎儿娩出时间,接产者等待和协助胎盘娩出。

16. 如何实施臀位接产?

答:完全或不完全臀先露助产方法:①见胎儿下肢露于阴道口时,接产者洗手戴手套,用消毒治疗巾"堵臀",目的是防止胎儿足部过早娩出(图1-43);②每次宫缩时用手掌堵住阴道口,宫缩间歇时手松开,多次宫缩后,可使胎臀下降并扩张宫口和阴道,至堵臀的手掌感到有足够大的冲力时准备助产;③检查宫口开全后,此时宫缩时产妇用力,会阴部明显膨隆,堵臀的手感觉到很大的冲力,胎儿粗隆间径已经达会阴时,酌情做会阴切开,并保护会阴,娩出胎臀及下肢(图 1-44);④用治疗巾包裹住胎儿下肢及胎臀(防止胎儿受冷空气刺激而引起呼吸),助产者将双拇指放在胎儿背部髂骨边缘上,其余四指放在臀部侧方,紧握住胎儿臀部慢慢转动,胎儿骶左前向左转,反之胎儿骶右前向右转,使胎儿双肩径与骨盆出口前后径一致;⑤边旋转边向下牵引至胎儿脐部露于阴道口外,将脐带轻轻向外牵引出一段(避免因脐带绷得过紧影响胎儿循环)(图 1-45);⑥继续向外向下牵引胎儿躯干的同时,助产人员做下蹲动作,向下、向外牵引,使胎儿前肩部分暴露于耻骨联合下(图 1-46);⑦助产者用示指和中指顺胎肩滑至胎儿肘关节,并将其钩住使上肢紧贴胸部,顺势牵拉娩出胎儿前臂(切勿钩住肱骨、尺骨和桡骨,以免造成长骨骨折)(图 1-47);⑧助产者用左手拇指、示指及中指将胎儿双足钳紧并提起胎体,并将胎体尽量提举,胎儿后肩先露于阴道口,再依照前法娩出后臂,待双臂全部娩出后,轻压至前肩娩出,轻抬致后肩娩出(图 1-48);⑨娩出胎头,将胎背转至前方,使胎头矢状缝和骨盆出口前后径一致,助手在产妇耻骨联合上方加压,使胎头俯屈入盆,胎头枕骨达耻骨联合下方

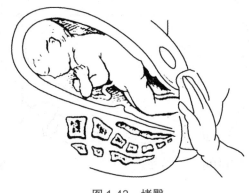

图 1-43　堵臀

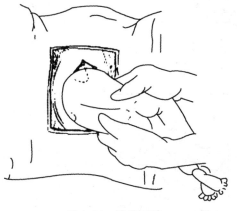

图 1-44　娩出下肢

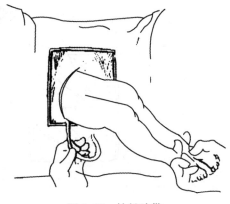

图 1-45　拉松脐带

时,将胎体尽量向产妇腹部方向上举,胎头即可娩出,或将胎体骑跨在助产者左前臂上,用左手中指伸入胎儿口中,上顶上腭,示指及无名指附于两侧上颌骨;助产者右手中指压低胎头枕部使其俯屈,示指及无名指置于胎儿颈部两侧,向下牵拉(图1-49),同时助手在产妇下腹正中向下施加适当压力;当胎儿枕部位于耻骨弓下方时,逐渐将胎体上举,以枕部为支点,使胎儿下颌、口、鼻、眼、额相继娩出。

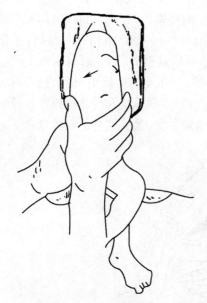

图1-46　暴露前肩

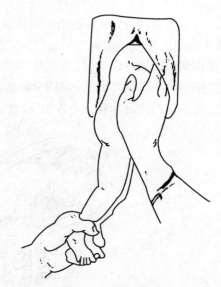

图1-47　娩出前臂

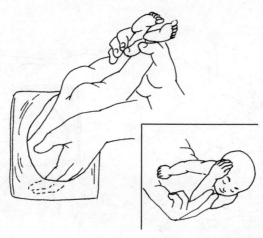

图1-48　娩出后肩

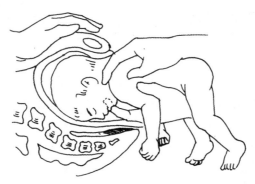

图 1-49 后出头法

17. 如何进行胎头吸引术及护理配合？

答：操作步骤：（1）在吸引器胎头端涂消毒肥皂冻或液状石蜡，左手分开两侧小阴唇，暴露阴道外口，以左手中、示指掌侧向下撑开阴道后壁，右手持吸引器将胎头端向下放入阴道后壁前方，然后左手中、示指分开阴道壁右侧，将吸引器右侧缘滑入阴道内；然后手指转向上提拉阴道前壁，使吸引器上缘滑入阴道内；最后拉开左侧阴道壁，使吸引器完全滑入阴道内并与胎头顶部紧贴。

（2）抽吸负压：将吸引器牵引柄气管上的橡皮管与电动吸引器的橡皮管连接，开动吸引器抽气。一般情况选用 400mmHg 负压，胎头位置低可用 300mmHg 负压，胎头位置高或胎儿较大，估计分娩困难者可用 450mmHg 负压。

（3）牵引：先用右手中、示两指轻轻握持吸引器的牵引柄，左手中、示两指顶住胎头枕部，轻轻缓慢用力试牵引，了解吸引器与胎头是否衔接正确及是否漏气。牵引应在宫缩时进行，先向下、向外协助胎头俯屈下降，当胎头枕部抵达耻骨联合下方时向上、向外牵引，使胎头逐渐仰伸直至双顶径娩出。在宫缩间歇应停止牵引，但应保持吸引器不随胎头回缩。在枕左 / 右前或枕横位时，牵引同时应顺势旋转胎头。若为枕后位，最好用手旋转胎位至枕前位后再行胎吸助产，旋转时助手应在腹部行外倒转，每次宫缩旋转 45° 为宜。

（4）取下吸引器：当可触及胎儿颌骨时，应拔开橡皮管或放开气管夹，消除吸引器内的负压，然后取下吸引器，按正常分娩机转娩出胎儿。

18. 如何实施产钳术及护理配合？

答：以正枕前位低位产钳为例的操作步骤如下。

（1）放置产钳：操作者左手以执笔式握持左钳柄，右手四指放入阴道左侧胎头与阴道壁之间，左手持产钳沿右手掌面将左叶产钳放入手掌与胎头之间，使左钳叶置于胎头左侧面，一边推进一边将钳柄变为水平位方向，助手将钳柄握持固定。右手握右叶钳柄，方法相同，左手四指伸入胎头与阴道壁之间，引导右钳叶滑行至胎头右侧方，达左钳叶对应的位置。

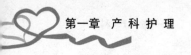

（2）扣合：如两钳放置适当，则锁扣很容易扣合，锁柄自然扣合。如扣合困难或不能扣合则产钳放置位置不当，应寻找原因，进行调整，以移动右叶来适应左叶，直至扣合为止。

（3）检查：查明产钳与胎头之间无产道软组织或脐带夹入。

（4）牵引：宫缩时双手握住钳柄，顺应骨盆轴方向向外、向下缓慢牵拉。当胎头拨露时，逐渐将钳柄向上移动，使胎头逐渐仰伸而娩出。

（5）取下产钳：当胎头双顶径露出阴道口时，即可取下产钳。按照放置产钳的相反顺序先取出右叶产钳，再取出左叶产钳，然后娩出胎体。

19. 如何检查软产道？

答：操作步骤：

（1）胎盘娩出后，取水剂活力碘棉球消毒产妇会阴部，取无菌治疗巾一块垫于产妇臀下。

（2）操作者更换无菌手套，常规检查阴道。①取无菌纱布块，蘸干产妇会阴部羊水及血迹，依次查看会阴、小阴唇内侧、尿道口周围有无损伤及损伤程度。②操作者左手分开阴道，右手持纱布，蘸干产妇阴道前后壁及两侧血迹，查看有无损伤及损伤程度。操作者右手示、中指进入产妇阴道，紧贴阴道穹隆，环绕一周，了解阴道后穹隆及宫颈有无损伤及损伤程度。③若发现阴道损伤严重或持续出血，则请助手戴手套，持阴道拉钩分开产妇阴道壁，暴露阴道后穹隆及宫颈，查看有无损伤及损伤程度。④操作者持宫颈钳，钳夹住产妇宫颈前唇，另持两把宫颈钳，按顺时针方向依次查看整个宫颈，有无损伤及损伤程度。

（3）若有损伤，按修复原则缝合损伤部位；若无损伤，取下宫颈钳，取出阴道拉钩。

（4）操作者右手取无菌纱布，于产妇会阴部向上轻压，左手于产妇耻骨联合上方配合右手向上方轻揉，以恢复子宫位置，同时按压子宫，刺激收缩，排出积血。准确评估出血量。

（5）安置好产妇，清理用物，分类处理。脱手套，洗手，记录。

第二章

爱婴医院和母乳喂养

第一节 爱婴医院相关知识

一、促进母乳喂养成功的相关规定

1. 世界卫生组织促进母乳喂养成功的十条措施是什么？

答：(1) 有书面的母乳喂养政策，并常规地传达给所有工作人员。

(2) 对所有工作人员进行必要的技术培训，使其能实施这一政策。

(3) 要把母乳喂养的好处及处理方法告诉所有孕妇。

(4) 帮助母亲在产后 1 小时内开始母乳喂养。

(5) 指导母亲如何喂奶，以及在需要与其婴儿分开的情况下如何保持泌乳。

(6) 除母乳外，禁止给新生儿吃任何食物或饮料，除非有医学指征。

(7) 实行母婴同室，让母亲与其婴儿一天 24 小时在一起。

(8) 鼓励按需哺乳。

(9) 不给母乳喂养的婴儿吸橡皮奶头，或使用奶头做安慰物。

(10) 促进母乳喂养的支持组织的建立，并将出院的母亲转给这些组织。

2. 母乳代用品销售守则的内容是什么？

答：(1) 禁止对公众进行母乳代用品、奶瓶及橡皮奶头的广告宣传。

(2) 禁止向母亲免费提供乳品样品。

(3) 禁止在卫生保健机构中使用这些产品。

(4) 禁止公司向母亲推销使用这些产品。

(5) 禁止向卫生保健工作者赠送礼品或样品。

(6) 禁止以文字或图画等形式宣传人工喂养，包括在产品标签上印婴儿的图片。

(7) 向卫生保健工作者提供的资料必须具有科学性和真实性。

(8) 有关人工喂养的所有资料包括产品标签都应该说明母乳喂养的优点及人工喂养的代价与危害。

（9）不适当的产品，如加糖炼乳，不应推销给婴儿。

（10）所有的食品必须是高质量的，同时要考虑到使用这些食品的国家的气候条件及储存条件。

3. 我国第一批爱婴医院是什么时候创建的?

答：1992年，我国开始创建第一批爱婴医院。

二、对爱婴医院的要求

4. 对爱婴医院的管理要求是什么?

答：要求有：①医院有本院制定的母乳喂养具体规定；②有爱婴工作领导小组和技术指导小组；③有具体负责爱婴工作的职能部门；④建立了对"规定"实施情况的监督和检查机制；⑤产科、儿科医护人员应详细掌握"规定"和相关文件的内容。

5. 爱婴医院中领导小组和技术小组如何组成?

答：爱婴医院中要设领导小组和技术小组。领导小组由院领导任组长，其他相关部门成员任组员，如产科、儿科、医务部、护理部、宣传科、营养科、人事科、保健部等。技术小组由临床部门人员担任，如产科主任和护士长、儿科主任及护士长等。

6. 爱婴医院复核标准中要求对工作人员如何培训?

答：对新入职的医务人员要进行18学时的爱婴医院和母乳喂养相关知识的初训。对所有医务人员每年进行不少于3学时的母乳喂养相关知识的复训，重点是产科、儿科医务人员。

7. 对产科、儿科医务人员的培训要求是什么?

答：培训要求包括：①产科、儿科等相关人员要接受培训；②产科、儿科医护人员能正确回答有关母乳喂养的问题；③产科、儿科医护人员能够正确指导产妇进行母乳喂养；④培训内容包括"HIV"阳性、病毒性肝炎等传染病母乳喂养知识的培训。

8. 爱婴医院复评估标准中对孕妇的培训要求是什么?

答：要求以多种形式向孕妇传播母乳喂养的知识和技巧，有80%的孕妇接受过母乳喂养知识的健康教育培训。

9. 爱婴医院中要求对孕产妇提供"友爱的服务"指什么?

答：爱婴医院应鼓励和促进自然分娩。在产妇分娩时鼓励陪伴分娩、非药物镇痛、自由体位、降低非指征剖宫产和会阴切开等，产程中鼓励产妇进食、进水，并有相应的设备提供方便，如提供营养餐，提供饮水机或暖水瓶等。

10. 有关母乳喂养好处的宣传要求是什么?

答：宣传要求包括：将《世界卫生组织促进母乳喂养成功的十条措施》《国际

母乳代用品销售守则》《爱婴医院有关母乳喂养的十条规定》，三个"十条"要张贴到母婴所到之处，如产科门诊、儿科门诊、新生儿科门诊、儿童保健门诊、产科病房、分娩室等处。

11. 什么叫按需哺乳？

答：只要婴儿想吃奶或母亲感觉奶胀就喂，喂奶的间隔时间和持续时间没有限制。

12. 按需哺乳的好处是什么？

答：保证婴儿生长发育需要；刺激母亲体内分泌更多催乳素，加速母亲子宫缩复，减少出血；预防乳房肿胀等。

13. 什么叫母婴同室？

答：母亲和婴儿在一起，每天 24 小时因为护理或治疗原因分开不超过 1 小时。母婴同室可以为母亲按需哺乳婴儿提供了条件。

14. 为什么要母婴同室？

答：母婴同室满足了母亲的需求，可加强母子的依附关系和情感联系，保证母亲能按需哺乳，促进乳汁分泌，提升母亲哺乳的自信心。

15. "三早"是指什么？

答：即新生儿出生后实施，早接触（母婴皮肤对皮肤的接触）、早吸吮（新生儿出现吸乳表现后开始吸吮母亲乳房）、早开奶（新生儿尽早得到乳汁）。

16. "三早"的重要性是什么？

答：三早的重要性包括对母婴的两方面：①对母亲：刺激乳汁分泌，母亲早下奶，延长喂奶时间；刺激母亲体内催产素产生，促进子宫收缩，减少产后出血；母亲情感得到安抚。②对新生儿：体温散失少，母亲体温为新生儿保温；得到初乳中的抗体，为新生儿的第一次免疫剂，增强抗病能力；吸吮可强化乳房吸吮，增加肠蠕动，促进胎粪排出，减轻黄疸发生；满足新生儿需求，增进母子感情联系。

17. 在产房如何进行母婴的"三早"？

答：新生儿娩出后，如果情况正常（Apgar 评分 8～10 分）可将新生儿迅速擦干，将裸体的新生儿尽快地放在母亲的胸腹部，与母亲进行皮肤接触，接触时注意给母婴保暖。皮肤接触时间要 >30 分钟，皮肤接触时注意母婴应该有目光交流，最好在产房观察阶段母婴都在一起；当婴儿有反应时，让新生儿吸吮母亲乳房。

18. 剖宫产的产妇如何进行"三早"？

答：在手术室将新生儿迅速彻底擦干，脐带处理完毕将新生儿包裹好，让新生儿的脸与母亲的脸贴一贴或让产妇亲一亲新生儿。等到手术完毕，母婴回到母婴同室病房再完成与母亲的皮肤接触与早吸吮，方法同产房。

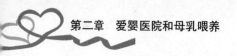
19. 爱婴医院中对母乳喂养是如何要求的?

答:对母乳喂养的要求:①除有医学指征外,100%的新生儿出生后都应纯母乳喂养;②对有指征进行人工喂养的母亲要提供指导和帮助。医院应设配奶间,设置合理、规范。

20. 母乳喂养知识的宣传内容包括哪几类?

答:宣传内容包括:①母乳喂养好;②分娩后皮肤接触和及早开奶的重要性;③母婴同室的重要性;④母亲喂奶的体位及婴儿含接的姿势;⑤按需哺乳的重要性;⑥如何进行乳房护理,保证母亲有充足的乳汁;⑦纯母乳喂养的重要性;⑧6个月内,母乳代用品给婴儿带来的不利;⑨6个月后增加辅食,继续母乳喂养的必要性;⑩患艾滋病、病毒性肝炎、结核等传染性疾病母亲的婴儿喂养。

第二节　母乳喂养相关知识

一、母乳喂养的生理基础

1. 乳房的解剖特点及功能有哪些?

答:女性乳房呈两个半球形,位于胸前部、胸大肌和胸筋膜表面。基底位于2～6肋。外观上乳头位于中间,乳头周围为乳晕,乳房由皮肤、腺体、结缔组织、神经、血管、淋巴、脂肪组织构成。乳腺起到分泌乳汁作用;脂肪起到保护乳房作用;神经血管参与乳腺发育调节。

2. 乳腺发育是如何进行调节的?

答:乳房发育的调节包括两方面:①激素调节:参与的激素有卵巢分泌的雌激素、孕激素;垂体分泌的生长激素;同时胰岛素、甲状腺素、副甲状腺素、肾上腺素起辅助作用。妊娠期乳腺的发育、乳腺管的生长主要是胎盘分泌的雌激素,孕激素与雌激素共同作用促进乳腺腺泡发育。②神经调节:通过刺激乳腺感受器,神经冲动传至大脑中枢,通过下丘脑-垂体系统支配乳腺传出神经,调节乳腺发育。

3. 乳汁是在哪里产生的?

答:乳汁由乳腺细胞分泌并排入腺泡腔内,再通过乳腺导管从乳头排出。

4. 乳房如何泌乳?

答:乳汁的分泌包括发动泌乳和维持泌乳两个过程。①发动泌乳:是伴随分娩而发生的,乳腺开始泌乳,这是因为分娩前孕酮和胎盘生乳素对催乳素受体有封闭作用,分娩后胎盘排出,胎盘生乳素水平下降,对乳腺催乳素受体封闭解除,同时孕酮对下丘脑和腺体的抑制作用也解除,催乳素释放,促进乳汁生成。②维持泌乳的过程依靠下丘脑的调控和多种激素的协同作用,如催乳素、甲状腺素、肾上腺皮质激素、生长激素等。此外，乳腺导管系统内压也有重要因素，乳汁从乳腺管有规律地、完全排空是维持泌乳的必要条件。只有婴儿频繁吸吮刺激乳房，才能使母亲体内的催乳素分泌逐渐增加，否则会逐渐减少。

5. 激素如何调节乳汁分泌？

答：激素的调节最主要为催乳素。催乳素分泌呈脉冲式，每天发生 7～20 次，睡眠 1 小时催乳素分泌迅速增加，之后在睡眠中维持较高水平，醒后开始下降。凌晨 3～4 点时血清催乳素分泌浓度比中午增加 1 倍。母亲体内催乳素的量影响乳汁分泌。

6. 影响乳汁分泌的因素有哪些？

答：母亲的营养、睡眠、情绪、有无疾病、有无疼痛、哺乳技巧的掌握及乳房的护理。

7. 催乳素是如何产生的？

答：催乳素是由下丘脑产生的一种多肽激素，在婴儿吸吮母亲乳房时，刺激母亲乳头的神经末梢，神经冲动传递到腺垂体，产生催乳素，这一过程称为泌乳反射，催乳素通过血液送至乳腺，刺激乳腺分泌乳汁。

8. 妊娠后乳房有哪些变化？

答：妊娠后乳房发生的变化：①外观上：乳房增大，乳头颜色变深、易勃起，乳晕区域扩大。乳晕颜色加深，乳晕上有肥大形成散在的结节状隆起，称为蒙氏结节，腺体分泌类似油脂的物质起到润滑和保护乳头的作用。孕妇感到乳房肿胀不适或发生胀痛，触痛。有的孕妇乳房出现皮纹，与腹部皮肤妊娠纹相似。②乳腺组织变化：与妊娠后激素变化有关，乳腺经历了腺管芽状突出及上皮增生，腺小叶明显增大，腺小管、腺泡数量增多，腺腔扩张等变化，为泌乳做好准备。

9. 哺乳期乳房发生什么变化？

答：哺乳期乳房的变化为泌乳。大概在产后 4 天达到泌乳高峰。产后 40 小时乳房体积增加，俗称"下奶"。对于大多数产妇来说，乳房变化在产后 2～5 天可以明显观察到。无论是否母乳喂养，泌乳都会发生。

10. 新生儿在产妇泌乳中的作用是什么？

答：伴随分娩的发生，乳腺开始分泌乳汁，但要使乳汁大量分泌，新生儿也起到重要的作用。新生儿出生后不久就有强烈的吸吮欲望，如果此时就让新生儿开始吸吮母亲乳房，可以强化新生儿乳房吸吮，还可以促进产妇体内的有利于分泌乳汁的激素产生和促进子宫收缩，之后新生儿频繁吸吮会让乳汁分泌越来越多。

11. 乳汁的分泌多少与乳房的大小有关吗？为什么？

答：乳房大小与泌乳没有太大关系。乳房大小与乳房脂肪的多少有关，而泌乳与乳腺有关。只要乳房正常发育，乳腺管数目增长，乳房在妊娠期增大，乳

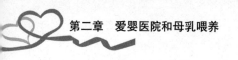

房没有手术史伤及乳腺，都可以正常泌乳。

12. 为什么产妇在分娩后几天哺喂新生儿时会感到子宫收缩痛？

答：这是因为婴儿刺激乳头及乳晕时，神经反射传递到神经垂体，垂体分泌催产素。催产素不仅能使乳腺腺泡周围上皮细胞收缩，使乳汁排到乳腺管内，也可作用于子宫，帮助子宫平滑肌收缩，促进子宫缩复。

13. 在母乳喂养过程中催产素起了什么作用？

答：催产素起到射乳的作用。催产素由垂体产生，经血输送到乳房，促使乳腺腺泡周围上皮细胞收缩，致使乳腺腺泡内乳汁排入乳腺小管，再经乳腺大导管和乳晕下的大输乳管从乳头排出，这就是射乳反射（或称喷乳反射）。

二、母乳喂养的好处

14. 母乳喂养对母亲的好处是什么？

答：母乳喂养对母亲的好处包括：①促进产妇子宫收缩，减少产后出血；②帮助产妇迅速恢复体重；③降低产妇患某些疾病的风险，如乳腺癌、卵巢癌等；④有生育调节作用，延迟再次妊娠的间隔时间；⑤促进产妇心理健康，加深母子感情。

15. 母乳喂养对婴儿的好处是什么？

答：母乳喂养对婴儿的好处包括：①给婴儿提供足够的营养；②母乳中的免疫物质起到免疫调节作用，降低婴儿患病风险；③促进婴儿神经系统、胃肠道发育；④减低婴儿成年后患某些疾病的风险，如肥胖、代谢性疾病、高血压、心脏病等；⑤促进婴儿与母亲的情感交流。

16. 母乳喂养对家庭和社会的好处是什么？

答：母乳喂养对家庭和社会的好处包括：①减少了人工喂养的费用及人力；②减少了婴幼儿医疗费用；③有利于分娩后妇女的情绪稳定，提高工作效率；④母乳喂养减少了奶粉加工、运输和所产生的垃圾处理费用，更环保。

17. 什么是纯母乳喂养？

答：纯母乳喂养是指只给婴儿喂母乳，而不给其他任何液体或固体食物，甚至是水。但可以服用维生素或矿物质补充剂或口服的药物滴剂。

18. 部分母乳喂养是如何划分的？

答：按照母乳的量占婴儿全部食物的比例划分成高比例、中等比例、低比例。高比例母乳喂养指乳占全部婴儿食物的 80% 及以上的喂养；中比例喂养指母乳占全部婴儿食物的 20%～79%；低比例是指母乳占全部婴儿食物的 20% 以下的喂养。

19. 世界卫生组织建议纯母乳喂养到婴儿多大？

答：世界卫生组织推荐，出生后开始纯母乳喂养至婴儿 6 个月。

20. 母乳喂养应该到婴儿多大适宜?

答:纯母乳喂养婴儿 6 个月以后,应及时、合理添加辅食,并继续母乳喂养到婴儿 2 岁及以上。

21. 什么是初乳?

答:初乳是指分娩后母亲最初 7 天内产生的乳汁。

22. 初乳的特点是什么?

答:初乳黏稠、颜色发黄或清亮,比成熟乳含有更多的蛋白质,脂肪和乳糖的含量较成熟乳少。

23. 初乳的重要性是什么?

答:初乳含有丰富的免疫物质,可保护婴儿预防感染及过敏;促进胎粪排出,有助于减轻黄疸;促进肠道成熟,避免胃肠不适;预防眼睛疾病发生。

24. 什么是过渡乳?

答:产后 7～14 天产生的母乳称为过渡乳。

25. 什么是成熟乳?

答:产后 14 天之后产生的母乳称为成熟乳。成熟乳分泌的量较大。

26. 母乳的成分有哪些?

答:有大部分的水、蛋白质、碳水化合物、脂肪、矿物质、微量元素、维生素、免疫活性因子。成熟乳中约 90% 为水,因此 6 个月以内的婴儿即使在夏天也不用补充水分,只喂母乳即可。母乳中的蛋白质为乳清蛋白,占人乳蛋白中的 70%,乳清蛋白主要是由 α- 乳蛋白、乳铁蛋白、溶菌酶和分泌性免疫球蛋白。乳清蛋白容易消化,可促进胃排空。母乳中的碳水化合物主要为乳糖,从初乳过渡到成熟乳其含量逐渐增加,母乳中含有的低聚糖占碳水化合物总量的 5%～10%,除了提供营养,对婴儿起到一定的保护作用。母乳中脂肪占总能量的 50%,其中亚油酸和亚麻酸是母乳中特有的,是视网膜和大脑磷脂的组成成分,尤其有利于缺乏胰脂酶的新生儿和早产儿。矿物质中钙吸收高,母乳中铁和锌不能满足 6 个月以后的营养需求,需要添加辅食。母乳中维生素 D 含量低,因此所有母乳喂养婴儿自数日起应每天口服维生素 D 制剂。

27. 乳汁前奶和后奶的区别?

答:同一次泌乳,乳汁的成分略有不同,哺喂婴儿先吸出的乳汁较清亮,称为前奶。外观较稀,但内含丰富的蛋白质、乳糖、维生素、无机盐和水。后吸出的乳汁颜色比较白而浓稠,称为后奶。后奶含脂肪量高,提供能量多。所以哺喂婴儿尽可能让婴儿吃到后奶,才可以获得更多的营养。

28. 母乳和配方奶在营养成分上的区别有哪些?

答:母乳与配方奶营养成分的区别见表 2-1。

表 2-1　母乳与配方奶的区别

成分	母乳	配方奶
细菌	无	可能
抗感染因子	有	无
生长因子	有	无
蛋白	乳清蛋白/酪蛋白比约3/2 易消化	部分适量
脂肪	有足够的必需脂肪酸,有脂肪酶易于消化	缺乏必需脂肪酸,无脂肪酶
乳糖	高	低
铁	少量,易吸收	添加,不易吸收
维生素	足够	添加
水分	充足	可能需要补充
牛磺酸	丰富	1/30～1/20

29. 人工喂养的风险有哪些?

答:人工喂养的风险包括:①出生后如婴儿采用人工喂养易造成母乳不足、母亲乳胀、乳腺管不通畅,婴儿产生乳头错觉,容易发生新生儿黄疸;②配方奶缺少母乳中的免疫活性物质,使婴儿患病的可能性增加;③使用奶瓶或奶嘴消毒不足易导致婴儿腹泻;④婴儿通过吸吮配方奶满足自己的口欲,容易过饱导致发胖,从而导致慢性病的患病危险;⑤减少了与母亲的皮肤接触与情感交流,不如母乳喂养婴儿聪明;⑥母亲短时间内再次怀孕的可能性大,容易患有卵巢癌、乳腺癌等疾病;⑦购买配方奶和婴儿患病等增加家庭的经济负担。

30. 纯母乳喂养的婴儿什么时候开始补充维生素 D?

答:母乳中维生素 D 较低,婴儿出生后 15 天开始补充。

31. 母乳中哪些成分有助于提高新生儿免疫力?

答:分泌型免疫蛋白 A、乳铁蛋白、溶菌酶、酪蛋白、低聚糖、细胞因子、生长因子、核苷酸、维生素、脂类等。

32. 早产儿母乳和足月儿母乳营养成分的区别有哪些?

答:早产儿母乳比足月儿母乳:蛋白含量高、脂肪含量高、糖类含量低、能量高、微量元素含量高。

33. 产后哺乳期饮食应注意什么?

答:产妇哺乳期间应注意饮食合理搭配,均衡饮食:①适当的水分摄入;②保证优质蛋白质的摄入;③膳食多样化;④重视蔬菜和水果的摄入;⑤少吃盐和腌制食品、刺激性大的及污染食品;⑥应禁止吸烟、饮酒、喝咖啡或长期服用药物;⑦避免吃一些抑制乳汁分泌的食物:如麦芽水等。

三、母乳喂养的相关技能

34. 常用的哺乳体位是什么?

答:产妇可以选取母婴都舒服的体位哺乳,一般有坐位、卧位,常用的体位有摇篮式、环抱式(又叫橄榄球式)、交叉式、侧卧式。无论何种体位哺乳,以母婴舒适为原则。

35. 哺乳体位的4个要点是什么?

答:其要点是:①婴儿头与身体呈一条直线(头和身体不要扭曲);②婴儿的脸贴近母亲的乳房,鼻子对着乳头;③婴儿的身体贴近母亲(胸部贴着母亲的胸部,腹部贴着母亲的腹部,婴儿的下颌贴着母亲的乳房);④若是新生儿,母亲不仅要托头和肩部,还要托住其臀部。

36. 侧卧位哺乳的适应证及方法有哪些?

答:侧卧位哺乳适用于:剖宫产术后、正常分娩后第一天、喜欢这种体位的产妇。其方法:帮助母亲侧卧位身体放松,头枕在枕边,身体下的手臂放在枕旁,新生儿侧卧位,新生儿头不要枕在母亲的手臂上,母亲不要按住新生儿头部,让新生儿的头可以自由活动,避免母亲的乳房堵住新生儿的鼻部引起呼吸不畅。母亲另一只手臂搂住新生儿的臀部(图2-1)。

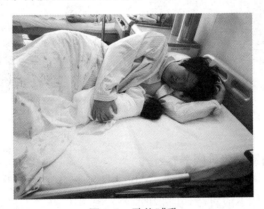

图 2-1　卧位哺乳

37. 橄榄球式哺乳体位的适应证与方法有哪些?

答:橄榄球式哺乳体位适用于:双胎、婴儿含接母亲乳房有困难、母亲乳腺管阻塞或母亲喜欢这种体位。其方法:母亲将婴儿放在要吸吮的那侧乳房身体一侧,用枕头托住新生儿的身体和头部,新生儿在母亲一侧胳膊下,母亲的手托住婴儿的枕部、颈部和肩部(图2-2)。

38. 交叉式哺乳体位的适应证及方法有哪些?

答:交叉式哺乳体位适用于非常小的婴儿、患儿、伤残儿或者母亲喜欢这种体位。其方法：母亲用乳房对侧的胳膊抱住婴儿，用前臂托住婴儿的身体，婴儿的头枕在母亲的手上，她的手在婴儿的耳朵或者更低水平托住婴儿的头部、颈部、肩部，用枕头帮助托着婴儿的身体。可用乳房同侧的手托起乳房，不要将婴儿的头推向乳房。

39. 摇篮式哺乳体位的适应证及方法是什么？

答：摇篮式哺乳体位适用于足月婴儿或者母亲喜欢这种体位。其方法：母亲将婴儿抱在怀里，将婴儿的枕部靠近母亲肘的弯曲部位，背部贴着母亲的前臂，婴儿的腹部贴着母亲的腹部，头与身体呈一条直线。为了让母亲的胳膊得到支撑，可以在胳膊下垫枕头（图2-3）。

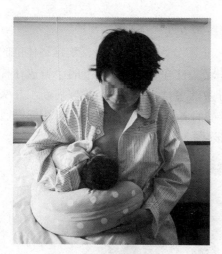

图2-2　橄榄球式哺乳体位

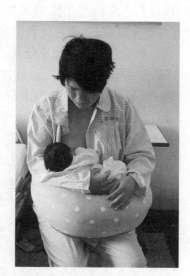

图2-3　摇篮式哺乳体位

40. 体位如何影响母乳喂养？

答：影响母乳喂养的体位包括：①以下情况容易导致婴儿含接母亲乳房不良：如婴儿头与身体不成直线（头部扭曲着），婴儿与母亲不紧贴等；②以下情况影响母亲哺乳时舒适：坐位过高或过低、坐姿靠前、未使用靠枕等；③以下情况容易堵塞婴儿鼻子：婴儿下颌未贴在乳房；卧位时将婴儿放在臂弯里；哺乳时母亲用手按住新生儿头部。

41. 坐位哺乳需要注意什么？

答：母亲哺乳时要舒适，如果坐着哺乳应该坐在高矮适合自己的椅子上，如果椅子太高，可以踩一个脚凳，提高膝盖的位置，但膝盖的位置也不能太高，那样婴儿的头部不能对准乳头。可以利用枕头或垫子帮助把婴儿抱好，使母亲的上身不过分前倾，避免劳累。

42. 为什么小婴儿吃母乳时母亲要将其搂紧?

答:一般婴儿在3～4个月内自己活动幅度有限,要想让其含接好乳房,母亲就要掌握正确的哺乳姿势,哺乳时搂紧小婴儿(母婴胸腹部相贴),婴儿的下颌才能贴在母亲乳房上,婴儿的鼻子才能离开乳房不被堵住。

43. 婴儿正确含接乳房的要点是什么?

答:婴儿应该将母亲乳房的乳头和大部分乳晕含在嘴里。婴儿嘴张得很大;下唇向外翻;舌头呈勺状环绕乳晕;面颊鼓起呈圆形;含接时可见上方乳晕比下方多(母亲乳晕较大时);慢而深地吸吮,有时突然暂停;能看到吞咽动作和听到吞咽的声音(一般母亲下奶之后更容易听到吞咽声)(图2-4)。

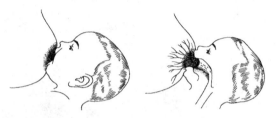

图2-4 婴儿含接乳房的姿势

44. 正确含接的方法是什么?

答:母亲用手呈"C"字形托起乳房,用乳头刺激婴儿的口周围,使婴儿建立觅食反射,当婴儿的口张得足够大时,将乳头和大部分乳晕送到婴儿口中(图2-5)。

45. 婴儿含接乳房时常见的问题有哪些?

答:婴儿含接乳房不良常见的问题:①婴儿嘴巴张得不够大,下唇未外翻;②婴儿的下颌没有接触母亲的乳房,鼻子易被乳房阻塞;③婴儿只含着母亲的乳头,母亲会感到疼痛甚至乳头皲裂;④婴儿吸吮乳头时面颊凹陷,不鼓起;⑤婴儿一直浅快吸吮;⑥婴儿吸吮时伴有咂咂声;⑦由于含接姿势不正确,婴儿得不到足够的乳汁。

46. 什么是频繁有效吸吮?

答:频繁吸吮就是按需哺乳,是指24小时内让婴儿在乳房上吸吮8～12次,每次不限定吸吮时间和间隔时间。有效吸吮是指婴儿用正

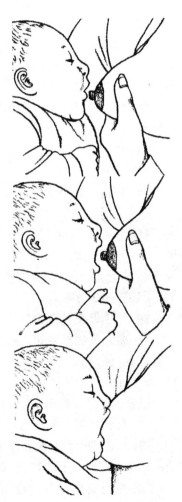

图2-5 使婴儿正确的含接乳房

183

确的含接姿势吸吮乳房，要含住乳头和大部分乳晕，如果母亲乳晕比较小，婴儿要将乳头和全部乳晕都含在嘴里进行吸吮。

47. 母亲如何正确托起乳房？

答：产妇的拇指与其余四指分开呈"C"字形，用一只手的示指托住乳房的基底部，手靠在乳房下的胸壁上，大拇指放在乳房上方，两个手指可以帮助乳房塑形，改变乳房形状，使婴儿容易含接。注意托乳房的手指不能太靠近乳头（图2-6）。

48. 托乳房的常见问题有哪些？

答：母亲托乳房时常出现的问题有：①母亲手指靠乳晕太近或捏着乳头会影响婴儿含接。②"剪刀手"或"雪茄式"会减少乳汁的流出，还会造成婴儿吸出乳汁费力，乳腺管容易堵塞等。③哺乳时避免婴儿鼻子被乳房阻塞，母亲手指按压乳房容易导致局部腺管阻塞。医护人员容易犯的错误是一只手托住母亲乳房，另一只手按压婴儿头部，这样帮助婴儿含接，可能会产生婴儿拒绝母乳喂养的可能，应当避免。

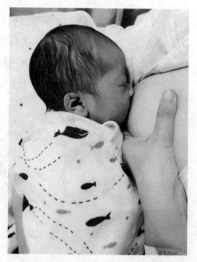

图2-6 手"C"字形托起乳房

49. 评估母乳喂养应从哪几方面进行？

答：从母亲和婴儿方面进行评估。①母亲：观察母亲的一般状况，如年龄、营养状况、表情、环境是否舒适；母亲哺乳体位是否正确；托乳房的方法是否正确；观察乳房的形态；询问母亲哺乳的感觉。②婴儿：评估婴儿健康状况、含接姿势是否正确、婴儿是否舒适、吸吮是不是先快后慢有吞咽动作、哺乳持续时间、观察婴儿是否吃饱。

50. 什么是射乳反射？

答：婴儿吸吮母亲乳头和乳晕的刺激，由神经反射传达到神经垂体，使之分泌催产素，催产素经血液输送至乳房，促使乳腺腺泡上皮细胞周围的肌纤维收缩，致使乳腺内的乳汁排入乳腺小管，再从大的乳腺导管及乳头排出的过程（有时可以看到乳汁喷射出来）称为射乳反射。

51. 如何促进射乳反射？

答：对促进射乳反射发生有帮助的措施有：①母亲经常想到孩子的可爱之处；②母亲听到孩子的声音；③和孩子在一起，经常看到孩子；④经常触摸孩子；⑤母亲对哺乳有自信等，其他还有按摩乳房、哺乳前喝热饮；⑥背部按摩等，这些措施都可以促进射乳反射出现。

52. 射乳反射强引起婴儿呛咳怎么办？

答：刚开始哺乳时，母亲受到婴儿吸吮的刺激，容易引发射乳反射，为了避免强烈的射乳反射引起婴儿呛奶，可用手指夹住乳房，待到射乳反射减弱再把手松开（图 2-7）。

53. 最有效的促进乳汁分泌的方法是什么？

答：让婴儿在母亲乳房上频繁有效吸吮。每次哺乳做到排空乳房。频繁是指按需哺乳、勤吸吮乳房，有效是指婴儿含接乳房的姿势正确。

54. 挤奶的适应证是什么？

答：挤奶的适应证：①是为了解除乳腺管堵塞或乳汁淤积；②婴儿拒绝吸吮时；③低体重或早产儿不能有效吸吮时；④患儿吸吮力不够时；⑤婴儿或母亲生病，母婴分离或母亲由

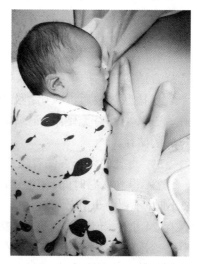

图 2-7　剪刀式

于疾病不能亲自哺乳时，为了保持泌乳而需要定时挤奶；⑥母亲外出或工作时；⑦母亲乳胀，婴儿又不能很好地含接乳房时，以上情况需要母亲将乳汁挤出。

55. 挤奶的方法是什么？

答：挤奶的方法可以是手工挤奶，也可以使用吸奶器。下面以手工挤奶为例：①准备好储存乳汁的容器，并洗净双手；②刺激射乳反射（如喝热饮、按摩后背、按摩热敷乳房等）；③母亲取舒适体位，一般可取坐位或站位；④将容器靠近乳房，把拇指及示指放在距离乳头根部约 2cm 处，两手指相对，其他手指托住乳房；⑤拇指及示指向胸壁方向轻轻下压，不要用力太重，手指不要在乳房上滑动；⑥反复一压一放，挤出乳汁；⑦将乳晕的各个方向用同样的方法都挤压到，做到使乳房内每一个乳腺管的乳汁都被挤出；⑧一侧乳房至少挤压 3～5 分钟，待乳汁减少即可开始挤另一侧乳房，如此反复数次，整个挤奶过程应以 20～30 分钟为宜。

56. 挤奶的注意事项是什么？

答：母亲挤奶前要清洁乳房和双手；选择杯口大的容器储奶容易收集；挤奶前刺激射乳反射，使挤奶更容易（如喝热饮或按摩乳房等）；不能挤压乳头，因为挤压乳头不会出奶；每次挤奶的时间要足够，尤其是分娩后最初时期的母婴分离，产妇下奶之前；每 3 小时就要挤一次，间隔时间过长，乳汁分泌量会越来越少。

57. 分娩后即母婴分离的产妇何时挤奶？

答：分娩后即母婴分离的产妇，需要在分娩后 6 小时内开始挤奶，并且每 3

小时挤一次,保证能分泌充足的乳汁和持续泌乳。最好在分娩后 1 小时就开始挤奶。

58. 如何用吸奶器帮助早产母亲产奶?

答:洗净双手及吸奶器配件;建立射乳反射;取舒适的体位,一般取坐位;选择合适的吸乳护罩;选择吸奶器的最大舒适压力;如果乳房上有硬结可以给予乳房按摩热敷后再吸奶;吸奶时间为 15～20 分钟;吸奶后观察乳头有无水肿、皲裂,乳房有无硬结;记录挤奶的时间和量,将挤出的奶注明时间、量,做好母乳的储存。

59. 母乳的保存方法有哪些?

答:母乳保存时间:室温 25～37℃,可保存 4 小时;室温 15～25℃,可保存 8 小时,不要将母乳放置在 37℃ 及以上的环境里。母乳冰箱冷藏 2～4℃ 条件可保存 24 小时,但要将母乳放在冰箱冷藏最冷的地方。冷冻 -18℃ 可保存 3 个月。冷冻的奶要使用时可以放在冷藏室解冻,再用 37～40℃ 温水加热或使用温奶器加热。解冻加热的乳汁尽快食用,没吃完的奶不能再放在冰箱冷冻,应该丢弃。

60. 母乳保存时的注意事项是什么?

答:首先要强调的是挤奶过程要按照要求保持清洁,容器要符合要求避免污染;不要将乳汁与其他食物放在一起;尽量每个容器或储奶袋内放置一次挤的奶,不要几次混合到一起,如果需要混合在一起,建议将母乳冷藏同一温度时再混合一起,一般冷藏 1 小时后;储奶袋为一次性产品,不能重复使用;冷冻乳汁一般建议一个容器存储量为 60～120ml,避免浪费;冷冻时母乳体积会增大,建议装容器 3/4 比较适合;冷藏后母乳分层属正常现象;储存容器注明挤奶时间,如果放在医院要注明床号、姓名、住院号、挤奶时间、毫升数。

61. 母乳应如何解冻与加热? 消毒方法有哪些?

答:母乳解冻和加热的方法:①解冻:冷冻母乳放冷藏室过夜解冻或流动的流水解冻;②加热:使用前可在 37～40℃ 温水中加温或放在专用的温奶器中加热;③巴氏消毒法:将乳汁放在 62.5℃ 的恒温箱中,时间不超过 30 分钟进行消毒,此法除掉母乳中的细菌,又不破坏母乳成分。

62. 什么叫"漏奶"现象? 如何处理?

答:是指哺乳期母亲听到婴儿啼哭、抚摸婴儿时乳汁会自动地从乳头流出,或者婴儿吸吮一侧乳房另一侧乳房会自行流出,这种现象俗称"漏奶"现象,实际就是射乳反射。

处理:指导母亲穿哺乳胸罩,内垫溢乳垫,如果漏奶多一定要勤换溢乳垫,避免不适与感染。出现漏奶时可以让母亲双臂交叉于胸前轻按乳头。哺乳时一侧漏乳可以用清洁容器收取,也可以用手指反复按压乳头。

63. 为何母亲要坚持夜间哺乳？

答：母亲每次哺乳，排空乳房有利于乳汁分泌得更多，夜间哺乳可使母亲哺喂过程中更放松，有助于再次入睡。特别是凌晨 3～4 点钟血清催乳素分泌浓度比中午量增加 1 倍，有助于增加乳量以满足婴儿的需要，因此，乳母要保持夜间哺乳。

64. 如何判断婴儿是否吃饱？

答：婴儿吃饱的表现：①母亲哺乳前乳房丰满，哺乳后乳房柔软；②哺乳时可听见婴儿吞咽乳汁的声音；③母亲有下奶的感觉；④新生儿小便次数：出生第 1 天 1～2 次，第二天 2～3 次……7 天后 24 小时 6 次以上，尿清亮，无刺激味；⑤两次哺乳之间婴儿满足安静；⑥新生儿平均体重每周增加 150g，满月增长 600g。

65. 产妇分娩后一般什么时间"下奶"？

答：产妇产后 40 小时乳房体积增加，俗称"下奶"，就是分娩后泌乳量开始增多。下奶时间有个体差异，对于大多数产妇来说，乳房变化在产后 2～5 天可以明显观察到，但是促进下奶最有效的方法都是一样的，即让新生儿在母亲乳房上频繁有效吸吮。

66. 产妇感觉"下奶"之前，乳房中是没有乳汁分泌吗？

答：乳房在妊娠期不断的发育已经为泌乳做好准备，妊娠后期已经有少量乳汁分泌，大量分泌需要新生儿出生后频繁吸吮母亲乳房，下奶之前乳房中是有乳汁的，只是乳汁量少，但这些少量的初乳足以满足出生 1～3 天的新生儿需要了，因为此时新生儿的胃容量也很小。

67. 新生儿一天需要哺喂几次母乳？

答：按需哺乳，不必设定哺乳次数，新生儿想吃就喂。正常新生儿 24 小时一般可进行 10～12 次哺乳，但在产妇"下奶"之前需要哺乳的次数更多。

68. 如何维持母乳喂养？

答：如果乳汁充足可以纯母乳喂养 6 个月，6 个月后在医生指导下给婴儿添加辅食，继续母乳喂养至婴儿 2 岁及以上。如果母亲因工作不能每天跟婴儿在一起时，可以每 3 小时挤一次奶，保持泌乳，做好母乳的保存工作。母婴分离时使用挤出的乳汁喂养。

69. 哺乳期母亲如何做好乳房的护理？

答：乳房护理包括：①哺乳期乳房用清水擦拭，不要使用消毒液或者肥皂等物质清洁；②哺乳期间要穿哺乳胸罩，乳汁量多出现溢乳可垫溢乳垫；③保证婴儿正确的含接姿势，如果乳房充盈影响含接时可以先挤软乳头周围有利于婴儿含接；④含接姿势不良及时纠正，避免因为含接姿势不正确造成乳头皲裂；⑤哺乳后可以挤出 1 滴乳汁涂抹在乳头上，待乳汁干了再穿胸罩。

70. 哺乳期间母亲如何防止乳房下垂？

答：乳房在妊娠期激素的作用下发育，乳房的体积和重量都增加，因此，孕期应让孕妇佩戴合适的胸罩支托乳房；哺乳期乳房进一步变大、变重，白天也应佩戴胸罩，夜晚摘掉，这样可以防止乳房持续受到重力牵拉，使乳房韧带变松而下垂。

四、母乳喂养中的母亲问题及对策

71. 乳头凹陷的孕妇需要每天牵拉乳头或做十字操吗？

答：在孕期中，如果孕妇乳头凹陷可以不必处理，因为大多数情况下，乳房到孕后期就会有所改善。研究表明孕期干预对乳头凹陷和乳汁分泌没有帮助，还会增加孕妇的心理压力，而且妊娠未足月牵拉乳头容易产生宫缩，因此，目前不主张在孕期牵拉乳头和做十字操。

72. 如何帮助乳头扁平或凹陷的产妇成功哺乳？

答：分娩后尽快地实施"早接触、早吸吮、早开奶"，哺乳时注意正确哺乳姿势和含接姿势；告知母亲，婴儿含接时乳头部分在婴儿口中只占 1/3，含接的乳晕占 2/3，让母亲建立成功母乳喂养的信心；也可以在哺乳前，母亲洗干净手，将乳头牵拉出来哺乳或使用乳头牵引器。注意不要让婴儿过早接触奶瓶，如果使用奶瓶或其他喂奶方法，婴儿会产生乳头错觉，影响母乳喂养。如果婴儿没有奶瓶和乳房之间的比较，很快就能适应母亲乳房的各种情况。

73. 乳头疼痛的原因？如何预防？

答：①最常见原因为婴儿含接不良，即婴儿只含着乳头而不是乳头和乳晕，含接不良时乳头会在婴儿口中来回滑动，造成乳头皲裂，母亲会感疼痛。②预防：正确的含接，如果含接不良应取出婴儿口中的乳头而不要硬拉乳头。可以将手洗干净，伸进婴儿口中舌头上再将乳头拉出或下压婴儿下颌，使婴儿张嘴，再将乳头取出（图 2-8）。乳房护理不要使用乙醇或肥皂清洗乳头。

74. 乳头皲裂的原因？如何预防？

答：①原因：母亲分娩后没有早吸吮、早开奶，含接姿势不正确是乳头皲裂的常见原因。②预防：早开奶，在乳房柔软时让新生儿正确地含接乳房是预防乳头皲裂的重要措施。哺乳前可以挤出少许乳汁软化乳头，使婴儿可以很好地含接，哺乳后再挤出乳汁滋

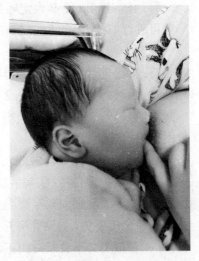

图 2-8 从婴儿口中取出乳头

润乳头(后奶中油脂成分高,有助于乳头滋润修复),当发现婴儿含接姿势不正确时要及时纠正,取出婴儿口中的乳头不要硬拉乳头,重新让婴儿含接。

75. 乳头皲裂了怎么办?

答:首先要指导母亲让新生儿含接乳房的姿势要正确,否则乳头皲裂不可避免。如果已发生皲裂,可指导母亲先喂健侧乳房再喂患侧乳房,哺乳前先挤少许奶出来滋润保护乳头,哺乳后可以用乳汁或者使用乳头修复霜擦拭乳头,当乳汁或修复霜被吸收后再穿哺乳胸罩。可以使用乳头保护罩保护乳头,水凝胶护垫减轻乳头疼痛,促进愈合。皲裂严重者可将奶挤出用小勺或奶杯喂养几次新生儿,让乳头休息一段时间,一般暂停24～48小时,注意保持泌乳。

76. 乳房充盈与肿胀的区别?

答:乳房充盈与肿胀的区别见表2-2。

表2-2　乳房充盈与乳房肿胀的区别

要点	乳房充盈	乳房肿胀
时间	可发生在整个哺乳期	多发生在哺乳早期乳腺管不通
原因	乳房内乳汁充盈,整个乳房丰满下沉	没有频繁吸吮,局部腺管不通 乳汁淤积发生水肿
表现	自感乳房充盈,乳汁流出通畅,皮肤颜色正常,挤奶后变软无硬结	皮温增高,皮肤绷紧甚至发红,乳汁流出不畅,出现发热,挤奶、吸吮后有硬结
预防	按需哺乳	早开奶、早吸吮,正确含接

77. 产妇乳房肿胀是如何造成的?

答:乳房肿胀的原因:①新生儿出生后未做到早吸吮、早开奶;②新生儿吃了母乳以外的食物,吸吮母亲的乳房次数减少;③新生儿含接乳房的姿势不正确;④每次喂哺新生儿时间不足,不能将乳房中的乳汁排空;⑤未做到按需哺乳;⑥乳房受压,如胸罩小、卧位不当、托乳姿势不正确;⑦乳房过大,乳房下方引流差。

78. 如何预防乳房肿胀?

答:预防乳房肿胀的措施有:①分娩后越早开始母乳喂养越好;②母亲做到按需哺乳,婴儿勤吸吮乳房,坚持夜间哺乳;③母亲掌握正确的哺乳姿势及含接姿势,频繁有效地让婴儿吸吮乳房,避免乳头吸吮,有效地吸出乳汁;④每次要让婴儿吸空乳房(一侧乳房完全排空后再吸吮另一侧乳房);⑤佩戴大小适合的哺乳胸罩,不穿紧身衣或过紧的胸罩;⑥母亲乳房大,哺乳时要注意引流,可用手托起乳房,改变乳房下方的角度;⑦正确卧姿避免乳房受压。

79. 乳房肿胀如何处理?

答:处理乳房肿胀的措施有:①评估肿胀程度,查找并祛除肿胀的原因。②在婴儿吸吮母乳前或者是手法使用吸奶器挤奶前建立射乳反射如：按摩乳房、喝杯热饮、背部按摩等有利于乳汁分泌。③婴儿可以吸吮时，让婴儿频繁有效地吸吮，如果肿胀影响含接，可在哺乳前先将乳晕周围乳汁挤出，使含接位置变软有利于含接。只要婴儿想吸就让他吸吮。④婴儿不能吸吮时，通过手法或吸奶器把奶挤出。一般手法20～30分钟一次，吸奶器10～15分钟一次。

80. 乳房肿胀时是不是就是乳腺炎？

答：乳腺炎可以由乳房过度充盈发展而来，也可由乳腺管阻塞而产生。乳房肿胀时只要及时处理疏通乳腺管，排出淤积的乳汁，就不会发展到乳腺炎阶段。

81. 乳腺炎的发展过程是什么样的？

答：乳腺炎分非感染性和感染性。乳房过度充盈、乳腺管阻塞使乳汁渗漏至乳腺周围的组织，即使没有细菌感染，这些组织也会将乳汁当做"异物"。乳汁中含有引起炎症的物质，导致乳房局部皮肤红肿、疼痛、发热，这时是非感染性乳腺炎。如果情况继续发展，母亲乳头有皲裂引起细菌感染时，乳房局部出现红、肿、热、痛，同时母亲伴有发热和全身不适症状，这时会发展成感染性乳腺炎。

82. 乳腺管阻塞和乳腺炎的原因是什么？

答：乳房肿胀的原因也是腺管阻塞和乳腺炎的原因，同时还与乳头皲裂、乳房损伤有关。

83. 乳腺炎如何处理？

答：乳腺炎的处理措施：①查找原因并继续母乳喂养；②哺乳前热敷按摩乳房，用手指向乳头方向梳理；③采用不同体位哺乳，有助于从乳房的各个部位平均地排出乳汁；④指导母亲穿宽松的衣服；⑤哺喂时先喂健侧乳房（疼痛可能会抑制射乳反射）；⑥如果哺乳困难可以帮助母亲挤奶排空乳房；⑦必要时遵医嘱服用抗生素；⑧鼓励母亲多休息。

84. 乳腺脓肿可以喂奶吗？

答：乳房局部有脓形成，乳房出现疼痛性肿胀、有波动感，需要切开将脓液引出。乳腺脓肿时可以继续母乳喂养，这对婴儿无危险。但如果母亲因为乳腺炎脓肿疼痛不愿意哺乳，可以将奶挤出来喂婴儿。

85. 乳房小的母亲泌乳量会不会不够孩子吃？

答：经常有产妇询问，自己的乳房小会不会泌乳少，婴儿会不会吃不饱？其实乳房即使小，也不会影响给孩子哺乳，因为现在提倡按需哺乳，孩子没吃饱可以多吃几次，孩子想吃就喂，随着频繁喂哺婴儿，母亲的奶量会越来越多，而且每个婴儿的食乳量是有个体差异的，母亲不必过分担心。

86. 副乳腺肿胀如何护理？

答：分娩后副乳腺在体内激素的作用下也会少量分泌乳汁，造成肿胀出现硬块，不需给予特别处理，经过一段时间乳汁就会慢慢吸收，硬块就消失了。无需进行热敷、按摩等处理。

87. 乳头大的产妇影响婴儿含接吗？

答：不会，因为婴儿能适应母亲乳房的各种情况。乳头大，婴儿含接时就会张大嘴，可能开始哺乳时含接有些困难，但婴儿很快就会找到技巧。实际上，刚开始哺乳时是母婴相互适应的阶段，应该频繁地将婴儿放在母亲乳房上，只要婴儿感兴趣就会努力含接乳房，不久这个问题就解决了。如果这时候给婴儿使用了奶瓶、假奶头等干预，婴儿有了乳房和奶瓶之间的比较也会产生错觉，含接妈妈"大"乳头就更困难了。

88. 乳晕大小影响哺乳吗？

答：乳晕大小对哺乳没有影响，要注意的是婴儿含接乳房时要将乳头和乳晕的大部分组织含在嘴里，如果产妇的乳晕小，婴儿含接时应该将乳头和全部乳晕含在口中，从婴儿口的外部应看不到乳晕。

89. 乳头长的产妇哺乳时要注意什么？

答：哺乳的产妇如果乳头长，容易造成哺乳时只让孩子含住乳头而没有含到乳晕，因此导致无效吸吮，容易导致乳头皲裂和乳房肿胀。应指导产妇哺乳时注意要让婴儿多含乳头和乳晕，不要使用奶瓶，做好早吸吮、早开奶和皮肤接触。

90. 母乳不足的原因有哪些？

答：母乳不足的原因包括：①母亲客观判断乳汁多少的方法不正确（产妇挤奶头，看到乳汁就认为有奶，没看到乳汁就认为自己没奶）；②因为母亲信心不足或没有正确判断婴儿是否吃饱等各种原因，给婴儿过早添加配方奶或使用了奶瓶，干扰婴儿频繁吸吮母亲乳房；③未能实施按需哺乳；④婴儿没有充分有效地吸吮乳房，没有使乳房排空；⑤母婴分离，母亲没有按时正确挤奶；⑥婴儿出生后2周、6周、12周生长加快，可能出现暂时性的母乳分泌不足，又称生长性饥饿。

91. 增加乳量的方法有哪些？

答：最有效的方法：树立母亲母乳喂养成功的信心，母乳喂养过程中给予知识和技能的支持，让婴儿频繁有效地吸吮母亲的乳房。

具体方法：①保证母亲足够营养，哺乳期间饮食均衡；②母婴尽可能在一起，多进行皮肤接触；③母亲学会与婴儿同步睡眠，保证睡眠；④按需哺乳，每天至少哺喂婴儿10次以上，吸吮时间和间隔时间不受限制，只要婴儿有兴趣就让他吸；⑤婴儿吸吮乳房后可以用吸奶器再吸吮10分钟，或两次哺喂间增加吸奶器吸乳一次；⑥坚持夜间哺乳；⑦母乳量增加时逐渐减少配方奶的量；⑧教会母亲如何使用乳旁导管加喂配方奶；⑨不要给婴儿使用奶瓶和安抚奶嘴；⑩观察婴儿尿量及反应，定期监测体重，确定婴儿得到足够的乳汁。

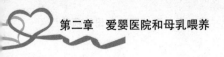

92. 母亲在什么情况下不宜母乳喂养?

答:不宜母乳喂养的情况包括:①严重疾病:如癌症、心功能Ⅲ-Ⅳ级、严重的肝肾疾病、严重精神病、高血压、糖尿病有器质性损害等;②传染病:如活动性肺结核、艾滋病或流行性传染病发病期;③吸毒或注射毒品。

93. 母乳喂养对糖尿病母亲的好处有哪些?

答:哺乳时,母体内分泌的催乳素可以让母亲更加放松并有嗜睡感,从而缓解母亲精神上的压力。分泌激素以及分泌乳汁消耗的额外能量可减少母亲使用胰岛素的用量并能有效缓解糖尿病的病情发展,使许多糖尿病母亲病情好转。此外,母乳喂养可以降低婴儿成人后患糖尿病的危险性。

94. 母亲合并妊娠糖尿病的新生儿母乳喂养中的注意事项有哪些?

答:糖尿病母亲容易感染各种病菌,母乳喂养期间注意监测血糖水平,及时调整降糖药剂量,胰岛素治疗不会通过乳汁分泌。注意保护乳头,防止皲裂。

95. 乙肝母亲在母乳喂养过程中应注意什么?

答:乙肝母亲肝功能正常,在新生儿出生后 24 小时内注射乙肝免疫球蛋白和乙肝疫苗后可以进行母乳喂养。在喂养过程中注意:①防止乳头皲裂,因此新生儿出生后要更加做好早吸吮和正确哺乳含接姿势,避免乳头皲裂发生;②哺乳前要洗手,将婴儿用物和母亲用物分开放置;③母亲要学会观察婴儿的口腔,避免破溃或溃疡的发生;④母亲避免接触婴儿破溃的皮肤或黏膜。

96. 如何建议和指导 HIV 感染母亲对新生儿实施母乳喂养?

答:母亲是 HIV 感染,婴儿提倡人工喂养,避免母乳喂养,杜绝混合喂养。如果选择母乳喂养,母亲或婴儿坚持服用抗病毒药物,在充分的指导和咨询下母乳喂养不超过 6 个月。加热乳汁可以降低婴儿感染 HIV 的风险,即使加热容易破坏母乳中的营养,但加热的母乳仍优于母乳代用品。一般将母乳加热煮沸 15 秒立即放冷水中冷却。如果出现:婴儿口腔疾患、母亲乳房皲裂、乳腺炎、乳房脓肿、母亲营养不良、母亲病毒量增加,应给予相应处理,必要时停止母乳喂养。

97. 母亲患甲状腺疾病时的母乳喂养应注意什么?

答:甲亢母亲:哺乳期间适量服用抗甲亢药物,同时哺乳应是安全的。服用方法为在哺乳后分次服用,放射碘治疗母亲暂停母乳喂养,疗程结束后监测乳汁中放射性碘量正常后可母乳喂养。

甲减母亲:在口服左甲状腺激素治疗下可以母乳喂养。新生儿除 3 天新生儿疾病筛查外,也要监测甲状腺功能。

98. 母亲患精神疾病时的母乳喂养应注意什么问题?

答:如果患有精神病,病情稳定时可以母乳喂养,但应有助手帮助,避免婴儿受伤害。如果母亲有伤害婴儿的行为或倾向则不建议母乳喂养。

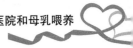

99. 母亲患甲肝或丙肝时应如何选择和注意母乳喂养?

答:甲肝:在急性期隔离时应暂停母乳喂养,通过挤奶保持泌乳,婴儿接种免疫球蛋白,母亲隔离期过后可继续母乳喂养。

丙肝:丙肝病毒和抗体都可在母乳乳汁中查到,丙肝不是母乳喂养的禁忌证,医护人员告知丙肝母亲母乳喂养的优缺点,让其自行选择。

100. 母亲乳汁过多时在哺乳过程中应注意什么?

答:婴儿开始吸吮乳房时,如果乳汁流得过快(射乳反射),母亲可以用"剪刀手"控制流速。乳汁过多尽量吸一侧的乳房,哺乳后乳房仍充盈也不要挤余奶,乳房会根据婴儿的需求,逐渐调整乳量与婴儿的需求达到平衡。

101. 剖宫产术后没奶怎么办?

答:剖宫产术后,母婴回到母婴同室后,应做"三早",产妇可在别人帮助下做到让婴儿频繁有效吸吮乳房,3天左右母亲会自感乳胀,乳汁分泌量增多,一般术后的母亲都会有少许初乳分泌,早期增加乳量的最好方法是让新生儿频繁吸吮,不要规定次数与时间。如果术后在反复挤压乳房过程中无乳汁分泌,要观察乳头上的腺管开口处是否清洁,是否有堵塞,堵塞者要清理堵塞物让新生儿频繁吸吮,乳汁量会逐渐增加。

102. 哺乳期的用药原则有哪些?

答:哺乳期用药原则包括:①有明确的用药指征,并在医生指导下用药;②若母亲所用药物同时使用于新生儿(婴儿),那么该药物一般是安全的;③在不影响治疗效果的前提下,选用对婴儿影响最小或进入乳汁量少的药物;④选用最小有效剂量,不能随意停药或加大药物剂量;⑤用药时间选择在哺乳刚结束后,并尽可能与下次哺乳的时间间隔4小时以上,或者根据药物半衰期来调整哺乳时间;⑥用药时间长或者剂量较大,可能造成不良影响时,需要监测婴儿的血药浓度;⑦母亲病情必须用药又缺乏相关的安全证据时,建议暂停哺乳。

103. 母亲用哪些药物时不宜进行母乳喂养?

答:使用不宜哺乳的药物包括:①抗肿瘤药物和放射性药物;②使用抗精神病药物的母亲,哺乳婴儿出现嗜睡或衰弱无力应暂停母乳喂养;③避免使用的抗生素:氯霉素、四环素、磺胺类药物。

104. 母亲患病了是否需要母婴分离?

答:母亲患一般疾病时不是必须母婴分离,因为母亲出现疾病症状时,婴儿已经有暴露感染的风险。在母乳喂养过程中,婴儿同时获得了母亲体内的抗体,反而获得了免疫保护。如果母婴分离,停止母乳喂养,反而增加了婴儿被感染的风险。患病的母亲应加强个人卫生,特别是喂奶前应彻底洗手,必要时酌情佩戴口罩。

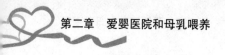

105. 如何回奶?

答:回奶时避免刺激乳房,如挤奶等,这样乳汁分泌受到抑制会越来越少,乳房中的乳汁就会被组织重吸收,最后乳汁分泌停止。回奶期间如果感觉乳房胀痛、不舒服,可以少量挤出一点乳汁,不要全部排空(全部排空会产生更多的乳汁),经过一段时间,乳汁分泌会越来越少,最后完全停止。

五、母乳喂养中的婴儿问题及对策

106. 婴儿拒绝母乳的常见原因有哪些?

答:常见原因有:①母乳喂养技术上问题:使用奶瓶、安抚奶嘴最为常见;哺乳含接姿势不正确;乳汁过多或过少等;②表面上的拒奶:新生儿寻觅乳头时喜欢摆头;4~8个月婴儿吸奶容易分心;1岁时自动断奶等;③疾病或伤痛:产伤、母亲使用镇静剂、感染、鼻塞、鹅口疮等;④环境变化使婴儿不适:与母亲分开、生活习惯被破坏、母亲气味变化等。

107. 婴儿哭闹的常见原因有哪些?

答:哭闹的原因有:①婴儿非疾病原因的不适一般与环境因素有关:如室温过高、室温过低、大小便后未更换尿不湿、生活规律被打乱等;②疾病原因或疼痛:婴儿哭闹会与平时不同、伴有疾病的表现,如拒奶、反应差、呕吐腹泻、发热等;③婴儿饥饿:母乳不足或生长太快引起的饥饿;④母亲摄入的药物或食物引起婴儿的不适:如母亲摄入咖啡、茶、可乐等饮料会让婴儿不安,摄入某些蛋白会导致婴儿过敏;⑤乳汁流得过快或过多:容易导致婴儿呛咳或者吃不到奶后饥饿过快,营养不良;⑥"肠绞痛"是一种规律哭闹:每天固定的时间哭闹不停,多在傍晚出现双腿绷直,似乎腹痛,原因不明,可能因为肠蠕动过快或肠道内有气体,一般3个月大后哭闹就减少;⑦"高需求"的婴儿:表现为喜欢让人抱着陪着,当单独睡在小床上就会哭闹。

108. 如何抱持肠绞痛的婴儿?

答:以下几种方法均可:①让婴儿趴在护理者的上前臂上,头部面向臂弯处,另一只手抚摸婴儿背部;②护理者取坐位,婴儿坐于膝盖上,背靠在护理者胸前,两只手在婴儿腹部抚摸;③护理者取坐位,婴儿趴在护理者膝盖上;④将婴儿抱起直立位,紧贴护理者的胸前,抚摸背部。

109. 早产儿为什么要喂母乳?

答:早产母乳中的成分与足月母乳的成分不同,营养价值和生物学功能更适合早产儿的需求。如:蛋白质含量高,利于早产儿快速生长,脂肪和乳糖较低、易于吸收,钠盐高利于补充丢失的钠盐。更重要的是早产母乳具有调节免疫抗感染,促进胃肠功能,还对早产儿免疫功能发育起调节作用,母乳是早产儿理想的食物。

110. 早产儿的母乳喂养应注意什么？

答：注意内容包括：①母婴同室，应尽早皮肤接触和吸吮母乳。早产儿相对于足月儿吸吮能力弱，因此需要频繁的接触和吸吮。吸吮力太弱者母亲可以将奶直接挤入婴儿口中。②母婴分离时要指导母亲在婴儿出生 6 小时内开始挤奶，指导保存母乳的方法；③早产儿母乳含有很多营养，但不能满足早产低出生体重儿所需的营养。因此我国《早产／低出生体重儿喂养建议》中指出，胎龄 <34 周、出生体重 <2000g 的早产儿，首选强化母乳喂养［强化母乳喂养：当早产儿耐受 80~100ml/（kg·d）纯母乳后，每次哺乳前将母乳强化剂按照一定用量要求配制加入吸出的母乳中］。

111. 什么叫溢奶？如何处理？

答：溢奶是指哺乳后，婴儿随即有 1~2 口奶水反流入口中，从嘴边溢出。一般是因为喂奶后变换了体位或是没有将胃内的空气排出，一般溢奶会自然消失，不会影响婴儿的生长发育。处理：哺乳结束后将婴儿竖抱，脸面向抱持婴儿者肩部，抱持者另一手呈空心状，由下至上轻拍婴儿后背，把胃内空气排出，防止溢奶。

112. 什么叫吐奶？如何处理？

答：吐奶是由于消化道和其他有关器官受到异常刺激引起的神经反射性动作。呕吐时奶水多是喷射性地从口中甚至鼻腔涌出。这与新生儿及小婴儿消化道解剖生理特点有很大关系。胃小呈水平，贲门括约肌不发达而幽门括约肌发育良好，形成入口松出口紧的情况，当喂养不当如量多、过频、吸吮奶瓶过快等都容易导致吐奶。因此改进喂养和护理的方法可得到改善。

113. 如何纠正乳头错觉？

答：乳头错觉是婴儿刚出生时使用了奶瓶或安抚奶嘴等原因而拒绝吃母乳。纠正的方法如下，并反复尝试：①母婴频繁皮肤接触，只要他感兴趣就让其吸吮乳房；②饥饿时让婴儿先吸吮乳房，如果婴儿哭闹厉害应安抚后再让他吸吮；③用奶杯喂奶，不要使用奶瓶，避免使用安抚奶嘴；④采用不同的姿势让婴儿吸吮乳房，不要将婴儿的头按向乳房；⑤可以使用乳旁加乳器帮助婴儿对母乳产生兴趣；⑥使用手法或吸奶器维持泌乳，坚持夜间挤奶。

114. 母乳喂养过程中婴儿总睡觉怎么办？

答：首先要排除婴儿有疾病的原因，比如病理性黄疸等。评估母亲喂奶过程中哺乳姿势，婴儿的含接姿势是否正确。婴儿在吸吮过程中有没有得到乳汁。如果是以上问题，要指导母亲正确的姿势，婴儿正确的含接。如果以上问题做得都正确，要观察母亲在母乳喂养过程中有没有跟婴儿进行很好的交流，如：抚摸婴儿；和婴儿聊天；与婴儿有目光的交流等。不要让母亲觉得婴儿吃母乳是婴儿自己的事情。要注意喂奶过程中的交流。

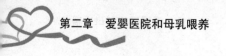

115. 舌系带短的婴儿喂母乳时有哪些特殊表现？

答：哺乳时特殊表现：①婴儿不能含住乳头，哺乳时乳头从婴儿口腔中滑出；②母亲感到乳头疼痛，发生乳腺管堵塞或乳腺炎；③婴儿总是不断要吸吮乳房；④婴儿肠绞痛；⑤婴儿体重增长缓慢。

116. 舌系带过短婴儿的治疗？

答：目前主张暂不处理，一般 1 岁左右可以自愈，如果 1 岁后仍存在，再考虑舌系带修整术。

117. 为什么舌系带短会影响婴儿吸吮母乳？

答：婴儿舌系带短不影响使用奶瓶吃奶，但婴儿在乳房上吸吮乳汁需要将舌头探出口腔，抵在乳头和乳晕上才能有效地吸到足够的乳汁，因此，如果婴儿舌系带过短则母乳喂养时就会出现问题。哺乳时因为婴儿不能有效地吸到乳汁，因此频繁饥饿需要吸吮乳房，母亲感觉非常疲劳，婴儿经常哭闹发生肠绞痛等。

118. 婴儿鹅口疮的临床表现及治疗原则是什么？

答：鹅口疮是指婴儿口腔发生了假丝酵母菌感染（念珠菌感染或真菌感染）。在婴儿口腔颊部内侧或舌上看到白斑，或臀部有真菌感染。治疗：如果此时婴儿使用安慰奶嘴，建议停用；对各种用具进行严格消毒；使用制霉菌素，治疗时母婴应同时治疗。

119. 母乳性黄疸的特点是什么？如何处理？

答：母乳性黄疸发生在出生后 1 周，又称为迟发型母乳性黄疸。

特点：出现在出生后 7～10 天，可在生理性黄疸后，高峰期常在出生 2～3 周，持续 4～6 周甚至更久，很少引起胆红素脑病。

处理：原则是防止过度黄疸所致的毒性。一般血胆红素 15mg/dl，继续母乳喂养。血胆红素 15～20mg/dl 暂停母乳喂养 3 天，使用配方奶代替，胆红素下降 30%～50% 再行母乳喂养，如果胆红素 >20mg/dl，暂停母乳喂养并光疗。

120. 唇腭裂婴儿在喂养中应注意什么？

答：哺乳时让婴儿垂直坐于母亲腿上，母亲一手托住婴儿（或使用辅助用具或请其他人帮助，保证婴儿安全），一手挤压乳房，促进射乳反射并直接将乳汁挤入婴儿口中。如果婴儿系唇裂，母亲用手压唇裂处，增加婴儿的吸吮力。新生儿有反复发生呼吸道感染的潜在因素时，更应建议母乳喂养。也可以将母乳挤出，使用特殊的奶瓶喂养新生儿。

121. 苯丙酮尿症婴儿应如何喂养？

答：苯丙酮尿症（PKU）一经诊断需立即饮食治疗，中断母乳一段时间，保持泌乳。目前唯一的治疗方法为低苯丙氨酸饮食，治疗越早越好，采用 PKU 专用配方奶，当患儿血苯丙氨酸降至正常水平，采取部分母乳喂养同时加专用配方奶，并定期检测血苯丙氨酸的水平，以作为母乳和专用配方奶调节比例的依

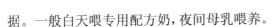

据。一般白天喂专用配方奶,夜间母乳喂养。

122. 新生儿胃容量与母亲的泌乳量是如何变化的?

答:新生儿胃容量与母亲的泌乳量是匹配的,只是母亲总担心自己没有奶或奶少不够吃。刚出生 3 天以内新生儿的胃容量只有 5~7ml,而且胃壁僵硬不能容纳很多乳汁。出生 3 天以后随着母亲乳汁不断增加,新生儿的胃容量增加到 10~20ml,这时大多数母亲开始"下奶",母亲的乳量是随着婴儿的增长而增加的,乳房排空越频繁越彻底,下次乳汁产生得就越多。因此只要做到按需哺乳,产妇不用担心乳汁不足的问题。

123. 因为婴儿问题加配方奶的适应证有哪些?

答:加奶适应证:①典型半乳糖血症:需要不含半乳糖的配方奶;②枫糖尿病:需要不含亮氨酸、异亮氨酸、缬氨酸的配方奶;③苯丙酮尿症:需要不含苯丙氨酸的配方奶。

124. 如果有加奶的指征,应如何给新生儿加奶?

答:评估母亲确实母乳不足或患有疾病、用药暂时不宜哺乳时,可采取用小杯、小勺、导管等方法加奶。母乳喂养的婴儿不能使用奶瓶加奶,以免婴儿发生乳头错觉。使用上述方法加奶时应注意技巧,速度不能太快,不然会造成更严重的乳头错觉。

六、与母乳喂养相关的其他问题

125. 怎样科学合理母乳喂养?

答:(1)评估:对婴儿及母亲是否适合母乳喂养进行评估,排除有明确医学指征,不能进行母乳喂养的情况。

(2)做好母乳喂养准备:①知识储备:母乳喂养的重要性;母乳喂养技巧;保证乳汁充足的方法;特殊情况下,如何进行母乳喂养;②乳房的准备:母亲乳头平坦或乳头凹陷等情况,应做好充分的思想准备和技能学习,促进母乳喂养成功率;③建立母乳喂养的自信心;④婴儿的准备:喂奶前更换尿布,保证婴儿在喂奶过程中处于最佳舒适状态。

(3)正确进行初乳喂养,早接触,早吸吮,早开奶,频繁吸吮。

(4)做好促进射乳反射准备。

(5)诱发婴儿觅食反射,帮助婴儿正确含接乳头。

(6)两侧乳房轮流哺乳。

(7)采用正确的母乳喂养姿势,保证母乳喂养过程舒适,轻松自如。

(8)按需哺乳,坚持夜间哺乳。

(9)母乳喂养后的观察与评估:乳房外观、吸吮情况及所用时间、大小便以及体重和睡眠情况。

（10）坚持 6 个月内纯母乳喂养和继续母乳喂养到婴儿 2 岁及以上。

126. 新生儿鼻塞影响母乳喂养时如何处理？

答：新生儿鼻塞处理：①冷空气刺激引起鼻黏膜水肿或少量流涕致鼻塞：用温热的湿毛巾热敷婴儿鼻根部，勿用过热毛巾以免烫伤婴儿皮肤。保持室内温度在 22～24℃，相对湿度 55%～60%，避免对流风。②有明显分泌物堵塞：若分泌物干成鼻痂，可先向鼻腔里滴一滴母乳乳汁，将其软化后及时清除。或刺激婴儿鼻黏膜，促使婴儿打喷嚏，将分泌物排出。③若以上办法无效，分泌物明显增多，张口呼吸，有精神差，吃奶量减少，睡眠增多或减少，哭闹不安等，应及时就诊，并在医生指导下用药。

127. 新生儿入睡致喂养困难时应如何处理？

答：处理方法：①对着婴儿说话，尽量保持眼神接触；②增加刺激：轻揉或轻拍背部，或是用手指在婴儿脊柱上按摩；换尿布；握着婴儿的手臂和腿，做柔和的骑自行车的动作；试着轻拍（揉）婴儿的手或脚；用指尖碰触婴儿口周等；③在母乳喂养时：将奶挤到婴儿的口内；当婴儿放慢吸吮速度时，更换另一侧乳房；更换另一侧乳房时给婴儿换尿布或拍背；用橄榄球式抱法或交叉摇篮式抱法。

128. 母乳喂养时新生儿发生呛咳的原因和处理方法有哪些？

答：原因及处理方法：①喂养姿势不当：哺乳时，新生儿的胃呈水平位置，当母亲平躺易导致新生吐奶。正确哺乳姿势：脚踩小凳，婴儿头部身体呈直线，上半身呈 30°～45° 斜躺于母亲怀中，另一只手以拇指和示指轻轻夹着乳房喂哺，以防奶汁太急引起婴儿呛咳。②哺乳时机不正确：婴儿哭吵，欢笑或极度饥饿时喂养也容易发生呛咳，应把握正确的哺乳时机。③过量哺乳引起呕吐呛咳：按需哺乳，少量多次哺乳。哺乳完毕后拍背，头偏向一侧，右侧卧位。④维生素 A 缺乏：会厌上皮角化过度，引起婴儿吞咽时会厌关闭不全，出现呛咳。及时就诊，遵医嘱补充维生素。⑤婴儿吞咽能力不协调：可环形按摩面部肌肉，锻炼咀嚼与吞咽能力。⑥呼吸系统感染或发育不健全：支气管肺炎、喉软骨软化、喉炎等，吞咽时声门不能有效关闭，少量食物进入气管则可造成呛咳。处理方法：及时就诊，给予及时、有效的治疗。

129. "高需求"新生儿有何表现？应如何处理？

答：（1）高需求新生儿表现：①反应强烈：哭声大，吃奶急，需求不能满足时，表现为强烈反抗，双手紧握，弓背向上，肌肉呈紧张状态；②活动量高：张力亢进，肌肉经常处于紧绷状态；③喂食频繁：无规律的喂食习惯，且断奶慢；④经常清醒：白天处于紧绷状态持续到夜晚，对环境有好奇心，难以形成自己的睡眠模式。

（2）应对措施：①了解高需求新生儿的特性，适时回应，灵活应对，敏感体察；②照顾者需要耐心和自信；③掌握安抚技巧：有节奏的动作，亲近及频繁的身体接触，柔和的声音，找到能安抚婴儿的最佳方式，缓和婴儿情绪，减少不适感；④模拟子宫环境，睡于鸟巢中，用包被包裹婴儿，给婴儿安全感；⑤寻求他人帮助，保持精力。

130. 母乳喂养时新生儿吐奶性状异常的观察和处理？

答：（1）根据吐奶原因可分为生理性、病理性及其他因素。①生理性吐奶：新生儿胃呈水平位，胃食管括约肌发育不成熟，易发生吐奶，其性质多为新鲜奶汁，无黏液或有清淡半透明黏液。②病理性吐奶：咽下综合征婴儿，分娩时吞入胎粪或血液羊水，开始母乳喂养时即可出现吐奶，其性状异常，胃内容物含胎粪或血性黏液。存在外科性疾病者：其吐奶性状包括乳凝块多，伴酸腐味，且频繁持久；呕吐物为草绿色；粪性有臭味；咖啡色或鲜红色。③其他因素：喂养不当，乳头内陷，喂养过多过频，其吐奶性状为有奶汁或奶凝块，伴酸味。

（2）观察及处理要点：①生理性吐奶：哺乳前更换尿布，哺乳后减少搬动；哺乳后拍背，排出吞咽的空气；取头高足低斜坡（15°～20°）右侧卧位；②病理性吐奶：咽下综合征的婴儿可洗胃、暂禁食后可继续母乳喂养；婴儿呕吐伴精神萎靡、发热、少吃少动、腹部膨隆、腹泻或血便、大便不畅者应警惕，及时报告医生；③喂养不当引起的吐奶：按需哺乳，少量多次哺乳。

131. 母乳喂养新生儿发生腹泻的原因及喂养注意事项？

答：（1）发生的原因：①与母乳中的前列腺素（PGE_2，$PGF_{2\alpha}$）含量高有关，该类物质可促进小肠平滑肌运动，增加水与电解质的分泌而产生稀便；②乳糖不耐受，乳糖酶缺乏，乳糖消化吸收障碍，导致腹泻、腹痛、腹胀、腹部不适及肠鸣等症状。

（2）喂养注意事项：①新生儿在母乳喂养下发生腹泻，大便每日 >5 次，稀、微绿、带泡沫、有酸味及奶瓣，若婴儿仅轻度腹泻而无其他症状，精神好，食欲良好，则称为生理性腹泻，无需治疗，继续母乳喂养，婴儿机体将逐渐适应母乳中的 PGE_2，乳糖酶逐渐发育，酶活性增加，能分解和消化、吸收乳糖，达到正常代谢。②婴儿腹泻严重，伴尿少，皮肤弹性差，眼眶凹陷，精神萎靡，迁延不愈，应及时进行治疗，纠正脱水，去乳糖治疗，无乳糖饮食喂养。

132. 早产儿母乳喂养如何均衡地吃到前奶和后奶？

答：早产儿吞咽吸吮功能成熟者，应该是先吸空一侧乳房，再换另一侧乳房哺乳，保证摄入足够的营养；吸吮能力差的早产儿，可将前奶、后奶挤到奶瓶，用小勺或滴管喂。

133. 吸吮吞咽功能成熟延迟的患儿应如何促进母乳喂养？

答：措施包括：①母亲要建立母乳喂养信心，保证泌乳。②尽可能早接触、早吸吮、早开奶，频繁吸吮乳头，锻炼吸吮吞咽功能。③对不能吸吮或吸吮力极弱的住院患儿，母亲要按时挤奶（至少每 3 小时挤一次），保证泌乳，正确储存母乳，待出院后进行母乳喂养。④对于有吸吮能力但吞咽功能较弱的早产儿，应尽早地让患儿吸吮母亲乳头。掌握正确的喂奶姿势，帮助患儿含吸住乳头及乳晕的大部分，刺激泌乳反射，使孩子能够较容易地吃到乳汁。⑤对于吸吮能力差的早产儿，应当把奶挤出来，用滴管或小匙喂养。无论是选用滴管或小匙喂养，都应将乳汁从早产儿的嘴边慢慢地喂入，不可过于急躁，引起呛咳。⑥少量多次喂养。⑦有效锻炼患儿吸吮吞咽能力：口腔感觉运动刺激，按摩口腔周围皮肤，非营养性吸吮，促进患儿吸吮吞咽功能的成熟。

134. 如何对早产的产妇进行母乳喂养教育？如何促进乳汁的分泌？

答：①健康教育内容：告知产妇母乳喂养的重要性，母乳喂养知识及喂养技巧；建立母乳喂养信心；了解早产儿生理特征以及呼吸、消化、神经系统特点，掌握早产儿喂养及观察要点；早产儿吞咽功能不协调，如何进行母乳喂养及吞咽功能锻炼方法；母婴分离情况下，保证泌乳的方法；指导乳母正确收集、合理储存及运送母乳的方法。②促进乳汁分泌的方法：早吸吮，频繁吸吮，坚持夜间哺乳；掌握正确哺乳方法；每次喂奶应吸空乳房，早产儿吸吮能力弱，不能完成时，可用吸奶器吸出剩余乳汁；母婴分离情况下，需要挤奶以保证泌乳；合理的营养和休息；保持良好、愉悦的情绪。

135. 母婴分离的早产儿母乳喂养方式有哪些？如何评估和选择？

答：(1) 喂养方式：经口鼻鼻饲喂养，微量喂养，经口母乳喂养。

(2) 评估与选择的喂养方式：①早产儿一般情况良好，无呼吸功能障碍，但孕周 < 34 周，吸吮吞咽功能不协调，可采用易固定的鼻胃管喂养方式喂养；②早产儿有呼吸功能障碍，孕周 < 34 周，鼻胃管可增加呼吸暂停发生率，建议采用口胃管喂养；③孕周 > 34 周，吞咽功能协调，但喂养不耐受者，可采用微量喂养；④孕周 > 34 周，吞咽功能协调，一般情况好，采用口服母乳喂养。

136. 喂养性低氧血症的早产儿应如何进行母乳喂养？

答：措施包括：①喂养姿势正确：早产儿头颈及身体呈一直线，母亲 C 字形托起乳房，防止乳房堵住婴儿鼻部；使用"剪刀"或"雪茄式"托起乳房，大拇指示指加紧乳头或乳晕，减少乳汁排出速度，防止吸吮奶量过多，引起喂养性低氧血症；②使用橡胶奶嘴喂养母乳时，应检查橡胶奶嘴的出奶量，奶嘴大小适宜，避免引起呛咳窒息或吸吮费力；③哺乳过程中注意观察早产儿的面色及吞咽动作，若出现暂时性屏气呼吸情况、面唇发绀、氧饱和度下降时应暂停片刻，待早产儿面色恢复，氧饱和度正常后继续喂养；④喂养完毕后，应拍背，头高足低右侧卧位；⑤出现严重低氧血症，面色发绀，氧饱和度不能恢复正常者，适当氧气吸入，报告医生；习惯性出现喂养性低氧血症，应建议早产儿微量喂养或鼻饲喂养，加强吞咽功能训练。

137. 早产儿母乳喂养时如何正确评估摄乳量?

答:早产儿母亲无法利用足月母亲的方法判断摄乳量是否充足,如听到吞咽声及下奶感,可使用电子磅秤测量方法评估早产儿的摄乳量,即哺乳前后各测量体重一次,两者体重之差即为摄乳量。

138. 如何运输与存储挤出的母乳?

答:挤出的母乳必须符合挤奶要求和无菌技术要求,保存母乳可使用玻璃、聚丙烯塑料袋或双层膜设计的储奶袋,分装好母乳之后放入冰包内(<15℃)进行运输,及时放入冰箱冷藏或冷冻。

139. 送到医院的母乳如何消毒?

答:确定无污染者不需要消毒。如需要消毒常采取巴氏消毒法:即低温消毒法,将乳汁放在62.5℃的恒温箱内,进行消毒30分钟。此方法既能杀灭母乳中的细菌,又不会破坏母乳中的营养成分。注意消毒时间不能超过30分钟。

140. 冷冻母乳解冻分装时如何避免细菌污染?

答:避免细菌污染的方法:①冷冻箱内不能存放其他物品;②解冻分装时,操作者应洗手、戴口罩;③解冻时使用容器及操作台面应保持清洁干燥;④解冻母乳时检查包装是否完好,是否处于密闭状态;⑤分装时,每份量均匀,避免溢出;⑥解冻后的母乳不能重复再冷冻,在室温下解冻后不能超过4小时。

141. 什么叫母乳强化剂?

答:母乳强化剂是多种营养素组合成的粉状或液状产品,针对早产儿母乳的一种营养强化。为纯母乳中的某一些营养不能满足早产儿的身体需求,从而需要在使用母乳的同时使用母乳强化剂,使早产儿既受益于母乳喂养的好处,又能获得满足其快速生长的营养需求。其作用是:促进早产儿体格生长,缩短住院天数;降低早产儿代谢性骨病发生;减少早产儿院内感染,减少感染和新生儿坏死性小肠结肠炎(NEC)的发生率。

142. 早产儿母乳喂养者如何添加母乳强化剂?

答:按下列要求:①添加指征:体重≤1500g,胎龄≤34周;体重>1500g,需要密切关注的高危儿;体重增长缓慢,喂养量受限;②添加时机:新生儿奶量达到100ml/(kg·d)时开始添加;对需要限制液体入量(心肺功能不良、慢性肺疾病等)的早产儿,当奶量达到100ml/(kg·d)应达到足量强化;③强调个体化的强化原则;④定期持续监测生长指标,应用时间至少持续到相应胎龄40周,或根据生长情况持续更长时间。

143. 母乳强化剂保存和使用注意事项有哪些?

答:(1)保存:使用后应尽快密闭,冰箱冷藏(2~4℃),24小时内使用。

(2)注意事项:①尽量使用新鲜母乳,冷冻母乳应先放入冷藏室自然解冻,放入温水中复温;②摇匀母乳;适量的母乳倒入奶瓶或其他容器中;③取母乳强化剂加入到适量母乳中，强化剂剂量遵医嘱执行；④轻轻摇动，混合均匀后方可食用；⑤冲调后的母乳在室温下最多可放置 1 小时，冰箱冷藏（2~4℃），24 小时有效。

144. 直接母乳喂养的早产儿如何使用母乳强化剂？

答：按照正确挤奶方式，挤出新鲜母乳，装入奶瓶或其他容器中。遵医嘱取适量母乳强化剂与母乳轻轻摇匀，充分混合后喂养。

145. 何时停用早产儿母乳强化剂？

答：停止母乳强化剂的情况包括：①母乳喂养强化剂至少持续到相应胎龄 40 周，或根据生长情况遵照儿科医生医嘱添加；②停止使用母乳强化剂时，婴儿必须可以保证能够维持足够的增长，能够摄入足够奶量，且血液化验结果在正常范围；③婴儿能吃进配方奶推荐使用量的 50% 以上。

146. 早产儿喂养不耐受时如何处理？

答：处理方法：①可进行母乳喂养，对无法母乳喂养者可采用糖水或稀释奶喂养；②早期微量喂养；③非营养性吸吮，加速胃排空；④进行新生儿抚触，促进胃肠蠕动，并保持大便通畅；⑤缓慢增加奶量。

七、母乳喂养中的特殊问题

147. 一侧乳腺癌术后，另一侧乳房是否能哺乳？

答：可以，单侧乳房哺乳时有时妈妈不够有信心，总担心乳汁分泌不足。其实乳汁分泌的多少与乳房是否经常排空有关，单侧乳房哺乳只要让孩子频繁地吸吮和排空乳房，乳汁分泌量照样能够正常地哺喂一个婴儿。

148. 双侧纤维瘤术后，是否影响哺乳？

答：乳房上的手术，医生会考虑到哺乳问题，一般手术切口会以乳头为中心呈放射状，这样可能只有很少的乳腺或乳腺导管受到损伤，但是没有受到破坏的乳腺照样能够与正常乳腺组织一样分泌乳汁，可能会发生切口部位的组织出现硬结，但是没有关系，不用刺激这部分组织，过一段时间这部分组织中淤积的乳汁就会被吸收。

149. 剖宫产术后用药对哺乳有没有什么影响？

答：如果剖宫产术后需要用药，医生会考虑到妈妈哺乳问题，因此不必忧虑，是可以哺乳的。医生开具的药物应该遵医嘱一直服用完或询问医生是否继续服用。

150. 吃药、输液对哺乳有影响吗？

答：分娩后住院期间，母亲如果必须用药，医生会开出不从乳汁代谢或代谢非常少的药物给母亲使用。如果母亲得病到医院看病时要告诉医生自己在哺乳期，医生在开药时会考虑哺乳问题，如果使用从乳汁代谢的药物对孩子有影响，

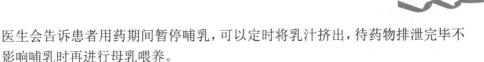

医生会告诉患者用药期间暂停哺乳，可以定时将乳汁挤出，待药物排泄完毕不影响哺乳时再进行母乳喂养。

151. 产妇用了抗生素能母乳喂养吗？

答：分娩后使用抗生素一般是分娩前就有感染存在或预防感染，如胎膜早破或剖宫产手术后，其他情况一般不会使用抗生素，即使必须使用时，医生也会考虑到产妇哺乳的问题，会选择不影响泌乳或乳汁代谢的药物。如果产妇病情必须使用的抗生素乳汁代谢量比较大，进入婴儿体内会对其产生不利影响时，可以在使用药物前哺乳，使用药物期间应该暂停哺乳，将乳汁挤掉，待到体内的抗生素代谢掉再继续哺乳。

152. 母乳性黄疸需不需要停母乳？

答：有时孩子的黄疸在应该退掉的时间里仍然没有退掉，如果是母乳喂养的婴儿，医生就会告诉妈妈停喂 3 天母乳，这是为了判断孩子是不是母乳性黄疸。如果停喂 3 天母乳后孩子黄疸程度变轻就是母乳性黄疸，无需治疗。如果不是母乳性黄疸，应该找出病因，进行治疗。

153. 母亲感冒发热了能喂奶吗？

答：一般母亲患急性疾病，如呼吸道感染、胃肠道感染时仍然可以继续母乳喂养。母亲患病时，孩子与母亲密切接触，已经被暴露在感染环境中，继续吸吮母乳能够从妈妈乳汁中得到抗体。母亲感冒发热期间要注意多补充水分，避免因发热出汗消耗水分而造成乳汁分泌不足。患病期间要注意加强个人卫生，喂奶前要将手洗干净，患呼吸道感染的母亲哺乳时可以戴口罩，避免和孩子近距离接触而传染给孩子。

154. 产后出血多会影响下奶吗？

答：首先，分娩后尽快进行"三早"——与婴儿早接触、早吸吮、早开奶，这样可以帮助母亲子宫收缩，减少出血。如果真的出血多就更应该让孩子吸吮乳房帮助母亲止血。母亲在喂奶的同时要注意饮食上多吃一些补血食物（补铁），如红枣、小米粥、桂圆、莲子、动物血等。

155. 做过隆胸手术，是否能哺乳？

答：隆胸后是否能为孩子哺乳与隆胸使用的材料和手术方式有关。如果国家明确说明使用的某种假体材料在经过一段时间后降解并通过乳汁排出，就不能进行母乳喂养。如果隆胸时使用的手术方式对乳腺组织或乳腺导管有破坏，那样也不能进行哺乳。

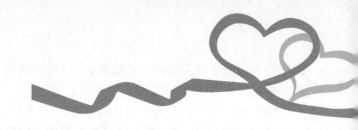

第三章

新生儿与新生儿疾病护理

第一节　新生儿相关概念

1. 新生儿期是指哪个阶段?

答:胎儿自母体娩出后,脐带结扎至生后满 28 天之前。是胎儿脱离母体转而独立生存的一个特殊时期,称为新生儿期。

2. 什么是新生儿?

答:新生儿是指从脐带结扎至出生后 28 天内的婴儿。

3. 足月新生儿是如何定义的?

答:是指胎龄满37～42 周出生的新生儿。

4. 早产儿是如何定义的?

答:是指胎龄满 28 周至不足 37 周的新生儿。

5. 巨大儿是如何定义的?

答:新生儿出生体重达到或超过4000g者,就可以称为"巨大儿"。

6. 什么是正常出生体重儿?

答:是指胎龄满37～42 周,出生体重 2500～3999g 的新生儿。

7. 什么是低出生体重儿?

答:出生时体重＜2500g 的新生儿,称为低出生体重儿。

8. 什么是极低出生体重儿?

答:出生时体重低于 1500g 的新生儿。

9. 什么是超低出生体重儿?

答:出生时体重低于 1000g 的新生儿。

10. 什么是过期产儿?

答:妊娠期超过 42 周(≥294 天)出生的新生儿称为过期产儿(又称过熟儿)。

11. 什么是小于胎龄儿?

答:是指出生体重在同胎龄平均体重的第 10 百分位以下的新生儿。

12. 什么是适于胎龄儿?

答：是指出生体重在同胎龄平均体重的第 10～90 百分位的新生儿。

13. 什么是大于胎龄儿?

答：是指出生体重在同胎龄平均体重的第 90 百分位以上的新生儿。

14. 什么是足月小样儿?

答：是指胎龄已足月，出生体重低于 2500g 的新生儿。

15. 什么是早期新生儿?

答：是指出生 1 周以内的新生儿（属于围生儿，发病率和病死率高，需加强观察和护理）。

16. 什么是晚期新生儿?

答：是指出生后第 2 周至第 4 周末的新生儿。

17. 什么是高危儿?

答：指已经发生或有可能发生危重情况的新生儿。

18. 什么是围生儿?

答：是指围生期间的胎儿和新生儿，围生期是指自妊娠 28 周至分娩后 7 天的一段时间。

第二节　正常新生儿的特点与护理

一、新生儿出生后即时护理

1. 新生儿出生时产房室温应调节到什么温度?

答：进入第二产程产妇即将分娩，分娩时产妇多比较暴露，因此需要的室温较高，一般调节室温至 26～28℃，还需关闭门窗。

2. 辐射暖台应调节到多少度?

答：新生儿需要的温度，可根据新生儿出生时孕周决定。足月儿出生时将辐射暖台温度调节（台面温度）至 32～34℃ 或使腹部体表温度能维持在 36.5℃ 的温度；早产儿出生时根据其中性温度设置；体重 <1500g 的极低出生体重儿可根据儿科医生医嘱调节到需要的温度，辐射台需提前打开预热。同时注意关闭门窗，减少人员走动，避免空气对流带走新生儿体热。

3. 新生儿出生后即刻护理的主要内容包括几方面?

答：清理气道、延迟结扎脐带、脐带处理、新生儿检查、母婴皮肤接触等。目前提倡新生儿出生后立即与母亲进行皮肤接触，必要时清理气道，延迟结扎脐带，皮肤接触 90 分钟之后再进行新生儿查体、称体重等操作。

4. 出生后即刻保暖的措施有哪些?

答:新生儿出生前,调节室温至 26~28℃,辐射台提前打开预热。新生儿出生后应立即放到辐射台上,同时用温暖的毛巾擦干身体并包裹,以减少对流及蒸发散热,并应因地制宜采取不同的保暖措施,使新生儿处于"适中温度"。保暖方法有:给新生儿擦干头部后戴帽子、母婴皮肤接触——放在母体胸前怀抱,应用热水袋,婴儿暖箱和远红外辐射床等。此外,医务人员在检查或护理新生儿时,手、仪器、物品等均应保持温暖。

5. 为什么要重视为新生儿保暖?

答:新生儿的体温调节中枢发育不完善,皮下脂肪少、体表面积大、刚出生时身体湿漉等特点,使新生儿散热多而产热少。如发生新生儿窒息,新生儿本身缺氧,为保持体温产热而耗氧,使得复苏更加困难,因此要特别注意保暖。新生儿体温容易受外界环境的影响。无论温度过高还是过低,都不利于新生儿的生长发育。保暖也是促进新生儿舒适和爱婴的体现。

6. 体温降低对新生儿有什么影响?

答:新生儿的体温调节中枢发育不完善,体温容易受外界环境的影响。无论温度过高还是过低,都不利于新生儿的生长发育,尤其是在寒冷的环境下,新生儿体表面积相对大,皮下脂肪薄,易于散热,导致体温下降,同时还能产生许多不利影响。严重的低体温可导致:①胆红素代谢障碍,组织氧化作用降低,导致低氧血症和酸中毒,使胆红素与白蛋白连接能力下降;②糖代谢异常:葡萄糖消化增加,易发生低血糖;③呼吸功能障碍:呼吸功能受损,有效通气量和潮气量随体温降低而下降;④出凝血机制障碍:寒冷导致毛细血管壁受损,组织凝血活酶释出,血浆外渗,血液浓缩,红细胞容易聚集,血液黏滞度增加,影响血小板功能,大量消耗凝血因子,导致 DIC 发生;⑤肾功能障碍:体温过低时由于血流重新分布,肾小管对水、钠的重吸收减少,严重时可发生少尿或无尿,甚至肾衰竭;⑥循环功能障碍:体温过低时由于交感神经兴奋,导致血管收缩使血管通透性增加,血浆蛋白大量外渗,组织水肿,有效循环量降低而出现循环障碍;⑦神经功能障碍:可致脑出血,出现感觉和运动功能障碍甚至昏迷;⑧其他:低体温还可引起免疫抑制;中性粒细胞吞噬能力减低;胃肠功能减低。

7. 导致新生儿体温降低的散热方式是什么?

答:新生儿热量从体表向周围环境的放散主要通过传导、对流、辐射和蒸发,少量通过大小便将热量散发到体外。

8. 新生儿出生时脐带是如何处理的?

答:胎儿娩出后,用 2.5% 碘酊消毒,以脐轮为中心向上消毒脐带约 5cm,之后消毒脐带根部周围皮肤,直径约 5cm。用 75% 乙醇脱碘两遍,脱碘范围不超过碘酊消毒范围,在距离脐根部 1cm 处用止血钳夹住,并在止血钳上方剪断脐带,将气门芯套在距脐带根部 0.5cm 处。用 3% 碘酊消毒断端,注意药液不可触及新生儿皮肤以免灼伤。以无菌纱布包好,用弹性绷带或脐带纱布包扎固定(目前提倡在延迟结扎脐带后不消毒和包扎脐带断端)。

9. 正常的新生儿脐带各血管的作用是什么?

答:正常新生儿的脐带含有 3 条血管:2 条脐动脉和 1 条脐静脉。2 条动脉将含有二氧化碳和身体代谢的产物,通过血输入胎盘与母血进行物质交换,脐静脉将富含氧气和营养丰富的血液输回给胎儿。

10. 检查脐带时应注意什么?

答:观察脐带的外观是否有结节(真结节、假结节)、脐带是否过度扭曲、脐带血管是否存在单脐动脉,若为单脐动脉要注意新生儿是否有畸形、是否有脐膨出。

11. Apgar 评分内容与意义是什么?

答:Apgar 评分及其意义:新生儿 Apgar 评分法用于评判有无新生儿窒息及窒息的严重程度,是以出生后 1 分钟时的心率、呼吸、肌张力、喉反射及皮肤颜色 5 项体征为依据,每项为 2 分,满分为 10 分。8~10 分属正常新生儿;4~7 分属轻度窒息,0~3 分属重度窒息。

12. 何谓 Apgar 评分? 出生 1 分钟、5 分钟、10 分钟 Apgar 评分的意义是什么?

答:Apgar 评分是对新生儿出生后短期内健康状况的综合评估,应在新生儿娩出后 1 分钟、5 分钟、10 分钟各评一次。1 分钟的 Apgar 评分代表新生儿出生时的状况,反映其宫内生活及产程中经历的状况;5 分钟及以后的评分则代表新生儿正常生理过渡的能力,与以后的生命质量关系密切。如 10 分钟 Apgar 评分仍低于正常标准,需边处理边继续评分,给予必要的治疗。

13. 为什么正常新生儿在生后 5 分钟内有时可出现皮肤青紫?

答:即使是正常的新生儿,完成生理过渡也需要 5~10 分钟(血氧饱和度达到 85%~95%)。在生后 5 分钟内,有时可呈现青紫,是由于动脉导管与卵圆孔尚未关闭,仍保持着右至左分流,肺尚未完全扩张,肺换气功能不完善,以及周围皮肤血流灌注不良所致。5 分钟后,循环系统的改变已完成,动静脉血流完全分开,口唇和甲床变成粉红色。但有时皮肤仍呈轻度青紫,尤其生后暴露在寒冷环境中,肢体远端局部血流变慢,还原血红蛋白增多,因此虽 PaO_2 不低,肢端仍呈明显青紫,称为周围性青紫,经加强保暖后青紫可减轻或消失。

14. 新生儿出生后即刻体检包括哪些内容?

答:一般情况:观察新生儿安静状态下的面色是否红润、呼吸类型是否为腹膈式呼吸、对外界反应是否正常(如声音或牵拉引起的 Moro 拥抱反射)、哭声是柔和而响亮还是尖叫或短直、有否过度兴奋或活动减少,以判断其神经系统及代谢异常,是否存在如缺氧、低血糖等。检查身体外观各部位是否正常,检查五官、四肢、躯干部、肛门等是否有畸形。

测量:包括体重、身长、头围、体温、心率等。

15. 何谓早接触、早吸吮、早开奶? 如何操作?

答:分娩后"三早"是促进母乳喂养成功的关键。

(1)早接触:为新生儿出生后 1 小时内,新生儿皮肤与母亲皮肤的接触,可增加母子感情,利于新生儿心理发育。

(2)早吸吮:是指生后 1 小时内新生儿吸吮妈妈的乳头,为今后的母乳喂养建立良好基础,是新生儿练习吸吮的良好时机,还可刺激催产素产生,有助于娩出胎盘及减少产后出血。刺激催乳素释放可提早使得乳房分泌更多的乳汁,延长母乳喂养时期。新生儿得到了抗病力强的初乳。生后 1 小时左右是建立母子感情的重要时机。

(3)早开奶:是指产后 1 小时内在医护人员帮助下开始母乳喂养,可刺激子宫收缩,减少产后出血,促进乳汁分泌,避免胀奶。

(4)操作:最初母婴皮肤接触时,产妇产程大多没有结束,体位常为平卧位或半卧位,母婴皮肤接触时,应保证新生儿与母亲之间有目光接触。多数新生儿可自己寻找到妈妈的乳头,然后尝试含接进行吸吮。如果观察新生儿上述动作困难,巡台助产士可协助新生儿进行乳房含接,观察吸吮时是否有力,询问母亲的感觉。巡台助产士注意观察新生儿的反应,同时告诉陪伴家属注意事项,但观察新生儿不能由家属代替执行。

16. 早产儿出生的即刻处理包括什么?

答:早产儿出生时更应加强保暖,产房温度在 26～28℃。提前打开辐射台预热,辐射台温度先调节到 35℃,早产儿出生后放在辐射台上,将皮温感受器探头放在早产儿腹部固定,再调节辐射台温度,使早产儿体温维持在 36.5℃。用温暖的毛巾擦干身体上的羊水和血迹,胎脂不用一次处理干净(因胎脂有保温作用)。根据早产儿情况必要时清理呼吸道,如有窒息情况,按照新生儿复苏流程进行。进行脐带结扎处理、检查身体外观、称体重等。处理完毕后,根据早产儿的具体情况,尽快转入已调节好温度的暖箱内。

17. 在分娩室保证新生儿安全的措施有哪些?

答:在分娩室保证新生儿安全的措施包括:①产妇最好在产待一体房间内分娩,避免一个大产房房间内放置多张产床,多名产妇同时分娩;②新生儿出生后,助产士协助母婴进行皮肤接触,接触前将新生儿外阴部暴露给母亲,让母亲确认新生儿性别;③助产士在产妇确认新生儿性别后,将写好或打印好的新生儿腕带与产妇核对内容,准确无误后为新生儿佩戴在手腕部或脚腕部;④助产士准确填写婴儿病历的性别,并二人核对;⑤产后 2 小时母婴在产房观察期间,任何人不许将新生儿抱离母亲（对新生儿的任何操作应在母亲身边进行）；⑥离开产房时，助产士与产妇再次核对腕带和病历上的新生儿信息，之后送入母婴同室，由责任护士与助产士再次核对新生儿的手腕带或脚腕带、病历记录新生儿性别与新生儿实际外生殖器特征是否一致，并填写腰牌，系在新生儿的外衣上（或腰带上）。

18. 如何诱发新生儿呼吸？

答：新生儿出生后，给予保暖、摆正体位、清理气道、擦干全身等处理后，如新生儿仍没有呼吸，可给予触觉刺激诱发呼吸，即轻弹或轻拍足底，或操作者用手快速抚摸新生儿背部或躯体两侧。一般触觉刺激给予1～2次，如诱发新生儿呼吸不成功（新生儿已经处于继发性呼吸暂停），应给予正压通气措施。给予过多次触觉刺激不仅不能诱发呼吸，还会延误新生儿复苏。

19. 母婴皮肤早接触的目的是什么？

答：新生儿出生后，助产人员应尽快使母婴进行皮肤接触。早接触的目的有：①为新生儿保暖，新生儿出生后由于身体潮湿，室温与母体内温差大，因此体热容易散失，尽快与母亲皮肤接触，可以利用母亲的体温进行保暖；②满足新生儿需求，新生儿出生后有强烈的吸吮需求，母婴皮肤接触可以促进新生儿尽快吸吮母亲乳房而强化乳房吸吮；③母婴皮肤接触可以安抚产妇的情绪；④促进母婴情感联系；⑤新生儿吸吮刺激母亲乳房可以使母体内催产素增加而促进子宫收缩减少出血，同时促进乳汁分泌。

20. 新生儿情况容易出现变化的是什么时间？

答：从出生到生后4～6小时，新生儿生命体征逐渐平稳，因此新生儿出生后4～6小时是关键时期，应严密观察有无异常情况发生。特别是分娩后，母婴在产房观察2小时的时期是母婴最容易出现病情变化的阶段。

21. 出生后在产房观察新生儿的要点？

答：皮肤颜色、呼吸、肌张力、哭声、心率、体温、脐带有无渗血、吸吮、新生儿有无其他异常情况。

22. Apgar 评分的分类及五项指标的逻辑关系是什么？

答：① Apgar 评分的五项指标：肤色、心率、呼吸、肌张力、反射；②窒息时各项指标消失顺序依次为：肤色、呼吸、肌张力、反射、心率；③复苏时各项指标的好转顺序依次为：心率、反射、肤色、呼吸、肌张力。

二、正常新生儿的特点

23. 新生儿外观特点是什么？

答：皮肤红润，弹性好，肌肉有一定张力，四肢屈曲，胎毛少，耳壳软骨发育好，指（趾）甲达到或超过指（趾）端，乳晕明显，乳头突出，可触及乳腺结节，整个足底有较深的足纹。耳廓软骨发育好，耳舟已形成，耳朵直挺。男婴儿睾丸下降，女婴大阴唇覆盖小阴唇。

24. 出生时胎龄评估的内容是什么?

答：胎龄评分是临床常用的评价新生儿成熟度的方法，常用于校正因预产期有误时的胎龄误差，对新生儿的监护有指导意义。

其内容主要是指皮肤、指甲、乳头及足纹四项。

25. 新生儿原始反射包括哪几项?

答：出生时新生儿即具有觅食、吸吮、吞咽、拥抱、握持等一些先天性反射。

26. 新生儿呼吸系统有哪些特点?

答：胎儿在宫内不需要肺的呼吸，但有微弱的呼吸运动。分娩后新生儿在第一次呼吸后紧接着啼哭，肺泡张开。由于呼吸中枢发育不成熟，呼吸节律不规则，频率较快，为 40 次 / 分左右。由于胸腔较小，肋间肌肉较弱，胸廓运动较浅，主要靠膈肌运动，以腹式呼吸为主。

27. 正常新生儿的呼吸有何特点?

答：正常健康的新生儿安静时呼吸是自发、不费力的，且应是自然，平稳，深浅适当，快慢相宜进行的。正常呼吸时，胸部两侧的起伏应对称一致，呼吸可随日龄、性别、体力活动、情绪等因素而改变。加上呼吸中枢调节功能不够完善，新生儿呼吸浅表，节律不匀，频率较快，正常新生儿值为 40～45 次 / 分，但波动较大，哭闹时呼吸可达 80 次 / 分，呼吸与脉搏的比例是 1:3。新生儿呼吸频率可通过观察腹部起伏所得，也可将棉花少许放置于小儿鼻孔边缘，观察棉花纤维摆动而得。要同时观察呼吸的节律和深浅，一呼一吸为一次呼吸。因新生儿的呼吸频率每时每刻都在变化，因此在确定呼吸频率是否正常时需连续观察数分钟方能得到正确结果。

28. 新生儿循环系统有哪些特点?

答：胎儿出生后，血液循环途径和血流动力学发生重大变化：①脐带结扎，胎盘 - 脐血液循环终止；②随着呼吸建立和肺泡扩张，肺血管阻力降低，肺血流增加；③从肺静脉回流到左心房的血量显著增加，压力增高，使卵圆孔功能性关闭；④由于 PaO_2 增高，动脉导管收缩，出现功能性关闭，完成胎儿循环向正常循环的转变。新生儿心率波动较大，为 100～160 次 / 分，血压平均为 70～50mmHg（9.3/6.7kPa）。

由于血液分布多集中于躯干及内脏器官而四肢少，故四肢末梢循环较差，容易出现发冷、发绀现象。

29. 新生儿消化系统有那些特点?

答：足月儿吞咽功能已经完善，但食管下端括约肌松弛，胃呈水平位，幽门括约肌较发达，易发生溢乳和呕吐。新生儿消化道面积相对较大，有利于吸收。

肠壁有较大的通透性，有利于母乳中免疫球蛋白的吸收。消化道已能分泌大部分消化酶，只是淀粉酶至出生后 4 个月大才能达到成人水平。生后 12～24 小时开始排胎粪，3～4 天排完。胎粪由胎儿肠道分泌物、胆汁及咽下的羊水等组成，呈墨绿色，若超过 24 小时还未见胎粪排出，应检查是否为肛门闭锁及其他消化道畸形。新生儿肝葡萄糖醛酸转移酶的活力较低，是新生儿生理性黄疸的重要原因，同时肝酶不足使新生儿对某些药物解毒能力低下，易出现药物中毒。

30. 正常新生儿的意识状态是怎样的？

答：新生儿的觉醒和睡眠分为 6 种意识状态，即 2 种睡眠状态：活动睡眠（浅睡）和安静睡眠（深睡）；3 种觉醒状态：安静觉醒、活动觉醒和哭；还有 1 种是介于睡眠和觉醒之间的状态：瞌睡状态。①浅睡：（快速动眼睡眠）眼睑闭合，眼球快速转动，呼吸不规律，给予强烈刺激易唤醒，容易转变到另一状态；②安静睡眠：深睡闭眼，呼吸规律，肢体及躯干无运动，给予强烈刺激时迟迟才醒，不易转变到另一个状态；③瞌睡：眼睛睁开或闭合，肢体及躯干运动少且短暂；④安静觉醒：眼睛睁开，眼球对外界刺激有反应，肢体活动少；⑤活动觉醒：眼睛睁开，活动很多，不易集中注意力；⑥哭：哭声有力，不易使哭声停止。

31. 新生儿泌尿系统的特点是什么？

答：新生儿出生后 24 小时内排尿，1 周内尿量逐渐增多，每日可达 20 次。由于肾功能不足，肾小球滤过率低及尿浓缩功能差，不能迅速处理过多的水和溶质，临床容易出现水肿或脱水；人工喂养的新生儿血磷、尿磷均高，易引起钙磷平衡失调，产生低血钙；肾小管对碳酸根重吸收功能低下，若输注葡萄糖速度过快时常出现尿糖；肾脏处理酸负荷能力不足，易发生代谢性酸中毒。

32. 新生儿血液系统特点是什么？

答：新生儿的血容量与脐带结扎的时机有关，延迟结扎脐带者，血容量可增多；出生时血红蛋白为 170～220g/L，以后随日龄增加而降低；出生时白细胞计数（15～20）×10^9/L，5 天后降至婴儿值；血小板计数波动在（150～300）×10^9/L。

33. 正常新生儿的神经系统特点是什么？

答：新生儿脑部相对较大，平均头围 34cm，重量占体重的 10%～12%。大脑皮质和纹状体发育尚未完善，神经髓鞘未完全形成，对外界刺激常引起泛化反应。出生时已经具备多种原始反射，如觅食反射、吸吮反射、握持反射、拥抱反射，这些反射在出生 2～3 个月消失。某些病理反射在新生儿期出现并无病理意义，如 Kernig 征、巴宾斯基征。

34. 新生儿免疫系统的特点是什么？

答：新生儿的特异免疫和非特异免疫功能均不够成熟，一旦感染易造成扩散并进入血液循环发生败血症。免疫球蛋白水平较低，IgA 和 IgM 均缺乏，使新生儿易患呼吸道和消化道感染。新生儿血液中溶菌酶和白细胞对真菌的杀灭能力也较低，易发生真菌感染。

35. 新生儿体温是如何调节的？

答：新生儿皮下脂肪较薄，体表面积相对较大，容易散热而不易保温，寒冷时无颤抖反应，产热主要依靠棕色脂肪。体温调节中枢发育不完善，当环境温度低时，加之保暖不当可造成寒冷损伤综合征，常发生低氧血症、低血糖症、代谢性酸中毒和硬肿症。环境温度过高时可造成新生儿不显性水分大量丢失，如此时水分供给不足，血液溶质过多，可引起体温升高（脱水热）。

36. 新生儿是如何进行能量代谢的？

答：新生儿代谢较年长儿高，每日能量需要量为 418～502kJ/kg（100～120kcal/kg），而糖原储备少，如摄入量不足可发生体重不增，低血糖及负氮平衡。新生儿体内液体量占自身体重比例的 78%，液体需要量与体重和日龄有关。出生最初几日由于摄入不足，体内水分丢失较多，可有生理性体重下降。应尽早开奶和注意为新生儿保暖。

37. 新生儿生理性水肿常见部位及原因是什么？

答：正常新生儿体液占体重的 80%，高于其他年龄组，增加的体液主要在细胞外液，因此正常新生儿具有一定程度的水肿，特别是早产儿，甚至可出现指压痕，以手背、足背及眼睑等处尤为明显。近年来认为与新生儿的心钠素水平较低有关，因影响肾脏排钠和水分的排出。随着生理性体重下降，多余的液体排出后水肿自然消失。

38. 新生儿呼吸、心率、血压正常值是多少？

答：新生儿呼吸运动较表浅，呼吸频率快，为 40 次 / 分，出生 2 周内呼吸频率波动较大，可短暂性超过 80 次 / 分，属于正常现象。新生儿心率较成人快，波动较大，心率范围在 100～160 次 / 分，血压平均为 50～70mmHg。

三、正常新生儿的日常护理

（一）新生儿所需环境

39. 新生儿最适宜的环境温度和湿度是什么？

答：正常足月新生儿应与母亲同室，室温在 22～24℃或根据不同地区不同季节进行调节，调节到母婴感到舒适的温度；相对湿度控制在 55%～65%。

40. 新生儿应该如何穿着？

答：新生儿皮肤娇嫩，在衣物材质方面应选择柔软、浅色、吸汗的材料为宜。婴儿衣服的样式上选择方便穿脱的，一般衣服上没有扣子，可使用系带的，圆领比较适合婴儿。衣服清洗最好要使用婴儿专用的洗涤用品，并且最好单独清洗，不要与成人衣物混洗。

41. 新生儿回家后的居室条件有什么要求？

答：母婴所在房间最好朝阳，光线充足、空气流通、清洁和相对安静。为保证室内空气清新，最好在天气好的情况下上、下午各通风一次，每次 30 分钟左右，通风时注意不要对流风吹到新生儿。夏天天气炎热时可以使用空调调节室温，但也要注意室内通风。

（二）皮肤护理

42. 新生儿沐浴的目的是什么？

答：目的是清洁新生儿皮肤，促进血液循环和舒适、预防皮肤感染；观察全身皮肤情况，活动肢体。有时沐浴是为了新生儿降温。

43. 新生儿皮肤有何特点？

答：皮肤是多功能器官，具有屏障、吸收、感觉、分泌和排泄、体温调节、物质代谢、免疫等功能。新生儿皮肤比较脆弱，并经历了从母体子宫内羊水到出生后暴露于外界空气的剧烈环境变化，所以容易受到不同程度的损伤，从而引发其他系统疾病。由于发育不全等原因，早产儿皮肤比足月儿皮肤更易受损。加之过频的刺激，如较强的皮肤消毒、细菌感染、尿布皮炎、撕揭胶布等容易破坏皮肤的完整性而导致皮肤损伤。

44. 新生儿皮肤如何评估？

答：使用新生儿皮肤状况评分量表（NSCS）进行评估。NSCS 适用于早产儿及足月儿皮肤状况评估，其有效性和可靠性均得到验证。分数为 3～9 分，3 分表示皮肤状况正常，分数越高表示皮肤状况越差（表 3-1）。

表 3-1　新生儿皮肤状况评分量表

项目	1分	2分	3分
干燥	正常，无干燥的体征	皮肤干燥，可见脱皮	皮肤非常干燥，可见裂开
红斑		可见红斑，<50% 体表面积	可见红斑，>50% 体表面积
皮肤破损/表皮脱落	无	局限的小部分皮肤	广泛的表皮脱落

45. 观察新生儿皮肤颜色的目的及意义是什么？

答：正常新生儿皮肤颜色为粉红色，早产儿可表现为深红色或凝胶状。许多疾病可使皮肤表现为不同的颜色，如黄色、青紫色、白色、红色、绿色、青铜色。仔细观察皮肤的颜色对疾病的诊断及护理非常重要。①黄色：新生儿黄疸包括生理性和病理性两种，应以黄疸出现及消退时间、是否为进行性加重，结合临床表现全面观察；②青紫（发绀）：首先鉴别是中心性发绀还是周围性发绀，中心性发绀见于全身皮肤、舌、口腔黏膜；周围性发绀见于四肢末梢、面颊、鼻尖、耳廓等血供较差的部位，伴四肢发凉；③白色：常见原因是体温过低，患儿表现为少动、四肢发凉，休克或贫血的患儿皮肤苍白，反应差，吃奶差；④红色：体温过高，甚至出现汗疹，患儿烦躁不安，皮肤灼热；⑤绿色：见于过期妊娠或宫内缺氧的胎儿由于胎粪污染羊水，新生儿出生时皮肤可染成绿色。

46. 胎脂的作用有哪些？如何处理胎脂？

答：胎脂对胎儿起保护的作用。在新生儿刚出生后，少量胎脂也有利于保护新生儿皮肤，防止感染，因此接产者不必一次将新生儿身上的胎脂去除干净，第二天沐浴时如果胎脂还没有吸收，可用蘸满婴儿润肤油或食用植物油的纱布去除，擦拭时应动作轻柔，避免皮肤损伤。

47. 什么是新生儿湿疹？

答：新生儿湿疹是一种变态反应性皮肤病，就是平常所说的过敏性皮肤病。主要原因是对食入物、吸入物或接触物不耐受或过敏所致。患有湿疹的婴儿起初皮肤发红、出现皮疹，继之皮肤发糙、脱屑，抚摸婴儿的皮肤如同触摸在砂纸上一样。遇热、遇湿都可使湿疹表现显著。

48. 新生儿沐浴前的准备有哪些？

答：新生儿沐浴前的准备包括：①用物准备：沐浴盆、沐浴液、浴巾、毛巾、衣服、包被或小毯子、一次性纸尿裤、75% 乙醇、无菌棉签、润肤露或爽身粉、鞣酸软膏或护臀霜；②操作人员剪指甲，洗手；③环境温度 26～28℃，关闭门窗，减少人员走动。

49. 新生儿什么时候开始沐浴？

答：在新生儿出生后 24 小时开始沐浴，主要是新生儿体温调节中枢发育不完善，体温不稳定，为保暖不宜太早给新生儿沐浴。如果新生儿母亲患有体液传播疾病，需要给新生儿清洁身体上的羊水和血迹，也应观察 4～6 小时，待新生儿生命体征平稳后再进行沐浴。

50. 什么是新生儿抚触？

答：新生儿抚触是通过抚触者双手对新生儿的皮肤各部位进行有次序的、有手法技巧的抚摸。抚触可通过对新生儿皮肤温和刺激而传入中枢神经系统，产生一系列的生理效应，有利于新生儿生长发育。

51. 新生儿抚触的益处有哪些？

答：新生儿抚触的益处包括：①促进新生儿血液循环及皮肤新陈代谢；②增加和改善睡眠；③促进胃液的释放，加快新生儿对食物的消化、吸收；④加快免疫系统的完善，提高免疫力；⑤促进新生儿神经系统的发育；⑥促进母子感情联系和交流，舒缓母亲压力，有利于新生儿情商的发育；⑦促进母亲催乳素、催产素的分泌，从而分泌更多乳汁，促进子宫恢复。

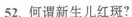

52. 何谓新生儿红斑?

答:新生儿红斑是新生儿时期最常见的一种生理现象,是由于新生儿刚脱离母体,皮肤娇嫩,表面角质层发育不良,当皮肤受到刺激发生充血易出现红斑,一周后可自愈。

53. 新生儿红斑的护理方法是什么?

答:母婴同室的新生儿每日或隔日沐浴 1 次,沐浴时不使用沐浴液,清水清洗即可,减少清洁产品对皮肤的刺激。及时更换尿布,定时变换卧位,避免一侧身体长时间受压,溢乳后及时拭净面部颏下及颈部的乳汁。随时更换污湿的衣被。婴儿床上保持平整、清洁、干燥,病室内保持整洁、舒适、安静。室温控制在 22～24℃。相对湿度 55%～65%。保持空气流通、新鲜。根据季节适时增减衣被,不要给新生儿穿紧身衣或包裹过紧,贴身的衣服适宜选棉质、细支纱面料,保持皮肤清洁,避免过度刺激加重红斑。

54. 何为新生儿色素斑?

答:新生儿皮肤色素斑俗称"青痣"或"青记",简称青痣。色素斑常见于骶部和臀部,偶然也有在背部和胸腹部,上下肢和头部。多数婴儿只有一块,也有多至十余块的。大小不一,形状多为圆形、椭圆形,也有不规则形状的。色素斑的边缘多数清楚,也有少数模糊,色泽由淡灰色到暗青色或暗黑色。随着婴儿长大而逐渐消失。

55. 新生儿剥脱性皮炎如何护理?

答:护理措施包括:①加强喂养,保证热量供应;②注意水、电解质的平衡,遵医嘱输入液体维持入量,给予 B 族维生素,重症患儿可输血浆,准确记录出入量;③按时换药、湿敷,保持创面清洁;④患儿置暖箱,床边隔离,对病室进行消毒,使用一次性物品,被服和床单位及奶瓶应高压消毒后使用,应设专人护理;⑤严格执行无菌操作原则,接触患者前后要洗手,预防交叉感染;⑥患儿使用后布类置双层黄色垃圾袋中,并注明隔离标识,送洗衣房消毒清洗;奶瓶用 500mg/L 含氯消毒液浸泡消毒 60 分钟,置隔离储物盒送供应室清洗、消毒;垃圾放入双层黄色垃圾袋中,并注明隔离标识;⑦表现为结膜炎、鼻炎和口腔炎时,要做好相应的护理。

56. 新生儿脂溢性皮炎如何护理?

答:护理措施包括:①患儿置暖箱,保护性隔离,对病室进行消毒,使用一次性物品,应设专人护理;②晨间护理时动作要轻柔,注意调节洗澡水温,保持皮肤清洁;③观察病情变化,防止局部感染,发现感染及瘙痒等情况可加用抗生素及抗组胺药物治疗;④给患儿选择松软并经高压消毒的衣物及床单,减少摩擦和感染;⑤注意水、电解质的平衡,遵医嘱输入液体,给予 B 族维生素,局部外涂植物油或 50% 乙醇,每日 1 次。

（三）新生儿脐部观察和护理

57. 新生儿脐带的护理方法是什么？

答：脐带护理的原则是保持局部清洁、干燥。新生儿沐浴后，用消毒干棉签蘸干脐窝里的水，再用 2 根 75% 乙醇棉签分别消毒脐带及脐窝残端。告知家长脐带因没有神经，消毒脐部不会造成疼痛或刺激的不适感觉，应正确消毒脐带周围及脐窝处。若脐带有潮湿或沾上粪便，则需随时清洁消毒。

58. 新生儿脐带脱落前后如何护理？

答：①脐带脱落前，每日要清洁脐带，脐带假若湿了也要及时清洁局部，保持干燥；②脐带脱落时，脐窝处有清亮黄色液体或暗红色分泌物也是正常的，用 75% 乙醇棉签擦干即可。并继续擦拭数天至脐窝干燥、清洁、无分泌物。若脐周的皮肤发红、有脓液、鲜红的血液渗出或有恶臭味时，应带新生儿及时就医。

59. 新生儿脐部出血怎样处理？

答：若出生后 24 小时内脐带没有干燥之前，脐部渗血（指脐带血管未扎紧而出血或渗血），应重新结扎脐带。如果干燥之后脐窝有少量渗血，是脐带脱落过程中的正常现象，可以用 75% 医用乙醇擦拭 1～2 次，保持局部清洁干燥。若有鲜红的、出血较多，应及时就医。

60. 如何对新生儿脐部观察与护理？

答：主要观察脐带有无渗血、渗液、异常分泌物，有无红肿、异味，新生儿有无发热等感染之征象。观察脐带有鲜红的出血、量较大或分泌物呈现绿色、黑色或产生臭味、脐周皮肤发红、脐带有组织增生等，则需带新生儿立即就医。

61. 新生儿脐带何时脱落？

答：新生儿脐带残端多数情况下在 7～10 天脱落，脐带脱落前后 2～3 天会出现少量淡黄色或淡咖啡色分泌物，应注意消毒局部，直至分泌物消失再用乙醇擦拭 1～2 天；并随时观察脐带有无出血及感染之征象。

62. 脐带未脱落前可以为新生儿沐浴吗？

答：在脐带自然脱落之前，可以为新生儿沐浴，注意沐浴后及时擦干脐窝处的水分，保持干燥。沐浴后用 75% 乙醇擦干即可。注意要把尿布、尿布兜巾或纸尿裤的防水上缘反折，放在脐带下面，保持脐部通风、自然干燥。

63. 甲紫为什么不能涂抹于新生儿脐带？

答：因为甲紫有收敛功效，脐带上涂甲紫，表面是干燥的，脐窝里面却是湿润的，容易滋生细菌，不利于脐带干燥脱落。现在临床上很少使用甲紫涂抹脐带。同时也不主张在脐带上涂撒任何药粉，促进脐带脱落主要是保持脐带干燥。

64. 新生儿脐炎应如何护理？

答：脐带脱落前，每日观察脐带情况并做好护理，如及时更换尿布，避免脐部污染；沐浴后用乙醇棉签擦拭干净。若脐周的皮肤红肿、有脓液、鲜红的血液渗出或有恶臭味时，预示着脐部发炎应及时就医。轻者一般局部用 3% 过氧化氢溶液清洗，然后用 75% 乙醇清洁，每日 3 次。也可应用抗生素霜剂涂抹。脓液较多时，脐周形成蜂窝织炎或有全身症状者，除局部消毒处理外，应根据细菌培养结果选用敏感的抗生素治疗。

65. 脐带脱落后出现肉芽肿如何处理？

答：可带新生儿去医院就诊，一般可以用 10% 硝酸银溶液涂擦在增生的肉芽上进行烧灼治疗，局部肉芽肿即可消失。如肉芽肿较大，可用电灼、激光治疗或手术切除。

（四）新生儿臀部护理

66. 如何观察新生儿大便？

答：正常母乳喂养的新生儿大便次数较人工喂养得多，每日 2～3 次甚至更多，为黄色不太成形的软便；人工喂养的新生儿大便淡黄色成形便，每日 1～2 次。肠道感染时，大便次数增多，轻者 10 次以内，重者 10 次以上、稀薄或水样有时呈蛋花汤样便，或带黏液、脓性，粪便腥臭。

67. 新生儿为何会排"黑便"？

答：新生儿最初几天会排出黏稠的墨绿色大便，称为胎粪，胎粪无味，内含胆汁、胎儿的上皮细胞、毛发和羊水等。喂养 2～3 日后逐渐出现棕绿色过渡便。及早开始母乳喂养，促进胎粪尽早排出，有利于胆红素的排出，减少胆红素的肠肝循环。

68. 什么是饥饿便？

答：婴儿进食不足时，大便色绿、量少、黏液多、次数多，称为饥饿便。

69. 新生儿大便颜色异常的常见原因是什么？

答：大便异常的原因有：①消化不良时，大便呈黄绿色、稀薄状、次数多且水便分开，有时大便中能看到奶瓣；②人工喂养时，如配奶时比例不当，不定时，摄入蛋白质过多时，大便硬结、块状，粪臭味极浓；③肠道感染时，大便次数多、稀薄或水样有时呈蛋花汤样便，或带黏液伴有血丝、脓性，粪便腥臭，此时新生儿厌食、溢乳或呕吐、腹胀、烦躁不安，发热甚至嗜睡脱水；④饥饿性便，进食不足时，大便色绿量少、黏液多、次数多。

70. 新生儿便秘时如何护理？

答：鼓励纯母乳喂养，预防便秘；混合喂养或人工喂养的新生儿正确配制奶粉浓度，注意两次喂奶之间补充水分。便秘者可以轻柔刺激肛门或腹部按摩，促进排便，必要时也可以使用小儿开塞露等。

71. 新生儿的尿为什么有时出现发红? 还有刺鼻的味道?

答:由于小儿肾功能不完善,浓缩能力差;加上最初几天母亲哺乳不足,尿色深、有时有红褐色,为尿酸盐结晶,俗称红尿,是新生儿喂养不足的标志。无需特殊处理,加强喂养即可。由于尿液比较浓缩,所以有很重的尿味。

72. 新生儿臀部如何护理?

答:为新生儿沐浴后,可用清洁毛巾为新生儿擦干身体,保持臀部皮肤清洁干燥,必要时涂抹护臀霜或鞣酸软膏;新生儿大小便后用温水洗净臀部,及时更换尿布,新生儿的尿布要选用细软、吸水性强的,透气性好的,使新生儿感到舒适的,保持局部皮肤干燥。

73. 新生儿为什么容易发生红臀?

答:当臀部较长时间处于潮湿的环境中可损害皮肤角质层,加上尿布对皮肤的摩擦可使皮肤受损。尿液在尿素酶的作用下形成氨而碱性增强,碱性环境可激活粪便中的脂肪酶、蛋白酶,分解蛋白和脂肪,使皮肤渗透性增加,尿液也有使皮肤渗透性增加的作用,从而使皮肤容易受损而发生红臀。

74. 如何预防红臀?

答:预防红臀主要有以下几点:①保持患儿臀部干燥,勤换尿布,尿布要用柔软、吸水性强的或棉布制作;②每次大便后用温水清洗臀部,再用软毛巾轻轻拭擦干净,可涂抹鞣酸软膏或护臀霜等保护局部皮肤;③使用一次性尿布,重复使用的尿布用过后要认真清洗并用开水烫洗后(中性肥皂)再用清水漂洗后晾晒;④不用塑料制品的尿布,加强腹泻患儿的喂养和护理。

75. 新生儿尿布皮炎如何护理?

答:护理尿布皮炎首先要祛除病因,治疗原发病,主要是勤洗勤换尿布、勤洗臀部,对局部发红和有丘疹的轻症患儿,局部可涂抹鞣酸软膏或护臀霜等。重症患儿有红肿、脱皮或渗出物者除局部外用药物外,可用灯光直接照射局部,效果更佳。具体方法:患儿臀部充分暴露,其他部位应注意保暖以防受凉,用60~100W白炽灯(医用聚光灯最佳)对准患儿臀部直接照射,灯泡与患处距离以30~40cm为佳,不宜太近,以防烫伤,太远则达不到治疗效果,可根据情况调整距离,以皮肤微微发热为准;每次为15~30分钟,每日2次。烤过几次后患处颜色变浅,小丘疹及肿胀逐渐消失,有渗出物及糜烂者经多次烤灯后局部吸收并干燥,通常以皮肤恢复正常为准。

76. 新生儿出生1周内的小便有何特点和变化?

答:母乳喂养的新生儿,出生1周内每天的小便次数基本与出生天数相同,即出生1天的新生儿有1次及以上的小便,出生3天的新生儿有3次及以上的小便。1周以后,喂养正常的新生儿每日应该有6~7次的小便,颜色清亮,色浅,没有刺鼻的尿味。人工喂养的新生儿小便次数与喂养量及加水量有关。

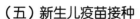

（五）新生儿疫苗接种

77. 新生儿出生后都接种什么疫苗？

答：正常新生儿出生后要接种两种疫苗，乙肝疫苗和卡介苗。

78. 新生儿乙肝疫苗何时接种？

答：新生儿出生后24小时内、生后1个月、生后6个月注射乙肝疫苗，即0、1、6方案。

79. 新生儿乙肝疫苗接种的注意事项是什么？

答：①有家族和个人惊厥史、癫痫史，患有急性或慢性严重疾病者（如活动性肝炎、活动性肺结核等）及其痊愈不足2周者慎用；②新生儿正在发热时禁止接种；③使用时应充分摇匀，如出现摇不散的凝块、异物、疫苗瓶有裂痕或标签不清楚者，均不得使用；④疫苗瓶开启后应立即使用；⑤应备有肾上腺素等药物，以备有发生严重过敏反应时急救使用，接受注射者在注射后应现场观察至少30分钟；⑥注射第一针后出现高热、惊厥等异常情况者，一般不再注射第二针，对于母婴阻断的婴儿，如注射第2针、第3针应遵医嘱；⑦严禁冻结；⑧个别婴儿可有低热或有局部轻度红肿、疼痛，一般不需特殊处理。

80. 乙肝疫苗的储存有哪些要求？

答：乙肝疫苗需要2～8℃避光保存和运输。需防止在专用冰箱，每日检查并记录冰箱温度和使用情况。

81. 新生儿乙肝疫苗接种的禁忌证是什么？

答：新生儿体重不足2500g、早产儿、新生儿发热、急慢性严重疾病、对疫苗中任何成分过敏者、神经系统疾病者、重度营养不良者、先天性免疫功能缺陷者及正在应用免疫抑制剂治疗者，均不适合接种乙肝疫苗。

82. 乙肝疫苗的使用方法和不良反应有哪些？

答：现在临床使用的乙肝疫苗为重组（酵母）乙型肝炎疫苗，新生儿出生后即开始接种第一针乙肝疫苗，接种部位为上臂三角肌内注射，接种后少有不良反应，个别新生儿可能有中、低度发热或注射局部微痛，24小时内自行消失。一般不需要特殊处理。如有严重反应者应及时就诊。

83. 卡介苗的储存有哪些要求？

答：卡介苗应放在2～8℃避光保存和运输。需放置在专用冰箱，并每日检查冰箱温度，使用后记录。

84. 卡介苗不良反应有哪些？

答：接种2周左右，局部可出现红肿浸润，若随后化脓，形成小溃疡，一般8～12周后结痂。一般不需处理，但要注意局部清洁，防止继发感染。脓包或浅表溃疡，可涂1%甲紫（龙胆紫），时期干燥结痂，有继发感染者，可在创面撒抗生素药粉，不要自行排脓或揭掉结痂。①局部脓肿或溃疡直径超过10mm及长期不愈合（>12 周），应及时就诊。②淋巴结反应：接种侧腋下淋巴结可出现轻微肿大，一般不超过 10mm，1～2 个月后消退。如遇局部淋巴结肿大软化形成脓疱，应及时诊治。③接种疫苗后可出现一过性发热反应，其中大多数为轻度发热反应，持续 1～2 天后自行缓解，一般不需处理，对于中度发热反应或发热时间超过 48 小时者，可给予对症处理。

85. 卡介苗使用注意事项是什么？

答：①严禁皮下或肌内注射；②接种注射器应专用，不得用作其他注射，以防止产生化脓反应；③有以下情况慎用：家族和个人有惊厥史者、患慢性疾病者、有癫痫史者、过敏体质者、哺乳期妇女；④开启疫苗瓶和注射时，切勿使消毒剂接触疫苗；⑤疫苗瓶有裂纹、标签不清或失效者、疫苗复溶后出现混浊等外观异常者均不得使用；⑥疫苗开启后应立即使用，如需防止，应放置在 2～8℃的环境中，并于 30 分钟内用完，剩余均应废弃；⑦应备有肾上腺素等药物，以备有发生严重过敏反应时急救使用，接受注射者在注射后应现场观察至少 30 分钟；⑧注射免疫球蛋白者，应至少间隔 1 个月以上接种本疫苗，以免影响免疫效果；⑨使用时应注意避光。

86. 卡介苗的使用方法是什么？

答：新生儿出生 24 小时后接种。无禁忌证的新生儿，如有免疫缺陷病、病理性黄疸等，接种卡介苗后，可使婴儿对结核菌产生一定程度的特异性免疫，可预防和减少婴幼儿发生严重的结核病。

87. 新生儿乙肝疫苗接种有何注意事项？

答：接种后观察 30 分钟，如出现轻微反应，一般在 1～2 天内消退，不需要特殊处理，必要时对症治疗。注射第 1 针后出现过敏等其他异常情况者，不再注射第 2、3 针。

88. 新生儿卡介苗接种的目的和接种时间是什么？

答：为新生儿接种卡介苗的目的是预防结核病，足月正常新生儿出生后 24 小时内即可接种。

89. 新生儿卡介苗接种有何禁忌证？

答：体温高于 37.5℃、早产儿、低体重儿患有结核病、急性传染病、肾炎、心脏病、湿疹、免疫缺陷症或其他皮肤疾病者均不宜接种疫苗。

90. 新生儿卡介苗接种时应注意什么？

答：接种后，2 周左右可出现局部红肿，6～8 周显现结核菌素试验阳性，8～12 周后结痂，如出现化脓，形成小破溃，腋下淋巴结肿大，可局部处理以防感染扩散。如果接种部位发生严重感染，请医生检查和处理。

91. 新生儿卡介苗接种后的观察要点？

答：接种 24 小时内应观察新生儿有无发热和局部红肿等，大部分新生儿接种后反应轻微,无需特殊处理。观察有过敏性休克、过敏性皮疹、血管神经性水肿等。卡介苗接种 2～3 周后,局部常出现红肿、硬结,一般 1cm×1cm 大小,中间逐渐变软形成黄的小脓包,自行破溃后形成溃疡,最后结痂脱落留下一个永久性圆形瘢痕。

(六) 新生儿疾病筛选

92. 新生儿筛查是筛查什么疾病?

答:新生儿疾病筛查是指在新生儿早期通过实验室血生化监测方法对一些发病率高、对新生儿危害严重、并有有效治疗方法的先天遗传代谢性疾病进行筛查,包括苯丙酮尿症及先天性甲状腺功能减退,以便早期诊断和治疗,避免对儿童发育造成不可逆的损伤。上述两种疾病均可造成患儿智力发育严重落后,因出生时可无临床表现,一旦出现症状就已延误了最佳治疗时机。

93. 为什么要进行新生儿疾病筛查? 筛查何种疾病?

答:目的是对患病的新生儿在临床症状未表现之前或轻微时给予筛查,早期诊断、早期治疗,防止机体组织器官发生不可逆的损伤。筛查疾病包括新生儿遗传代谢病、先天性内分泌异常及某些危害严重的遗传性疾病。

94. 什么是先天性甲状腺功能减退?

答:因先天性或者遗传因素引起甲状腺发育障碍、激素合成障碍、分泌减少,导致患儿生长障碍、智能落后。先天性甲状腺功能减退症的新生儿,在新生儿期有黄疸时间延长、便秘、脐疝等,以后逐渐出现双眼距离较宽,舌常伸出口外等表现。

95. 什么是苯丙酮尿症? 喂养上的注意事项是什么?

答:是由于苯丙氨酸代谢过程中酶缺陷导致苯丙氨酸及其酮酸蓄积,并从尿中大量排出,尿有特殊的臭味,属常染色体隐性遗传病。另外,患儿皮肤常有湿疹、频繁呕吐、头发逐渐发黄等表现。喂养上喂给婴儿特制的低苯丙氨酸奶粉,对幼儿添加辅食时应以淀粉类、蔬菜水果等低蛋白质食物为主,忌用肉、蛋、豆类等含蛋白质高的食物。

96. 新生儿疾病筛查何时采集足底血?

答:新生儿出生后满 72 小时,并充分哺乳以后。

97. 什么是半乳糖血症?

答:新生儿半乳糖血症是由于半乳糖代谢途径中酶的缺陷所引起的一种代谢性疾病,为常染色体隐性遗传病。临床表现为黄疸、低血糖、肝脾大、肝功能异常、肌张力低下、贫血、出血倾向等非特异性的临床表现。如不及时诊治,常死于并发革兰杆菌感染或肝衰竭。

（七）新生儿听力筛查

98. 为什么要进行新生儿听力筛查?

答:新生儿听力筛查是通过比较简单的方法对患有先天性听力障碍的新生儿进行早期发现、早期治疗和早期干预,减少对语言发育和其他神经精神发育的影响。

99. 听力障碍高危因素包括哪些?

答:听力障碍高危因素包括:①出生体重低于1500g;②母亲曾使用过耳毒性药物;③高胆红素血症达到换血要求;④巨细胞病毒、风疹病毒、疱疹病毒、梅毒或弓形虫等引起的宫内感染者;⑤Apgar评分1分钟0~4分;或5分钟0~6分;⑥机械通气时间在5天以上的;颜面形态畸形,包括耳廓、耳道畸形的;⑦儿童期永久性听力障碍家族史的;⑧临床上存在怀疑有与听力障碍有关的综合征或遗传病;⑨细菌性脑膜炎等。

100. 新生儿听力筛查的时间是什么时候?

答:初步筛查过程(初筛):即新生儿生后3~5天住院期间的听力筛查。第2次筛查过程(复筛):即出生42天内的婴儿。初筛没"通过";或初筛"可疑";甚至初筛已经"通过",但属于听力损失高危儿,如重症监护病房的患儿,需要进行听力复筛查,即使是通过筛查仍应结合听性行为观察,3年内每6个月随访一次。

101. 新生儿听力筛查的方法有哪些?

答:目前我国使用的听力筛查仪器,主要有耳声发射测试和自动听性脑干诱发电位测试。

102. 新生儿听力筛查的注意事项是什么?

答:宜在新生儿自然睡眠状态时获得。如新生儿烦躁、哭闹会影响测试结果,因此听力测试前家长应尽量把新生儿喂饱,使其进入睡眠状态。测试前应清洁局部。

（八）新生儿其他方面观察与护理

103. 如何正确测量体温,不同部位体温的正常值是多少?

答:新生儿禁用口腔测量体温,目前临床上测量新生儿体温常用方法有腋温和肛内测温法。腋温测量法为:将体温计放在腋窝正中10分钟,观察体温计读数,36.0~37.0℃为正常;肛门内测温法为:将肛表测量端涂油类,插入肛门,深度4cm,3分钟后观察体温表读数,35.5~37.5℃为正常。

104. 何谓新生儿生理性体重下降?

答:新生儿在出生1周内往往有体重减轻的现象,这是正常的生理现象,是因为新生儿出生后最初几日进食量少,再加上胎粪、尿液的排出,以及由呼吸和皮肤排出一些水分,造成新生儿暂时性的体重下降,一般体重下降不超过出生体重的10%,应主要加强喂养,使新生儿体重下降控制在正常范围。

105. 生理性体重下降时如何护理?

答:体重下降程度及恢复速度,与新生儿开始喂奶时间及摄乳量有关。应做到早开奶,产后母婴同室,保证母亲能够按需哺乳新生儿,每天哺乳次数应在10～12次。母婴同室的温度应在24℃,湿度50%～60%,过热过燥可造成新生儿体液丢失过多,造成体重下降,应加强喂养。

106. 如何为新生儿测量体重?

答:使用专用的婴儿电子秤为新生儿测量,一般选择相对固定的时间,如喂奶前或沐浴前测量并记录,注意观察新生儿体重下降是否在生理性体重下降范围内。

107. 测量新生儿体重时的注意事项是什么?

答:测量新生儿体重时应注意:①称重前注意校准称的精确度,保证称量准确性;②注意安全,婴儿电子秤应放置在安全、平稳的台面上;③注意保温,每次测量穿相对固定的衣物,称重后再扣除衣物的重量;④注意婴儿电子秤的清洁,做到一婴一巾,婴儿秤定期消毒,避免交叉感染。

108. 如何预防新生儿体重下降不超过正常范围?

答:鼓励早期皮肤接触、早吸吮和早开奶,促进母亲尽早泌乳,鼓励按需喂养。每天哺乳次数应在10～12次,产妇感觉下奶之前每日哺乳的次数应更多,同时不限制母乳喂哺的间隔和每次新生儿吸吮时间,并保证夜间喂奶。观察新生儿每日的小便次数;观察母亲哺乳时是否做到让新生儿有效吸吮乳房(有效吸吮是指新生儿在母亲乳房上吸吮时要将乳头和大部分乳晕同时含到口中,每次能将乳房内的乳汁有效吸出);观察产妇胀奶情况;观察每日新生儿体重变化等,综合观察新生儿是否得到充足的乳汁。

109. 新生儿体重何时能恢复至出生体重?

答:新生儿一般出生4天左右体重开始回升,7～10天恢复至出生体重。

如出生10天后,新生儿仍未恢复到出生时体重,则要寻找原因,积极处理。除了观察新生儿体重变化,同时责任护士要指导母亲喂养,如哺乳姿势、新生儿含接姿势、大小便观察等。

110. 新生儿1个月内应该增加多少体重是正常的?

答:母乳喂养的新生儿一般满月时体重应该增加600g及以上。

111. 为什么出生后要滴眼药水?

答:新生儿通过母亲产道,可能会沾染产道里的细菌,出生后可观察到有的新生儿眼部分泌物较多,可遵医嘱使用金霉素眼膏或氯霉素眼药水,预防或治疗眼部感染。

112. 新生儿眼部护理要点有哪些？

答：出生时，使用盐水棉球从内眼角到外眼角，同时点眼药水，预防眼炎。日常护理洗脸时，只要用毛巾、小纱布或消毒棉球蘸温开水清洗眼部即可；注意清洗顺序是从内至外，不要反复擦拭，每次更换一个棉球或更换毛巾的一角即可。

113. 新生儿结膜下出血的护理有哪些？

答：属于常见现象，新生儿娩出时受到母亲产道的挤压，视网膜和眼结膜会发生少量出血，俗称眼白出血，几天后一般自然消失。若较长时间没有恢复正常，或伴有其他哭闹等现象，应及时就医查看。

114. 新生儿囟门的大小和闭合时间是什么时候？

答：新生儿头部有两个囟门，前囟和后囟。前囟形如菱形，后囟如三角形。新生儿娩出时为适应产道而头部塑形，故出生时颅骨缝稍有重叠，不久重叠现象消失。出生以后后囟很小或者已闭合，也可迟至6～8周闭合。前囟出生时2cm，以后随颅骨生长而增大，6个月左右逐渐骨化变小，最迟1岁半闭合。囟门关闭早或晚具有临床意义，如脑发育不良时头围小、前囟小或者关闭早；甲状腺功能减退时前囟闭合延迟；颅内压增高时前囟饱满；脱水时前囟凹陷。注意在平时护理小儿时头部囟门不要受力下压。

115. 新生儿手脚发凉怎么办？

答：新生儿末梢血液循环较差，容易出现手脚发凉，应注意保暖：①首先要测量体温，如果腋下温度低于36℃，给予调高室内温度，加盖被子；②保暖时要注意下肢和足部的保暖，如果下肢保暖做得好则全身都会暖和；③不要穿太紧的衣服，因为衣服过紧会阻碍血液循环；④应加强保暖，同时还应观察新生儿是否有其他异常表现。

116. 新生儿需要枕头吗？

答：新生儿不需要睡枕头，因为刚出生的新生儿头部几乎与肩部同宽，平躺时，背部和枕部在同一平面，侧卧时，头和身体也在同一平面上，因此可不用枕头；新生儿颈部平直，用枕头反而对其颈椎有压迫作用。

117. 新生儿睡眠时应注意什么？

答：新生儿睡眠时应注意：①新生儿的睡眠时间较长，平均每天11～18小时；②环境要安静，室内光线稍暗，室内空气要清新，每日通风2～3次，每次15分钟；③睡觉时要避免被子或其他东西盖住宝宝的头部，防止窒息；④新生儿的床必须有护栏，防止坠落。

118. 新生儿是否需要补钙，如何补钙？

答：足月儿无论什么喂养方式，一般6个月内不需要补钙，6个月以后如果每天的奶量在800ml以上也不需要补钙。1岁之后适当补充。但维生素D从出生后就要开始补充到2岁，我国推荐使用维生素AD复合制剂。

119. 新生儿开塞露通便时如何避免肠道黏膜及肛门口的损伤？

答：因开塞露插入端粗、硬及粗糙，新生儿使用开塞露时如果直接使用，可导致肠道黏膜及肛门口的损伤，尤其是早产儿。可使用 5ml 的一次性注射器抽吸开塞露液 2ml，用 2ml 生理盐水稀释。去除针头，接上一次性肛管，用液状石蜡棉球润滑插入端，排去空气，新生儿屈膝仰卧位，充分暴露臀部，右手持肛管插入端近端，当插入 2cm 时，左手固定，右手将药液缓缓推入。通便后缓慢退出肛管，左手捂住肛门口 5～10 分钟，利于粪便充分软化而易于排出。

120. 为什么新生儿分娩时会出现损伤性发绀？常发生于哪些部位？

答：新生儿分娩时会出现损伤性发绀与先露部位受压时间较长有关，因而可出现先锋头、先锋肩、先锋足，表现为受压部位呈宫颈圈痕迹，伴有青紫水肿，有时可有出血点。

121. 如何预防新生儿感染？

答：住院期间：①保持环境清洁，空气新鲜，减少探视；②鼓励母乳喂养，母亲喂养前洗手，清水毛巾清洁乳房，人工喂养的婴儿喂养时应一婴一瓶，一用一消毒，对奶瓶奶具每日消毒；③所有人员接触新生儿时要认真洗手或使用手消毒液消毒手，包括探视人员；④婴儿床内只允许放新生儿物品，婴儿床应保持整洁，禁止堆放杂物；⑤新生儿沐浴盆应一婴一用，并注意每次使用前后清洁；⑥注意新生儿保暖；⑦做好新生儿的皮肤护理，保持脐部和臀部的清洁干燥；⑧按要求进行卡介苗和乙肝疫苗的接种。

122. Harleguin 色变是什么？为什么会出现此现象？

答：Harleguin 色变是指当新生儿变动体位时，体位上下的皮肤变化可交界分明，如婴儿右侧卧位时，上方即左侧肤色呈少血的苍白色，下方即右侧的肤色则呈多血的鲜红色。当向相反方向侧卧时，肤色又交换过来。这种皮肤变色是由于新生儿暂时性血管舒缩失调，受重力吸引所致，一般 3 周之内逐渐消失。

123. 何谓视网膜出血、虹膜环状斑点？

答：(1) 视网膜出血是指头先露娩出的新生儿视网膜可有出血点，有时还伴有眼结合膜出血，一般属于正常现象。

(2) 虹膜环状斑点是指位于瞳孔边缘约 2/3 距离处，外周模糊，呈淡颜色环状斑点。虹膜环状斑点在正常新生儿中占 29%，唐氏综合征患儿中占 80%。

124. 新生儿（患儿）喂养应注意什么？

答：有指征需要人工喂养时需注意：①抱起喂养，尤其是患儿患有肺炎呛咳者、脑病、吞咽动作不协调者、先天性心脏病、早产儿吸吮吞咽能力弱者；②奶嘴的孔大小适宜，以能一滴一滴出奶为宜，配制奶粉的水温适宜（40～45℃），喂奶时再次测量奶温（接近体温为宜）；③呼吸 >60 次 / 分的患儿给予鼻饲喂养，呼吸 >80 次 / 分者暂停经口喂养；④喂哺后 30～60 分钟内易发生吐奶，应加强巡视，警惕误吸窒息。

125. 新生儿胃食管反流在体位及喂养时应注意哪些方面？

答：胃食管反流的新生儿喂养时需注意：①体位：喂奶速度要缓慢，吃奶后多抱一会，可以使新生儿头部抬高 15°～30°，右侧卧位等，以防止反流物吸入；②喂养：要采取少量多次的喂奶方法，可多喂母乳或改变常规喂奶方法；③严密观察病情变化，患儿常因为奶液反流造成窒息，因此在鼻饲或喂奶后除保持体位外，应密切监护患儿面色及呼吸、意识等情况的变化，以便随时抢救；④保持床单位的清洁，及时更换被服，保持清洁、干燥，注意皮肤护理。

126. 何谓新生儿生理性黄疸？

答：新生儿生理性黄疸是由于新生儿胆红素的代谢特点所致，约 80% 的新生儿会出现生理性黄疸，其特点为：①一般情况良好。②足月儿生后 2～3 天出现黄疸，4～5 天达高峰，7～10 天消退，但最迟不超过 2 周；早产儿黄疸多于生后 3～5 天出现，5～7 天达高峰，以后逐渐消退，最迟延迟到 3～4 周。③每日血清胆红素升高 <85μmol/L（5mg/dl），以往规定足月儿血清胆红素的上限值为 221μmol/L（12mg/dl）。

127. 新生儿生理性黄疸出现和消失时间？

答：生理性黄疸的临床特点为黄疸，多于生后 2～3 天出现，4～5 天达高峰，持续 7～10 天。一般无临床症状，黄疸程度较轻，先见于面、颈部，偶有重者可遍及躯干及四肢、巩膜。

128. 新生儿出现生理性黄疸的原因？

答：新生儿黄疸是新生儿胆红素代谢特点所决定的。新生儿肝细胞对胆红素摄取能力差，并且肝内葡萄糖醛酸转移酶活力不足，使间接胆红素与葡萄糖醛酸结合成为直接胆红素从胆道排出能力差，加之新生儿排泄胆红素的能力缺陷，易致胆汁淤积，因此新生儿摄取、结合、排泄胆红素的能力仅为成人的 1%～2%，极易发生黄疸。新生儿出生时正常的肠道菌群尚未建立，不能将进入肠道的胆红素转化为尿胆原和粪胆原，间接胆红素易被肠壁吸收而致重吸收增加。胆红素生成过多，新生儿在胎儿时期处于氧分压较低的环境，故红细胞生成较多，出生后环境氧分压提高。红细胞数相对过多，破坏较多，且其寿命仅 70～100 天，故破坏快。

129. 新生儿哭闹时如何处理？

答：判断新生儿需求：①饥饿：新生儿啼哭时身体不停地扭动，胳膊任意挥舞，头摆动，嘴也急切地寻找乳头，若用手指轻触新生儿脸颊或嘴角，新生儿张嘴寻找，喂奶后，新生儿安静；②疲乏、肠绞痛：如果新生儿总在一天中的某个时间哭闹，通常在傍晚，可能因为疲乏，又无法入睡，此时要注意保持环境安静及室内温度，有利于新生儿入睡；还有一种可能是小儿肠绞痛，原因不清，可随着月龄的增长而改善、消失；③尿布不舒服：如果新生儿在睡醒或者吃奶后哭，很可能是尿布湿了，换上干爽尿布后新生儿就会安静；④过冷或过热：新生儿周围环境温度过冷时，一般新生儿表现为哭声小而有颤音，皮肤偏凉；温度过高时哭声大而有力、面色红、体温高、皮肤发热等，可根据具体情况给予保暖或松解包被、衣服，使其安静；⑤要求大人抱：一般给予安慰后哭闹停止；⑥异物刺激：新生儿不明原因高声啼哭，要及时检查是否有异物刺激皮肤，并给予处理；⑦排除以上因素后新生儿仍哭闹，要考虑病理性因素所致，如鼻塞、皮疹、病理性发热等，一旦发现，需及时到医院就诊。

130. 新生儿啼哭如何观察与护理？

答：（1）新生儿哭闹是表达感觉和要求的一种方式，饥饿时要吃，尿布湿了要更换，过热或过冷要更衣，无事时可能要发声，这是正常的要求，属于生理现象。但另一种情况是对不舒服和对疼痛的表达，身上被虫咬后感到痒，发生皮肤褶烂，疼痛更是哭闹，属于病理现象。护理上首先对不同原因哭闹的哭声进行分析。饥饿、过冷和过热、尿湿等生理性哭闹，一般声调不高，程度不剧烈，解除原因后易停止哭闹；哭声高调，时间长，有时身体还摇动的哭闹，程度与感觉轻重相关。

（2）护理：①调节室温在 24℃、湿度 50%。②衣服柔软舒适，多少适宜。可鸟巢护理（使用做成鸟巢形状的器具），使其获得被保护的安全感。③竖直抱起或侧抱：新生儿从子宫的温暖环境里出来，刺激了人类与生俱来的"Moro 反射"，表现为哭闹不停。而把新生儿竖直抱起或侧抱则会关闭这一反射，同时可以让新生儿听到心跳的声音，让其尽快安静下来。④摇晃：摇晃新生儿的幅度要小而快。⑤吮吸：新生儿在预产期前 3 个月就开始练习吮吸手指。使用安抚奶嘴吮吸不仅能够缓解新生儿的饥饿感，还会激活大脑深处的镇静神经，让新生儿进入满意的放松阶段。

131. 新生儿病理性哭泣常见的原因是什么？

答：观察和护理新生儿时，如突然的短促的尖声哭叫（脑性尖叫）、阵发性哭叫伴面色苍白、持续哭吵且无法安慰、哭声无力或哭不出声，均提示病情严重。可能的原因有：①皮肤不适：虫咬、皮肤褶烂、尿布皮炎等；②心肺疾患：重症肺炎、先天性心脏病；③颅脑疾患：新生儿缺氧缺血性脑病（HIE）、颅内出血、化脓性脑炎；④外科疾患：嵌顿疝、腹腔内出血、新生儿坏死性小肠结肠炎（NEC）穿孔、肠套叠、肠梗阻；⑤其他：感冒鼻塞、鹅口疮、乳糖不耐受等，同时还应结合新生儿其他表现判断病情变化。

132. 新生儿为什么会打嗝？如何预防？

答：（1）新生儿打嗝属正常现象，原因包括：①新生儿调节横膈膜的自主神经发育尚未完善，而膈肌运动是受自主神经控制，导致膈肌痉挛，横膈膜连续收缩而引起打嗝；②新生儿消化系统发育不成熟，胃呈水平状，所以小儿容易出现打嗝溢奶；③喂养方法不当，新生儿吃奶过多，母亲乳头内陷或吸空奶瓶、奶嘴内没有充满乳汁等导致新生儿吞入大量空气，或在新生儿哭得很凶时喂奶，也会因为新生儿吃得太急将大量空气吞入胃内，引发打嗝。

（2）预防打嗝方法：①不要在新生儿哭得厉害时喂奶，防止因为新生儿吃得太急将大量空气吞入胃内，引发打嗝；②人工喂养时注意奶的温度应在40℃左右，加强腹部保暖；③吃奶时姿势正确，要注意身体呈一直线，头比身子高。母乳喂养时注意避免乳汁流得过快，人工喂奶也要避免新生儿吃得太急，奶瓶倾斜45°，避免橡皮奶嘴处有空气，避免新生儿吃进气泡而打嗝；④每次吃完奶，将新生儿竖着抱起来轻轻地拍着后背，直到打出嗝后再放下。

第三节 新生儿常见症状与疾病护理

一、新生儿常见症状与护理

1. 新生儿发热是如何定义的？

答：新生儿核心体温（肛温）超过37.5℃即为发热。

2. 新生儿出现发热就是体内有感染存在吗？

答：不一定。新生儿发热可由多种因素引起，并非都是病理状态。由于新生儿体温调节功能不完善，当环境温度升高或脱水时，也易出现体温增高，因此当新生儿出现发热时应积极寻找发热原因，有针对性地给予处理。

3. 发热对新生儿有什么影响？

答：新生儿高热可迅速引起全身代谢紊乱及器官功能变化，如循环障碍、抽搐等，应严密观察，加强护理，给予及时处理。

4. 新生儿为什么会出现脱水热？

答：新生儿体温调节能力不足，当环境温度过高时可造成新生儿不显性失水大量增加，加之喂养不足，水分补充不够时，血液浓缩，可引起体温升高，称为脱水热。

5. 新生儿脱水热该如何处理？

答：确诊为脱水热时，应寻找原因并给予针对性处理：①室温过高时，可根据季节给予通风或使用空调降低室温；②观察新生儿是否被包裹得太紧，穿得太多，给予松解包被，减少衣物；③喂养不足，应指导产妇频繁有效喂哺新生儿，并评估母乳是否足够，必要时补充加奶；④遵医嘱给予新生儿喂水或输液；⑤给予沐浴降温，并在30分钟后复测体温是否恢复正常；⑥对新生儿家长做好健康教育。

6. 新生儿易发生高热的常见原因有哪些?

答:室内温度过高,衣服穿得过多、过暖,包被过紧,散热不良,室内空调温度调得过高;①水分的摄入不足;②哭闹时间过久,出汗过多导致脱水;③各种感染也会导致高热。

7. 什么是非感染性发热?

答:不是由于感染性疾病所致的发热。当环境温度(室温或暖箱温度)过高时,新生儿可出现发热,新生儿体温升高与体温调节中枢功能低下和新生儿期汗腺组织发育不完善有关。

8. 新生儿非感染性发热常见于什么情况?

答:除脱水热以外,婴儿光疗时,输热增加或暖箱长时间放在日光直射处,也会引起新生儿发热。此外,一些疾病如中枢神经病变、先天畸形及药物也可引起。

9. 新生儿感染性发热的特点是什么?

答:新生儿出生前后母婴各种感染均可引起发热,包括宫内感染、全身性感染,如细菌性肺炎、败血症、化脓性脑膜炎等。新生儿感染性发热时全身状态较差,常出现末梢循环障碍,外周皮肤血管收缩,肢端发凉,这常常是与非感染性发热不同的主要区别。

10. 新生儿发热的护理要点是什么?

答:护理要点:①注意新生儿所在的环境温度调节,如因环境温度造成的脱水热,应降低室温或松解包被、衣服;②新生儿因感染导致的发热,体温超过38℃(临床一般超过38℃即给予干预)时,给予温水沐浴、擦浴等物理降温方法,但禁用乙醇擦浴,防止体温骤降;③加强喂养,减少脱水发生;④加强观察和护理,促进新生儿舒适;⑤遵医嘱正确给药,并注意给药速度和用药后反应;⑥安抚新生儿家属,宣教相关疾病知识。

11. 如何观察新生儿体温?

答:健康的新生儿正常(体表)体温为36～37℃。新生儿的体温调节中枢功能尚不完善,体温不易稳定,极易受外界环境温度的影响而出现体温时高时低的情况。吃奶、活动、哭闹、盖被过厚、室温过高等情况均可使新生儿的体温暂时升高到37.5℃,甚至到38℃。一般认为,新生儿腋下温度高于37.5℃为发热,低于35℃为体温不升。

12. 为什么新生儿体温不稳定?

答:新生儿体温调节中枢虽已发育,但功能不够完善,是一个具有特殊脆弱性的时期,体温调节功能差,体温调节中枢发育不成熟,且新生儿的体表面积与成人相比,相对较大。足月新生儿体表面积与体重比值是成人比值的5倍,加之皮下棕色脂肪较薄,下方血管丰富,所以造成保温差、散热快。保温能力弱,容易随环境的变化而变化,造成体温过低或过高。尤其是早产儿体温调节中枢发育不成熟,汗腺发育不全,体温更不易保持相对恒定,易随气温的变化而波动。

13. 何谓新生儿低体温?

答:国内通常将体温低于35℃称为低体温。也叫体温不升。严重者体温常低于33℃。

14. 新生儿易发生寒冷损伤的原因是什么?

答:寒冷、早产、感染、缺氧为本病的可能致病因素。

(1)内因包括:①体温调节中枢不成熟;②体表面积相对较大,皮下脂肪少,皮肤薄,血管丰富,易于失热;③躯体小,总液体含量少,体内储存热量少,对失热的耐受能力差,寒冷时即使有少量热量丢失,体温便可降低;④新生儿由于缺乏寒战反应,寒冷时主要靠棕色脂肪代偿产热,早产儿棕色脂肪少,使其代偿能力有限,寒冷时易出现低体温;⑤皮下脂肪中饱和脂肪酸含量高,由于其熔点高,低体温时易于凝固,出现皮肤硬肿。

(2)外因包括:①寒冷环境;②早产儿热量摄入不足,加之新生儿糖原储备少,产热来源受限;③疾病:各种疾病如重症肺炎、败血症、腹泻、窒息及严重的先天感染,先天性心脏病或畸形导致机体严重的缺氧,有氧代谢减弱,抑制了神经调节,造成微循环障碍,促进本病进程,严重硬肿常提示新生儿病情危重。

15. 造成新生儿低体温的因素有哪些?

答:一是保暖不当,二则为疾病影响,如存在缺氧(严重的肺部或心脏疾患)及神经系统功能障碍(颅内出血、小头畸形)或低血糖时引起中枢神经系统功能障碍)等病理状态时,化学产热过程常不能正常地进行,故这类患儿更易出现低体温。

16. 新生儿易于散热的主要生理因素是什么?

答:使新生儿易于散热的主要生理因素有:①新生儿的体表面积相对较大:体表面积与体重之比新生儿为成人的5倍,因体表面积相对较大就较易失热。②皮下脂肪层薄:正常时身体内部温度(体核)略高于皮肤温度(体表温度),由于皮下脂肪层的存在,可减少体核温度传至体表散失,若皮下脂肪层薄,使此散热过程增加。③姿势:小儿的姿势影响体表暴露部位的多少,不同胎龄的新生儿自然体位亦不同。胎龄30周左右的早产儿四肢往往伸展,暴露部位大,利于散热。同一体重的早产儿及小于胎龄儿,后者胎龄大于前者,因此肌张力较高,肢体弯曲,暴露部位少,此点使小于胎龄儿散热较同一体重的早产儿为少。

17. 何谓新生儿硬肿症?

答:新生儿寒冷损伤综合征简称新生儿冷伤,主要由于受寒引起,其临床特征是低体温和多器官功能损伤,严重者出现皮肤和皮下脂肪变硬与水肿,此时又称新生儿硬肿症。

18. 新生儿硬肿症好发原因是什么?

答:新生儿体表面积相对较大,皮肤薄嫩,血管丰富,容易散热,棕色脂肪组织是新生儿体内特有的组织,它的代谢是新生儿在寒冷环境中急需产热时的主要能量来源,而饥饿时的能量来源是白色脂肪,如小儿周围环境温度过低,散热过多,棕色脂肪容易耗尽,体温即会下降,新生儿严重感染时体温也会不升,这些情况下皮下脂肪都容易凝固而变硬,同时低温时周围毛细血管扩张,渗透性增加,易发生水肿,结果产生硬肿。

19. 新生儿低体温时发生硬肿的顺序是什么?

答:硬肿症多发生在新生儿出生后7～10天,体温不升,体核温度(肛温)可能低于体表温度(腋温),皮肤和皮下组织出现硬肿,皮肤呈浅红或暗红色,严重循环不良者可呈苍灰色或青紫色。硬肿首先出现在下肢、臀部、面颊和下腹部,然后至上肢和全身。有时只硬不肿,则皮肤颜色苍白,犹如橡皮,范围较局限,只影响大腿和臀部,这种情况常发生在感染性疾病引起的硬肿症。重型硬肿症可发生休克、肺出血和弥散性血管内凝血(DIC)。

20. 怎样预防新生儿硬肿症?

答:预防新生儿硬肿症,首先应做好围生期的保健工作,加强产前检查,防治妊娠高血压疾病,预防低出生体重儿,避免早产和产伤的发生。其次,如果在寒冷季节临产,一定要采取有效的保暖措施,事先提高产房室温,可以预热棉包被,待新生儿一出生即包裹御寒。当在居室时,除了保持室内温度外,还可以在包被外面加用暖水袋,也可将新生儿抱入母亲怀里来保暖。另外提倡母乳喂养,注意早开奶,保证足够的营养和热量,有助于提高新生儿的免疫力,防止疾病的发生。教会新生儿家长给新生儿正确测量体温,一旦体温低于36℃应寻找原因,采取保暖措施,如新生儿体温仍不升甚至继续下降应及时就医或咨询。新生儿护理者平时还要注意在给新生儿换衣服、换尿布时,动作要快,以免新生儿受凉。

21. 新生儿硬肿症在复温时应注意什么?

答:复温是治疗新生儿硬肿症的首要措施。轻症患儿在温水浴后用预热的棉被包裹,置25～26℃的暖室中,外加热水袋,使体温在12～24小时恢复至正常。中度和重度患儿可先安放在远红外线开放型保暖床上,将温度调节到高于小儿体温1℃处,以后每隔2～3小时随患儿体温的上升继续提高保暖床的温度,复温速度为0.5～1℃/h,直至患儿体温达到正常。

22. 新生儿呻吟的观察与护理措施是什么?

答:新生儿呻吟常表现为:新生儿哭声低而短促带有喘气音,哭声嘶哑、不婉转响亮,可出现凹陷性呼吸、呼吸暂停、发绀,有时口周流溢白色泡沫可能是肺部有炎症或者呼吸有困难的表现。护理措施包括:①患儿置暖箱或远红外辐射床,维持中性温度,保持正常体温并减少氧耗。②新生儿体位取半卧位或头高侧卧位。③维持营养、体液及电解质平衡,可以鼻饲胃管喂养,必要时静脉补充营养输注时严密观察,勿使液体渗漏。④给予氧气吸入,根据缺氧程度选择不同供氧方法。轻症者用面罩、头罩给氧,使 PaO_2 维持在 $50\sim80mmHg$;吸入氧浓度应根据 PaO_2 值调整,只要能维持正常 PaO_2,一般尽量选择低氧浓度。如吸氧浓度达 60%, PaO_2 仍低于 $50mmHg$,青紫无改善,应及早选用 CPAP 给氧。应用心电监护仪持续监测呼吸、心率、血氧变化。⑤应用微量输液泵,控制输液速度,预防心力衰竭。已发生心力衰竭者遵医嘱给予洋地黄制剂纠正心衰,同时观察心率变化。⑥严密观察病情变化,出现呼吸困难加重、烦躁不安、呼吸及节律不规则等情况,应及时通知医师并协助抢救。⑦行机械通气的患儿按呼吸机护理常规进行。

23. 新生儿青紫或发绀如出现在正常新生儿,多表现在哪些部位?

答:新生儿青紫或发绀多为病理性,但有时也出现在正常新生儿中,常表现为局部青紫,如口唇、指趾端及甲床下发绀。常见原因是循环末梢部位的外露、受寒、受压及多血等。当多血、哭闹、屏气或呼吸暂停时可出现全身性发绀,有时过热引起鼻塞也可出现发绀。上述发绀均属暂时性的,原因解除后发绀消失。强壮的足月新生儿有时可出现其头面、上肢、胸肩及背部发绀,仅限于上半身。主要原因可能是婴儿呼吸前屏气用力过大,使上腔静脉血回流,静脉压过高,从而导致上腔静脉分布部位的发绀。常无其他症状,与正常新生儿无异,一般数周后发绀可消退。

24. 新生儿呼吸异常时常见的原因是什么?

答:常见的原因包括:①呼吸增快:既可由原发性呼吸系统疾病引起,也可能是代谢性疾病如酸中毒、低血容量的一个症状,其他如败血症、神经系统疾病和心脏病等,均可引起呼吸增快;②呼吸减慢:表示新生儿对神经或化学刺激无反应能力,是严重呼吸衰竭的一个症状,提示病情凶险,新生儿患有败血症、化脓性脑膜炎、颅内出血、低氧血症及药物中毒时,均可抑制呼吸中枢使呼吸减慢。

25. 新生儿呼吸困难出现三凹征的部位在哪里?

答:健康新生儿呼吸不费力,呼吸困难时可出现三凹征,见于胸骨上窝、肋间隙凹陷和剑突下窝的吸气性凹陷,并常有呼气性呻吟。

26. 新生儿呼吸困难临床表现有哪些?

答:新生儿呼吸困难的临床表现主要有:气促(呼吸增快)、呻吟、鼻翼扇动、吸气性三凹征、点头样呼吸或张口呼吸等。

27. 早产儿易出现呼吸暂停的原因和时间段是什么?

答:原发性呼吸暂停常见于胎龄 <32 周或出生体重 <1500g 的早产儿。一般发生在出生后 2~10 天。主要由于早产儿呼吸中枢发育不成熟引起的,也可

继发于体温过高或过低、喂奶后、胃食管反流、颈部向前弯或气管受压以及其他一些疾病。

28. 如何区别原发性和继发性呼吸暂停?

答:(1)原发性呼吸暂停:多见于早产儿尤其是极低及超低出生体重儿,胎龄越小,发病率越高,多无原发疾病。常发生于新生儿出生早期。与早产儿呼吸中枢发育不完善有关,早产儿在体温波动时,喂奶后或咽喉部受到刺激时(导管吸引、插胃管),均可诱发呼吸暂停。当喂奶后胃食管反流的胃内容物刺激喉部黏膜化学感受器,或酸性溶液进入食管中段,可反射性发生呼吸暂停。

(2)继发性呼吸暂停:早产儿及足月儿均可发生。常是病情加重的表现,新生儿期很多病理因素均可引起呼吸暂停。引起继发性呼吸暂停的疾病以呼吸系统疾患最多,占40%~50%。多见于晚期新生儿。

29. 继发性呼吸暂停常见的病因是什么?

答:常见的诱因包括:①组织供氧不足,包括任何引起低氧血症的肺部疾患、严重贫血、休克及某些先天性心脏病等;②感染性疾病如败血症、化脓性脑膜炎及新生儿坏死性小肠结肠炎等;③中枢神经系统紊乱,如窒息后缺氧缺血性脑损伤、脑水肿、颅内出血、红细胞增多症及抽搐等;④代谢紊乱如低血糖、低血钙、低血钠、高血钠及酸中毒等;⑤环境温度过高或过低,导致新生儿发热或低体温;⑥母亲使用过量麻醉止痛药;⑦高胆红素血症并发核黄疸。

30. 出现呼吸困难的紧急处理方法是什么?

答:首先应评估是否影响通气及换气功能,评估血氧饱和度是否正常,必要时给予氧疗及时纠正缺氧。其次应明确病因,确定呼吸困难是因上呼吸道阻塞引起的,还是由肺部疾病所致。其次要注意有无先天性心脏病或膈肌疾病,然后检查是否伴有低血糖、酸中毒、低温、高热惊厥等可能导致呼吸困难的因素。处理原则是尽早祛除病因,如清除上呼吸道梗阻、开放气道、治疗肺部疾病、纠正各种代谢紊乱等。保持正常的通气、换气功能,防止呼吸困难进一步恶化,产生呼吸衰竭。

31. 新生儿青紫容易观察的部位包括哪里?

答:新生儿青紫容易观察的部位包括口腔、舌黏膜、眼结膜,皮肤、四肢末端,耳轮,鼻尖。因为该部位皮肤较薄、色素较少而毛细血管较丰富。

32. 中心性青紫与周围性青紫的区别有何不同?

答:(1)周围性青紫是由于血流通过周围毛细血管时速度缓慢、淤滞、组织耗氧量增加,引起局部缺氧所致,患儿氧分压(PaO_2)和经皮血氧饱和度($TcSaO_2$)正常。常见于环境过冷,血红蛋白含量过高及局部静脉阻塞等情况。

(2)中心性青紫是由于全身性疾病引起 PaO_2 和 $TcSaO_2$ 降低致青紫,常见于各种呼吸系统疾病:新生儿窒息、呼吸道先天畸形、新生儿肺透明膜病(HMD)、肺炎、气胸、肺动脉高压等,以及心血管疾病如大动脉转位、左心发育不良综合征,三尖瓣闭锁等。

(3)周围性青紫常出现在四肢末端、耳轮、鼻尖等体温较低的部位,经保暖及改善微循环后青紫即消失。如果患儿全身皮肤、眼结膜、口腔黏膜和舌广泛青紫,经保暖及改善局部循环后不消退,应考虑中心性青紫。

33. 新生儿麻痹性肠梗阻的临床表现及常见原因是什么?

答:(1)临床表现:腹部呈弥漫性膨隆,肠型轮廓不清或粗大而松弛的管形,腹壁有轻度水肿,晚期可呈紫蓝色。肠鸣音明显减弱或消失。常为各种疾病的晚期合并症。

(2)常见病因包括:①重症肺炎、败血症、化脓性脑膜炎、新生儿坏死性小肠结肠炎(NEC)及急腹症晚期等严重感染;②颅内出血、新生儿呼吸窘迫综合征(NRDS)、窒息及各种原因所致的呼吸循环衰竭;③各种水、电解质紊乱,尤其以低血钾、低血镁为著;④肝、肾衰竭;⑤先天性遗传代谢病引起的代谢紊乱。

34. 什么是产伤?

答:新生儿产伤是分娩过程中由于机械因素对胎儿或新生儿的身体任何部位、组织、器官所造成的损伤。产伤常与难产同时存在,造成损伤的因素有胎儿大、先露异常、头盆不称、产程延长、阴道手术助产或剖宫产。常见产伤有新生儿软组织损伤、头颅血肿、骨折、神经损伤等。

35. 什么是产瘤?

答:胎儿经阴道分娩时,胎头在骨产道受压,造成胎儿头部颅骨重叠,胎头先露部的皮下软组织血液循环发生障碍,局部组织液渗出形成水肿,称为"产瘤"。出生后即可发现,肿块边界不清,压之凹陷,无波动感,出生2~3天即消失。

36. 何谓帽状腱膜下血肿?

答:帽状腱膜下血肿为血肿发生在头颅帽状腱膜与骨膜之间,是产伤导致骨膜下的血管破裂、血液积留在骨膜下所致。"血肿"在出生后数小时至数天逐渐增大,但不超越颅缝,边界清楚,触及有波动感。血肿激化后变硬,需6~8周才开始吸收。护理新生儿时应注意避免血肿受压,预防感染等。

37. 新生儿产瘤常发生于哪些部位?为什么?

答:依胎儿枕位出现在头部的不同部位。枕前位时,产瘤位于头顶部;枕后位时,产瘤位于头顶部偏后;枕横位时产瘤位于头顶部一侧。

38. 新生儿锁骨骨折有哪些临床表现?

答:大部分发生锁骨骨折的新生儿无明显症状,但患侧上肢肌力和活动性差,新生儿可表现为不明原因哭闹。检查者用双示指由锁骨外端向内触摸按压,可发现局部软组织有饱满感或两侧对比性触摸感到患侧锁骨轮廓不清。锁骨形态线条不连贯,有局部肿胀、骨摩擦感、成角畸形,压痛明显。新生儿锁骨骨折分为青枝骨折和完全性骨折。

39. 新生儿锁骨骨折的护理要点是什么？

答：护理要点包括：①新生儿出生后认真查体，及时发现体重较大、娩肩困难、阴道难产等新生儿是否发生了锁骨骨折。②确认为锁骨骨折患儿，护理操作动作轻柔，集中进行，尽量减少患肢活动，避免患侧受压，喂奶时采用健侧卧式姿势喂养，侧卧时健侧在下，脱衣服应先脱健侧，穿衣时则先从患侧到健侧。骨折错位严重者应禁止为新生儿沐浴、抚触，可给予温水擦浴，注意皮肤皱褶处护理，避免患侧上肢过度外展，后伸、前屈及上举患肢，避免频繁搬动患儿。③随时观察患儿患侧肢体有无肿胀，末梢血液循环及远端肢体活动情况，异常或加重者及时报告医生。及时发现和纠正绷带的松脱和移位。④向产妇和家属做好解释工作，讲解相关的护理要点。

40. 新生儿肱骨骨折的护理要点是什么？

答：肱骨骨折护理要点：①认真查体，及时发现体重过大、分娩困难的新生儿是否发生肱骨骨折；②注意观察肢体的血供、皮温及活动情况，注意有无臂丛神经损伤及麻痹等症状，及时报告医生处理，及时发现和纠正绷带的松脱和移位；③集中进行护理和操作，注意动作轻柔，穿衣时先穿患侧衣袖，避免频繁搬动患儿；④母乳喂养时应让新生儿健侧靠近母亲，避免患侧肩部受力；⑤向产妇和家属做好解释工作，讲解相关的护理要点。

41. 新生儿胸锁乳突肌血肿的护理要点是什么？

答：在日常护理中，观察血肿是否扩大；血肿有无形成硬结；有无新生儿斜颈的发生；遵医嘱给予局部按摩及康复锻炼；做好患儿家属的护理指导。

42. 新生儿颅内出血的护理应注意什么？

答：新生儿颅内出血时护理应注意：①严密观察病情，密切监测生命体征，如意识状态、双眼凝视、斜视、囟门张力、呼吸、肌张力及瞳孔变化，仔细观察是否有惊厥发生，如发生惊厥应注意发生的时间、持续时间及发作部位；②绝对静卧，减少噪声，治疗护理操作集中进行，并要轻、稳、准、快；③禁止沐浴和抚触，尽量减少不必要的搬动和刺激，头肩部抬高15°～30°；④采用静脉留置针，减少反复静脉穿刺，防止加重颅内出血；⑤合理喂养，卧床吸吮，无吸吮能力者可用鼻饲喂养，必要时采用静脉营养液以补充热量；⑥维持体温恒定，注意保温，避免受凉；⑦保持呼吸道通畅，及时清除呼吸道分泌物。

43. 新生儿头颅血肿的护理应注意什么？

答：发生头颅血肿的新生儿护理应注意：①注意保护血肿，保持局部清洁，预防感染；②各项治疗护理操作时应动作轻柔，注意保护局部；③对于贫血患儿应给予输血治疗，注意输血量和速度，做好输血护理；④测量头围并在血肿处做好记号，注意观察头围增大及出血情况，眼睑、耳后和颈部皮下是否有紫红色瘀斑,如有异常及时通知医生并做好相应护理;⑤高胆红素血症者,应根据情况给予蓝光治疗,做好蓝光照射的护理;⑥教会新生儿家长护理技巧。

44. 新生儿神经损伤包括哪些?

答:新生儿神经损伤包括:面神经麻痹、臂丛神经损伤、膈神经麻痹、桡神经麻痹。

45. 发生面神经麻痹的原因是什么?

答:新生儿发生面神经经麻痹的原因:①产钳助娩,钳叶压迫茎乳孔,伤及面神经及下颌神经支及交叉部位;②自然分娩时当胎头下降受阻,胎头侧屈向一侧肩部,耳前的面神经受到肩部的压迫受损;③头先露是胎儿面神经在母亲骨盆的突出部位受压时间较长所致;④中枢损伤可造成面神经损伤。

46. 发生臂丛神经麻痹的原因是什么?

答:新生儿发生臂丛神经麻痹的原因:①臀位分娩时,为娩出胎头,接产者用力向下牵拉胎肩(用手在胎颈后部压住颈部双侧,向下牵引以娩出胎头),使臂丛神经损伤;②头位分娩时,为娩出胎肩向下向外牵引颈部,或母亲骨盆出口狭窄、娩肩困难,胎颈过度伸展可致臂丛神经损伤;③胎儿头部娩出后,外旋转机制不对,接产者强行使胎头外旋转复位,造成臂丛神经受损。

47. 行胎头吸引术和产钳的新生儿的观察要点是什么?

答:新生儿行阴道助产娩出后,应仔细查体,观察新生儿头部产瘤位置及大小,有无头颅血肿和损伤的发生,以及新生儿面部有无皮肤压痕和损伤,如有损伤应观察损伤面积及程度,检查锁骨是否有异常,观察新生儿活动、肌张力是否正常,观察新生儿是否在检查某些部位时特别哭闹等,以便早发现问题给予及时处理。

48. 新生儿多动常有什么表现? 其原因是什么?

答:有些婴儿在新生儿终末期或稍晚些可表现为多动、易激惹及颤动。即使在哺乳时也不肯安静,哭闹不停,常发生呕吐,有时为发作性哭闹。睡眠亦不安宁,日夜颠倒。新生儿多动现象可能与母亲在妊娠期情绪过分紧张及忧虑有关。

49. 如何识别新生儿口炎的种类?

答:①疱疹性口腔炎是由于单纯疱疹病毒感染所致,溃疡面覆盖黄白色样渗出物,周围绕以红晕;②溃疡性口腔炎表面有纤维性炎性渗出物形成的灰白色假膜,易拭去;③鹅口疮又称雪口病,是由于白念珠菌感染所致,局部表现为口腔黏膜出现白色乳凝块样物。

50. 新生儿口炎如何护理?

答:护理措施包括:①经常保持口腔卫生,预防口腔炎症,急性感染时要加强喂养,高热时补充大量维生素;②严格执行消毒隔离制度,母乳喂养前清洁乳头及双手,人工喂养者,奶具奶头要煮沸消毒或高压灭菌消毒;③溃疡疼痛严重者,可局部涂2%利多卡因止痛,保证患儿充分哺乳,以满足其热量和水分;④保持口腔清洁,用3%过氧化氢溶液进行口腔护理,2.5%~5%金霉素鱼肝油保持黏膜湿润和清洁;⑤注意观察生命体征,体温过高时要监测体温变化,用冷水袋物理降温,必要时药物降温;⑥注意皮肤护理,保持皮肤清洁干燥;⑦局部涂药;⑧上、下唇溃疡容易干燥,应涂抹抗生素或磺胺软膏。

51. 什么是新生儿咽下综合征?

答:新生儿咽下综合征主要特点为出生后即出现呕吐,进食后呕吐加重,呕吐物为羊水,也可带血,持续1~2天后多自愈。咽下综合征是引起新生儿呕吐的常见疾病之一。

52. 新生儿佝偻病的临床表现有哪些?

答:新生儿发生佝偻病的表现有:①骨骼系统骨化不全或骨软化性改变,如囟门增大、颅缝加宽、颅骨呈乒乓球感等;②低血钙导致手足搐搦症,甚至惊厥;③日龄较大的患儿有串珠肋、手脚镯、方颅、易激惹、烦躁、夜啼、多汗等;④患先天性佝偻病的患儿出生即有四肢弯曲等骨骼畸形表现。

53. 新生儿形态变异包括哪些方面?

答:足上翻、足底内翻、足趾弯曲重叠、外耳异常、头颅骨缝闭锁、颅骨局部内陷、寿星头、乒乓头、膝部伸直、角弓反张、脊柱侧凸。

54. 常见的新生儿畸形有哪些?

答:多指、先天性斜颈、先天性髋关节脱位、先天性马蹄内翻足。

55. 母亲妊娠合并系统性红斑狼疮的新生儿观察要点是什么?

答:有无新生儿先天性畸形、有无呼吸窘迫综合征、有无新生儿先天性心脏传导阻滞,观察有无皮下出血等。

56. 巨大儿出生后的护理要点是什么?

答:新生儿出生后,应在产房严密观察,尽早开奶,预防新生儿低血糖发生,出生后30分钟时监测血糖。出生后0.5~1小时开始母乳喂养。轻度低血糖者给予口服葡萄糖,严重者给予葡萄糖静脉输注。新生儿易发生低钙血症,应补充钙剂。

57. 足月小样儿的护理要点是什么?

答:新生儿体重低于正常,护理时要注意:保持呼吸道通畅、维持体温稳定、预防感染、加强喂养、监测体重增长情况。

58. 什么是新生儿鹅口疮?如何预防?

答:新生儿口腔黏膜可看到白色斑块,不易擦去,周围无炎症反应。新生儿鹅口疮是由于白念珠菌感染引起,是白念珠菌污染了乳头、奶具、配奶时消毒不彻底或母婴长期使用广谱抗生素、激素或营养不良、腹泻患儿的并发症。

预防：新生儿使用过的用物注意消毒，人工喂养的新生儿使用的奶具应一用一消毒；配制奶液的时候，严格按照操作流程进行；工作人员注意手卫生；避免交叉感染。

59. 鹅口疮如何治疗和护理?

答：在新生儿治疗期间，新生儿口腔黏膜涂抹制霉菌素；若母乳喂养，母亲乳头需要同时用药，即喂奶后将药物涂于母亲乳头和新生儿口腔，每日4次，病愈后7天停药，同时注意人工喂养时奶具的清洁消毒，奶瓶使用后即煮沸10～15分钟进行消毒（住院期间应高压消毒，做到一婴一用一消毒）。

二、新生儿疾病与护理

（一）呼吸系统疾病与护理

60. 新生儿为什么会出现先天性喉喘鸣?

答：先天性喉喘鸣是指喉部组织过度软弱，吸气时向内塌陷，堵塞喉腔上口而发生的喉喘鸣。最常见的原因是喉软化症、声带麻痹。

61. 新生儿在临床上出现哪些症状应警惕是否有先天性喉喘鸣?

答：新生儿出现呼吸声较响，当患儿在哭吵或哺乳时呼吸声响加剧，但安静睡眠时其声减低。观察呼吸声响主要在吸气时出现，检查咽喉部有轻度异常。患儿无不适感，面色红润，生长正常。

62. 婴儿喉喘鸣在什么时候消失?

答：喉喘鸣多在婴儿3～4个月时达高峰，6个月至1岁内逐渐消失。极个别婴儿在情绪激动时仍会出现喉喘鸣现象。

63. 新生儿先天性喉喘鸣喂养时应注意什么?

答：有先天性喉喘鸣的新生儿喂养时需注意：①新生儿体位取半卧位或头高侧卧位，左右交替体位，可抱起喂养；②奶嘴大小适宜，以一滴一滴地滴出奶为宜；③少量多餐，每次喂奶量不宜过多，以免呕吐引起窒息；④喂养时注意避免呛咳，如果患儿出现鼻、口周发绀或呼吸困难应立即拔出奶嘴，休息片刻等症状缓解后再喂；⑤尽量在喂奶后1小时内不更换尿布。

64. 什么是新生儿湿肺?

答：新生儿湿肺是因为肺内液体积聚或清除延迟引起的轻度自限性呼吸系统疾病。绝大多数新生儿出生后有一过性肺内液体积聚，但多无临床症状。极少数新生儿由于各种原因使得积聚在肺内的液体清除延迟，出现呼吸增快、发绀、呻吟，为病理状态，称为湿肺症，一般2～5天内消失，预后良好。

65. 新生儿湿肺的护理要点是什么?

答：新生儿湿肺的护理要点包括：①加强监护，持续心电监护仪监测患儿呼吸、心率及氧饱和度，注意观察患儿皮肤颜色，有无呼吸困难发生等，必要时给予氧疗；②协助侧卧位，防止吸入；③遵医嘱正确给予镇静、利尿药；④每日监测体重。

66. 新生儿肺炎是如何定义的？

答：新生儿肺炎分为吸入性和感染性肺炎两类，是新生儿常见病，病死率高。新生儿肺炎早期症状不明显，仅表现为反应低下、精神萎靡、哭声无力、吸吮差、面色苍白、体温不升等症状。

67. 新生儿感染性肺炎的病原菌是什么？

答：新生儿感染性肺炎可发生在宫内、分娩过程中和产后。病原菌可为细菌、病毒、支原体、衣原体、原虫、真菌等。

68. 新生儿肺炎的护理措施是什么？

答：护理措施：①评估患儿呼吸运动、生命体征，呼吸道分泌物的颜色、性状等；②保持病室环境温度22~24℃、湿度55%~65%；③保持患儿摄入足够的水分，降低分泌物的黏稠度，定时翻身，预防肺内分泌物堆积，及时有效地清除呼吸道分泌物，必要时用雾化吸入；④密切观察呼吸运动、频率、节律、深浅度，有无发绀和烦躁等；⑤根据缺氧程度，给予合理的用氧方式；⑥遵医嘱给药，并观察药物疗效，严格控制输液速度，防止发生心衰、肺水肿。

69. 如何预防新生儿肺炎？

答：①保持室内环境空气新鲜，每天至少通风30分钟，开窗时要注意关门，避免对流风，开空调时房间要采取措施增加湿度，如使用加湿器，保持湿度；②注意保暖，注意观察新生儿手、脚和后颈部，温热为宜，新生儿出汗汗湿衣裤，要及时更换衣裤，夜间新生儿宜用纸尿裤，防尿湿衣裤着凉；③洗澡要求室温在26~28℃及以上，水温38~40℃，洗澡时间不宜过长，防止受凉；④防止呛奶，人工喂养时，应将新生儿抱起或头高位喂奶，避免吸吮过急，可让新生儿吸吮一会休息一会儿，喂完后轻轻拍背，右侧卧位，把头垫高；⑤有感冒或者其他传染病患者，不得接触新生儿；⑥每天测量体温、呼吸，腋下体温36~37℃为正常，呼吸一般每分钟40~45次，不超过60次，避开吃奶、洗澡、哭闹时测量；⑦接触新生儿前要洗手；⑧注意医源性途径造成的新生儿肺炎，如吸痰器、雾化器、吸氧面罩、气管插管等消毒不严，或呼吸机使用时间太长，工作人员手卫生不严格引起的传播；⑨保持呼吸道通畅，定期吸痰；⑩如果发现新生儿脐炎或皮肤感染或其他部位感染应及时治疗，防止病菌扩散。

70. 新生儿肺炎的护理要点是什么？

答：护理要点：①保持病室环境整洁、空气清新、温度和湿度适宜；②保持呼吸道通畅，若患儿分泌物黏稠可给予超声雾化；③定时更换体位，防止肺内分泌物堆积，促进肺循环，有利于炎症吸收；④根据患儿情况给予吸氧，但不可长期吸氧；⑤遵医嘱给予抗生素，严格控制输液速度，以防发生心力衰竭、肺水肿等，并观察药物疗效；⑥密切观察病情变化，评估患儿呼吸运动、生命体征及呼吸道分泌物的颜色、性状等；⑦保证患儿摄入充足的水分和营养。

71. 什么是胎粪吸入综合征（MAS）？

答：是胎儿在宫内或分娩过程中吸入混有胎粪的羊水而导致的以呼吸道机械性阻塞或化学性炎症反应为主要病理体征，以出生后出现呼吸窘迫为主要表现的临床综合征。

72. 胎粪吸入综合征的新生儿护理要点是什么？

答：护理要点：①吸氧：监测血氧饱和度，有低氧血症时给予鼻导管、面罩或头罩吸氧，维持 PaO_2 50mmHg 以上，或经皮血氧饱和度在 90%～95% 为宜；②持续气道正压吸氧（CPAP），但对于以肺气肿为主的胎粪吸入综合征不适合应用 CPAP 治疗；③严重病例需机械通气治疗，患儿需要使用镇静剂和肌松剂治疗时，应严密观察患儿，注意安置患儿于舒适体位；④遵医嘱给予抗生素、肺表面活性物质等药物治疗，有效地抗感染和改善病情，减少并发症的发生。

73. 胎粪吸入综合征的并发症有什么？

答：并发症有合并气胸、纵隔气肿、持续性肺动脉高压（PPHN）。

74. 新生儿肺透明膜病是怎么回事？

答：新生儿肺透明膜病是因组织切片镜检可见肺泡壁附有嗜伊红透明膜而得名。主要发生在 <35 周的早产儿，为肺表面活性物质缺乏，引起广泛肺泡萎陷和肺顺应性降低，以生后不久进行性呼吸困难和呼吸衰竭为临床特点，又称新生儿呼吸窘迫综合征。

75. 新生儿肺透明膜病的护理要点是什么？

答：护理措施包括：①做好给予肺表面活性物质的配合；②保持呼吸道通畅；③评估缺氧状况，采取适当方式给氧，可以首选常压给氧如头罩给氧或无创持续正压给氧；④注意呼吸方式、胸腹运动、呼吸节律、有无三凹征，以及心率、皮肤颜色、四肢肌张力、呻吟等情况；⑤注意保暖，体表温度维持在 36～37℃，肛温在 36.5～37.5℃，以减少氧耗；相对湿度在 55%～65%，以减少水分丢失；⑥定时拍背、更换体位，拍背方向由下向上，由外向内；⑦严密观察病情，有条件者使用监护仪和专人守护，随时掌握病情变化动态，定期对患儿进行评估，认真做好护理记录。

76. 急性呼吸窘迫综合征的新生儿护理措施？

答：是指机体在遭受各种病理刺激（创伤、休克、感染、败血症等）后发生的急性炎症反应，是急性肺损伤的严重阶段，常并发多器官功能衰竭。

77. 急性呼吸窘迫综合征的主要病理变化是什么？

答：主要病理变化为弥漫性肺泡损伤，急性肺泡上皮、肺毛细血管内皮细胞损伤。以渗出性肺水肿和肺顺应性下降为主要病理生理特点。

78. 急性呼吸窘迫综合征的主要临床表现是什么?

答: 主要临床表现为进行性呼吸困难和缺氧。

79. 何谓新生儿持续性肺动脉高压(PPHN)?

答: 新生儿持续性肺动脉高压是指新生儿出生后肺血管阻力持续性增高, 肺动脉压超过体循环动脉压, 是由胎儿循环过渡至正常成人型循环发生障碍, 而引起的心房和(或)动脉导管水平血流的右向左分流, 临床上出现严重低氧血症。

80. 新生儿持续性肺动脉高压的护理要点是什么?

答: 护理要点: ①保持患儿安静, 必要时遵医嘱给予镇静药和肌松药; ②遵医嘱给药, 纠正酸中毒、维持血压、扩容等; ③人工呼吸机治疗时, 注意高频模式的护理; 如果采用 NO 治疗, 应做好相应护理; ④保证呼吸道通畅, 遵医嘱采用适宜的吸痰方式; ⑤密切观察患儿病情变化, 特别关注血压、血氧的变化; ⑥仔细观察全身循环状况(皮肤颜色, 皮温等); ⑦准确计算 24 小时出入量, 特别是尿量的数值。

81. 新生儿呼吸窘迫综合征如何处理?

答: 处理要点: ①纠正缺氧: 根据患儿情况可予头罩吸氧、鼻塞持续气道正压吸氧、气管插管、机械呼吸; ②替代治疗: 使用肺泡表面活性物质将制剂先溶于相应的溶媒中, 然后从气管中滴入; 使用该药前先清理呼吸道分泌物, 用药后 6 小时内最好勿吸痰; ③维持酸碱平衡: 呼吸性酸中毒以改善通气为主; 代谢性酸中毒用 5% 碳酸氢钠治疗; ④氧疗患儿使用肺泡表面活性物质后肺顺应性增加, 需要及时评估患儿情况, 必要时降低氧浓度、氧流量及给氧压力。

(二)循环系统疾病

82. 新生儿先天性心脏病常见的症状及护理为何?

答: 新生儿先天性心脏病常见的症状: 轻症患儿可无特殊症状, 重症患儿大多数有喂养困难, 吸吮数口就停歇, 气促、易呕吐和大量出汗; 如扩大的左心房或肺动脉压迫喉返神经, 则哭声嘶哑, 易气促、咳嗽。有青紫者往往生长发育迟缓。

83. 先天性心脏病新生儿的护理措施是什么?

答: 护理措施包括: ①保持安静: 护理操作集中进行, 减少哭闹及不必要刺激, 以减轻心脏负担。②喂养: 宜少量多次, 慢慢喂养。人工喂养儿宜将奶头孔放大, 以省力而不引起咳嗽为主, 吸吮时间可间断休息片刻, 以免呛奶窒息; 对喂养困难或无吸吮能力者, 可用鼻饲喂养。③给氧: 发绀明显者, 遵医嘱给予氧气吸入(对可疑青紫型先天性心脏病患儿禁忌给予高流量吸氧)。④预防感染: 先天性心脏病患儿免疫力低, 肺循环淤血, 易发生呼吸道感染, 与感染患儿分室居住, 同时注意保暖。⑤患儿发生心力衰竭时, 按新生儿心力衰竭护理常规。

⑥做好出院指导，定时复查，选择最佳手术时间。⑦持续青紫的患儿，避免室内温度过高。

84. 新生儿心力衰竭的临床表现是什么？

答：新生儿心力衰竭的临床表现：安静时心率持续＞160～180 次／分，心音减弱且可出现奔马律，烦躁不安或萎靡，面色发灰，皮肤发花，呼吸急促（＞60 次／分），肺部 X 线平片示心影扩大。

85. 新生儿心力衰竭如何护理？

答：新生儿心力衰竭的护理包括：①保持合适的环境温度，保持安静，护理操作集中进行，动作轻柔以减少哭闹和不良刺激。②患儿置头高足低位，头部抬高 20°～30°，衣被宽松，以利胸廓自由扩张。③维持营养供应，喂奶宜少量多次，呼吸困难不能吸吮者可给予鼻饲，能吸吮者，奶头孔大小适宜，以吸吮不费力又不引起呛奶为准。④给予吸氧，供氧时应注意温湿度。给氧浓度一般为 30%～40%，肺水肿严重者，湿化瓶内装 50% 乙醇，有利于减轻肺水肿、改善呼吸困难。⑤用心电监护仪，密切监测呼吸、心率、血氧饱和度。⑥用微量输液泵控制液体入量，以免加重心肺负荷。⑦患儿烦躁哭闹时，遵医嘱给予镇静剂以降低耗氧量。⑧做好洋地黄类药物使用的护理。⑨患儿应用利尿药后应记录 24 小时出入量，观察有无低钾表现。如有精神萎靡、四肢无力、腹胀、呼吸表浅，及时通知医生。⑩严密观察病情变化，置患儿于重症监护室，24 小时专人护理，发现变化及时处理。呼吸衰竭时应用机械呼吸，按其护理常规护理。

（三）神经系统疾病

86. 新生儿惊厥的中枢性疾病病因有哪些？

答：中枢神经系统疾病有：①感染性疾病：如脑膜炎、脑炎、脑脓肿，先天性感染（巨细胞病毒、弓形虫、风疹病毒感染等）；②非感染性疾病：缺血缺氧性脑病、颅内出血、各种原因所致脑损伤、核黄疸、红细胞增多症、中毒性脑病、先天性脑发育不良、先天性颅脑畸形等。

87. 新生儿惊厥的表现形式和类型是什么？

答：新生儿惊厥的表现形式与婴幼儿和儿童有很大不同，常表现得不规律，临床上分为以下 5 种形式和类型：①轻微型：是新生儿最常见的惊厥类型，发作时惊厥局限、细微，常表现为眼部异常动作，如眼球偏斜、眼睑反复抽动、眨眼、面口异常动作，如面肌抽动、吸吮、咀嚼、口角抽动、伸舌、打哈欠，四肢异常动作，如上肢划船样、游泳样、下肢踏步样，自主神经性发作，如呼吸暂停、屏气、阵发性面色苍白、瞳孔扩大或缩小；②局灶阵挛型：表现为一个肌肉群阵发性节律性抽动；③多灶阵挛型：表现为多个肌肉群阵发性节律性抽动；④强直阵挛型：表现为四肢强直性伸展，有时上肢屈曲、下肢伸直；⑤肌阵挛型：表现为四肢和躯干反复屈曲性痉挛。

88. 新生儿惊厥的病情观察内容是什么？

答：新生儿惊厥的病情观察内容：①详细询问病史，明确惊厥病因，如有双眼凝视、上翻斜视、头后仰等，多提示为非感染性惊厥；如体温不升或过高、口吐泡沫、面色发灰、呼吸频率改变等，多为感染性惊厥；颅内出血多伴脑性尖叫，低血钙引起的惊厥则常有面肌痉挛、手足搐搦等。②观察意识、肌张力、反射、自主功能的变化。患儿意识可表现为过度激惹、嗜睡及迟钝、昏迷等。颅内器质性病变则常有前囟张力增高、饱满及骨缝裂开、肌张力变化、原始反射减弱或消失。③观察惊厥发作类型，由于新生儿大脑皮质发育不成熟，局限性异常电活动不易向邻近部位传导，而皮质下结构发育相对比较成熟，能兴奋邻近组织，故新生儿易呈皮质下动作，如抽动、眼球转动、反复吸吮、眨眼、咀嚼、四肢呈游泳式踏车样运动等，如果发现某一动作反复出现，应考虑微小发作型惊厥，争取早期发现，早诊断及治疗。④详细记录惊厥首次发作的日龄，对鉴别诊断严重的颅内出血、低血糖、维生素 B_6 依赖等，明确病因有一定意义。

89. 新生儿惊厥发作时的急救护理内容是什么？

答：急救护理内容：①保持呼吸道通畅：惊厥发作时头应偏向一侧，及时吸痰，清除呼吸道分泌物，吸痰时动作轻柔，边退边吸，吸引压力不宜过高，以防损伤黏膜。②建立静脉通道：尽量选择留置针，避免反复静脉穿刺的刺激，遵医嘱使用镇静剂，输液时采用微量输液泵，严格控制输液速度，维持水、电解质平衡。③纠正低氧血症：必要时给予氧气吸入，对惊厥频繁发作、机体缺氧明显者，提高氧浓度是主要急救措施之一。一般采用面罩法持续低流量吸氧，氧流量 $1\sim2L/min$，缺氧严重时进行头罩吸氧，氧浓度 $40\%\sim60\%$。④加强监护：除常规监测生命体征及出入量以外，根据需要监测血气、血糖、胆红素、电解质等。有条件者应进行抗惊厥药物血浓度监测，为调整用药提供依据。⑤保持安静，病室光线柔和，避免噪声及强光刺激。温湿度应恒定，室温以 $24\sim26℃$、湿度以 $50\%\sim60\%$ 为宜。治疗护理操作应集中进行，尽量减少对患儿的搬动。惊厥发作时应禁食，待病情稳定后再喂奶或鼻饲。

90. 全身性疾病引起新生儿惊厥的有哪些？

答：①感染性疾病：败血症、新生儿破伤风；②非感染性疾病：代谢紊乱（如低血糖、低血钙、低血镁、低血钠、高血钠、碱中毒、维生素 B_6 依赖症等）、药物过量、先天性代谢疾病（半乳糖血症、苯丙酮尿症、高血氨症、枫糖尿症等）。

91. 新生儿颅内出血原因和发生出血时间？

答：新生儿颅内出血的原因主要与围生期缺氧缺血、早产和产伤有关。发生出血时间可在产前、产时和产后。

92. 新生儿颅内出血如何分类？

答：根据颅内出血部位分为：脑室周围 - 脑室内出血、硬脑膜下出血、蛛网膜下腔出血、小脑出血及混合出血。

93. 新生儿颅内出血常见的神经系统症状是什么？

答：常见神经系统症状为：①意识状态：患儿表现过度兴奋、淡漠、嗜睡、昏迷；②兴奋症状：易激惹、躁动不安、抖动、尖叫、呼吸增快、心动过速、腱反射亢进、颈强直、惊厥、角弓反张等；③抑制症状：患儿表现为肌肉松弛、心动过缓、呼吸慢而不规则或有呼吸暂停、各种反射减弱或消失；④眼症状：凝视、眼球震颤、眼球转动困难、眼斜视、瞳孔对光反射迟钝或消失、瞳孔大小不等或散大；⑤其他：前囟隆起或紧张、体温不稳定或不升、黄疸、贫血等。

94. 新生儿颅内出血的护理要点是什么？

答：护理要点：①严密观察患儿神经系统症状，注意生命体征改变，如意识状态、囟门张力、呼吸、肌张力和瞳孔变化；②保持患儿安静，减少干扰和氧耗；③抬高患儿头部，保持静卧、减少噪声，一切必要的治疗和护理操作尽量集中进行，并做到轻、稳、准，尽量减少对患儿移动和刺激；④遵医嘱给予镇静、脱水、解痉、止血等药物，保证液量及热量供给，静脉穿刺最好用留置针保留，避免反复穿刺，并尽量避免头皮穿刺，以免加重颅内出血；⑤根据患儿缺氧程度合理用氧，及时清除呼吸道分泌物，保持呼吸道通畅；⑥合理喂养，根据病情选择鼻饲或奶瓶喂养，保证热量供给。呕吐的患儿取头侧俯卧位，详细记录呕吐次数、性质、量；⑦维持体温稳定，体温过高时可给予物理降温，体温过低使用暖箱或暖床保暖。

95. 新生儿缺氧缺血性脑病（HIE）是如何定义的？

答：新生儿缺氧缺血性脑病是指围生期缺氧导致的缺氧缺血性脑损害，临床出现一系列中枢神经系统异常的表现，部分病例可留有不同程度神经系统后遗症。

96. 新生儿缺氧缺血性脑病的主要临床表现是什么？

答：主要表现为神经功能障碍，包括意识状态、肌张力、原始反射等方面的异常，重症患儿可出现反复惊厥及脑干症状。同时可伴有全身其他各系统如呼吸系统、循环系统及消化系统症状。

97. 新生儿缺氧缺血性脑病的护理要点是什么？

答：护理要点：①严密监测患儿的生命体征、经皮血氧饱和度变化；②维持良好的通换气功能，遵医嘱给予不同方式的氧疗，必要时给予辅助通气治疗；③遵医嘱给予药物治疗，维持各脏器血流灌注，使心率、血压保持在正常范围；④监测血糖，维持血糖在正常水平，保证热量摄入；⑤观察患儿是否有颅内压增高的表现，遵医嘱给予脱水药物，注意输液速度和液体入量。

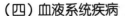

（四）血液系统疾病

98. 新生儿为什么容易出现病理性黄疸?

答: 新生儿容易出现病理性黄疸的因素包括:

（1）胆红素产生过多（红细胞增多症、溶血、感染、胎粪排泄延迟、体内出血、母乳性黄疸等）。

（2）新生儿肝脏摄取和（或）结合胆红素功能低下（感染、窒息、酸中毒、缺氧、药物、Crigler-Najjar 综合征、Glbert 综合征、Lucey-Driscoll 综合征等损害肝脏功能）。

（3）胆汁排泄障碍（新生儿肝炎、先天性代谢缺陷病、Dubin-Jonson 综合征、胆管阻塞等）。

（4）肝肠循环增加（先天性肠道闭锁、幽门肥大、巨结肠、饥饿、喂养延迟等）。

99. 新生儿病理性黄疸的表现是什么?

答: 常有以下特点: ①黄疸出现时间早: 常常在出生后 24 小时内出现黄疸; ②黄疸进展快; ③黄疸持续时间长: 足月儿>2 周, 早产儿>4 周; ④黄疸程度重: 血清胆红素 >205.2～256.5μmol/L（12～15mg/dl）; 血清结合胆红素 >26μmol/L; ⑤黄疸退而复现。

如果未结合胆红素过高, 可透过血脑屏障使神经细胞发生中毒性病变, 引起后遗症: 智力低下、运动及听力障碍, 甚至死亡。因此早期诊断新生儿病理性黄疸至关重要。黄疸首先出现在面部及巩膜, 随着胆红素的进一步升高, 黄疸逐渐加重, 由躯干向四肢发展, 手心足底最后出现。

100. 异常黄疸的表现如何鉴别?

答: 新生儿黄疸一般是从头部开始黄, 从脚开始退, 而巩膜是最早黄染的, 最晚消退的, 所以可以先从眼睛观察起。要注意新生儿大便的颜色, 如果是肝脏胆道发生问题, 大便会变白, 但不是突然变白, 而是颜色越来越淡, 如果再加上全身皮肤突然又黄起来, 精神及吃奶都不好, 或者体温不稳、嗜睡, 容易尖声哭闹状况, 早期出现精神不振、嗜睡、吮奶无力, 随之不食奶（拒奶）, 出现呻吟、尖叫样哭声、眼睛不活动（凝视）; 如再有黄疸颜色加深, 则出现角弓反张、抽搐等, 为病理性黄疸的表现。

101. 新生儿生理性黄疸和病理性黄疸的区别?

答:（1）从黄疸出现的时间进行鉴别: 生理性黄疸出现的时间一般为出生后 2～3 天, 而病理性黄疸出现时间早, 常在出生后 24 小时内出现黄疸。

（2）从黄疸出现后的进展程度进行鉴别: 病理性黄疸出现后进展快, 血清胆红素每日上升速度超过 5mg/dl。

（3）从黄疸的程度进行鉴别: 生理性黄疸一般出生后 24 小时内足月儿血清胆红素 <6mg/dl, 出生 48 小时内 <9mg/dl, 72 小时及以后 <12.9mg/dl。而病理性

黄疸在出生后 24 小时、48 小时以及 72 小时血清胆红素分别超过 6mg/dl、9mg/dl 以及 12.9mg/dl。

（4）黄疸持续的时间进行鉴别：生理性黄疸一般在出生后 4～5 天达高峰，10～14 天消退。而病理性黄疸持续时间长，足月儿超过 2 周，早产儿超过 4 周。

（5）其他：生理性黄疸新生儿一般情况好，无伴随疾病，实验室结果正常。而病理性黄疸患儿一般情况差，可伴有贫血、感染、酸中毒、肝脾大、神经系统症状以及实验室（血清胆红素、血常规等）结果异常等。

102. 什么是母乳性黄疸？母乳性黄疸的处理？

答：母乳性黄疸的主要特点是新生儿母乳喂养后未结合胆红素升高，临床出现黄疸。多发生于足月儿。可分为母乳喂养性黄疸（早发型）及母乳性黄疸（晚发型）。应注意监测血清胆红素浓度，若胆红素 <256.5μmol/L（15mg/dl），可继续母乳喂养；>256.5μmol/L（15mg/dl），应暂停母乳 72 小时，改使用配方奶粉；>342μmol/L（20mg/dl），暂停母乳，给予光疗。

103. 新生儿高胆红素血症的发病率？

答：新生儿高胆红素血症是新生儿期临床常见症状，主要因胎儿型红细胞裂解释放产生胆红素过度所致。大约 2/3 的新生儿在生后早期会出现黄疸，而严重高胆红素血症的发生率足月儿为 10.5%、早产儿为 25.3%，东亚地区新生儿高胆红素血症的发生率和严重程度都较白种人新生儿高。虽然新生儿高胆红素血症以生理性黄疸占大多数，但必须强调的是许多黄疸在早期难以区分生理性或病理性，而病理性黄疸有潜在的神经毒性，可导致胆红素脑病，有很高的致死率或致残率，应予以高度重视。

104. 新生儿急性胆红素脑病的早期表现是什么？

答：重度黄疸一般出生后 12～48 小时出现症状，出生后 1～2 天即可出现神经系统症状，轻症者可见精神萎靡、吸乳无力、呕吐及嗜睡、发热等，有时肌张力低下，低出生体重儿发生胆红素脑病时通常缺乏典型症状，而表现为呼吸暂停、循环呼吸功能急剧恶化等，此时如经及时治疗，可以完全恢复；如黄疸持续加重，则神经症状也可加重，可见哭声高尖，阵发性眼球运动障碍（如双眼凝视或上翻），四肢张力增强，两手握拳，双臂伸直与外展，或角弓反张，甚至发生呼吸衰竭而死亡。

105. 光照疗法治疗新生儿黄疸的原理是什么？

答：原理：未结合胆红素在光的作用下转变成水溶性的异构体，经胆汁和尿液排出。波长 425～475nm 的蓝光和波长 510～530nm 的绿光效果较好，日光灯或太阳光也有一定疗效。光疗主要作用于皮肤浅层组织。

106. 新生儿光疗应注意哪些事项？

答：（1）一般以蓝光箱温度在 30～32℃，相对湿度在 55%～60% 比较适宜，或者根据新生儿胎龄大小调节至中性温度。将新生儿置入光疗箱时要给新生儿戴上黑眼罩以防损伤视网膜，会阴部使用一次性纸尿裤。

（2）光疗时每小时对新生儿左右侧卧位进行一次更替，有利于增加新生儿的舒适度，减缓新生儿治疗期间的烦躁情绪。

（3）在光疗期间应密切监测生命体征，尤其注意新生儿的体温变化。体表温度控制在36～37℃，并随时注意保持箱内温度与湿度。若光疗时体温上升>38.5℃时要暂停光疗，经处理体温恢复正常后再继续治疗。

（4）新生儿光疗时容易哭闹，出汗较多，应给予补充水分和加强喂养，应定时擦拭，保持皮肤清洁，并及时更换尿布以防止感染。注意臀部清洁，防止红臀的发生。

107. 新生儿溶血病（HDN）是如何定义的？

答：新生儿溶血病是因为母婴血型不合引起的同族血型免疫性疾病，母亲的血型抗体通过胎盘引起胎儿、新生儿红细胞破坏而引起的溶血。

108. 新生儿溶血病多见于何种血型？

答：多见于母亲血型为O型，胎儿（新生儿）血型为A或B型。

109. 新生儿溶血病的护理措施是什么？

答：护理措施包括：①详细观察和记录黄疸进展情况、经皮测定胆红素值；②观察神经系统症状，如患儿反应差、嗜睡、厌食、尖叫、双眼凝视、肌张力改变甚至角弓反张、抽搐等，发现上述异常及时通知医生处理；③观察患儿胎粪排出时间、次数和颜色，若胎粪排出少或延迟，应警惕黄疸加重，给予相应处理；④监测生命体征，有无出血倾向，在患儿照射蓝光期间应加强护理，注意保暖，保持体温在正常范围；⑤输液管理：遵医嘱给予治疗，根据不同的输液内容调节相应的速度，尤其是高渗性药物，要特别注意输入速度，以免因输入过快使血脑屏障暂时开放，已经与白蛋白结合的胆红素进入脑组织；⑥喂养：对于吸吮无力、食欲缺乏的患儿可以采取少量多次间歇喂养等，保证奶量摄入；⑦使患儿家长了解病情，取得家长配合。

110. 如何界定新生儿出血症？

答：新生儿出血症多发生于2～4天的早期新生儿，早产儿可延至生后两周，是由于维生素K缺乏及其依赖因子显著缺乏所致。预防方法包括分娩前或出生后给予适量维生素K_1肌内注射；已发生出血者给予对症支持治疗，如肌内注射维生素K_1，严重出血者，可输入新鲜全血或血浆；免疫性血小板减少症者可应用激素治疗。

111. 新生儿出血症常发生于生后几天？为什么？预防方法包括哪几种？

答：（1）新生儿出血症常发生于2～4天的早期新生儿，早产儿可延至生后两周。是由于维生素K缺乏及其依赖因子显著缺乏所致。

（2）预防方法：包括分娩前或出生后给予适量维生素 K_1 肌内注射。

（3）处理方法：①有消化道出血者给予禁食并保持安静及呼吸道通畅，监测生命体征，胃肠减压；②对症支持治疗，快速止血如肌内注射维生素 K_1 治疗，纠正休克、抗感染，并给予相应的止血药物等，严重出血者可输入新鲜全血或血浆，输血前应迅速、正确地判断出血量；③保证静脉输液通畅，保证能量及入量，纠正酸碱平衡。

112. 新生儿出血症的护理要点是什么？

答：护理要点包括：①执行新生儿一般护理常规。②注意保护性隔离，避免继发感染。③保持安静，护理操作集中进行，动作轻柔，减少搬动。采用静脉留置针输液，以免反复刺激。④患儿消化道出血时，按医嘱禁食，采用微量输液泵，按医嘱输血输液，同时给予维生素 K_1 治疗，禁忌洗胃。⑤出血量较多的患儿要备新鲜血，以便及时使用。⑥密切观察病情变化，记录脉搏、呼吸及监测血压，评估出血量。注意有无精神萎靡或嗜睡等颅内出血表现，有无休克及内出血征象；观察面色，如患儿面色苍白、出血量明显增多，立即报告医生及时处理。⑦注意有无胃肠道出血。观察大便性质，必要时行大便潜血试验。胃肠道出血明显者应暂禁食，待消化道活动性出血停止后即开始喂奶。脐部渗血时给予局部消毒处理后包扎，以防感染。⑧准备好急救物品、药品等。

（五）消化系统疾病

113. 新生腹泻如何观察大便性质？

答：注意观察大便性状（稀便或水样便）、次数、颜色，有无血液、黏液。

114. 新生儿腹泻的病情观察要点是什么？

答：腹泻是观察要点：①观察一般情况，精神反应、吃奶等情况，并注意体温的变化；②观察皮肤弹性、有无眼窝凹陷、哭时有无眼泪、有无尿量等脱水症状；必要时监测血压；③注意观察体重的变化；④观察大便的性状、次数，必要时留大便标本及时送检化验。

115. 新生儿腹泻的对症护理措施是什么？

答：护理措施有：①加强臀部护理，及时更换尿布，每次便后用温水清洗，并涂抹鞣酸软膏或护臀霜，尿布必须兜住整个臀部及外阴，不宜缚得过紧或过松；不宜垫塑料单等不透气的尿布。尤其在孩子腹泻或使用抗生素的情况下要加强臀部护理，避免碱性物质对皮肤的刺激，预防臀红的发生，同时注意观察体温的变化。②预防感染：腹泻时应嘱家长注意，护理孩子前后注意洗手。③加强观察孩子的精神反应及有无脱水症状，记录大便的次数和性状，必要时留好尿布去医院送检。

116. 新生儿呕吐的观察与处理是什么?

答:(1)呕吐的观察:①新生儿容易出现生理性呕吐,表现为奶后出现呕吐,一般吐出物为奶汁。多由于喂养不当所致,解除喂养不当后呕吐即可消失。②若新生儿反复呕吐:85%的新生儿于出生后第1周即出现呕吐,另有10%于出生后6周内出现。呕吐程度轻重不一,多数发生在进食后,有时在夜间或空腹时,可表现为溢乳、吐泡沫等,严重者呈喷射状呕吐。呕吐物为胃内容物,有时含少量胆汁。

(2)处理:①体位治疗:侧卧位或睡眠时保持右侧卧位,将床头抬高20~30cm,以促进胃排空,减少反流及反流物误吸;②合理喂养,促进生长:少量多餐,新生儿增加喂奶次数。这种呕吐对新生儿没有影响,但要注意给予小儿侧卧位,避免呕吐物吸入呼吸道造成窒息。要与病理性呕吐相鉴别。

117. 新生儿为什么容易发生呕吐?

答:新生儿容易发生呕吐的生理解剖原因包括:①新生儿胃容量小,食管下端括约肌压力低、贲门括约肌发育较差,胃呈水平位;②与新生儿大脑皮质尚未发育成熟,对肠道神经调节功能差及胃蛋白酶分泌较少等生理特点有关;③大脑皮质和第四脑室下的呕吐中枢受全身炎症或代谢障碍产生的毒素刺激或颅内压升高,而引起呕吐。

118. 呕吐常见的原因是什么?

答:呕吐常见的原因有:①胃黏膜受刺激,如咽下羊水、出血、应激性溃疡、服用药物等;②喂养不当,如配方奶稀释过分或配方经常更换;牛奶太烫或太冷;奶嘴过大等;③胃肠道功能失调;④肠道内感染及肠道外感染;⑤新生儿缺氧缺血性脑病(HIE)及颅内压增高等;⑥低血糖症、低钙血症等;⑦未成熟儿功能性肠梗阻;⑧先天性代谢性疾病。

119. 新生儿呕吐时的观察要点是什么?

答:呕吐是新生儿临床常见的症状之一,是消化道功能紊乱后消化道梗阻的主要表现,也可为某些病理因素导致。正常新生儿一天内偶尔呕吐1~2次不是病理现象,当新生儿发生呕吐时应注意观察呕吐发生的时间,呕吐物的颜色、成分、呕吐量和动作以及伴随症状,进行全面查体,尤其是肠鸣音、肠型和胃肠蠕动波等体征,还应注意观察新生儿进食情况、与呕吐的关系。若呕吐为持续性,呕吐物中带有胆汁、血液或粪便,则属于异常,应进一步查找呕吐的原因。

120. 新生儿呕吐的紧急处理措施是什么?

答:紧急处理措施包括:①禁食:诊断未明确前,考虑有外科疾病,或有中度以上脱水时,应禁食;②体位:采用上半身抬高或右侧半卧位,防止呕吐物呛入气道引起窒息或吸入性肺炎;③洗胃:遵医嘱用1%碳酸氢钠或温生理盐水清洗;④胃肠减压:呕吐频繁伴严重腹胀者,可持续进行,注意引流液的性状、颜色、成分及量；⑤解痉止吐剂：诊断未明确前禁用，幽门或贲门括约肌痉挛者可遵医嘱使用阿托品、苯巴比妥钠及多潘立酮等；⑥纠正水、电解质紊乱，供给适当热量。

121. 如何评估呕血和便血的病情？

答：评估患儿呕血和便血的失血量多少与速度、失血原因及其基础疾病，对病情轻重有所提示。①排除假性呕血和（或）便血：患儿第一次上消化道出血发生在生后 48 小时内发病的进行碱变性试验（Apt 试验），可帮助鉴别血液是否来自母血，以排除咽下综合征。新生儿 3 天内排胎粪期间，如出现血便则外观易与胎粪混淆，此时可将胎粪刮取少量摊开在白色尿布或白纸上，即能清楚观察到胎粪的颜色，如为墨绿色或棕褐色则为胎粪，红色则为血便，并进一步做潜血或镜检。②出血初步定位：呕血和黑便同时存在者可能是上消化道出血；呕血带胆汁时可能是下消化道上段出血；洗胃时回抽出胃液带有鲜血时为胃以上出血，应注意排除操作损伤；黑便、果酱样便、咖啡色便不伴呕血提示小肠或右半结肠出血；鲜红色便或暗红色便提示结肠或直肠出血；血与成形便不相混或便后滴血提示病变在直肠或肛门，大便混有黏液和脓血多为肠道炎症。③生命体征：如果心率增快，血压下降出现休克表现说明出血量大；急性失血超过总血容量的 1/5 可出现循环衰竭表现。④实验室检查：出血后 1 小时血红蛋白值开始下降，血液充分被稀释需要 24～36 小时，故要连续观察血红蛋白以估计出血量。另外除肾衰竭后，BUN 升高也提示出血量较大。此外应注意询问有无其他伴随症状。

122. 呕血和便血常见的原因是什么？

答：原因包括：①假性呕血和（或）便血：常见于因插管或外伤所致鼻咽部或气管出血，被吞咽至消化道而引起；新生儿咽下综合征；阴道出血也可污染粪便。②全身性出凝血性疾病：多见于某些重大疾病如感染、硬肿症等所致 DIC 引起；新生儿出血症。③消化道疾病：急性胃黏膜病变、急性肠胃炎、肠梗阻、奶粉不耐受引起的过敏性肠炎、先天性巨结肠、坏死性小肠结肠炎、乙状结肠、直肠及肛门疾病、血管畸形等。

123. 什么是假性呕血和便血？

答：假性呕血和便血是由鼻出血、咯血、口腔或咽喉出血等原因引起，所出的血液经吞咽后再呕出或排出，呕出物可为鲜红或呈咖啡色，大便多呈柏油样。

124. 如何做 Apt 试验来确诊？

答：碱变性试验（Apt 试验）的目的是分辨呕吐的血液是吞入的母血或患儿自身消化道出血。患儿第一次上消化道出血发生在生后 48 小时内的，在使用止血药前回抽胃内容物，即血样 1ml 置于管内，混合等量的水，离心后取 5 份上清液，加入 1% 氢氧化物 1 份，如果液体还是粉红色，考虑血样来自患儿；如果血样呈棕黄色,表示来自母体,是由于母血中的血红蛋白可被水解变性,由粉红色转变为棕黄色。

125. 新生儿坏死性小肠结肠炎(NEC)是怎么回事?

答:是早产儿死亡的主要原因,临床以腹胀、腹泻、黏液血便和胆汁样呕吐为主要表现,腹部 X 线平片以肠壁囊样积气为特征,肠道病变范围可局限或广泛,回肠累及最多,依次为升结肠、盲肠、横结肠、乙状结肠,黏膜呈固定性坏死,黏膜下层弥漫性出血或坏死,甚至穿孔。

126. 新生儿坏死性小肠结肠炎(NEC)的护理措施?

答:护理措施:①一旦疑诊,需要立即禁食,如果确诊 NEC 轻者禁食 3～5 天,重者则 7～10 天,待肠鸣音恢复正常,大便隐血阴性后逐步恢复喂养。②严密观察病情变化,如患儿腹部饱满度,精神反应状态。如患儿腹胀明显,烦躁哭闹,可遵医嘱给予镇静药和胃肠减压,做好相应的护理。观察腹胀消退情况及引流物的颜色、性质和量,如有肠梗阻、肠穿孔、肠出血等迹象,应立即通知医生进行处理。③观察患儿排便情况,记录排便次数、性质、颜色及量,了解粪便变化过程,及时留取粪标本送检;做好臀部护理,每次患儿大便后,用温水洗净臀部,涂抹护臀霜等,减少粪便对皮肤的刺激。④记录患儿出入量;如发生中毒性休克,如心率加快、血压下降、末梢循环衰竭等,应通知医生组织抢救。⑤保持室内安静,护理操作集中进行,避免不必要的操作,尽量减少对患儿的刺激。

(六)代谢紊乱性疾病

127. 新生儿低血糖观察与护理内容包括什么?

答:(1)新生儿低血糖症是指新生儿全血血糖 <2.2mmol/L,但临床上一般在全血血糖 <2.6mmol/L 即给予干预。大多数低血糖者缺乏典型的临床症状,低血糖患儿依据低血糖的程度不同,临床表现也不同。同一低血糖水平临床表现的差异也较大。少数有症状者临床上可表现为反应低下、多汗、苍白、发绀、嗜睡、呼吸暂停、哭声异常、震颤、甚至惊厥等。低血糖多见于早产儿、小于胎龄儿、巨大儿及母亲糖尿病者,低血糖时间越长,对大脑的影响越大。

(2)患儿置暖箱或远红外辐射床保暖。根据患儿的体重及体温情况及时调节温度,保持患儿中性温度。

(3)及时补充能量:①尽早开奶:可首先试喂 10% 葡萄糖液,观察 1～2 小时无呕吐等反应可给予喂奶,不能经口喂养者可予以鼻饲,保证热量供给;②高危儿尽快建立静脉通路:尽量采用留置针,以便随时补充葡萄糖;③静脉输注葡萄糖时注意有无渗漏,严格执行输注量,应用微量输液泵控制输液速度,并每 2 小时记录 1 次;④定时用微量血糖仪监测血糖,根据血糖结果及时调整葡萄糖输注量、浓度及速度,预防治疗过程中发生医源性高血糖症。

（4）观察病情：①密切监测心率、呼吸、血氧饱和度、血气分析、血糖、血钙、血细胞比容等；②密切观察患儿神志、哭声、呼吸、肌张力及抽搐等情况，如发现呼吸暂停，立即采取吸痰、吸氧、托背式人工呼吸等抢救措施；③根据缺氧情况合理用氧，不宜长时间、高浓度吸氧，以预防氧中毒。

128. 何谓新生儿低血糖？主要表现？如何处理？

答：（1）目前认为凡全血血糖＜2.2mmol/L 都应诊断为新生儿低血糖。

（2）主要表现：无症状或无特异性症状，表现为反应差或烦躁，喂养困难，哭声异常，肌张力低，激惹，惊厥，呼吸暂停。经补充葡萄糖后症状消失，血糖恢复正常。如反复发作需考虑糖原累积症，先天性垂体功能不全和胰高血糖素缺乏症等。

（3）处理：①喂养：出生后能进食者尽早喂养，首选母乳喂养，早产儿或窒息儿不能经口喂养时尽快建立静脉通路，保证葡萄糖输入；②监测：定期监测血糖，静脉输注葡萄糖时及时调整输注量及速度，用输液泵控制并每小时观察记录 1 次；③观察：观察病情变化，注意有无震颤、多汗、呼吸暂停等，有呼吸暂停者及时处理。

129. 如何预防新生儿低血糖？

答：（1）避免可预防的高危因素（如寒冷、损伤），高危儿在出生时应监测血糖。

（2）有高危因素的新生儿出生后尽可能早开奶。

（3）不能经胃肠道喂养者可给予 10% 葡萄糖注射液静脉滴注。

130. 母亲是妊娠期血糖异常的新生儿出生后应注意什么？

答：如果母亲是妊娠期血糖异常，如糖尿病合并妊娠或妊娠期糖尿病者，新生儿出生后：①无论体重大小，出生后均按高危儿护理；②注意保暖；③新生儿出生时应留脐带血检查血糖，并注意监测有无低血钙、高胆红素血症及新生儿呼吸窘迫综合征（NRDS）的发生。

131. 妊娠期糖尿病患者的新生儿护理需要注意什么？

答：最重要的是监测新生儿是否有低血糖症状发生，主要是在宫内胎儿长期受母体高水平血糖刺激，造成高胰岛素血症，出生后容易发生低血糖。如果新生儿为早产或出生时发生窒息就更容易发生低血糖症状，尤其是要严密监测血糖情况。母亲是糖尿病的新生儿应比正常新生儿更早开始喂养，出生状态较好应立即开始母乳喂养。出生后 1 小时开始加喂 10% 葡萄糖 5ml/kg，并每 2～3 小时加喂糖水一次。母乳不足或不能口服糖水的新生儿应静脉滴注 10% 葡萄糖液，但静脉滴注不能突然中断，应逐渐减量。加强保暖，生后按高危儿护理。

132. 新生儿高血糖症是如何定义的？

答：血糖＞7.0mmol/L（125mg/dl）即可诊断为新生儿高血糖。

133. 如何预防医源性高血糖发生?

答:医源性高血糖多由于早产儿和极低体重儿输注葡萄糖速度过快或全静脉营养时,外源性糖输注不能抑制内源性糖产生所致。因此,在给早产儿、特别是极低体重儿,出生后输注葡萄糖液或全静脉营养时糖浓度不宜太高,速度不宜过快,尽量使用微量输液泵控制输液速度,以防止发生医源性高血糖,对新生儿造成损害。

134. 新生儿低钙血症是如何定义的?

答:正常新生儿血清总钙 2.25~2.7mmol/L(9~11mg/dl),当血清总钙低于1.8mmol/L(7.0mg/dl)或游离钙低于0.9mmol/L(3.5mg/dl)即为低钙血症。

135. 新生儿低钙血症的临床表现是什么?

答:主要为神经肌肉兴奋性增高,出现不安、震颤、惊跳、手足抽搐、惊厥,严重者出现喉痉挛和窒息。早产儿低钙血症一般无惊厥,常表现为屏气、呼吸暂停、青紫,严重者可发生猝死。

136. 新生儿低钾血症是如何定义的?

答:血清钾<3.5mmol/L 称为低钾血症。

137. 新生儿低钾血症的临床表现是什么?

答:主要是神经肌肉、心脏、肾脏和消化道症状。①神经肌肉兴奋性减低,神经萎靡,反应低下,躯干和四肢肌肉无力,常从下肢开始。腱反射减弱或消失,严重者出现弛缓性瘫痪。呼吸肌受累则呼吸变浅,平滑肌受累出现腹胀、便秘、肠鸣音减弱,重症可致肠麻痹。②心率增快,心脏收缩无力,心音低钝,常出现心律失常,重症血压降低。③慢性缺钾可使肾小管上皮细胞空泡变性,对抗利尿激素反应低下,浓缩功能降低,尿量增多。

138. 新生儿高钾血症是如何定义的?

答:新生儿出生 3~7 天后血清钾>5.5mmol/L,称为高钾血症,原因是钾摄入过多;肾排钾障碍;钾从细胞内释放或移出。

139. 新生儿高钾血症的临床表现是什么?

答:血钾增高主要表现为对心肌、骨骼肌和神经的毒性反应:①神经肌肉兴奋性降低,精神萎靡、嗜睡,躯干和四肢肌肉无力,腱反射减弱或消失,严重者呈弛缓性瘫痪,脑神经支配的肌肉和呼吸肌常不受累;②心脏收缩无力,心音减弱,早期血压偏高,晚期降低;③高血钾可致乙酰胆碱释放,引起恶心、呕吐、腹痛。

(七) 新生儿感染性疾病

140. 新生儿巨细胞病毒感染按发病时间如何区分先天性和获得性?

答:出生时或出生后 2 周即有临床症状者为先天感染或宫内感染;生后数

周内才发病者多系产时或产后获得性感染。

141. 新生儿巨细胞病毒感染的护理措施是什么？

答：新生儿巨细胞病毒感染时的护理措施有：①母亲已受感染或携带病毒者，不应母乳喂养；②皮肤护理：注意及时更换被服，每日晨间护理时沐浴；③精心喂养：多数患儿为早产儿或低出生体重儿，因此采用早产儿配方奶粉，根据体重每日增加奶量，每2小时喂奶一次，吸吮能力差的患儿应采取鼻饲喂养；④严格执行消毒隔离制度：对病室进行消毒，应设专人护理，护理人员要注意洗手并消毒，避免交叉感染；⑤支持治疗：少量多次输血浆、全血、白蛋白或给予静脉营养液等，以增加机体免疫力；⑥预防并发症，加强健康教育，定时随访。

142. 新生儿脓疱疹临床表现及护理内容是什么？

答：(1) 新生儿脓疱疹的皮肤表现：生后4～10天，在头部、颈部、臀部以及皮肤的皱褶处发生点状红斑、小丘疹或表浅的水疱，以后迅速扩大，疱周围无红晕，内容物呈浆脓性，疱疹壁薄，破后露出糜烂面，上附黄痂，痂皮脱落后暂留棕色斑疹，最终消退不留痕迹。皮损广泛者可有发热等全身症状。

(2) 护理：①严格执行消毒隔离制度，此病传染性强，可发生流行，必须隔离患儿，对病室进行消毒；②应设专人护理，护理人员要注意洗手并消毒，患儿的用具、被服应执行双消毒；③按医嘱应用有效抗生素，如青霉素、红霉素等进行全身治疗；④可以使用稀释的碘伏涂擦长脓点的局部皮肤或外涂莫匹罗星软膏保持皮肤清洁、干燥；⑤加强喂养；⑥产妇如有化脓性疾病，应积极治疗；⑦加强皮肤护理，观察皮肤炎症是否消退，及时更换尿布，以免加重感染。

143. 新生儿单纯疱疹病毒感染的护理措施是什么？

答：护理措施包括：①病毒不从乳汁排出，乳房无破损表现者可以母乳喂养；②严格执行消毒隔离制度，以防交叉感染；③发生疱疹部位应保持局部清洁，伴有细菌感染时可短期使用抗生素治疗；④注意皮肤护理，每日晨间护理时可用无菌生理盐水清洗局部皮肤，必要时使用油纱布进行覆盖，及时更换被服及尿布，用物应实行双消毒；⑤做好口腔护理；⑥严重全身感染者应注意保护性隔离，避免继发细菌感染。

144. 新生儿败血症的定义？

答：是指病原体侵入血液，并在其中生长、繁殖、产生毒素而造成的全身感染性疾病。

145. 新生儿败血症的临床表现是什么？

答：新生儿败血症根据发病时间分为早发型和晚发型，临床表现不同。

(1) 早发型临床表现：在出生7天内发病，大多数症状出现在生后24小时，其特点为：①发病较早，可以出生后即表现严重的呼吸窘迫，也可1～3日后才出现症状；②感染发生在出生前或出生时，常由母亲垂直传播引起，病原菌以大肠埃希菌等革兰阴性杆菌为主；③常呈暴发性多器官受累。

（2）晚发型败血症特点为：①出生 7 日后发病；②感染发生在出生时或出生后，由水平传播引起，病原体以葡萄球菌、机会致病菌为主；③常有皮肤黏膜感染、脐炎、肺炎或脑膜炎等局灶性感染，病死率较早发型低。

146. 新生儿败血症的护理措施包括什么？

答：护理措施包括：①严密监测体温变化，每 4～6 小时测体温一次；②护理操作应集中进行，减少对患儿的刺激和体温的影响，体温过高时给予物理降温，如温水擦浴等；③严格无菌操作技术及消毒隔离措施；④观察局部病灶的转归，对症治疗局部病灶，如脐炎、鹅口疮、脓疱病、皮肤破损等，促进愈合，防止感染继续蔓延扩散；⑤遵医嘱给予抗菌药物治疗，注意用药原则为早期、联合、足疗程并观察用药后反应；⑥加强脐部、臀部清洁护理；⑦加强喂养，保证营养和热量摄入；⑧勤巡视患儿，检查输液管路通畅，每天记录出入量并监测体重变化。

147. 什么是新生儿破伤风？

答：新生儿破伤风是由破伤风杆菌从脐部侵入而引起的一种急性严重感染性疾病。本病多由于不洁分娩，病原菌由脐部侵入，并在脐部滋生繁殖，产生嗜神经外毒素，常在出生后 1 周左右发病。患儿表现为全身骨骼肌强直性痉挛、牙关紧闭等特征。

148. 新生儿破伤风脐部如何护理？

答：注射破伤风抗毒素后，用无菌剪刀剪去残留脐带的远端并重新结扎。近端用 3% 过氧化氢清洗后涂 1%～2% 碘酊，再用 75% 乙醇脱碘，并每日消毒 2 次，保持脐部清洁、干燥。

149. 新生儿化脓性脑膜炎是如何定义的？

答：新生儿化脓性脑膜炎是由各种化脓性细菌引起的中枢神经系统感染性疾病，常继发于败血症或为败血症的一部分。多由革兰阴性菌引起，如大肠埃希菌、副大肠杆菌等。

150. 新生儿化脓性脑膜炎的护理要点是什么？

答：护理要点包括：①采取相应的隔离措施；②遵医嘱正确给予抗生素；③保证各项无菌操作；④给予腰穿伤口及全身皮肤的护理；⑤密切观察生命体征，特别是神经系统症状（囟门、头围的变化）。

151. 母亲患有梅毒的婴儿哪些需要进行治疗？

答：需要治疗的新生儿应符合下列条件：①孕妇分娩时梅毒未经治疗；②孕妇梅毒复发或再感染；③母体检查有疾病活动证据；④孕妇骨 X 线检查有梅毒表现；⑤脑脊液性病研究实验室（VDRL）试验和母血清学阳性的婴儿或脑脊液中白细胞和蛋白定量异常；⑥新生儿的非特异性血清学试验结果滴度高于母亲

4倍；⑦新生儿特异性梅毒螺旋体IgM抗体阳性。

152. 新生儿先天性梅毒的护理是什么？

答：护理先天性梅毒的新生儿应：①严格执行消毒隔离制度，以免接触感染，被服、用物、奶具应实行双消毒，垃圾应焚烧，预防交叉感染，支持治疗及对症处理；②晨间护理：进行沐浴时应当动作轻柔，避免损害患儿皮肤黏膜破溃处，以免增加感染机会，同时工作人员注意做好职业防护；③按医嘱应用抗生素；④注意观察病情变化，预防并发症。

153. B族溶血性链球菌对新生儿有何影响？

答：引起新生儿败血症、肺炎和脑膜炎等，是引起新生儿死亡的主要原因。

第四节 早产儿护理

一、早产儿护理措施

1. 早产儿是如何定义的？

答：满28周至不满37周之间出生的新生儿，称为早产儿。

2. 早产儿常见疾病及主要死亡、致残原因是什么？

答：早产儿常见的呼吸系统疾病有：①呼吸系统疾病：窒息、肺透明膜病、肺出血、持续性肺动脉高压、慢性肺疾病、呼吸暂停；②心血管疾病：动脉导管开放、低血压；③胃肠道疾病：消化道出血、胃动力功能差、坏死性小肠结肠炎、胃食管反流；④血液系统：贫血、高胆红素血症、出血；⑤神经系统：脑室周围-脑室出血、脑室周围白质软化；⑥其他：肾功能不全、代谢紊乱、内分泌紊乱、感染、早产儿视网膜病等。

3. 早产儿易出现呼吸暂停的原因是什么？

答：早产儿呼吸暂停是常见并发症，严重反复的呼吸暂停处理不当将造成缺氧性脑病，导致脑瘫，脑室周围白质软化、高频性耳聋等严重后果。早产儿呼吸暂停有其自身的病理生理特殊性，也有感染、贫血、胃食管反流、气道梗阻、动脉导管开放、颅内出血、体温不稳定、电解质紊乱、剧烈疼痛、吸痰时咽部过度刺激等继发因素。要注意避免人为因素造成的早产儿呼吸暂停，如护理操作造成的剧烈疼痛、吸痰时过度的咽部刺激、翻身时呼吸道过度扭曲和伸展造成的阻塞性呼吸暂停等。

4. 如何维持早产儿体温恒定？

答：根据早产儿的体重、成熟度及病情，给予不同的保暖措施。对于体重<2000g的早产儿，应尽早使用婴儿暖箱或远红外线辐射床保暖，体重越低则暖箱温度应越高。没有条件者应采取其他措施，如母亲"袋鼠式"怀抱方法为早产

儿保暖。维持早产儿体温在 36～37℃，每 2～4 小时测量体温一次，监测体温变化，发现异常及时通知医生。

5. 早产儿喂养应注意什么？

答：目前主张早产儿喂养最好是直接喂养，在早产儿生命体征稳定的情况下即可开始肠道喂养。但对于吸吮能力差、吞咽机制不成熟的早产儿，在采用肠道外营养的基础上进行微量喂养和经胃管分次喂养，同时进行非营养性吸吮。早产儿尽量选择母乳喂养，因母乳中含有多种胃肠激素，母乳渗透浓度适于早产儿，防止发生坏死性小肠结肠炎；母乳含有适合早产儿的多种氨基酸，对神经发育很重要，丰富的免疫物质有利于早产儿的免疫功能。

6. 如何掌握早产儿的开奶时间？

答：出生体重＞1500g、无青紫发生的，可在出生后 2～4 小时喂 10% 葡萄糖水 2ml/kg，严密观察早产儿无呕吐者，可在 6～8 小时喂养。出生体重＜1500g或伴有青紫者，适当延迟喂养时间。

7. 早产儿如何控制喂奶量？

答：早产儿的喂奶量要根据早产儿自身的消化和吸收能力而定，以不发生胃内潴留及呕吐为原则。胎龄越小，出生体重越低，每次喂奶量应越少，喂奶的间隔时间缩短，并且根据喂奶后有无腹胀、呕吐、胃内残留及体重增长情况而调整（理想状态是每天增长 10～15g）。

8. 早产儿的喂养方式和方法是什么？

答：早产儿喂养的最佳方式是母乳喂养，应鼓励母亲亲自母乳喂养，早产儿病情不允许母亲亲自喂的，可以让母亲挤出乳汁喂养。无法母乳喂养者以早产儿配方奶粉喂养为宜。吸吮无力或吞咽功能不良者，可用滴管或鼻饲喂养。必要时，静脉补充营养液。喂奶后，安置早产儿右侧卧位为宜，并注意观察有无青紫、溢奶和呕吐现象发生。每天早晨喂奶前测体重，观察体重增长情况，调整营养方案。

9. 如何观察早产儿病情变化？

答：使用监测仪 24 小时监测早产儿生命体征，观察早产儿哺乳情况、精神反应、哭声、反射、面色、皮肤颜色、大小便的次数和量、肢体末梢温度，保持早产儿安静。治疗和护理尽量集中进行，在暖箱内操作，如必须抱出暖箱操作的项目，做好操作前准备，时间尽量短，保证体温稳定。

10. 如何预防早产儿院内感染？

答：由于早产儿的免疫功能低下，大多需要住院的时间比较长，如果不加防范极易出现院内感染。预防院内感染的措施有：①注意环境卫生，保持室内空气清新；②工作人员严格执行手卫生管理制度，在接触患儿前后认真、彻底洗手；③所有操作尽量集中进行，尽量少接触患儿，严格按照指征和操作流程，如取血、动静脉置管、肌内注射、各类置管，但应尽量减少侵袭性操作等；④无菌操作时应严格执行无菌操作规程；⑤遵医嘱给予抗生素；⑥喂养使用的奶具应一婴一用一消毒；⑦所有患儿接触的仪器设备都应严格清洁消毒；⑧患儿所用衣物应清洁，并单独放置；⑨每天监测患儿体温和表现，及早发现感染迹象。

11. 什么是袋鼠式护理？

答：袋鼠式护理是将病情允许的早产儿，只给早产儿穿上一次性纸尿裤，使新生儿俯卧在父母裸露的胸腹部，使用毯子或被子为早产儿保暖，早产儿与父母皮肤与皮肤的接触。这种护理可以提供保暖，给予触觉刺激。父母的气味、柔和说话和心跳的声音给早产儿良性的刺激和满足，促进早产儿进食量和体重增长，有利于母亲分泌更多的乳汁和早产儿的母乳喂养，有利于新生儿病情稳定和发育。

12. 早产儿用氧原则是什么？

答：积极治疗早产儿各种并发症，减少对氧的需要，严格控制吸入氧浓度和持续时间，经皮血氧饱和度监测不宜超过95%，避免血氧分压波动过大。

13. 如何预防早产儿视网膜病变（ROP）？

答：注意吸氧浓度的监测，即使在使用头罩吸氧或箱内吸氧时，也应该严密监测氧浓度，应以最低的氧浓度维持 PaO_2 50～80mmHg，经皮氧饱和度维持在90%～95%。在机械通气时，当患儿病情好转、血气改善后，及时降低氧流量。早产儿在住院期间根据胎龄和病情安排眼底筛查频次，及时处理异常情况。

14. 为什么新生儿缺氧症状好转时应立即停止吸氧？

答：高浓度吸氧会造成新生儿肺充血、肺水肿以至于肺不张，持续吸氧还会造成新生儿眼晶状体后纤维组织增生，导致视网膜脱落致失明，供氧过多导致红细胞破坏增多，加重生理性黄疸和贫血。

二、早产儿使用暖箱的护理

15. 早产儿使用暖箱需要注意的方面是什么？

答：早产儿使用暖箱时需要注意：①患儿入箱前应评估患儿的胎龄，测体重、体温。②做好暖箱的清洁消毒工作，放置应避开风口、太阳直射、取暖设备处，检查暖箱各部件性能和是否完备。③消毒杯加入灭菌注射用水至2/3杯，放置于出风口处。暖箱内另放一温湿度表（避开两端），以便检查对照箱内实际温湿度。接通电源，开启电源开关，指示灯显示。调节箱内温度按钮，进行预热。④待箱温升至32～33℃，暖箱内放入"鸟巢"，将患儿裹好尿布放在"鸟巢"内，根据患儿的体重和日龄调节箱温（表3-2）。⑤患儿入箱后，一切治疗护理尽量在箱内集中进行，操作可从边门或袖孔伸入进行，尽量少开箱门，以免箱内温度波动，患儿必须出箱检查治疗者，应注意在保暖措施下进行。

表 3-2　早产儿暖箱温湿度参考表

出生体重 (kg)	暖箱温度				相对湿度
	35℃	34℃	33℃	32℃	
1.0	<10 天	≥10 天	≥3 周	≥5 周	55%～65%
1.5	—	<10 天	≥10 天	≥4 周	
2.0	—	<2 天	≥2 天	≥3 周	
>2.5	—	—	<2 天	≥2 周	

16. 早产儿暖箱使用中常见故障如何处理?

答：常见故障处理：①断电报警：是由于暖箱主电源故障或电源线意外从插座上断开时会启动报警，断电报警指示灯闪亮，发出报警声，检查各电线连接，排除上述原因仍报警，应立即更换暖箱。②超温报警：表示温度控制仪进入试验状态，出现加热指示灯全亮，超温报警指示灯闪亮，发出报警声，此时实时温度显示窗出现的是暖箱内实际温度，设置温度显示窗交替显示设置值与报警代码 E09。连续按 2 下复位键，超温报警结束，暖箱回到设置状态。如果试验过程中要取消试验，按一下复位键就能终止试验。③传感器报警：是暖箱的传感器接触不良或内部发生短路故障，应立即更换暖箱，请专业人员检修。④风机报警：是暖箱内的风机被堵塞、风机停转而触动风机报警，设置温度显示窗交替显示设置值和报警代码 E07，按复位键后排除上述原因，仍无效后更换暖箱，请专业人员检修。⑤偏差报警：是指实时温度低于设定温度 3℃，启动下偏差报警，是由于暖箱门窗打开时间过长。实时温度高于设定温度 3℃ 启动上偏差报警，是由于风道堵塞，环境温度过高等引起。按复位键后检查关好门窗、检查周围环境，使设备远离热源。⑥循环报警：是电机停转，应立即更换暖箱，请专业人员修理。⑦一旦报警条件被纠正，报警指示自动消失；如果未被纠正，设备将继续报警，直到报警条件被纠正；按复位键可以消除报警的声音提示，若报警条件仍存在，则 5 分钟后再次发出声音。

17. 置暖箱的早产儿发热原因及处理方法是什么?

答：(1) 原因：①室温过高，超过 26℃、放置在阳光直射、有对流风或取暖设备附近；②患儿的体重、胎龄及出生日龄与暖箱调节箱内温度不符；③暖箱性能欠佳，未及时发现暖箱故障。

(2) 处理方法：①保持室温在 24～26℃，相对湿度 55%～65%。暖箱不宜放置在阳光直射、有对流风或取暖设备附近。②根据体温调节箱温。在患儿体温未升至正常之前，应每小时测体温 1 次，升至正常后应每 2 小时测体温一次，保持体温在 36～37℃，并做好记录。③严密观察病情。注意有无继发感染等病情变化征象，如患儿一般情况差，吃奶减少，面色苍白或发绀等改变，应进一步做好有关感染指标检测。

18. 早产儿在暖箱中如何预防脱水的发生？

答：早产儿脱水是指患儿皮肤干燥，体重减轻，体重不增或增长不理想。预防方法：①根据患儿体重、胎龄及出生日龄调节箱内温度及湿度。出生体重越低，胎龄越小，所需温度及湿度越高。一般情况下，箱内湿度应维持在55%～65%，箱内温度过高，湿度过低时，患儿出汗增多，容易造成患儿脱水。②水槽及时添加无菌湿化用水。③及时补充液体需要量，根据胎龄、环境条件和疾病状况调节早产儿的液体需要量。通常早产儿的水分摄入量第一天从70～80ml/kg开始，以后逐渐增加到150ml/(kg·d)。

19. 早产儿在暖箱中出现哪些症状应警惕发生继发感染？

答：患儿经住院治疗，病情稳定，情况好转。在暖箱内体温维持正常一段时间后，突然出现体温不稳定，同时伴有精神反应差，喂养困难、腹胀、呕吐、面色苍白或发绀，尿量减少，腹胀，皮肤花纹等异常，应高度怀疑继发感染。

20. 早产儿在暖箱中应如何预防感染？

答：预防感染的措施：①接触患儿前后需洗手，医护人员操作、检查应在箱内进行，防止交叉感染；②保持暖箱的清洁，有奶、葡萄糖等滴在暖箱上应立即消毒；③湿化瓶每天用500mg/L含氯消毒液浸泡消毒后更换无菌注射用水，以免细菌滋生；④暖箱使用期间，每天用清水擦拭暖箱内外壁；⑤长期使用暖箱的患儿每周更换暖箱一次；⑥患儿出暖箱或更换暖箱时，将暖箱彻底消毒，取出水槽并用500mg/L含氯消毒液浸泡消毒，无菌用水冲净，暖箱内外用消毒液擦拭，再用清水再擦拭一遍，暖箱背面空气过滤网浸泡消毒每周清洁1次，如已破损及时更换；⑦每个月对水槽、暖箱玻璃罩内外进行细菌培养，检查清洁消毒的质量，如培养出致病菌，应将暖箱移出病房彻底消毒，防止交叉感染。

21. 新生儿暖箱护理应注意什么？

答：新生儿暖箱护理应注意：①暖箱不要放在阳光直射，或靠近暖气、有对流风处；②每班要记录箱温和湿度，密切观察患儿体温，防止箱温过热或过低对患儿造成损害；③使用中有报警时要寻找原因，及时解除故障；④暖箱侧门及前门打开操作时，操作者不可离开患儿，操作完毕要及时将门关上，预防坠床；⑤使用中的暖箱每天保持清洁，每周彻底消毒；⑥暖箱内的湿化水每天更换，空气过滤网每个月更换；⑦暖箱每个月采样做细菌培养一次。

22. 暖箱应如何进行终末消毒？

答：终末消毒包括：①暖箱终末消毒时，首先切断电源，使用含有效氯500mg/L消毒液擦拭消毒。擦拭顺序：外壁、内壁、床垫、床垫下层、水槽、出风口、下半部外面、操作按钮、抽屉。②注意卫生死角，包括暖箱各操作窗口按钮、旋窗密封圈和袖套、内壁挂的温湿度计、床垫下层、粘钩、快速手消液挂架、输液架、水槽排水口、带光疗及体重计的同时需要彻底消毒。③暖箱背面空气过滤网浸泡消毒，破损及时更换。④如果是隔离患儿使用过的暖箱，先用含有效氯 1000mg/L 消毒液擦拭，再用紫外线照射 60 分钟。⑤暖箱每个月进行细菌培养，不合格暂停使用。

23. 远红外线辐射床的使用方法是什么？

答：使用方法：①插上电源，打开辐射床前端的电源开关，温控仪发出"嘀"的声响后，设定温度显示器显示 34℃，按加减键设置温度，根据临床需要调节患儿所需的皮肤温度；②患儿穿单衣，包好尿布，置于辐射床中央，给予鸟巢式护理；③将肤温传感器探头的金属面固定在患儿腹部皮肤或大腿上，拉上四周挡板，防止患儿坠床；④摇动床倾角操纵柄，调节好患儿头高所需高度；⑤若需修改设置温度必须按设置键，设置温度显示器再次闪烁时方可按加或减键，进行温度调节；⑥需光疗可打开辐射床上的两排光疗灯；⑦辐射床出现报警时，先按消警键，根据报警指示及时排除故障，确保患儿安全；⑧患儿迁出辐射床时，先关电源，拆除肤温传感器，穿好衣服，移至小床并记录；⑨用消毒液清洁辐射床四周挡板，床垫拆洗备用，肤温传感器的皮肤接触头用消毒液消毒备用。

24. 如何预防远红外线辐射床的烫伤？

答：预防烫伤的措施包括：①正确安放好肤温传感器，并经常巡视防止脱落，若有脱落，仪器将无法准确监控患儿皮肤温度，易发生烫伤；②正确使用肤温传感器，传感器探头的金属面固定在患儿腹部皮肤或大腿上，严禁采取手拉导线拔取肤温传感器，以免造成导线断丝；③根据临床需要调节患儿所需的皮肤温度，一般腹部体温 36.5℃左右，而大腿会比腹部温度低 1℃左右；④重度硬肿症的患儿采用辐射床快速复温时床面温度从 30℃开始，每 15～30 分钟升高体温 1℃，随体温升高而逐步调高温度，避免直接设置中性温度因持续加热而引起烫伤；⑤一般情况下不使用手控复温，如使用手控加温模式，护理人员不得离开，应严密监测；⑥如果辐射床没有光疗功能而患儿需要光疗治疗，可换带光疗功能的辐射床或置光疗箱光疗，禁止直接使用光疗仪在辐射床上光疗，因光疗仪挡住体温探头而引起辐射床持续加温而引起烫伤。

25. 远红外线辐射床应如何进行终末消毒？

答：终末消毒包括：①远红外线辐射床终末消毒，先切断电源，使用 500mg/L 的含氯消毒液擦拭消毒，擦拭顺序为顶部、托盘、监护仪、输液泵、床垫、X 线抽屉、挡板及底部；②注意下列部位消毒：辐射床上开关按钮，操作面板上各按钮、粘钩、快速手消液挂架底部及后面、侧面、体温探头及连线、电源线的消毒；③如果是隔离患者用过的远红外线辐射床，先用 1000mg/L 的含氯消毒液擦拭消毒，再用紫外线照射 60 分钟；④多重耐药菌感染使用过的远红外线辐射床双消毒后需进行细菌培养，不合格暂停使用。

第五节　新生儿相关护理操作

1. 婴儿抚触前的准备都包括哪些?

答:抚触前准备:①关闭门窗,室内环境安静、整洁、舒适,光线柔和,室温调至28℃左右(全裸时可使用调温的操作台,温度为32℃左右),播放柔和的轻音乐;②准备新生儿衣服、一次性纸尿裤或棉纱尿布、灭菌棉签、大毛巾、小毛巾或纸巾、大浴巾、婴儿润肤油等;操作者取下手表、戒指,修剪指甲(必要时)、清洁并温暖双手;③新生儿健康、安静,取舒适的平仰卧位(最好是沐浴后裸体)。

2. 新生儿抚触的操作方法是什么?

答:抚触按下列顺序操作:①头面部:操作者两手拇指指腹从新生儿前额中央向两侧推;用两手拇指从下颌部中央向外上方滑行,让上、下唇形成微笑状;一手托头,用另一手四根手指的指腹从前额发迹抚向脑后,最后示、中指在耳后乳突部轻压一下;换手,同法抚触另半部。操作时,将头部分成左、右两部分对称着做,每半个头部又分3次做完。②胸部:操作者两手分别从新生儿胸部的外下方(两侧肋下缘)向对侧上方交叉推进至两侧肩部,在胸部划一个大的交叉,避开新生儿的乳房。③腹部:操作者示、中指分别从新生儿的右下腹至右上腹,再自左上腹向左下腹移动,呈顺时针方向画半圆,避开新生儿的脐部和膀胱。④四肢:两手交替抓住新生儿的一侧上肢,从上臂至手腕轻轻滑行,然后在滑行过程中从近端向远端分段挤捏。对侧和双下肢方法相同。⑤手和足:用拇指指腹从新生儿掌面(脚跟)向手指(脚趾)方向推进,并用拇指、示指和中指指腹抚触新生儿每个手指(脚趾)。⑥背部:将新生儿翻转呈俯卧位,头偏向一侧,操作者用四根手指在新生儿后背抚触,先横向抚触,以脊椎为中分线,双手分别平行放在新生儿脊椎两侧,由内向外往相反方向(由脊柱向身体两侧抚触)重复移动双手,从背部上端开始,逐步向下渐至臀部;最后纵向抚触,操作者用双手由颈部沿脊椎按摩至骶部。

3. 新生儿抚触的注意事项是什么?

答:抚触注意事项包括:①新生儿出生24小时后,如无异常可开始抚触,一般在沐浴后,两次哺乳之间进行,每次抚触10~15分钟,每天2~3次;②保持适宜的房间温度,注意室内备室温计;尤其在寒冷季节,更要注意婴儿的保暖;③注意室内照明,避免刺激光源;④防止噪声,避免影响婴儿的注意力;抚触时可播放柔和的音乐,抚触过程中要注意与婴儿进行语言和情感的交流;⑤抚触者操作前要洗净双手,检查婴儿的全身情况,用婴儿润肤油或润肤露搓揉双手至温暖后再进行抚触;⑥抚触时避开囟门、乳腺及脐部,不要让润肤油接触婴儿的眼睛;⑦抚触时不要强迫婴儿保持固定姿势,要注意婴儿的反应,如有哭闹、肌张力增高、活动兴奋性增加、肤色出现变化或呕吐等，应立即停止对该部位的抚触，如持续 1 分钟以上，应完全停止抚触；⑧新生儿由仰卧位翻转成俯卧位时，不要离床面太高，注意保护婴儿颈部。

4. 新生儿沐浴的顺序和方法是什么？

答：目前主张使用盆浴法。淋浴法因增加母婴分离时间，而且由于水温不稳定会造成新生儿烫伤，因此目前不主张使用。下面为盆浴法操作顺序：①脱去新生儿衣服及纸尿裤，为新生儿称体重。②洗头部：抱起新生儿，左手托住枕部，将其躯干夹于腋下，左手拇指和中指分别将新生儿双耳孔堵住，以防止水流入耳内。先用温水毛巾擦洗面部和眼部；操作者右手取适量沐浴液，清洗头部、耳后，用水洗净、擦干（注：如果是新生儿第一次沐浴，应单独打一盆水洗头）。③洗全身：新生儿头颈部枕于左手手腕处，右手托住臀部将新生儿轻轻放入水中，右手取适量沐浴液按顺序洗颈部、臂、手、腋窝、胸部、腿部、足部、会阴、臀部。注意左手始终握住新生儿上臂。翻转新生儿，让新生儿趴在操作者的前臂上，清洗后背部和臀部。④洗毕，迅速将新生儿抱起置于事先准备好的浴巾上擦干。⑤用干的消毒棉签蘸干脐窝内的水，再用 75% 乙醇消毒脐带，注意消毒脐带根部。⑥为新生儿涂润肤露或爽身粉（夏季），爽身粉涂抹颈部时注意遮挡新生儿口部，以免爽身粉进入口腔。⑦穿衣，将护臀霜涂在臀部，穿好纸尿裤。⑧将新生儿抱予母亲母乳喂养或舒适体位放于婴儿床（车）内。

5. 新生儿沐浴的注意事项是什么？

答：新生儿沐浴时的注意事项：①注意调节室温到合适的温度；地面无水渍，避免操作时滑倒；②在新生儿两次喂奶之间或喂奶后 1 小时进行，避免沐浴时溢奶和吐奶；③准备盆浴水的时候要先放冷水，再放热水，水量要达到沐浴盆的 1/2～2/3；④将新生儿放入沐浴盆之前，操作者必须先要测温（用水温计测温，水温 38℃ 或操作者手腕内侧皮肤测温）；⑤沐浴时尤其注意新生儿颈部、腋下、腹股沟、腘窝、手心、指（趾）缝等皮肤皱褶处的清洗，男婴注意阴囊的清洁；⑥防止水进入口、鼻腔及耳内；⑦沐浴动作要轻快，注意保暖，减少身体暴露；注意观察全身皮肤、肢体活动情况；⑧不可将新生儿单独留在操作台上，防止坠落；⑨新生儿沐浴最好在母亲床旁进行；⑩沐浴盆应一婴一用一消毒，或一婴一用一袋，避免交叉感染。

6. 沐浴时应观察新生儿哪些方面？

答：沐浴时需观察新生儿：①面色是否红润、发绀或黄染；②呼吸是否正常，有无异常哭闹或精神萎靡；③皮肤是否完整，有无疹子、红斑、糜烂、破损等；④肌张力是否正常；⑤眼睛是否有分泌物、口腔有无鹅口疮；⑥观察脐部有无渗血、渗液及脓性分泌物，脐带是否脱落；⑦臀部是否有红臀发生。

7. 如何为新生儿测量体温？

答：新生儿体温测量：①肛温测量法：直肠温度最接近新生儿的核心温度，其结果直接反映体温的实际变化，常采用直肠测量法。测直肠温度时，新生儿屈膝仰卧位，充分暴露臀部，用润滑剂润滑后将肛表水银端插入肛门 2～3cm，3 分钟后取出。用纱布擦净后检测读数并记录。②腋温测量法：对新生儿干扰小，简单易行，临床最常应用，原理是腋窝有丰富的血管，测得的温度接近新生儿的核心温度，但比肛温略低（约低 0.5℃）。测量腋温时，将体温计水银端放于腋窝深处，屈肘过胸，尽量紧贴皮肤，同时护士在旁扶持测量侧上肢以夹紧体温计，测量时间 10 分钟。

8. 如何测量新生儿心率？

答：新生儿心率测量：①使用听诊器放在新生儿的左侧心前区测量，测量心率以 60 秒为计算单位。新生儿的心率应在安静或睡眠状态下测量，新生儿身体活动、哭闹、吃奶等时候，心率都会偏快。冬天测量时应先将听诊器捂热并隔着薄衣服测量。②一般情况下，脉搏的次数与强弱和心搏次数、心肌收缩力一致，所以计数脉搏即代表心率，但有心律失常（如期前收缩、心房纤颤等）时，心率和脉搏可不一致，应分别计数。数脉搏时，可用自己的示指、中指和无名指按在小儿的动脉处，其压力大小以摸到脉搏跳动为准。常用测量脉搏的部位是手腕腹面外侧的桡动脉或颈部两侧颈动脉。测量脉搏以 60 秒为计算单位。

9. 如何测量新生儿呼吸？

答：新生儿呼吸测量：①新生儿应在安静状态下，哭闹、咳嗽等均可影响计数，一般可仔细观察腹壁或胸壁起伏的情况，一起一伏为一次呼吸，计算 60 秒的呼吸次数；②呼吸表浅者，可用一手轻轻抚腹部随呼吸而运动，计数 60 秒；③用听诊器直接在胸部听呼吸音计数；④测量呼吸时，注意观察呼吸节律是否规律，呼吸深度是否一致。胸廓两侧的呼吸活动度是否对称，呼吸时有无异常气味。

10. 如何测量新生儿血压？

答：无创伤性血压测量法：心电监护仪连接电源，打开开关，用新生儿血压计袖带（根据臂围选择 2 号、3 号、4 号血压袖带）包扎上臂，按血压开始键，使袖带自动充气，测出收缩压、舒张压和平均压，以数字显示。

11. 新生儿疾病筛查足底采血的方法？

答：采集足跟末梢血液，吸在厚滤纸上晾干，尽快送至新生儿疾病筛查中心进行检测。取血时多选择新生儿足跟内侧或外侧。其方法是：按摩或热敷新生儿足跟，使其充血，酒精消毒后用一次性采血针穿刺，深约 3mm，弃去第 1 滴血后将挤出的血液滴在特定的滤纸上，使其充分渗透至滤纸背面。要求每个新生儿采集 3 个血斑，每个血斑的直径应≥10mm。

12. 新生儿疾病筛查足底采血的注意事项是什么？

答：以下部位不能用于新生儿筛查采血：一是后足跟弯曲部位；二是足弓部位；三是足跟中心部位；四是水肿部位；再就是手指部位（新生儿手指末端皮肤至手指骨之间距离 1.2～2.2mm，在此部位采血易伤及骨头，局部感染和坏死是手指采血的并发症）。前 3 个部位采血，容易导致新生儿的神经、肌腱、韧带和软骨的损伤，造成一定的后遗症。

13. 如何配制奶粉？

答：为新生儿配奶时需注意：①注意配奶环境清洁、操作者擦拭配奶台面；②配奶前用流动水洗净双手，戴上口罩，换上专用工作服；③检查高压灭菌奶具是否合格（包括 3M 指示胶带、包内指示卡、有效期、奶具有无污渍等），取出奶壶、奶粉放在操作台上；④检查奶粉是否在有效期内；⑤用称重法称取所需奶粉置于奶壶内；⑥取已消毒量杯，量取相应容量温开水，测水温（40～45℃），倒于奶壶，搅拌至充分溶解；⑦配奶过程中疑手有污染时应及时洗手；⑧配奶后，将开启的奶粉盖紧，如为新开启的奶粉应注明开启时间，放入奶粉柜内及时上锁，开启后的奶粉保质期为 1 个月；⑨清洁台面，整理垃圾；⑩记录配奶量。

14. 新生儿插胃管及鼻饲时应注意什么？

答：插胃管和鼻饲时注意事项包括：①插管动作要轻柔，切忌动作粗暴，以防损伤黏膜。②插到合适的深度，固定胃管。③每次鼻饲前洗手换尿布，检查患儿的全身情况，特别是腹部情况，检查胃管的有效期及是否在胃内，以防将奶液注入气管发生意外。④鼻饲前应回抽胃内容物，观察鼻饲液的量、颜色及性质，如果超过 30% 或回抽出墨绿色胃内容物等应暂停鼻饲。鼻饲液温度要适宜，注入速度要缓慢。尤其早产儿，必要时可用推注泵泵入。⑤每次推注牛奶前后，用温水冲净胃管，以免堵塞。食具一人一用一消毒。⑥鼻饲后加强巡视，采取头高右侧卧位，以防发生意外。⑦长期鼻饲者，应每 5～7 天更换胃管 1 次。拔管时反折管口，迅速拔除。等下一餐喂奶前从另一侧鼻孔插入，加强口腔护理。

15. 新生儿鼻饲管插入的深度是多少？

答：为新生儿插胃管之前先要测量插入深度，即从新生儿鼻尖到耳垂，再到剑突。

16. 新生儿插胃管时如何确定是否在胃内？

答：新生儿插胃管时确定胃管是否在胃内的方法包括：①注射器连接胃管回抽，有胃液抽出；②将听诊器置于上腹部剑突下即胃区，胃管注入空气 5～10ml，可听诊到气过水声，证实胃管在胃内；③将胃管末端放入水中，无气泡溢出，证实胃管插入胃内，这种检测方法比较可靠。

17. 为新生儿洗胃时，如何避免损伤？

答：避免损伤的方法为：①选择柔软、型号合适的一次性胃管及针筒；②插管动作要轻、快、稳；③胃管证实在胃内方可洗胃，动作应缓慢，如胃管不好抽吸可转动胃管或新生儿更换体位，不宜用力抽吸，以防损伤胃黏膜，如此反复冲洗，直至洗出液澄清为止；④注意注入量和抽出量应相符，以防止水电解质失衡。

18. 新生儿皮内注射失败常见原因及预防方法是什么？

答：（1）常见原因：①新生儿不合作、哭闹及躁动；②注射部位暴露不够充分；③操作者没有按操作流程执行或操作不熟练；④注射药物剂量不准确。

（2）预防方法：①注射前给予安慰奶嘴安抚，并固定肢体；②注射部位充分暴露；③严格按操作流程执行，提高注射操作技能；④对无皮丘或皮丘过小等注射失败者，需重新选择部位再次注射。

19. 新生儿桡动脉抽血时什么情况容易损伤桡神经？该如何预防及处理？

答：（1）原因：新生儿桡动脉穿刺术后按压不正确导致出血，导致间室内容物体积增加，使筋膜间室内组织压升高，从而压迫神经致桡神经损伤。

（2）预防及处理：①选择细针头，尽量减少血管壁损伤；②穿刺方向应直接对向血流方向，避免垂直穿刺而穿透双侧血管壁，穿入皮肤后以最小损伤刺入动脉；③穿刺结束后须按压至完全止血为止，并检查穿刺侧手远端循环，包括皮肤色泽、脉搏、毛细血管充盈时间等情况，注意有无供血不良现象。

20. 新生儿氧疗的方法是什么？

答：新生儿给氧方法包括：①一般给氧法：包括头罩给氧（4～6L/min）、鼻导管氧疗（0.5L/min）及氧帐，适用于轻度呼吸窘迫的患儿。采用空氧混合仪，根据患儿的 $TcSaO_2$ 和 PaO_2 调节氧浓度及流量。②鼻塞持续气道正压给氧：一般设定压力为 $4～5cmH_2O$，适用于自主呼吸强、气道通气的患儿，主要应用于呼吸暂停、呼吸窘迫综合征（轻症）、肺水肿、肺不张及肺炎等引起的轻度呼吸困难。③机械通气：常用通气模式包括间歇正压即指令通气（CMV），同步间歇指令通气（SIMV），辅助/控制通气（A/C）。适用于一般氧疗及鼻塞持续气道正压给氧治疗无效的轻至中度呼吸窘迫患儿或临床上表现为重度呼吸窘迫。

21. 新生儿氧疗的指征是什么？

答：临床上有呼吸窘迫的表现，吸空气时经皮血氧饱和度低于 85% 或 $PaO_2 <$ 50mmHg 者。氧疗的理想目标是控制 PaO_2 50～80mmHg、血氧饱和度在 88%～93%，不宜高于 95%。

22. 如何预防新生儿晶状体后纤维组织增生？

答：预防措施包括：①绝对控制氧疗指征，并进行眼底检查，坚持随诊眼底情况，以避免和早期发现及治疗视网膜病。②在氧疗过程中，密切监测氧流量、氧分压（PaO_2）及经皮血氧饱和度（$TcSaO_2$），在不同方式的呼吸支持，都应以最低的氧浓度维持 $TcSaO_2$ 在 88%～92%，PaO_2 50～80mmHg。当病情好转、血气改善后,应及时并逐步下调吸入氧浓度(FiO$_2$)。③如患儿对氧浓度需求高,长时间吸氧仍无改善,应积极查找病因,调整治疗方案。④对早产儿用氧时,应书面告知家长早产儿血管不成熟的特点、早产儿用氧的必要性和可能的危害性。⑤符合眼科筛查标准的早产儿,应及时进行视网膜病变(ROP)筛查,以早期发现,早期治疗。

23. 新生儿眼底筛查对象及时间是什么?

答:(1)眼底筛查对象:①对出生体重<2000g 的所有早产儿或低体重儿;②对患有严重疾病的早产儿,筛查范围可适当扩大到体重 2200g。开始进行眼底病变筛查,随诊直至周边视网膜血管化。

(2)时间:首次筛查应在生后 4～6 周或矫正胎龄 32 周开始。检查方法:一般使用间接检眼镜和屈光度 20～30D 的透镜进行眼底检查。

24. 如何对新生儿进行视网膜病变(ROP)的随访及治疗?

答:(1)新生儿 ROP 的随访及治疗应根据第一次检查结果而定:①双眼无病变,隔周复查 1 次,直到矫正胎龄 42 周,即视网膜血管长到锯齿状边缘为止;②Ⅰ期、Ⅱ期病变者,每周复查 1 次,随访过程中若 ROP 下降,每 2 周检查 1 次,直到病变完全消退;③Ⅲ期病变,每周复查 2～3 次,如达到阈值水平,应及时开始治疗,应在诊断后 72 小时内进行激光治疗、冷凝治疗、巩膜环扎术、玻璃体切割术、内科治疗。

(2)随访频率根据上一次的检查结果,由眼科医生决定。

(3)患儿出院或转院后,坚持眼科随访直到矫正胎龄 42 周为止。出院前向家属强调 ROP 随访的重要性。

25. 新生儿雾化吸入时该如何预防感染?

答:预防感染的措施有:①雾化管道一人一用一消毒或使用一次性雾化器;②每次雾化治疗结束后,将雾化罐、口含嘴及管道置于置物盒送供应室清洗、晾干、低温,灭菌消毒后备用;③雾化后口腔护理,避免药物沉积口腔内引起感染,如口腔有真菌感染可用 2%～4% 碳酸氢钠溶液或 2.5% 制霉菌素甘油涂于患处,每日 3～4 次,具有抑制真菌的作用;④肺部感染者,适当使用抗生素。

26. 新生儿雾化吸入时发生呼吸困难的原因? 如何预防?

答:(1)发生呼吸困难的原因:①由于黏稠的分泌物具有吸水性,长期集聚于支气管内的黏稠分泌物,雾化吸入后吸水膨胀,使原有部分堵塞的支气管完全堵塞;②雾化吸入水分过多,引起机械肺水肿的发生,导致呼吸困难;③高密度均匀气雾颗粒可分布到末梢气道,如果长时间吸入可引起气道湿化过度,或支气管浸软而导致呼吸困难;④雾化药物刺激过大导致呼吸困难。

(2)预防措施:①选择合适的体位,患者取半卧位或头高卧位,使膈肌下降,静脉回心血量减少,增加肺活量;②持续吸氧,避免雾化过程中血氧分压降低；③选择合适的雾化吸入器，控制雾化吸入时间，雾化后拍背吸痰，及时吸出湿化痰液，以免阻塞呼吸道。

27. 新生儿吸痰时发生低氧血症的原因是什么？

答：发生低氧血症的原因包括：①吸痰过程中给氧中断，导致缺氧或低氧血症；②吸痰时负压抽吸将肺内氧气吸出，从吸痰管周围卷入的气体是氧浓度较低的空气，导致吸入氧浓度降低；③吸痰时气道内注水引起小气道阻塞和肺不张，导致低氧血症；④吸痰反复操作，刺激咽喉部引起咳嗽，使呼吸频率下降，而引起缺氧；⑤吸痰前未提高氧浓度，吸痰时可带走氧气，致使吸痰时患儿缺氧；⑥吸痰时负压过高、时间过长、吸痰管外径过粗、置管过深等均可造成低氧血症；⑦使用呼吸机的患者，在吸痰过程中脱离呼吸机的时间过长。

28. 新生儿吸痰操作时应如何避免发生低氧血症？

答：预防低氧血症的措施：①吸痰管口径的选择要适当，使其既能够将痰液吸出，又不会阻塞气道；②吸痰前先雾化吸入并协助患儿拍背，让患儿将深部痰液咳出后再继续吸痰；③刺激气管隆突处易引起患者的咳嗽反射，不宜反复刺激；④吸痰不宜深入至支气管处，否则易堵塞呼吸道；⑤使用呼吸机的患者，在吸痰过程中不宜使患者脱离呼吸机的时间过长，一般 <15 秒；⑥吸痰前后给予高浓度氧，可给予 100% 纯氧 5 分钟，以提高血氧浓度；⑦吸痰时密切观察患儿的肤色、心率、呼吸及血氧饱和度的变化；⑧已经发生低氧血症者，立即提高氧流量、氧浓度或给予面罩加压吸氧，酌情静脉给予肾上腺素及氨茶碱等药物，必要时进行机械通气。

29. 新生儿吸痰时如何预防呼吸道黏膜损伤？

答：预防方法：①选择优质、前端钝圆有多个侧孔、后端有负压调节孔的吸痰管，吸引前先蘸生理盐水使其润滑。②选择适当型号吸痰管：新生儿常选用 6～8 号吸痰管，如从鼻腔吸引尽量选用 6 号。有气管插管者，可选择外径小于 1/2 气管插管内径的吸痰管。③吸痰管插入长度：插入的长度至患者有咳嗽或恶心反应即可。气管插管的患儿，插入长度超过气管插管 1～2cm 或插到阻力退回 0.5cm 后再吸痰，避免插入过深损伤。④每次吸痰的时间不宜超过 15 秒。若痰液一次未吸净，可暂停 3～5 分钟再吸痰，吸痰间隔时间，应视痰液黏稠程度与痰量而定。⑤每次吸痰前先将吸痰管放于无菌盐水中以测试导管是否通畅和吸引力是否适宜，调节合适的吸引负压。一般新生儿 <100mmHg。在吸引口腔分泌物时，通过手控制负压孔，打开、关闭反复进行，直至吸引干净。⑥对于不合作的患儿，必要时固定好患儿的头部，避免头部摇摆；对于烦躁不安和极度不合作者，吸痰前可酌情予以镇静。

30. 新生儿吸痰时如何预防感染？

答：预防感染措施：①吸痰时严格遵守无菌技术操作原则，采用一次性吸痰管,使用前认真检查有效期、包装有无破损等。准备两根吸痰管,应先吸气管内的痰,后吸口、鼻腔分泌物。②吸痰前洗手,戴无菌外科手套,用生理盐水冲洗吸痰管。吸引瓶内吸出液应及时更换,不超过其高度的 70%~80%。③痰液黏稠者,应用布地奈德、吸入用复方异丙托溴铵溶液及糜蛋白酶等雾化吸入,雾化后拍背,每日 3 次,以便稀释痰液,易于排痰或吸痰。④加强口腔护理,常规使用生理盐水。当培养出致病菌时,可根据药敏试验结果选择适当的抗生素局部应用。⑤吸痰所致的感染几乎都发生在呼吸道黏膜损伤的基础上,所有防止呼吸道黏膜损伤的措施均适合于防止感染。⑥发生局部感染者,予以对症处理。出现全身感染时行血培养,做药物敏感试验,根据药敏试验结果选择抗生素静脉用药。

31. 新生儿黄疸蓝光治疗的指征是什么?

答:蓝光治疗的指征包括:①适用于各种原因所致的新生儿高胆红素血症,主要是各种溶血症;②血清总胆红素 >205~256μmol/L 的高胆红素血症,应在检查病因的同时开始光疗;③产前已确诊为新生儿溶血症,生后 24 小时内出现黄疸者;④换血前后的辅助治疗。

32. 新生儿黄疸蓝光治疗的禁忌证是什么?

答:蓝光治疗的禁忌证包括:①直接胆红素高(>68.4μmol/L);②有心、肺或肝功能损害;③有出血倾向;④有呕吐或腹泻表现;⑤尿量减少;⑥体温过高(>38℃)。

33. 新生儿黄疸蓝光治疗的原理是什么?

答:胆红素能吸收光线,以波长 450~460nm 的光线作用最强,由于蓝光的波长主峰在 425~475nm,故认为是人工照射的最好光源。光照对未结合胆红素比对结合胆红素的作用大 2~3 倍,未结合胆红素在光照作用下发生变化,可使未结合胆红素 Z 型(脂溶性)转化为异构 E 型(水溶性),经胆汁排泄到肠腔或从尿内排出,从而使血清胆红素浓度降低,但光疗的作用部位在皮肤的浅层,因此光疗后皮肤的黄疸减轻并不表示血液中胆红素的相应下降,容易反复黄疸,必要时需抽血检查。

34. 影响新生儿黄疸蓝光治疗效果的因素?

答:影响蓝光治疗效果的因素包括:①皮肤暴露面积的多少可直接影响蓝光治疗的疗效;②器材及光源安装;③灯管与患儿的距离亦有一定关系;④灯管寿命与疗效;⑤患儿奶量及大小便情况亦影响疗效。

35. 新生儿黄疸蓝光治疗时灯管与新生儿的距离与疗效的关系?

答:(1)灯管应保持清洁并定时更换,使用 300 小时后,蓝光能量减少 20%,900 小时后减少 35%,2000 小时后约减少 45%。20W 比 40W 衰减稍快。灯管距床面距离 40cm 左右为好,但在双光中下方灯管与床面之间距离可以缩短

20～25cm，距离太近患儿易发热和脱水，也可影响护理操作。

（2）在光源上方或下方装有反光设备可以增加光源的强度。因垂直光线距离最短，所以光疗箱安装呈一弧度反光设备，使光源以垂直或接近垂直的方式照射到患儿皮肤。

36. 新生儿黄疸蓝光治疗的副作用是什么？

答：蓝光治疗的副作用包括：发热、腹泻、皮疹、维生素 B_2 缺乏与溶血、青铜症、低钙血症、贫血、体温过低、呕吐、皮肤破损、眼与外生殖器损伤。

37. 新生儿黄疸蓝光治疗时如何预防发热？

答：预防发热的措施：①调整灯管与患儿距离：上方灯管与玻璃板之间距离 40cm 为适宜，在双面光疗中，下方灯管与玻璃板可以缩短到 20～25cm。②保持室温稳定，光疗时室温保持在 24～26℃。③密切监测生命体征及箱温：光疗时每 2 小时测患儿体温、心率、呼吸、血氧饱和度及箱温一次，体温维持在 36.0～37.5℃，根据体温调节箱温，并记录。如果体温超过 38.5℃，暂停光疗，经处理体温恢复正常后再光疗。光疗结束后每 4 小时测体温 1 次。

38. 新生儿黄疸蓝光治疗时为什么会出现腹泻？

答：腹泻原因：①光疗时患儿血中的间接胆红素氧化分解成直接胆红素，直接胆红素经肠道时刺激肠壁引起；②光疗时可增加肠蠕动 50%，食物通过肠道速度加快，加上乳糖吸收不良，胆酸盐排泄增多，导致腹泻排稀绿便，大便水分丢失增加 2～3 倍，排钠、钾、氯增多。

39. 新生儿黄疸蓝光治疗时出现腹泻时的护理措施是什么？

答：护理措施包括：①光疗过程中保持水分营养供给，除保证输液量外，每 3 小时给患儿喂奶或母乳，尽量减少患儿水分丢失；②加强皮肤护理，新生儿皮肤柔嫩，大小便刺激皮肤易引起红臀，因此要及时更换尿布，清洗后涂以鞣酸软膏，预防红臀；③记录 24 小时出入量，每日测体重 1 次；④轻度腹泻不予以处理，停止光疗后腹泻停止；重者可改腹泻奶粉。

40. 新生儿黄疸蓝光治疗时如何做好皮肤护理？

答：皮肤护理措施包括：①光疗前先洗澡，清洁皮肤，预防感染，剪短指甲，包裹患儿手足，预防抓破皮肤；②患儿置光疗箱行光疗，可在头部垫一小毛巾，避免头部摩擦破损；③加强臀部护理，特别是有腹泻的患儿，应及时更换尿布；④对于特别瘦小的患儿，改用单面光疗，为暖箱内和辐射台上的患儿给予鸟巢式护理；⑤ BiliBed 婴儿蓝光床为单面照射，配有一层透明度极好的柔软床垫和睡袋，避免了患儿恐惧不安和烦躁哭闹引起的皮肤破损；⑥已发生皮肤破损者可外涂 2% 碘伏溶液消毒，再用无菌纱布包扎；⑦对于营养不良低蛋白血症者，可静脉输注白蛋白或血浆。

41. 新生儿黄疸蓝光治疗时如何预防眼部及生殖器损伤？

答：预防方法包括：①光疗时采用的光波波长最易对视网膜黄斑造成伤害，男婴外生殖器长时间暴露于光疗下可能增加鳞癌的风险，因此光疗前仔细检查患儿的眼部及生殖器遮挡情况；光疗时应用一次性光疗眼罩遮住患儿双眼，用尿布遮盖会阴部，尽量暴露其他部位的皮肤。②光疗过程中，严密观察患儿有无哭吵、烦躁不安等情况，避免眼罩或尿布脱落。更换尿布时应暂停光疗片刻。③用毯式光疗仪，因光未照射到患儿头部，对患儿眼部无任何刺激，避免了光疗造成的眼部损伤。④发生眼部损伤，应立即停止光疗并进行对症处理，局部应用滴眼液。

42. 新生儿黄疸蓝光治疗如何预防交叉感染？

答：预防措施包括：①医护人员在接触患儿前必须洗手，防止交叉感染；②光疗箱使用期间，保持光疗箱清洁，如被患儿呕吐物、大小便等污染后应立即清洁；③每天用含有效氯 500mg/L 消毒液擦拭光疗箱内外，湿化瓶每天浸泡消毒后更换无菌注射用水，以免细菌滋生；④患儿出光疗箱时，取出湿化罐，用消毒液浸泡，无菌用水冲净，光疗箱彻底消毒，光疗箱内外用消毒液擦拭，尤其注意卫生死角如内壁挂的温湿度计、水槽内、外侧面、粘钩、快速手消液挂架、输液架等处；⑤定期进行细菌培养，以检查清洁消毒的质量，如培养出致病菌，应将光疗箱移出病房彻底消毒，防止交叉感染。

第六节　新生儿复苏

一、新生儿复苏流程

1. 新生儿窒息复苏流程中分几步？

答：新生儿复苏按照复苏流程分为 A、B、C、D 四步：A—快速评估和初步复苏步骤；B—正压通气和氧饱和度监测；C—气管插管正压通气和胸外按压；D—给予药物和（或）扩容，每一步操作之前要进行评估，根据评估结果进行下一步操作。

2. 为保证新生儿复苏效果，复苏过程中应遵循的原则是什么？

答：整个复苏过程中都要遵循评估、决策、实施操作原则，循环往复指导复苏进行下去。

3. 新生儿窒息复苏中最重要和有效的措施是什么？

答：新生儿窒息复苏中最重要和有效的措施是有效的通气。

4. 新生儿复苏中黄金 1 分钟是指什么？

答：是指从新生儿出生开始 1 分钟内应该做完第一个正压通气。在 1 分钟内应完成初步评估、初步复苏步骤、正压通气和血氧饱和度仪的探头安置（血氧饱和度监测）。在新生儿复苏中有效的通气（给氧）非常重要，因此，要在新生儿出生后 1 分钟内使氧气进入新生儿肺内。

5. 什么是新生儿复苏流程图？

答：新生儿复苏流程图见图 3-1。

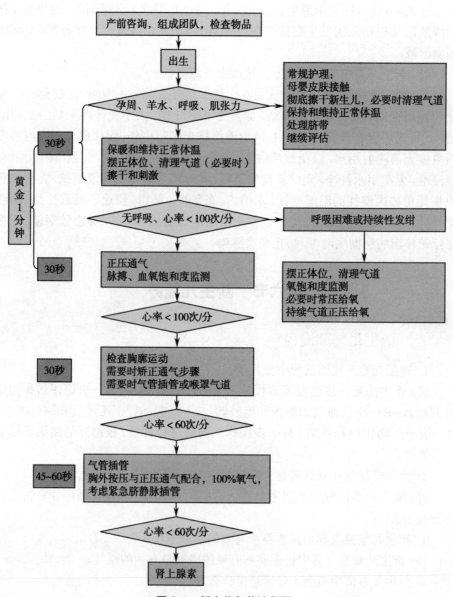

图 3-1　新生儿复苏流程图

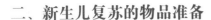

二、新生儿复苏的物品准备

6. 新生儿出生时,室温、辐射台的适宜温度是多少?

答:对于产妇来说,室温 26～28℃比较适宜,但对于刚出生的新生儿来说,还需要更高的温度。应关闭门窗,减少人员走动,避免空气对流。同时,辐射台应提前打开预热,足月新生儿室温应调节到 32～34℃;如果是早产儿,需要将辐射台温度调节到使新生儿腹部皮肤温度达到 36.5℃的温度或遵照儿科医生的指示调节,同时新生儿所用衣物也应预热。

7. 在检查复苏气囊时,如何判断减压阀在工作状态?

答:将新生儿复苏气囊的氧气输出端在手掌上密闭,另一只手用力按压气囊,当看到减压阀抬起说明减压阀在工作状态。减压阀又称安全阀,保持在工作状态非常重要,可以保证新生儿通气时安全,不至于因操作者用力过大造成新生儿肺部损伤。

8. 产妇孕 39 周,估计胎儿体重约 3000g,应准备什么型号的气管插管?

答:根据孕周和体重,应选择内径 3.5mm 的气管插管备用。

9. 产妇孕足月,没有合并症,新生儿出生后如果出现窒息,使用的氧浓度是多少?

答:可以先使用空气复苏(氧浓度 21%),如果复苏到 90 秒钟以后(初步复苏、正压通气、矫正通气后),新生儿心率仍继续下降(<100 次/分),说明空气复苏效果不好,应增加用氧浓度至 100%。如果复苏没有到 90 秒钟,但新生儿已经需要胸外按压,也需提高氧浓度至 100%。

10. 为新生儿复苏时,应准备几个型号的气囊面罩?

答:两个:大的是为足月新生儿准备的;小的是为早产儿准备的,选择合适的面罩可以提高通气效果和减少新生儿面部损伤。

11. 喉镜的镜片有几个,分别是什么号?

答:两个:1 号镜片(大的)复苏足月儿使用;0 号镜片(小的)复苏早产儿时使用。使用之前应检查电池和灯泡是否电力充足和灯泡是固定牢固。

12. 为新生儿复苏的药物应准备什么?

答:准备新生儿复苏药物时,应准备肾上腺素(原液:1∶1000)和 0.9% 氯化钠注射液 10ml 一支和 100ml 一袋。

13. 为足月新生儿苏时胃管应准备什么型号?

答:准备 8F 胃管一根,20ml 注射器一个,胶布等。

14. 新生儿气道吸引时,为保证安全,低压吸引器的最大压力不应超过多少?

答:应使用专用的新生儿低压吸引器,最大压力不超过 100mmHg,以免压力太大造成气道损伤。

三、初步复苏

15. 复苏之前要对新生儿进行评估，评估内容是什么？

答：每个新生儿出生后需要立即对其进行4项内容评估：孕周、羊水（性状）、呼吸（哭声有无）、肌张力（好和差）情况。

16. 新生儿有无活力是根据哪些内容判断的？

答：新生儿有无活力是根据呼吸（哭声）、心率、肌张力三项内容判断的。

17. 有羊水粪染而无活力新生儿是指什么？

答：新生儿哭声响亮（呼吸好）、肌张力好、心率 >100 次 / 分，为有活力新生儿；如果上述有一项不符合，为无活力新生儿，应立即气管插管进行气道清理。

18. 有羊水粪染而无活力，应如何清理新生儿气道？

答：新生儿羊水粪染而又没有活力，应立即选择合适型号的气管插管进行气管置管；插好管之后，连接胎粪吸引管和低压吸引器进行气道清理，插管要在20秒钟内完成，吸引气道要在3～5秒钟内完成（图3-2）。

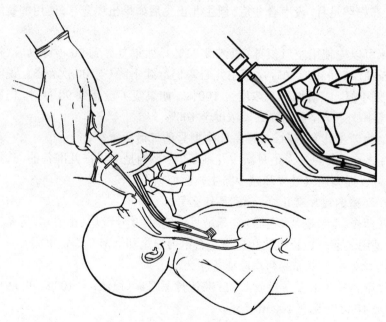

图3-2　羊水粪染无活力时清理气道

19. 能使新生儿气道相对通畅的体位是什么样的？

答：复苏过程中，能使新生儿气道相对通畅的体位是"鼻吸位"，即新生儿平卧位，利用肩垫抬高肩部，使新生儿的头部轻度后仰，这样的体位能使新生儿的鼻、咽、气管相对呈一直线,使气道通畅。

20. 新生儿复苏时,如何保证体温散失最少?

答:新生儿出生前,提前预热辐射台,关闭门窗提高室温,防止空气对流。将包裹新生儿的衣物提前预热。新生儿出生后,应在清理呼吸道之后,迅速将新生儿擦干并撤掉湿巾,给新生儿戴上帽子。将新生儿放在干燥的台面上。使用辐射台时,操作人员注意不要将身体探到辐射台的热源灯下遮挡热源辐射到新生儿身上,影响保暖效果。

21. 在初步复苏中为保证新生儿不将羊水吸入,应如何做?

答:擦干新生儿要在清理呼吸道之后,因为擦干对于新生儿来说本身就是一种刺激。如果先擦干后清理呼吸道,可能刺激新生儿呼吸将羊水吸入。

22. 在为新生儿清理气道时,应遵循什么样的顺序?

答:为新生儿清理呼吸道时,要先清理口腔,后清理鼻腔,因为如果先用吸管或吸球吸引鼻腔会刺激新生儿呼吸,容易将未清理气道中的羊水吸入(图3-3)。

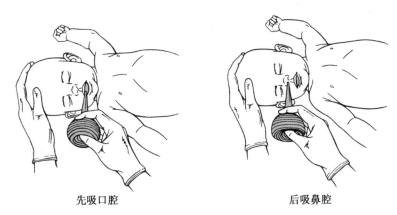

先吸口腔　　　　　　　　　后吸鼻腔

图3-3　清理气道的顺序

23. 擦干新生儿后为减少体温散失,应如何做?

答:擦干新生儿后,要把用于新生儿擦干的湿毛巾撤掉,因为新生儿躺在湿毛巾上也会造成体温快速散失,应让新生儿躺在干燥的辐射台上或新生儿大声哭以后,放在产妇腹部进行皮肤接触。

24. 新生儿末梢青紫和皮肤温度凉,可能的原因是什么?

答:一种可能是新生儿在出生最初几分钟的过渡时期,血氧饱和度没有达到目标值,造成皮肤青紫。如果血氧饱和度达到目标值新生儿仍有末梢青紫、皮肤温度凉是保暖不够造成,应加强新生儿保暖。

25. 在擦干新生儿以后,新生儿仍没有呼吸,下一步该干什么?

答:在初步复苏步骤中,若擦干没有刺激新生儿出现呼吸,应给予新生儿触觉刺激诱发新生儿呼吸，触觉刺激一般给予 1～2 次，如果诱发呼吸无效，应该进行下一步的复苏操作（正压给氧）。过多给予触觉刺激不但会对新生儿造成伤害，而且还会延误复苏的实施，因为此时新生儿已经处于继发性呼吸暂停阶段，对触觉刺激没有反应。

26. 触觉刺激有几种？如何做？

答：触觉刺激有两种，一种是操作者在新生儿足底轻拍或轻弹；另一种是操作者用手快速在新生儿背部或躯体两侧摩擦刺激新生儿，诱发呼吸（图 3-4）。

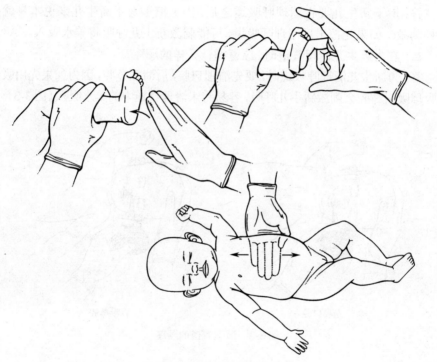

图 3-4　触觉刺激的方法

27. 常压吸氧的方法有几种？

答：复苏时，常压吸氧有 3 种方法。①吸氧导管给氧：可用手夹住吸氧管做成一个面罩放在新生儿口鼻处；②面罩吸氧：选择一个合适的面罩，连接吸氧管；③使用气流充气式气囊常压给氧，但自动充气式气囊不能提供常压氧（图 3-5）。

28. 何时停止常压给氧？

答：如果有条件应该在复苏的过程中监测新生儿血氧饱和度，如果血氧饱和度达到目标值就停止吸氧；另外为新生儿提供常压氧后，观察新生儿肤色逐渐变红润就慢慢降低吸氧浓度，直到新生儿吸空气也能保证皮肤红润。

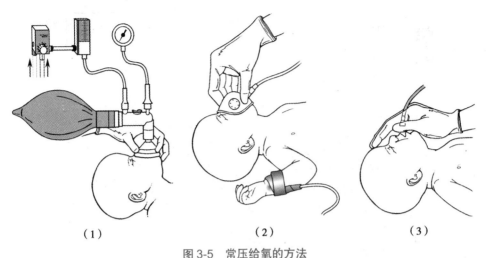

（1）　　　　　　　　（2）　　　　　　　　（3）

图 3-5　常压给氧的方法

四、正压通气

29. 正压通气的指征是什么？

答：在经过 30 秒初步复苏后，新生儿仍没有呼吸或只有喘息、心率低于 100 次/分，就要开始为新生儿进行正压通气。

30. 复苏过程中如何听心率？

答：在整个复苏过程中，为节约时间，听心率只听 6 秒，所得数字乘以 10，即为新生儿大约 1 分钟的心率数值。例如 6 秒心率为 5 次，即 1 分钟心率约 50 次。

31. 能实施正压通气的气囊类型和设备是什么？

答：自动充气式气囊（复苏器）、气流充气式气囊、T-组合复苏器（图 3-6）。

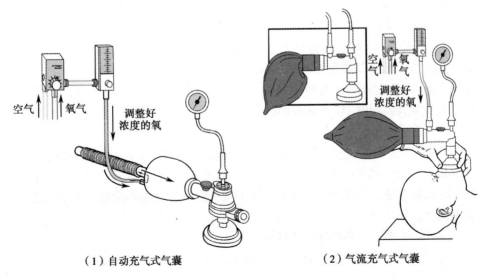

（1）自动充气式气囊　　　　　　　（2）气流充气式气囊

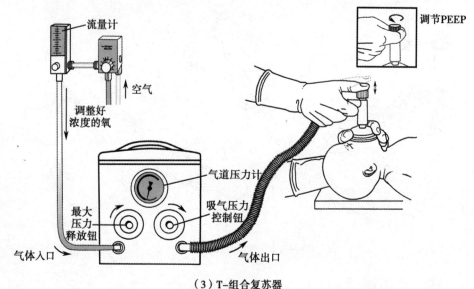

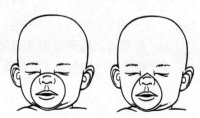

调节PEEP

流量计

↑ 空气

调整好浓度的氧

气道压力计

吸气压力控制钮

最大压力释放钮

气体入口

气体出口

（3）T-组合复苏器

图3-6 气囊类型和设备

32. 复苏气囊的面罩有几种形状？如何放置在新生儿面部？

答：复苏气囊上的面罩有圆形和解剖形两种形状。放置时要罩住新生儿部分下颌、口和鼻。为了更好、更快地放置好面罩，操作者应站在新生儿头一侧，先要覆盖下颌（部分下颌，如果将全部下颌都罩住，那么面罩不能覆盖住口鼻）再覆盖口鼻，这样操作起来比较容易（图3-7）。通常用拇指和中指环绕面罩的边缘，无名指和小指抬起，避免压迫气道，妨碍气体进入。注意不要太过用力下压面罩来帮助密封，那样会损伤新生面部，有时还会改变新生儿的鼻吸位（变成了头部俯屈位）。也不要把手指压在新生儿的眼睛上，造成眼部损伤。

图3-7 面罩放置部位

33. 正压通气的频率？

答：复苏过程中，正压通气频率控制在40～60次/分，为了在抢救时更好地控制按压气囊的频率，操作者应该大声计数，计数1、2、3，数到1时按压，数到2、3时放松气囊。正压通气开始时，助手应将脉搏血氧饱和度仪安置在新生儿右手腕上。

34. 正压通气的持续时间是多少？

答：正压通气操作30秒钟后评估心率，操作时应保证正压通气是有效的。

35. 如何控制自动充气式气囊的压力？

答：决定给予新生儿正压通气的压力大小取决于操作者挤压气囊的力度、面罩与婴儿面部间是否密封良好、减压阀开放时的压力。开始的吸气压力约20cmH$_2$O，心率的增加（如安装了血氧饱和度仪同时监测血氧饱和度值）和听到双侧肺的呼吸音是肺充盈压力足够的最好指征，操作者也可以通过观察新生儿胸廓是否有起伏来判断气体是否进入肺部。

36. 矫正通气（MRSOPA）包括几个步骤？

答：矫正通气操作包括5部分：①新生儿体位是否是"鼻吸位"；②面罩是否与新生儿面部密闭好；③气道中有黏液应吸引口、鼻；④给氧时是通过新生儿口鼻进入，应让其口稍张开；⑤压力不够时，增加按压气囊的力度。

37. 新生儿复苏的氧流量是多少？

答：流量调节到5L/min，应对氧气进行湿化。

38. 新生儿复苏气囊面罩的形状有几种？

答：2种：圆形和解剖形。每种又分大小型号，大面罩用于足月儿复苏，小面罩用于早产儿复苏。注意使用解剖形面罩时要使三角形的尖端朝向新生儿鼻子，如果放置的方向反了，影响面罩在新生儿面部的密闭（图3-8）。

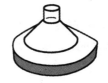

图 3-8 复苏面罩的形状

39. 气囊面罩时应该罩住新生儿的什么部位？

答：根据新生儿孕周选择合适的面罩，将面罩放置在新生儿部分下颏（下颏与下唇之间）、口和鼻上。使用解剖形面罩时应注意尖端应对准鼻部放置。

40. 如何利用气囊面罩复苏器的装置调节给氧浓度？

答：使用自动充气式气囊复苏不连接氧源（空气复苏）给予的氧浓度为21%；复苏气囊连接氧源（氧流量5L/min），取下储氧袋，这时输出的氧浓度约40%；连接氧源和使用开放式储氧袋氧浓度达90%；使用密闭式储氧袋，连接氧源，氧浓度是100%。

41. 早产儿复苏时初始氧浓度多少为宜？

答：早产儿用氧更应该慎重，开始复苏时使用30%～40%的氧浓度即可。如果需要胸外按压，应提高氧浓度到100%。

42. 正压通气时，如果观察到新生儿胸廓没有起伏或过度起伏，表示什么？

答：正压通气时，胸廓没有起伏说明气体没有有效地进入新生儿肺部，应积极查找原因。可能的原因是：新生儿体位不是鼻吸气位（大多数时是没有使用肩垫或肩垫放置位置不对）、面罩密封不良、气道中有黏液阻塞、口没有张开、按压气囊的压力不够；如果是胸廓过度起伏，原因是按压气囊的压力过大，进入肺部的气体太多,这时减压阀应该已经打开,按压的人员可能没有注意到,应该立即减轻按压力度。

43. 如何控制自动充气式气囊的压力?

答:决定给予新生儿正压通气的压力大小取决于挤压气囊的力度;面罩与婴儿面部间是否密封良好;减压阀开放时的压力。开始的吸气压力约 20cmH$_2$O,心率的增加(如安装了血氧饱和度仪同时监测血氧饱和度值)和听到双侧肺的呼吸音是肺充盈压力足够的最好指征。操作者注意在有节律地按压气囊时应观察新生儿胸廓是否有起伏、减压阀是否开启,也可以让助手帮助听双肺呼吸音等方法控制压力在合适的范围,避免新生儿受损或复苏效果不好。

44. 面罩正压通气时,何时给新生儿留置胃管?

答:如果使用气囊面罩复苏超过 2 分钟或观察新生儿上腹部膨隆,说明胃内有气体,应该插入胃管将胃内的气体和黏液抽出,否则胃内过多的气体会造成反流和误吸,再有膈肌上升使胸腔变小,影响肺部通气。

45. 插入胃管的深度如何测量?

答:插入胃管的深度可在新生儿身上测量:从患儿鼻根部到耳垂,从耳垂到新生儿剑突和脐之间,即是胃管插入的深度(图 3-9)。

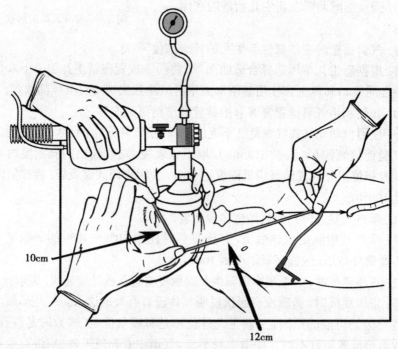

图 3-9　胃管长度测量

46. 通气有效新生儿的表现如何？

答：如果正压通气有效，可观察到新生儿皮肤逐渐变红润，听诊心率上升，血氧饱和度增加，新生儿出现自主呼吸。

47. 为什么胎粪污染新生儿无活力时要在气管插管下进行气道清理？

答：羊水胎粪污染，新生儿表现无活力，说明新生儿气道有阻塞，缺氧严重，应立即气管插管清理气道深部的黏稠羊水，保障气道通畅，也为下一步正压通气操作做准备。

48. 在复苏过程中，什么情况需要气管插管？

答：需要气管插管的情况有：①胎粪污染的新生儿如果没有活力，需要气管插管下吸引气道内的羊水和黏液；②需要心脏按压时，正压通气要在气管插管下进行；③有膈疝的新生儿需要复苏时；④需要通过气管插管内给药时。

49. 何时停止正压通气？

答：当新生儿心率＞100 次 / 分，血氧饱和度达到目标值、新生儿有自主呼吸即可停止正压通气。停止正压通气后还应继续观察新生儿的情况，直到新生儿生命体征平稳。

50. 新生儿为膈疝应如何进行正压通气？

答：应在气管插管下进行正压通气，因为膈疝的新生儿胃肠道被挤压到胸腔内，如果使用气囊面罩通气会使气体进入到胃肠道，胃肠道膨胀占据胸腔内的空间挤压肺，使肺更难以扩张。

51. 如何评估正压通气的效果？

答：新生儿心率增加是有效复苏最重要的指征。每次实施正压通气后首先评估心率，如果连接了血氧饱和度仪，同时还应该评估血氧饱和度，血氧饱和度达到目标值也是有效通气的指征。通气效果不佳的可能原因：面罩与新生儿面部密封不严；新生儿气道阻塞（体位不是鼻吸位或气道中有黏液）；没有足够的压力使新生儿肺扩张。

五、正压通气与心脏按压

52. 胸外按压的指征是什么？

答：在有效的正压通气后（30 秒正压通气和 30 秒矫正通气后），新生儿心率仍然低于 60 次 / 分，应该开始在正压通气的同时加入胸外按压。

53. 胸外按压的部位？如何寻找按压部位？

答：胸外按压的部位是胸骨下 1/3。定位：寻找按压部位为新生儿两乳头连线中点下方，避开剑突（图 3-10）。

54. 胸外按压的深度是多少？

答：胸外按压深度为新生儿前后胸径的 1/3（图 3-11）。

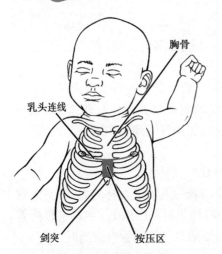

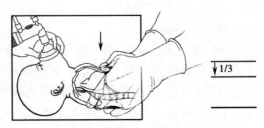

图 3-10 胸外按压部位　　　　　图 3-11 胸外按压深度

55. 胸外按压与正压通气的比例是多少?

答:胸外按压与正压通气的比例为 3∶1,即按压 3 次插入 1 次正压通气,4 个动作为一个周期,耗时 2 秒钟;1 分钟 120 个动作,包括 90 次按压,30 次正压通气。

56. 正压通气与心脏按压时应如何进行操作?

答:胸外按压时需两人操作,一人负责胸外按压,另一人负责正压通气,两人需要默契配合。

57. 胸外按压时可能发生的并发症有什么?

答:如果按压部位不正确或力度过大,可能会出现肋骨骨折、气胸、剑突骨折、肝脏破裂等并发症。

58. 如何保证胸外按压与正压通气很好地配合进行?

答:由负责胸外按压的操作者大声计数,喊口令:"1、2、3,吸"。喊到"1、2、3"时给予 3 次心脏按压,喊到"吸"时,负责正压通气的人员挤压气囊给予 1 次正压通气,两人进行配合。

59. 胸外按压的手法有几种? 如何操作?

答:胸外按压的手法有两种:拇指法和双指法。①拇指法:推荐首选,操作者用双手拇指按压在新生儿胸骨下,其余四指环抱新生儿胸廓做支撑,按压时拇指稍立起,做到垂直下压胸骨。②双指法:操作者用示指和中指或中指和无名指垂直下压胸骨下 1/3,另外一只手放在新生儿背部做支撑。每按压 3 次插入 1 次正压通气,两人默契配合(图 3-12)。

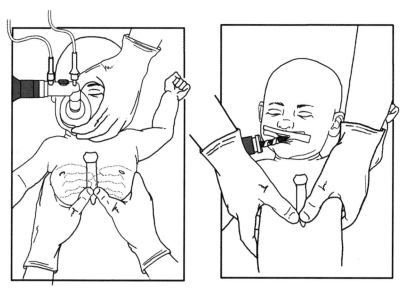

（1）胸外按压拇指法

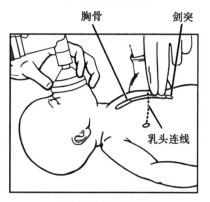

胸骨　　　剑突

乳头连线

（2）胸外按压双指法

图 3-12　胸外按压

60. 拇指按压时应注意什么？

答：两个拇指应按压在胸骨下 1/3 处，并且要稍稍立起，保证垂直下压在胸骨上（图 3-13）。

61. 胸外按压应进行多少时间？

答：胸外按压与正压通气需进行 45～60 秒，然后停下来评估心率，根据心率情况再进行下一步操作。

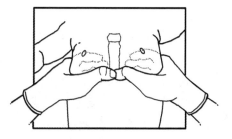

图 3-13　拇指法按压时，双拇指手法

62. 胸外按压的有效指征是什么？

答：实施胸外按压后，新生儿心率逐渐上升至 60 次 / 分及以上，血氧饱和度增加达到目标值。

63. 何时停止胸外按压？

答：监测新生儿心率达到 60 次 / 分以上，可以停止心脏按压，继续给予正压通气，根据血氧饱和度调节给氧浓度和时间。如心率 > 100 次 / 分，血氧饱和度达到目标值，可以停止正压通气，继续观察新生儿至生命体征平稳。

六、使用药物

64. 给予肾上腺素的指征是什么？

答：经过有效的正压通气和胸外按压，新生儿心率仍低于 60 次 / 分时，应该给予肾上腺素。

65. 给予肾上腺素的浓度？如何配制？

答：新生儿复苏时，给予肾上腺素的浓度为 1∶10 000（原液为 1∶1000，每支 1ml）；用 10ml 注射器抽取肾上腺素 1ml，再抽取生理盐水 9ml，注射器内即为 1∶10 000 浓度的肾上腺素。

66. 肾上腺素的给药剂量、给药途径和给药速度？

答：给予浓度 1∶10 000 肾上腺素，给药途径有两种：脐静脉和气管插管内给药。如果脐静脉给药，按照新生儿 0.1～0.3ml/kg 计算，操作者给药前要估计新生儿体重；如果通过气管导管给药，按照新生儿 0.3～1ml/kg 计算，给药速度为快速给药。

67. 给予肾上腺素的途径为气管插管内给药时，剂量是多少？

答：肾上腺素浓度 1∶10 000，按照新生儿 0.3～1ml/kg，操作者要估计新生儿体重准备药量。例如新生儿体重 3000g，肾上腺素的给药剂量为 0.9～3ml。

68. 给予肾上腺素的途径为脐静脉给药时，剂量是多少？

答：肾上腺素浓度 1∶10 000，按照新生儿 0.1～0.3ml/kg，操作者给药前要估计新生儿体重准备药量。例如新生儿体重 3000g，肾上腺素的给药剂量为 0.3～0.9ml。

69. 肾上腺素的给药速度？

答：无论是气管插管内给药还是脐静脉给药，都是快速给药。

70. 新生儿复苏过程中如需要扩容，扩容的指征是什么？

答：如果母亲有胎盘早剥或新生儿有脐带失血，新生儿可能会出现低血容量性休克。新生儿表现为皮肤苍白、毛细血管再充盈延迟和（或）脉搏细弱，有持续性的心率慢，对有效的正压通气、胸外按压和肾上腺素反应差，需要扩容。

71. 首选的扩容剂是什么？剂量是多少？

答：复苏过程中，扩容剂首选 0.9% 氯化钠溶液。按照新生儿 10ml/kg 准备，例如新生儿体重 3000g，扩容剂量为 30ml。

72. 扩容时的给药速度？

答：扩容时，给予的 0.9% 氯化钠溶液需要 5～10 分钟脐静脉内推注完。

73. 如何判断新生儿脐静脉的位置？

答：新生儿脐带有 3 条血管，即 2 根脐动脉，1 根脐静脉。脐静脉看似一个大的、壁薄的管腔结构，脐带剪短后观察，脐静脉通常在时钟的 11～12 点位置（图 3-14）。

74. 脐静脉导管插入深度是多少？

答：足月新生儿插入深度 2～4cm，早产儿插入深度为 2cm 左右（图 3-15）。

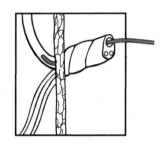

图 3-14　脐静脉

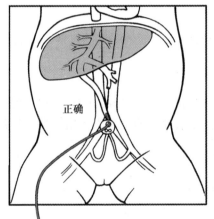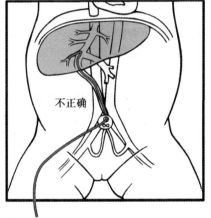

正确　　不正确

图 3-15　脐静脉导管插入深度

75. 正常新生儿出生 10 分钟内的血氧饱和度是如何变化的？

答：新生儿血氧饱和度目标值为：1 分钟时 60%～65%；2 分钟 65%～70%；3 分钟 70%～75%；4 分钟时 75%～80%；5 分钟时 80%～85%；10 分钟时 85%～95%。复苏过程中，作为给氧的参考。

76. 新生儿复苏后观察要点是什么？

答：新生儿复苏成功后还应继续观察，如心率、肤色、呼吸、肌张力、血氧饱和度等，直至新生儿情况平稳，同时应注意给新生儿保暖。根据病情需要转入 NICU 继续观察和治疗的，应及时转入 NICU，转运时也应主要保暖和转运安全。

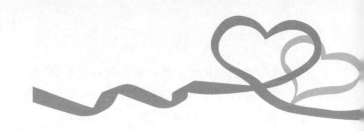

第四章

妇 科 护 理

第一节　女性生殖系统生理

1. 女性一生的不同生理阶段是什么?

答:根据女性一生生理特点分为:①胎儿期;②新生儿期;③儿童期;④青春期;⑤性成熟期;⑥绝经过渡期;⑦绝经后期。

2. 什么是性成熟期?

答:又称生育期,是卵巢生殖功能与内分泌功能最旺盛的时期。一般从18岁开始,历时约30年。

3. 性成熟妇女的生殖特点是什么?

答:性成熟期的妇女性功能旺盛,卵巢功能成熟并分泌性激素,已经建立规律的周期性排卵,生殖器官各部及乳房在卵巢分泌的性激素作用下发生周期性变化。

4. 什么是围绝经期?

答:从卵巢功能开始衰退直至绝经后1年内的时期。

5. 什么叫绝经综合征?

答:在围绝经期由于雌激素水平降低,妇女可出现血管舒缩障碍和神经精神症状,如表现为潮热、出汗、情绪不稳定、不安、抑郁或烦躁、失眠等。

6. 月经的定义?

答:指伴随卵巢周期性变化而出现的子宫内膜周期性脱落和出血,月经第一次来潮称为月经初潮。

7. 月经血的特点?

答:正常时月经血为暗红色,除血液外,其中还有脱落的子宫内膜碎片,宫颈黏液及脱落的阴道上皮细胞。月经血中含有前列腺素及来自子宫内膜的大量纤维蛋白溶酶,故月经血不凝。

8. 正常月经的临床表现是什么?

答:正常月经具有周期性,一般为21~35天,平均28天。正常月经量为

20～60ml，超过 80ml 为月经量过多。一般月经期无特殊症状，但经期由于盆腔充血及前列腺素的作用，部分妇女出现下腹及腰骶部下坠不适或子宫收缩痛，并可出现腹泻等胃肠道功能紊乱症状。

9. 卵巢合成和分泌什么激素？

答：卵巢主要合成和分泌雌激素、孕激素和少量的雄激素，均为甾体激素。

10. 雌激素的生理功能有哪些？

答：雌激素的生理作用包括：①促进子宫肌细胞增生和肥大，使肌层增厚；增加血供；促使和维持子宫发育；增加子宫平滑肌对缩宫素的敏感性。②使子宫内膜腺体和间质增生、修复。③使宫颈口松弛、扩张，宫颈黏液分泌增加，性状变稀薄。④促进输卵管肌层发育及上皮分泌活动，并可加强输卵管肌节律性收缩的振幅。⑤促使阴道上皮的增生和角化，黏膜变厚，并增加细胞内糖原含量，使阴道维持酸环境。⑥使阴唇发育、丰满、色素加深。⑦促进乳腺管增生和乳头、乳晕着色，促进其他第二性征发育。⑧协调卵泡刺激素（FSH）促进卵泡发育。⑨通过对下丘脑和垂体的正负反馈调节，控制促性腺激素的分泌。⑩促进水钠潴留，促进肝脏高密度脂蛋白合成，抑制低密度脂蛋白合成，降低循环中胆固醇水平；维持和促进骨基质代谢。

11. 孕激素的生理作用有哪些？

答：孕激素的生理作用包括：①降低子宫平滑肌兴奋性及其对缩宫素的敏感性，抑制子宫收缩，有利于胚胎在宫腔内生长发育；②使增生期子宫内膜转化为分泌期子宫内膜，为受精卵着床做好准备；③使宫颈口闭合，黏液分泌减少；④抑制输卵管肌有节律性收缩的振幅；⑤加快阴道上皮细胞脱落；⑥促进乳腺腺泡发育；⑦增强雌激素对垂体黄体生成素（LH）排卵峰释放的正反馈作用；在黄体期对下丘脑、垂体有负反馈作用，抑制促性腺激素分泌；⑧兴奋下丘脑体温调节中枢，可使基础体温在排卵后升高（0.3～0.5℃）；⑨促进水钠排泄。

12. 卵巢具有哪些功能及呈什么样的周期性变化？

答：卵巢具有生殖和内分泌双重功能。

（1）卵巢为女性的性腺，其主要功能为产生卵子并排卵和分泌雌性激素。

（2）卵巢的周期性变化：①卵泡发育和成熟；②排卵；③黄体形成及退化。

13. 根据子宫内膜的组织学变化将月经周期分为哪些周期性变化？

答：子宫内膜的变化分为：增殖期、分泌期、月经期 3 个阶段。具体如下：①增殖期：月经周期第 5～14 日，与卵巢周期中的卵泡期相对应，在雌激素作用下，内膜表面上皮、腺体、间质、血管均呈增殖性变化，该期子宫内膜厚度自 0.5mm 增生至 3～5mm；②分泌期：月经周期第 15～28 日，与卵巢周期中的黄体期相对应，黄体分泌的雌、孕激素使子宫内膜继续增厚，腺体更增长弯曲，出现分泌现象，此期内膜厚且松软，含有丰富的营养物质，利于受精卵着床发育；

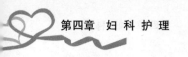

③月经期：月经周期第1～4日，为子宫内膜海绵状功能层从基底层崩解脱落期，是孕酮和雌激素撤退的最后结果。

14. 什么是下丘脑 - 垂体 - 卵巢轴？

答：下丘脑分泌促性腺激素释放激素（GnRH），通过调节垂体促性腺激素分泌，调控卵巢功能。卵巢分泌的性腺激素对下丘脑 - 垂体又有反馈调节作用。下丘脑、垂体与卵巢之间相互协调、相互影响，形成一个完成而协调的神经内分泌系统，称为下丘脑 - 垂体 - 卵巢轴。

15. 女性生殖系统的自然防御功能有哪些？

答：自然防御功能包括：①外阴：两侧大阴唇自然合拢，遮盖阴道口及尿道口。②阴道：阴道口闭合，阴道前后壁紧贴，可防止外界污染。同时，阴道内的环境呈酸性（pH≤4.5，多在3.8～4.4），抑制其他细菌生长。阴道分泌物可维持巨噬细胞活性，防止细菌侵入阴道黏膜。③子宫颈：子宫颈内口紧闭，子宫颈管黏膜为分泌黏液的高柱状上皮所覆盖，分泌大量黏液形成胶冻状黏液栓，阻止细菌侵入子宫内膜。④子宫内膜：育龄妇女子宫内膜呈周期性的剥脱，及时清除子宫腔的感染。⑤输卵管：输卵管黏膜上皮细胞的纤毛向宫腔方向摆动以及输卵管的蠕动，均有利于阻止病原体的侵入。⑥生殖道的免疫系统：生殖道黏膜有不同数量的淋巴组织和散在的淋巴细胞，均有重要的免疫功能，发挥抗感染作用。

16. 对月经周期有影响的其他内分泌腺有哪些？

答：下丘脑 - 垂体 - 卵巢轴也受其他内分泌腺功能的影响，这些腺体包括：甲状腺、肾上腺及胰腺。这些腺体的功能异常均可导致月经失调，甚至闭经。

第二节　月经失调妇女护理

一、功能失调性子宫出血

1. 功能失调性子官出血的定义？

答：功能失调性子宫出血，简称功血，是由于生殖内分泌轴功能紊乱造成的异常子宫出血。

2. 功能失调性子官出血的临床表现是什么？

答：（1）无排卵性功血：好发于青春期和绝经过渡期，但也可发生于生育年龄。最常见的症状是子宫不规则出血，表现为月经周期紊乱、经期长短不一、经量不定或增多，甚至大量出血，出血期一般无腹痛或其他不适，出血量多或时间长时常继发贫血，大量出血可导致休克。

（2）排卵性功血：包括黄体功能不足和黄体萎缩不全两种，前者表现为月经周期缩短、不孕或早孕期流产,后者月经周期正常,但经期延长、经量增多。

3. 无排卵性功血引起子宫不规则出血的特点有哪些?

答:特点包括:①月经过多:周期规则,经期＞7日,或经量＞80ml;②子宫不规则过多出血:周期不规则,经期延长,经量过多;③子宫不规则出血:周期不规则,经期延长而经量正常;④月经过频:月经频发,周期缩短＜21日。

4. 无排卵性功血常见的诱因有哪些?

答:常见诱因为:精神紧张、营养不良、代谢紊乱、慢性疾病、环境及气候骤变、饮食紊乱、过度运动、酗酒及某些药物影响。

5. 无排卵性功能失调性子宫出血受单一雌激素刺激引起哪两种出血?

答:无排卵性功能失调性子宫出血受单一雌激素刺激而无孕酮对抗,引起雌激素突破性出血或撤退性出血。

6. 无排卵性功血常见的辅助检查及检查的意义是什么?

答:(1)全血细胞计数:确定有无贫血及血小板减少。

(2)凝血功能检查:排除凝血和出血功能障碍性疾病。

(3)尿妊娠试验或血 hCG 检测:排除妊娠相关疾病。

(4)盆腔 B 型超声检查:明确有无宫腔占位病变及其他生殖道器质性病变等。

(5)基础体温测定:有助于判断有无排卵。

(6)血清性激素测定:适时测定孕酮水平可确定有无排卵及黄体功能。

(7)子宫内膜取样检查:①诊断性刮宫:止血和明确子宫内膜病理诊断。为确定卵巢排卵和黄体功能,应在经前期或月经来潮 6 小时内刮宫;不规则阴道流血或大量出血时,可随时刮宫。②子宫内膜或组织检查:明确子宫内膜病理诊断。

(8)宫腔镜检查:诊断各种宫腔内病变。

7. 无排卵性功能失调性子宫出血的药物治疗原则是什么?

答:功能失调性子宫出血的一线治疗是药物治疗,药物治疗原则是:①青春期及育龄期功血以止血、调整周期、促排卵为主;②绝经过渡期功血以止血、调整周期、减少经量、防止子宫内膜病变为原则。

8. 异常子宫出血患者的主要护理措施有哪些?

答:(1)一般护理:①观察患者生命体征变化,出血量多者予保暖,建立静脉通道,嘱患者卧床休息,保证足够的休息和睡眠;②做好会阴护理,嘱其勤换卫生垫,保持外阴清洁,必要时保留会阴垫,以准确估计出血量;③加强营养指导,嘱其多食含铁丰富的食物,如动物内脏、蛋黄、葡萄干等;④协助医生查明出血原因,必要时做好术前准备。

(2)用药护理:①遵医嘱使用止血药物;②出血时间长的患者应遵医嘱给予抗生素预防或抗感染;③贫血严重者遵医嘱补充铁剂,必要时输血;④功血患者

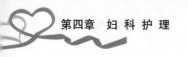

嘱其按时按量服用性激素，不得随意停服或漏服，以免引起子宫出血。

（3）心理护理：向患者讲解疾病相关知识，安抚患者，指导放松技术，如看电视、听音乐等，以分散注意力，缓解精神压力。

9. 卵巢功能检查的常用方法有哪些？

答：①基础体温测定：正常月经周期中显示为双相型，即月经周期后半期的基础体温较前半期上升 0.3～0.5℃，提示卵巢功能有排卵和黄体形成；如为单相型体温，表示无排卵；如果体温上升后持续 3 周以上不下降并有闭经，可能为妊娠。②宫颈黏液检查：雌激素使宫颈黏液稀薄，拉丝度长，并出现羊齿叶状结晶。若涂片上出现成排的椭圆体，提示有受孕激素影响。③阴道脱落细胞检查：观察表、中、底层细胞的百分比，表层细胞的百分比越高，反映雌激素水平也越高。④雌性激素水平测定：进行促卵泡素、黄体生成素、雌激素、孕激素及雄激素的测定。若雌、孕激素浓度低，提示卵巢功能不正常或衰竭。若雄激素值高，提示有多囊卵巢综合征、卵巢肿瘤等疾病的可能。⑤经前子宫内膜组织活检：于月经前 1～3 天或行经 12 小时内取内膜送病检，如果病检结果为分泌期子宫内膜说明有排卵，如果为增殖期子宫内膜则无排卵。

二、痛经与护理

10. 什么叫痛经？

答：痛经指行经前后或月经期出现下腹部疼痛、坠胀，伴有腰酸或其他不适，症状严重影响生活质量者。

11. 痛经分为哪几种类型？

答：痛经分为：①原发性痛经：指生殖器官无器质性病变的痛经，占痛经 90%以上；②继发性痛经：指由盆腔器质性疾病引起的痛经。

12. 原发性痛经的原因有哪些？

答：子宫内膜前列腺素含量增高是痛经的主要原因；血管加压素、内源性缩宫素及 β- 内啡肽物质的增加也与痛经有关；此外，痛经还受精神、神经等因素影响。

13. 原发性痛经的治疗有哪些？

答：原发性痛经的治疗包括：①一般治疗：重视心理治疗，足够的休息和睡眠、规律而适度的锻炼、戒烟均对缓解疼痛有一定的帮助，疼痛不能忍受时可辅以药物治疗；②药物治疗：前列腺素合成酶抑制剂、口服避孕药。

14. 痛经患者的护理要点是什么？

答：护理要点：①指导患者缓解症状，如局部热敷、注意保暖、忌食生冷食物，可喝一些热饮；②疼痛严重者遵医嘱服用止痛药物；③服用避孕药物和前列腺药物治疗者，指导患者用药；④健康教育：对患者进行月经期保健知识的宣教,告诉患者注意经期卫生,经期禁止性生活,预防感冒,注意合理休息和营养; ⑤关心和同情患者,给予心理护理,让患者了解病知识,配合治疗和缓解疼痛。

三、经前期综合征及绝经综合征

15. 什么是经前期综合征?

答:经前期综合征是指反复在黄体期出现周期性以情感、行为和躯体障碍为特征的综合征。

16. 经前期综合征的临床表现有哪些?

答:多见于 25~45 岁妇女,症状出现于月经前 1~2 周,月经来潮后迅速减轻直至消失。主要症状归纳为:①躯体症状:头痛、背痛、乳房胀痛、腹部胀满、便秘、肢体水肿、体重增加、运动协调功能减退;②精神症状:易怒、焦虑、抑郁、情绪不稳定、疲乏以及饮食、睡眠、性欲改变,而易怒是其主要症状;③行为改变:注意力不集中、工作效率低、记忆力减退、神经质、易激动等。周期性反复出现为其临床表现特点。

17. 经前期综合征的处理原则是什么?

答:调整生活状态和心理治疗,辅以必要的抗焦虑、抗抑郁药物。

18. 绝经综合征的定义及绝经的分类?

答:(1)绝经综合征的定义:绝经综合征指妇女绝经前后出现性激素波动或减少所致的一系列躯体及精神心理症状。

(2)绝经的分类:①自然绝经:指卵巢内卵泡生理性耗竭所致的绝经;②人工绝经:指两侧卵巢经手术切除或放射线照射等所致的绝经,更容易发生绝经综合征。

19. 围绝经期妇女的内分泌变化有哪些?

答:绝经前后最明显的变化是卵巢功能衰退,随后表现为下丘脑-垂体功能减退。①雌激素:绝经后血中雌二醇水平明显降低;②孕酮:卵巢尚有排卵功能,仍有孕酮分泌,但分泌减少,绝经后无孕酮分泌;③雄激素:绝经后总体水平下降,但睾酮水平较绝经前增高;④促性腺激素:绝经过渡期卵泡刺激素(FSH)水平升高,呈波动型,黄体生成素(LH)正常,FSH/LH<1,绝经后 FSH/LH>1,卵泡闭锁导致雌激素和抑制素水平降低以及 FSH 水平升高是绝经的主要信号;⑤促性腺激素释放激素:绝经后促性腺激素释放激素(GnRH)分泌增加,并与 LH 平衡。

20. 激素补充治疗的定义是什么?

答:激素补充治疗(HRT)是指通过补充激素来治疗激素分泌减退或缺乏所引起的疾病的治疗方法。

21. 绝经综合征激素补充治疗的适应证、禁忌证是什么?

答:(1)适应证:①绝经相关症状:潮热、盗汗、睡眠障碍、疲倦、情绪障碍如易激动、烦躁、焦虑、紧张或情绪低落等；②泌尿生殖道萎缩相关的问题：阴道干涩、疼痛、排尿困难、性交痛、反复发作的阴道炎、反复泌尿系统感染、夜尿多、尿频和尿急；③低骨量及骨质疏松症。

（2）禁忌证：已知或可疑妊娠、原因不明的阴道流血、已知或可疑乳腺炎、已知或可疑性激素依赖性恶性肿瘤、最近 6 个月内患有活动性静脉或动脉血栓栓塞性疾病、严重肝及肾功能障碍、血卟啉症、耳硬化症、脑膜瘤等。

22. 绝经综合征的患者需要哪些护理措施？

答：（1）一般护理：鼓励患者做适当的户外锻炼，保证充足睡眠，加强营养，补充维生素，必要时补充钙剂，预防骨质疏松。

（2）心理护理：指导家属关心与理解患者围绝经期的某些生理与心理暂时性的失调，护理人员及家属双方发挥积极性，用语言、行为、表情和态度影响患者的认识及行为等，使患者消除心理顾虑，保持心情舒畅，增强信心。

（3）激素替代治疗的护理：向患者介绍有关激素替代治疗的目的、适应证、禁忌证、药物剂量、使用方法及药物副作用等，正确指导患者用药，若长期应用雌激素，应定期随访。

第三节　女性生殖系统炎症护理

一、外阴阴道炎与护理

1. 导致女性生殖系统炎症常见的病原体有哪些？

答：常见的病原体有：①细菌：大多为化脓菌如葡萄球菌、链球菌等；②原虫：以阴道毛滴虫最为多见，其次为阿米巴原虫；③真菌：以假丝酵母菌为主；④病毒：以疱疹病毒、人乳头瘤病毒为多见；⑤螺旋体：多见为苍白密螺旋体；⑥衣原体：常见为沙眼衣原体；⑦支原体：是正常阴道菌群的一种，在一定条件下引起生殖道炎症，包括人型支原体、生殖支原体、解脲支原体。

2. 女性生殖系统炎症常见的传染途径有哪些？

答：常见的传染途径包括：①沿生殖器黏膜上行蔓延：病原体侵入外阴、阴道后，或阴道内的菌群沿黏膜面经宫颈、子宫内膜、输卵管黏膜至卵巢及腹腔，是非妊娠期、非产褥期盆腔炎症性疾病的主要感染途径；②经血液循环蔓延：病原体先侵入人体的其他系统，再经血液循环感染生殖器，为结核菌感染的主要途径；③经淋巴系统蔓延：细菌经外阴、阴道、宫颈及宫体创伤处的淋巴管侵入盆腔结缔组织及内生殖器其他部分，是产褥感染、流产后感染及放置宫内节育器后感染的主要途径；④直接蔓延：腹腔其他脏器感染后直接蔓延到内生殖器。

3. 女性生殖系统炎症常见实验室检查方法有哪些?

答:常见的实验室检查方法有:①阴道分泌物检查:寻找病原体,必要时可做培养;②宫颈刮片及分段诊刮术:有血性白带者,应与子宫恶性肿瘤相鉴别;③阴道镜检查:此项检查对发现宫颈病变有帮助;④聚合酶链反应(PCR):可检测、确诊人乳头瘤病毒感染及淋病奈瑟菌感染等;⑤局部组织活检:活体组织检查可明确诊断;⑥腹腔镜:能直接观察到子宫、输卵管浆膜面,并可取腹腔液行细菌培养,或在病变处取活组织检查;⑦B型超声:可以了解子宫、附件情况。

4. 外阴炎的临床表现是什么?

答:外阴皮肤和黏膜瘙痒、烧灼感,于活动、性交、排尿及排便时加重。外阴充血、肿胀、糜烂,常有抓痕,严重者有湿疹或溃疡,慢性炎症可使外阴皮肤增厚、粗糙、皲裂、甚至出现苔藓样变。

5. 外阴炎的治疗原则是什么?

答:保持外阴部局部清洁干燥,局部应用抗生素,并积极消除病因。

6. 外阴炎的护理措施有什么?

答:护理措施包括:①用药指导:外阴炎多局部用药治疗,如需坐浴治疗,应指导患者正确配制药液,避免配制药液浓度过高造成皮肤灼伤,并注意坐浴液的温度、坐浴时间,坐浴后正确涂抹抗生素软膏。②健康教育:指导患者注意个人卫生,每日清洗外阴,保持外阴清洁干燥,勤换内衣裤,内裤材质宜选用纯棉质地。做好经期卫生。局部严禁搔抓,防止皮肤破溃造成继发感染。

7. 滴虫阴道炎的病原体和传播方式是什么?

答:病原体是阴道毛滴虫。滴虫呈梨形,无色透明如水滴。适宜滴虫生长的温度为 25~40℃,pH 为 5.2~6.6 的潮湿环境。滴虫不仅寄生于阴道,还常侵入尿道或尿道旁腺,甚至膀胱、肾盂以及男性的包皮皱褶、尿道或前列腺中。

传播方式:①经性交直接传播是主要的传播方式,男性感染滴虫后常无症状,易成为感染源;②经公共浴池、游泳池、坐式便器、衣物、污染的器械及敷料等间接传播。

8. 滴虫阴道炎的临床表现是什么?

答:滴虫阴道炎的典型症状是有灰白色稀薄的泡沫状阴道分泌物增多及外阴瘙痒,分泌物有臭味。外阴瘙痒部位主要在阴道口及外阴,有时有灼热感、疼痛、性交痛等,如有尿道口感染会出现尿频、尿痛症状,有时可见血尿。阴道毛滴虫可吞噬精子和影响精子在阴道内存活,可致不孕。妇科检查可见阴道黏膜充血,宫颈成"草莓样",后穹隆有大量白带。

9. 滴虫阴道炎的治疗方法及治愈标准是什么?

答:(1)治疗方法:采用口服抗滴虫药物,性伴侣需同时治疗。①全身用药:甲硝唑 400mg,每日 2 次,7 日为一疗程;初期患者单次口服甲硝唑 2g 或替硝唑 2g。甲硝唑用药期间及停药 24 小时内,替硝唑用药期间及停药 72 小时内禁止饮酒,哺乳期用药不宜哺乳。②性伴侣的治疗:同时进行治疗,并告知患者及性伴侣治愈前应避免无保护性交。③妊娠合并阴道炎的治疗:方案为甲硝唑 2g 顿服,或甲硝唑 400mg,每日 2 次,7 日为一疗程。需取得患者和家属的知情同意。

(2) 治愈标准:治疗后检查滴虫阴性时,应每次月经后复查阴道分泌物,若经 3 次检查均为阴性,方可称为治愈。

10. 外阴阴道假丝酵母菌病的常见发病诱因是什么?

答:常见的诱因有:①长期应用抗生素,抑制了乳酸杆菌生长,有利于假丝酵母菌生殖;②妊娠及糖尿病者机体免疫力下降,性激素水平高,阴道组织内糖原增加,酸度增加,有利于假丝酵母菌生长;③大量应用免疫抑制剂,使机体抵抗力下降;④接受大量雌激素治疗;⑤其他诱因,如胃肠道假丝酵母菌、穿紧身化纤内裤及肥胖等,后者可使会阴局部的温度及湿度增加,假丝酵母菌易于繁殖引起感染。

11. 外阴阴道假丝酵母菌病的临床表现是什么?

答:主要表现为外阴瘙痒、灼痛、性交痛及尿痛,部分患者阴道分泌物增多。阴道分泌物为白色稠厚呈凝乳状或豆腐渣样。妇科检查可见外阴红斑、水肿、皮肤抓痕。阴道黏膜红肿,小阴唇内侧及阴道黏膜附着有白色膜状物,擦除后可见红肿黏膜面,急性期可见糜烂及浅表性溃疡。

12. 外阴阴道假丝酵母菌病的治疗方法及护理要点是什么?

答:(1) 治疗方法:①消除诱因;②局部用药:选用抗真菌药物放于阴道内,包括咪康唑栓剂、克霉唑栓剂、制霉菌素栓剂;③全身用药:对不能耐受局部用药者、未婚妇女及不愿采用局部用药者,可选用口服药物,常用药物:氟康唑 150mg,顿服;④性伴侣的治疗:无需常规治疗,但有症状者需治疗。

(2) 护理要点:①健康指导:为患者讲解发病的因素及治疗原则,使其积极配合治疗;培养健康的卫生习惯,保持局部清洁,避免交叉感染;②用药护理:说明用药的目的及方法,按医嘱完成正规疗程,根据患者的具体情况选择不同的用药途径;③性伴侣治疗;④妊娠期合并感染者禁用口服唑类药物,可选择克霉唑栓剂等,以 7 日疗法为佳。

13. 外阴阴道假丝酵母菌病的病原体和传播方式是什么?

答:病原体为假丝酵母菌。80%～90% 为白假丝酵母菌,10%～20% 为光滑假丝酵母菌。假丝酵母菌适宜在酸性环境生长,对热的抵抗力不强,加热到 60℃ 时 1 小时即死亡;但对干燥、日光、紫外线及化学制剂等抵抗力较强。白假丝酵母菌为条件致病菌,常见发病诱因主要有应用广谱抗生素、妊娠、糖尿病、大量应用免疫抑制剂以及接受大量雌激素治疗。其他诱因有胃肠道假丝酵母菌、穿紧身化纤内裤及肥胖。

传播途径：①主要为内源性传染，假丝酵母菌除寄生于阴道外，也可寄居于人的口腔、肠道，一旦条件适宜可引起感染，这 3 个部位的假丝酵母菌可相互传染；②少部分患者可通过性交直接传染；③极少通过接触感染的衣物间接感染。

14. 什么是细菌性阴道炎？

答：为阴道内正常菌群失调所致的一种混合感染（阴道检查无炎症改变）。

15. 细菌性阴道病的临床特点是什么？

答：10%～40% 患者无临床症状，有症状者主要表现为阴道分泌物增多，为灰白色，均匀一致，稀薄，常黏附于阴道壁，但黏度很低，容易将分泌物从阴道壁拭去。有鱼腥臭味，尤其性交后加重，可伴有轻度外阴瘙痒或烧灼感。但阴道检查无炎症改变。

16. 细菌性阴道炎的治疗原则及治疗方法是什么？

答：选用抗厌氧菌药物，主要有甲硝唑、替硝唑、克林霉素。治疗包括：①口服药物：首选甲硝唑 400mg，每日 2 次，口服，共 7 天；替代方案为：替硝唑 2g，口服，每日 1 次，共 3 天；克林霉素 300mg，每日 2 次，共 7 天（妊娠期妇女治疗使用甲硝唑和克林霉素，剂量用法同上）。②局部药物治疗：含甲硝唑栓剂 200mg，每晚 1 次，共 7 天；或 2% 克林霉素软膏阴道涂布，每次 5g，每晚 1 次，共 7 天。③随访：治疗后无症状者不需常规随访，对妊娠合并细菌性阴道炎者，因与不良妊娠结局有关，需随访治疗效果。细菌性阴道炎常复发，可选择与初次治疗不同的抗厌氧菌药物。

17. 什么是萎缩性阴道炎？

答：萎缩性阴道炎是雌激素水平降低、局部抵抗力下降引起的以需氧菌感染为主的炎症。

18. 萎缩性阴道炎的临床表现是什么？

答：主要症状为外阴灼热不适、瘙痒及阴道分泌物增多。阴道分泌物稀薄，呈淡黄色，感染者呈脓血性白带。由于阴道黏膜萎缩，可有性交痛。妇科检查，阴道皱襞消失，萎缩，菲薄。阴道黏膜充血，有散在出血点，有时可见浅表性溃疡。

19. 萎缩性阴道炎的治疗？

答：治疗原则是补充雌激素增加阴道抵抗力，使用抗生素抑制细菌生长。①雌三醇软膏可局部涂抹，每日 1～2 次，共 14 天；②全身给药可预防阴道炎复发和对同时需要性激素替代治疗者，替勃龙 2.5mg，每日 1 次；③阴道局部应用抗生素，如诺氟沙星 100mg，放于阴道深部，每日 1 次，共 7～10 日为一疗程。

20. 什么是婴幼儿外阴阴道炎？

答：因婴幼儿外阴发育差、雌激素水平低及阴道内异物等造成继发感染所致。

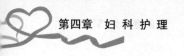

21. 婴幼儿外阴阴道炎的临床表现和治疗原则是什么?

答:(1)临床表现:主要症状为阴道分泌物增多,呈脓性。大量阴道分泌物刺激引起外阴瘙痒,患儿哭闹、烦躁不安或用手搔抓外阴。部分患儿合并泌尿道感染,有尿频、尿急、尿痛等尿道刺激症状。检查可见外阴、阴蒂、尿道口、阴道口黏膜充血、水肿,有时可见脓性分泌物自阴道排出。检查时应做肛诊,排出阴道异物或肿瘤。

(2)治疗原则为:①保持外阴清洁、干燥,减少摩擦;②针对病原体选择相应的口服抗生素治疗,或用滴管将抗生素溶液滴入阴道;③对症处理:有阴道异物的应及时取出;有蛲虫的给予驱虫治疗;有阴唇粘连的给予分离粘连。

22. 外阴阴道炎的护理措施是什么?

答:护理措施包括:①指导患者用药:保证用药需要连续和足疗程,同时观察用药后的反应和效果;如婴幼儿患病,还应指导家属如何给孩子用药,保证疗效;②加强健康教育:向患者讲解发病诱因和传播途径,督促患者养成良好的生活习惯,如每日清洁外阴,保持清洁干燥,勤换内裤等;③安抚患者:外阴阴道炎容易反复发作,影响患者的生活和工作,应给予患者鼓励和安慰,告知坚持治疗,同时加强营养,配合治疗等。

二、盆腔炎与护理

23. 盆腔炎性疾病的定义是什么?

答:盆腔炎性疾病是指女性上生殖道的一组感染性疾病,主要包括子宫内膜炎、输卵管炎、输卵管卵巢脓肿、盆腔腹膜炎。

24. 盆腔炎症性疾病的高危因素是什么?

答:高危因素包括:①年龄:高发年龄为 15～25 岁,可能与频繁性活动、宫颈柱状上皮生理性向外移位、宫颈黏液机械防御功能较差有关;②性活动:该病多发生在性生活活跃的妇女,尤其是初次性交年龄小、有多个性伴侣、性交过频以及性伴侣有性传播疾病者;③下生殖道感染:下生殖道感染如淋病奈瑟菌性宫颈炎、衣原体性宫颈炎以及细菌性阴道病与盆腔炎性疾病的发生密切相关;④宫腔内手术操作后感染:如刮宫术、输卵管通液术、子宫输卵管造影术,由于手术导致生殖道黏膜损伤、出血、坏死,下生殖道内源性菌群的病原体上行感染;⑤性卫生不良:经期性交,使用不洁月经垫等均可使病原体入侵而引起炎症,此外,低收入群体、不注重性卫生保健、阴道冲洗者盆腔炎性疾病发生率高;⑥邻近炎症的直接蔓延:如阑尾炎、腹膜炎等蔓延至盆腔;⑦盆腔炎性疾病急性发作:盆腔炎性疾病所致的盆腔广泛粘连、输卵管损伤、输卵管防御能力下降,容易造成再次感染,导致急性发作。

25. 盆腔炎性疾病的预防措施是什么？

答：预防措施包括：①注意性生活卫生，减少性传播疾病；②及时治疗下生殖道感染；③加强公共卫生教育，提高公众对生殖道感染的认识及预防感染的重要性；④严格掌握妇科手术指征，做好术前准备，术时注意无菌操作，预防感染；⑤及时治疗盆腔炎性疾病，防止后遗症发生。

26. 盆腔炎性疾病的感染途径是什么？

答：感染途径包括：①沿生殖道黏膜上行性蔓延：病原菌侵入外阴、阴道后，或阴道内的菌群沿宫颈黏膜、子宫内膜、输卵管黏膜蔓延至卵巢、腹腔，是非妊娠期、非产褥期的主要感染途径；②经淋巴系统蔓延：病原体经外阴、阴道、宫颈及宫体创伤处的淋巴管侵入盆腔结缔组织及内生殖器其他部分，是产褥感染、流产后感染、放置宫内节育器感染的主要途径；③直接蔓延：腹腔其他脏器感染后，直接蔓延到内生殖器；④经血液循环传播：病原体先侵入人体的其他系统，再经血液循环感染生殖器，为结核菌感染的主要途径。

27. 急性盆腔炎的病理类型有哪些？

答：病理类型包括：①急性子宫内膜炎及子宫肌炎：子宫内膜充血、水肿，有炎性渗出物；②急性输卵管炎、输卵管积脓、输卵管卵巢脓肿；③急性盆腔腹膜炎；④急性盆腔结缔组织炎；⑤败血症及脓毒血症；⑥肝周围炎：是指肝包膜炎症而无肝实质损害的肝周围炎。

28. 盆腔炎性疾病的临床表现是什么？

答：盆腔炎性疾病的临床表现可因症状轻重及范围大小而有不同的临床表现。

（1）症状：轻者无症状或症状轻微。常见症状为下腹痛、阴道分泌物增多。①腹痛为持续性，活动或性交后加重，若病情严重可出现发热甚至高热、寒战、头痛、食欲缺乏；②月经期发病可出现经量增多、经期延长；③若有腹膜炎，出现消化系统症状如恶心、呕吐、腹胀、腹泻等；④伴有泌尿系统感染可有尿急、尿频、尿痛症状；⑤若有脓肿形成，可有下腹包块及局部压迫刺激症状；⑥若有输卵管炎的症状及体征，并同时有右上腹疼痛者，应怀疑有肝周围炎。

（2）体征：患者体征差异较大，轻者无明显异常发现，或妇科检查仅发现宫颈举痛或宫体压痛或附件区压痛。严重病例呈急性病容，体温升高，心率加快，下腹部有压痛、反跳痛及肌紧张，甚至出现腹胀，肠鸣音减弱或消失。盆腔检查：阴道可见脓性臭味分泌物；宫颈充血、水肿；宫颈举痛；子宫两侧压痛明显。

29. 急性盆腔炎的护理要点是什么？

答：护理要点包括：①一般护理：嘱患者卧床休息，取半卧位，鼓励进食高热量、高蛋白、高维生素饮食，高热时采用物理降温，保持清洁舒适，如会阴有切口要定时用消毒液擦洗；②心理护理：通过与患者交流建立良好的护患关系，稳定患者情绪，鼓励积极参与治疗，并争取家人的支持与帮助，减轻患者的恐惧和忧虑；③正确留取检验标本：按医嘱做好各种血、尿常规检查标本的收集；④准确给药：按医嘱准确给予各种治疗；⑤病情观察：做好病情和用药反应的观察，定时测量体温、血压并作好记录，有异常及时报告医师并配合处理；⑥做好床边消毒隔离：患者的会阴垫、便盆、被褥等用后立即消毒，出院患者做好终末消毒；⑦术后护理：为手术患者提供相应的术后护理；⑧健康宣教：给予患者安抚，讲解疾病发生原因和治疗方法；指导患者注意个人卫生，保持外阴清洁，勤换内衣裤；指导探视家属不要坐卧患者床，保持床单位清洁。

30. 盆腔炎性疾病后遗症的临床表现有哪些？如何预防？

答：(1) 临床表现：①不孕：输卵管粘连阻塞可致不孕，发生率为 20%~30%；②异位妊娠：盆腔炎性疾病后，异位妊娠发生率是正常妇女的 8~10 倍；③慢性盆腔痛：常引起下腹部坠胀、疼痛及腰骶部酸痛，常在劳累、性交后及月经前后加剧，约 20% 的急性盆腔炎发作后遗留慢性盆腔痛；④盆腔炎性疾病反复发作：有盆腔炎性疾病病史者，约 25% 将再次发作。

(2) 预防措施：①严格掌握手术指征，严格遵循无菌操作规程，为患者提供高质量的围手术期护理；②及时诊断并积极、正确地治疗盆腔炎症；③注意性生活卫生，减少性传播疾病的发生。

三、宫颈炎与护理

31. 什么是宫颈炎？

答：宫颈炎有急性宫颈炎和慢性宫颈炎。急性宫颈炎指宫颈发生急性炎症，包括局部充血、水肿、上皮变性、坏死，黏膜、黏膜下组织、腺体周围有大量中性粒细胞浸润，腺腔中可有脓性分泌物。慢性宫颈炎指宫颈间质内有大量淋巴细胞、浆细胞等慢性炎症细胞浸润，可伴有子宫颈腺上皮及间质的增生和鳞状上皮化生。

32. 急性宫颈炎的临床表现是什么？

答：大部分患者无症状。有症状者主要表现为阴道分泌物增多，呈黏液脓性，阴道分泌物刺激，可以引起外阴瘙痒及灼热感，部分患者有月经间期出血、性交后出血等症状，若合并尿路感染可有尿道刺激症状。妇科检查可见宫颈充血、水肿、黏膜外翻，有黏液脓性分泌物附着或流出。

33. 何谓宫颈糜烂样改变？

答：宫颈外口处的宫颈阴道部外观呈细颗粒状的红色区，称为宫颈糜烂样改变。宫颈糜烂样改变只是一种临床征象，可为生理性改变和病理性改变。生理性柱状上皮异位多见于青春期、生育年龄妇女雌激素分泌旺盛者、口服避孕药或妊娠期。

34. 宫颈糜烂样改变的处理原则是什么？

答：处理原则：①国外学者认为无临床症状者不需任何治疗，仅需做细胞学筛查，若细胞学异常，则根据结果进行相应处理；②国内学者认为采取各种治疗方法破坏柱状上皮和化生上皮，使宫颈阴道部全部为新生的鳞状上皮覆盖，以减少异常化生及感染机会；③物理治疗是临床最常用的有效治疗方法。

35. 宫颈糜烂样改变伴有症状者的治疗是什么？

答：对糜烂样改变伴有分泌物增加、乳头状增生或接触性出血者，可给予局部激光、冷冻、微波等物理方法治疗，同时使用中药栓剂辅助治疗。

36. 宫颈糜烂样改变的物理治疗护理指导是什么？

答：护理指导包括：①治疗前应常规做子宫颈癌筛查；②有急性生殖道炎症者禁忌物理治疗；③治疗时应在月经干净后 3～7 日进行；④物理治疗后，患者可有阴道分泌物增多，甚至有大量水样排液，宫颈脱痂可在术后 1～2 周时，可有少量出血；⑤创面愈合需要 4～8 周，在没有愈合之前禁止盆浴、阴道冲洗和性生活；⑥物理治疗可引起局部出血、宫颈狭窄、不孕、感染的可能，应嘱患者治疗后定期复查，观察创面愈合情况直到痊愈，同时注意有无子宫颈管狭窄。

第四节　女性生殖系统肿瘤与护理

一、宫颈癌与护理

1. 什么是子宫颈上皮内瘤变？

答：是与子宫颈浸润癌有密切相关的一组子宫颈病变，常发生在 25～35 岁的妇女。

2. 子宫颈上皮内瘤变与什么相关？

答：与人乳头瘤病毒（HPV）感染、多个性伴侣、吸烟、性生活过早（<16 岁）、性传播疾病、经济状况低下和免疫抑制等因素有关；另外，早年分娩、多产与子宫颈癌发生有关。

3. 高危型 HPV 感染是指什么？

答：HPV 共有 120 多个型别，HPV16 和 HPV18 与子宫颈上皮内瘤变、子宫颈癌发病密切相关，因此，称上述两个 HPV 型别感染为高危感染。

4. 子宫颈上皮内瘤变（CIN）如何分级？

答：分为 3 级：①Ⅰ级：即轻度异型。上皮下 1/3 层细胞核增大，核质比例略增大，核染色稍加深，核分裂象少，细胞极性正常。②Ⅱ级：即中度异型。上皮下 1/3～2/3 层细胞核明显增大，核质比例增大，核深染，核分裂象较多，细胞数量明显增多，细胞极性尚存。③Ⅲ级：包括重度异型和子宫颈原位癌。病变细胞占 2/3 层以上或全部上皮层,细胞核异常增大,核质比例显著增大,核形不规则,染色较深,核分裂象多,细胞拥挤,排列紊乱,无极性。约 20% 的 CINⅡ会发展成 CINⅢ,5% 的 CINⅢ发展成子宫颈浸润癌,因此,所有的 CINⅡ和 CINⅢ均需要治疗。

5. 子宫颈癌的病理分类是什么?

答:子宫颈癌分为:鳞状细胞浸润癌、腺癌、腺鳞癌、神经内分泌癌、未分化癌、混合性上皮 / 间叶肿瘤、间叶肿瘤、黑色素瘤、淋巴瘤等,除前 3 种外,其他病理类型较少见。

6. 子宫颈癌的临床表现有哪些?

答:早期子宫颈癌常无明显症状和体征,随病变发展可出现以下表现:①阴道流血:常表现为接触性出血,即性生活或妇科检查后阴道流血。也可表现为不规则阴道流血、经期延长、经量增多。老年患者常为绝经后不规则阴道流血。出血量根据病灶大小、侵及间质内血管情况而不同,若侵蚀大血管可引起大出血。一般外生型癌出血较早,量多;内生型癌出血较晚。②阴道排液:多数患者有白色或血性、稀薄如水样或米泔状、有腥臭味的阴道排液。晚期患者因癌组织坏死伴感染,可有大量米泔样或脓性恶臭白带。③晚期症状:根据病灶累及范围出现不同的继发性症状,如尿频、尿急、便秘、下肢肿痛等;癌肿压迫或累及输尿管时,引起输尿管梗阻、肾盂积水及尿毒症;晚期可有贫血、恶病质等全身衰竭症状。

7. 子宫颈癌是如何分期?

答:子宫颈癌分 4 期:①Ⅰ期肿瘤局限在子宫颈;②Ⅱ期肿瘤超越子宫,但未达到骨盆壁或未达阴道下 1/3;③Ⅲ期肿瘤已经扩展到骨盆壁,在进行直肠指诊时,在肿瘤和骨盆壁之间没有间隙。肿瘤累及阴道下 1/3,由肿瘤引起的肾盂积水或肾无功能的所有病例,除非已经知道由其他原因所致引起;④Ⅳ期肿瘤超出真骨盆范围,或侵犯膀胱和(或)直肠黏膜。各期又有进一步细致的分期(图 4-1)。

8. 子宫颈癌的诊断方法有哪些?

答:早期病例的诊断应采用子宫颈细胞学检查和(或)高危型 HPV DNA 检测、阴道镜检查、子宫颈活组织检查的"三阶梯"程序,确诊依据为组织学诊断。

9. 宫颈癌的主要治疗方法有哪些?

答:主要采取手术和放疗为主、化疗为辅的综合治疗。

(1)手术治疗:用于早期子宫颈癌(ⅠA~ⅡA 期)患者。

(2)放射治疗:①部分ⅠB2、ⅡA2 期和ⅡB~ⅣA 期患者;②全身情况不适宜手术的早期患者;③子宫颈大块病灶的术前放疗;④手术治疗后病理检查发现有高危因素的辅助治疗。放射治疗包括腔内照射和体外照射。

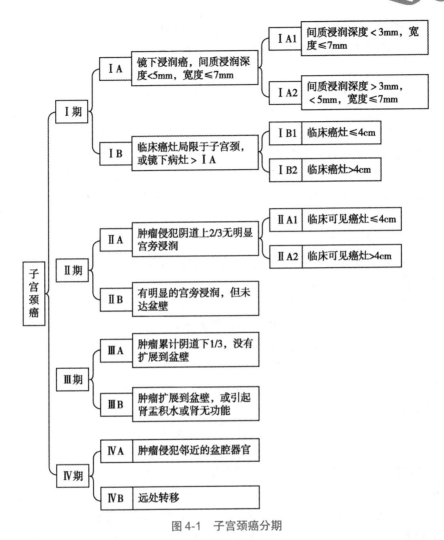

图 4-1 子宫颈癌分期

（3）化疗：主要用于晚期或复发转移患者和同期放化疗。

10. CINⅢ（宫颈原位癌）手术方法有哪些？

答：通常采取宫颈锥切术，包括子宫颈环形电切除术（LEEP）和冷刀锥切术。经子宫颈锥切确诊、年龄较大、无生育要求、合并其他手术指征的妇科良性疾病的 CINⅢ也可行全子宫切除术。

11. 子宫颈癌ⅠA1 期和ⅠA2 期的手术范围是什么？

答：ⅠA1 期：无淋巴脉管间隙浸润者行筋膜外全子宫切除术，有淋巴脉管间隙浸润者按ⅠA2 期处理；ⅠA2 期：行改良广泛性全子宫切除术及盆腔淋巴结切除术。

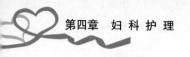

12. 子宫颈癌ⅠB1期和ⅡA1期的手术范围是什么?

答：行广泛性子宫切除术及盆腔淋巴结切除术，必要时行腹主动脉旁淋巴取样。

13. 腹主动脉旁淋巴结切除的适应证有哪些?

答：适应证：①卵巢癌；②输卵管癌；③子宫内膜癌浆液性乳头状腺癌；④Ⅱ期以上子宫内膜癌；⑤宫颈癌盆腔淋巴结有转移者。

14. 子宫颈癌根治性宫颈切除的适应证有哪些?

答：适应证：①要求保留子宫及生育能力；②没有生育力受损的临床证据；③ FIGO 分期ⅠA 期-ⅠB1 期；④宫颈肿瘤直径 <2cm；⑤原发灶位于宫颈阴道部，无宫旁或宫体浸润的证据；⑥无盆腔淋巴结转移证据。

15. 宫颈癌根治性子宫切除的手术范围是什么?

答：除切除子宫外，还要包括子宫周围的组织，即宫旁至少 2～3cm 的组织以及阴道。

16. 宫颈癌患者要求保留生育功能的健康指导有哪些?

答：宫颈癌患者要求保留生育功能的健康指导：①术后 1 个月内以休息为主；术后第 2 个月轻微日常活动；术后第 3 个月恢复日常生活和性生活；②术后 2 个月内，可能有阴道分泌物增多，可色黄伴少量血性，为正常现象；③术后如有阴道流血量增多、色鲜红或阴道分泌物明显增多，应及时就诊；④经医生复查后，方可怀孕。

17. 宫颈癌ⅡB 期、Ⅲ期和ⅣA 期的治疗方案有哪些?

答：（1）首选治疗：标准治疗为内外放疗和同步化疗。

（2）放射剂量和技术：①标准治疗为外照射加腔内近距离照射，同时辅以铂类为主方案的同步化疗；②总治疗剂量：A 点（宫颈口上 2cm，宫轴线旁 2cm 的位置）剂量 70～80Gy，B 点（为过 A 点横截面并距宫腔轴线 5cm 的位置）剂量 55～60Gy；③全盆腔标准野照射，骨盆中平面剂量达到 25Gy/3w，改盆腔 4 野照射，中平面剂量 20～25Gy，后装 A 点剂量 35Gy；④也可采用适形或调强放疗；⑤髂总或腹主动脉淋巴结阳性，予以延伸野照射。

18. 宫颈癌Ⅳ期和复发子宫颈癌的治疗方法是什么?

答：（1）根治术后的局部复发：①根治术后的局部复发可采用放疗；②同步放疗可改善效果；③在未累及盆壁，特别是未出现瘘者，可行盆腔脏器切除术。

（2）根治性放疗后局部复发：视复发时间、部位、范围而定，首选手术或放疗。

（3）ⅣB 和转移性复发子宫颈癌的全身化疗：①顺铂是比较有效的药物；②推荐方案：顺铂＋氟尿嘧啶、顺铂＋异环磷酰胺、顺铂＋紫杉醇。

19. 宫颈癌的术前护理有哪些?

答：术前护理包括：①心理护理：护士加强与患者的沟通，了解患者的心理活动,增强其战胜疾病的信心;用通俗易懂的语言介绍手术、麻醉等情况,以缓解紧张、恐惧的心理;②饮食指导:术前 2 日进无渣半流质饮食;术前 1 日给予双份流质,晚 8:00 后禁食,术日 0:00 后禁水,手术当日禁食、禁水,且不可含食任何食品,包括口香糖、洋参片等;③皮肤准备:手术前 1 日洗澡(病情严重者除外),特别是上至双侧乳头下,双侧至腋中线,下至大腿上 1/3 的皮肤,包括脐孔之处用消毒液清洗,剪指(趾)甲;④肠道清洁:术前 1 日需根据医嘱进行肠道清洁,可口服灌肠剂,也可行大量不保留灌肠;⑤阴道准备:应注意宫颈肿瘤出血或腔内放疗后子宫颈肿瘤的脱落坏死造成的炎症,每日用消毒液冲洗或擦洗 1~2 次,以保持阴道清洁,减少手术后感染;⑥用药护理:为了缓解紧张心情,保证睡眠,术前 1 日晚可按医嘱给患者口服镇静剂;手术当日晨遵医嘱给予术前基础麻醉药及镇静剂,或术前抗生素;⑦进入手术室前取下身上所有饰物,不要化妆,去除指甲油;如是长发,用橡皮筋扎起,不可用发夹,如有活动性义齿、角膜接触镜,必须取下;⑧指导患者术后有效咳嗽方法:双手放于伤口两侧,向中间轻推,或双手交叉按压腹部,以减轻伤口张力,深吸气后从深部咳出;⑨指导患者术后翻身方法:视麻醉方式,鼓励患者尽早翻身活动,方法:右脚放平,左脚屈膝,握住床栏杆,以协助自行翻身向右侧,反之则可翻向左侧,翻身后侧卧。

20. 宫颈癌术前的功能指导有哪些?

答:宫颈癌术前的功能指导:①指导患者术前练习深呼吸以及有效咳嗽,学会翻身,预防术后肺部感染;②练习在床上使用便盆排尿,锻炼膀胱功能,以防止尿管拔出后不能自解小便,而导致膀胱炎的发生;③指导患者卧床期间的下肢活动,预防术后下肢静脉血栓;解释术后早期下床活动的意义,以利于早日康复。

21. 宫颈癌的三阶梯检查方式是什么?

答:子宫颈细胞学和(或)高危型 HPV DNA 检查、阴道镜检查、子宫颈活组织检查。

22. 宫颈癌的主要转移途径是什么?

答:主要为直接蔓延和淋巴转移,血行转移很少见。①直接蔓延:最常见,癌组织局部浸润,向邻近器官及组织扩散。②淋巴转移:癌灶局部浸润后侵入淋巴管,形成瘤栓,随淋巴液引流入局部淋巴结,在淋巴管内扩散。淋巴转移一级组包括宫旁、子宫颈旁、闭孔、髂内、髂外、髂总、骶前淋巴结;二级组包括腹股沟深浅淋巴结、腹主动脉旁淋巴结。③血行转移:极少见,晚期可转移至肺、肝或骨骼等。

23. 宫颈癌术后淋巴水肿时应如何护理?

答:盆腔淋巴结清扫术后,淋巴回流障碍,有时会造成外阴急性水肿,应及

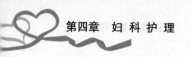

时用 50% 硫酸镁湿敷或金黄散外敷,如下肢水肿,应抬高下肢,避免下肢皮肤损伤感染。

24. 宫颈癌患者常用的化疗方案有哪些?

答:常采用以铂类为基础的联合化疗方案,如 BVP(博来霉素、长春新碱、顺铂),BP(博来霉素、顺铂),TP(紫杉醇、顺铂),可以采用静脉或动脉灌注化疗。

25. 宫颈癌患者出院后应何时进行随访?

答:第 1 年,患者出院后 1 个月行首次随访,以后每 2~3 个月复查一次;第 2 年,每 3~6 个月复查一次;第 3~5 年,每 6 个月一次;第 6 年开始每年一次。如出现症状应及时随访。

26. 宫颈癌术后护理有哪些?

答:五段式护理:①头部护理:面色、神志、生命体征的观察,重视患者的主诉;②预防肺部感染:半卧位、翻身、拍背;③腹部伤口的观察:伤口的渗血、渗液情况,负压引流液色、质、量的观察;④预防泌尿道感染:保持会阴部清洁,保持导尿管通畅,妥善固定,并观察尿液的色、质、量;⑤预防下肢静脉血栓:重视患者的主诉,观察腓肠肌的功能,做好下肢的功能锻炼。

27. 宫颈癌术后留置尿管期间应注意哪些事项?

答:宫颈癌术后留置尿管期间要注意:①每天会阴擦洗至少 2 次,每周更换尿袋 1~2 次,及时排空尿袋;②妥善固定,保持引流管的通畅,避免受压、扭曲、折叠;③观察并记录尿液的色、质、量,若出现异常混浊、出血、沉淀、结晶或者量少,应及时告知医生;④导尿管与尿袋不可高于耻骨联合水平,以防尿液回流,引起感染;患者若起床活动,应将尿袋固定于下腹部,保持尿袋低于耻骨联合;⑤在撤除导尿管前 1~2 天行夹管训练,每 2~3 小时开放一次,使膀胱定时充盈排空,促进膀胱功能的恢复。

28. 为什么宫颈癌术后需要留置尿管 7~14 天?

答:子宫颈癌根治术分离输尿管、膀胱,分离和切断宫骶韧带,手术范围较广,易引起膀胱炎、膀胱麻痹。为了让膀胱得到充分休息,促进其尽快恢复功能,故宫颈癌术后需留置尿管 7~14 天。

29. 子宫锥切术后禁止性生活及盆浴几个月?

答:术后 1 个月到医院复查,若宫颈恢复良好,方可恢复性生活和盆浴。

30. 子宫锥切术后何时取尿管及纱布?

答:如宫腔置管 3~5 天;24 小时后取尿管及纱布。

31. CINⅢ 的中文全称是什么?

答:宫颈重度鳞状上皮不典型增生及宫颈原位癌。

32. 宫颈癌术后并发症有哪些?如何进行观察和护理?

答:宫颈癌术后并发症及观察与护理:①外阴、下肢水肿:盆腔淋巴结清扫术后，淋巴回流障碍，有时会造成外阴急性水肿，应及时用 50% 硫酸镁湿敷或金黄散外敷，如下肢水肿，应抬高下肢，避免下肢皮肤损伤感染；②下肢静脉栓塞：术后即给予半卧位并每 2 小时改变一次体位，可给予被动按摩下肢肌肉、踝关节被动运动，麻醉消失后可每 2 小时翻身 1 次，腘窝处避免垫枕及过度屈髋，以免影响静脉回流；术后鼓励患者尽早下床活动，如发生或怀疑下肢静脉栓塞，应予患肢制动，着弹力袜，禁止按摩，并遵医嘱积极溶栓治疗；③出血、感染：密切观察伤口有无红、肿、热、痛，有无渗血、渗液，正确连接各种引流管，注意固定，防止滑脱，保持通畅并做好记录，如有异常及时通知医生以便及时发现盆腔内出血。

33. 如何指导宫颈癌术后患者进行膀胱功能锻炼？

答：长期留置尿管者，拔除尿管前 1～2 天进行夹管试验，每 3 小时开放一次尿管，若自感有尿意可以即时打开夹子进行排尿，一般观察 2～3 小时尿量 >200～250ml 为正常，再夹管。睡前打开夹子至第 2 天。拔管后，2 小时内可多饮水，尽早排出尿液。解尿时，先蹲下解尿，解尽后从 1 数到 10 后站立，再从 1 数到 10，后再一次蹲下解尿，按此方式解尿算一次如厕。

34. 宫颈癌阴道结节破溃大出血时应如何紧急处理？

答：立即通知医生，患者取平卧位，观察生命体征、出血量和患者神志、面色，开放静脉通路，备血，给予吸氧、保暖，医生到场后遵医嘱给予止血药物、术前准备、留置尿管或输血等措施，配合医生进行抢救，并及时记录。

35. 宫颈癌术后发生尿潴留的高危因素有哪些？

答：高危因素包括：①患者年龄较大；②手术范围较广；③手术时造成神经麻痹、损伤；④盆底组织松弛；⑤患者首次排尿恐惧、焦虑；⑥长时间留置尿管。

36. 如何预防宫颈癌术后尿潴留的发生？

答：预防措施包括：①留置尿管 7～14 天，拔管前进行潮式引流训练；②嘱患者多饮水，并注意会阴部卫生，防止尿道炎的发生；③观察体温的变化，如有体温持续升高，应查明原因，给予抗炎治疗；④关于解尿：嘱患者喝水 1～2 小时后解尿；⑤尿管拔除后，4～6 小时内不能自行解尿，或 B 型超声检查测残余尿量 >100ml 时，可考虑重新插管。

二、子宫肌瘤与护理

37. 子宫肌瘤的好发年龄是多少？

答：子宫肌瘤是女性生殖器官最常见的良性肿瘤，好发于 30～50 岁妇女。

38. 子宫肌瘤的发病因素有哪些？

答：子宫肌瘤发病的确切原因不明，可能与女性性激素有关，肌瘤组织局部对雌激素的高敏感性是肌瘤发生的重要因素之一。

39. 子宫肌瘤是如何分类的?

答: 按生长部位和肌瘤与子宫肌壁间的关系分类: ①按照肌瘤生长部位: 分为子宫体肌瘤和宫颈肌瘤; ②按照肌瘤与子宫肌壁间的关系: 分为肌壁间肌瘤、浆膜下肌瘤、黏膜下肌瘤(图4-2)。

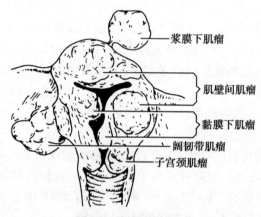

图4-2 各型子宫肌瘤

40. 患子宫肌瘤时有何临床表现?

答: ①症状: 大多无明显症状, 仅在查体时发现。常见症状包括月经量增多及经期延长、下腹部包块、白带增多、压迫症状等, 部分患者有下腹坠胀、腰酸背痛, 并在经期加重。②体征: 与肌瘤大小、位置、数目及有无变性有关。大的肌瘤可在下腹部扪及实质性不规则的肿块。妇科检查扪及子宫增大、表面不规则单个或多个结节状突起。浆膜下肌瘤可扪及单个实质性球状肿块与子宫有蒂相连。黏膜下肌瘤位于宫腔内, 使子宫摸起来均匀增大, 脱出于宫颈外口者, 可看到宫颈外口处有肿物。

41. 为什么患子宫肌瘤患者表现为月经量增多或经期延长?

答: 多见于大的肌壁间肌瘤或黏膜下肌瘤。肌瘤使宫腔面积增大, 子宫内膜面积增加, 同时影响子宫收缩, 所以月经血量增加。另外, 肌瘤可能使周围的静脉受挤压, 导致子宫内膜静脉丛充血与扩张, 从而引起月经量增多和经期延长。

42. 常见的子宫肌瘤变性有哪些?

答: 常见的变性有: ①玻璃样变; ②囊性变; ③红色样变; ④肉瘤样变; ⑤钙化。其中肉瘤样变为肌瘤恶变。

43. 子宫肌瘤的治疗方法有哪些?

答: 无症状肌瘤一般不需治疗。治疗包括: ①药物治疗; ②手术治疗; ③子宫动脉栓塞术; ④宫腔镜子宫内膜切除术。

44. 子宫肌瘤手术适应证有哪些?

答:适应证包括:①月经量过多导致继发贫血;②药物治疗无效;③严重腹痛、性交痛或慢性腹痛、由蒂肌瘤扭转引起的急性腹痛;④肌瘤体积大或引起膀胱、直肠等压迫症状;⑤能够确诊由于肌瘤造成的不孕或流产的唯一原因;⑥疑有肌瘤肉瘤变者。

三、子宫内膜癌与护理

45. 子宫内膜癌的高危因素有哪些?

答:高危因素包括:①老年妇女,主要是绝经后妇女或围绝经期妇女;②未孕、未产、不孕;③肥胖;④高雌激素水平;⑤糖尿病;⑥高血压;⑦其他:社会经济因素、癌因素、他莫昔芬的诱导作用等。

46. 子宫内膜癌的转移途径有哪些?

答:主要有3种,分别为直接蔓延、淋巴转移,晚期可有血行转移。①直接蔓延:癌灶初期沿子宫内膜蔓延生长,向上可沿子宫角波及输卵管,向下可累及宫颈管及阴道。若癌瘤向肌壁浸润,可穿透子宫肌层,累及子宫浆膜层,种植于盆腹膜、直肠子宫陷凹及大网膜。②淋巴转移:为子宫内膜癌主要的转移途径。当癌肿累及宫颈、深肌层或癌组织分化不良时,易发生淋巴转移。③血行转移:通过血液循环转移,常见部位为肺、肝、骨等。

47. 内膜癌术后阴道及腹腔引流管观察内容有哪些?

答:观察内容包括:①观察阴道及腹腔引流管有无反折、扭曲、堵塞,注意保持引流管的通畅;②观察引流液的色、质、量,如有异常应立即通知医生,并协助医生处理;③观察引流管管口周围有无渗血、渗液,如渗出较多,应通知医生处理。

48. 子宫内膜癌常见症状有哪些?

答:约90%的患者出现阴道流血或阴道排液症状,5%在诊断时无症状。①阴道流血:主要表现为绝经后少量阴道流血,尚未绝经者可表现为月经量增多、经期延长或月经紊乱。②阴道排液:多为血性液体或浆液性分泌物,合并感染时表现为脓血性排液,恶臭。③下腹疼痛及其他:当癌肿累及宫颈内口时,可引起宫腔积脓,出现下腹胀痛及痉挛样疼痛。晚期浸润周围组织或压迫神经可引起下腹及腰骶部疼痛。晚期还可出现贫血、消瘦及恶病质等相应症状。

49. 子宫内膜癌的主要治疗方法有哪些?

答:主要治疗方法为手术、放疗或药物治疗。①手术治疗:为首选方案,尤其是早期患者;②放疗:是治疗子宫内膜癌有效方法之一,分腔内照射及体外照射两种;③化疗:为晚期或复发子宫内膜癌综合治疗措施之一,也可用于术后有

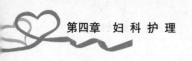

复发高危因素患者的治疗以减少其盆腔外的远处转移；④孕激素治疗：主要用于晚期或复发者，也可用于极早期要求保留生育功能的年轻患者。

50. 子宫内膜癌术后常规留置尿管多少天？

答：子宫内膜癌手术后常规留置尿管时间为 2 天。

51. 子宫内膜增生如何分类？

答：1994 年 WHO 修订子宫内膜增生分类标准，依据是否存在细胞异型性分为：①单纯增生（SH）：子宫内膜增生性病变。②子宫内膜复杂增生（CH）：复杂增生的病因与单纯增生大致相似，但由于病灶呈局灶性，可能还与组织中激素受体的分布有关。少数复杂增生可以发展为不典型增生，从而影响预后。③子宫内膜不典型增生（AH）：根据腺体增生程度又分为单纯不典型增生及复杂不典型增生，又根据其组织学病变程度不同分为轻度、中度、重度不典型增生。不典型增生的发生与复杂增生相似，但部分病例可以缓慢发展为癌。在重度不典型增生中，其癌变率可达 30%～50%。

52. 子宫内膜癌的病因有哪些？

答：病因：确切病因仍不清楚。①Ⅰ型雌激素依赖型：患者较年轻，常伴肥胖、高血压、糖尿病、不孕及绝经延迟；②Ⅱ型非雌激素依赖型：多见于老年体瘦妇女；③其他：与遗传因素有关。

53. 子宫内膜癌如何进行病理分类？

答：（1）大体观察：病变多发生在子宫底部的内膜，以双侧子宫角附近为多见，其次为子宫后壁。就病变的形态和范围而言可分为：①弥漫型：子宫内膜大部或全部为癌组织侵犯，并突向宫腔，常伴有出血、坏死，较少浸润肌层。晚期癌灶可侵及深肌层或宫颈，若阻塞宫颈管可引起宫腔积脓。②局灶型：多见于宫腔底部或宫角部，癌灶小，呈息肉或菜花状，易浸润肌层。

（2）显微镜检：镜下可见 5 种类型：①内膜样腺癌：约占 80%，镜下见内膜腺体异常增生，上皮复层，并形成筛孔状结构。按腺癌分化程度分为Ⅰ级（高分化，G1）、Ⅱ级（中分化，G2）、Ⅲ级（低分化，G3）。分级越高，恶性程度越高。②腺癌伴鳞状上皮分化：腺癌组织中含有鳞状上皮成分，伴化生鳞状上皮成分者称为棘腺癌（腺角化癌），伴鳞癌者称为鳞腺癌；介于两者之间称腺癌伴鳞状上皮不典型增生。③浆液性腺癌：又称为子宫乳头状浆液性腺癌（UPSC），恶性程度高，预后极差。④黏液性癌：病理行为与内膜样癌相似，预后较好。⑤透明细胞癌：癌组织呈实性片状、腺管状或乳头状排列，癌细胞的胞质丰富、透亮，核呈异型性，或由靴钉状细胞组成，恶性程度高，易早期转移。

54. 子宫内膜癌如何进行临床分期？

答：临床分期：采用国际妇产科联盟（FIGO，2009 年）修订的手术病理分期（表4-1）。

表 4-1 子宫内膜癌临床分期

Ⅰ期	肿瘤局限于子宫体
ⅠA	肿瘤浸润程度<1/2肌层
ⅠB	肿瘤浸润深度≥1/2肌层
Ⅱ期	肿瘤侵犯宫颈间质,但无宫体外蔓延
Ⅲ期	肿瘤局部和(或)区域扩散
ⅢA	肿瘤累及浆膜层和(或)附件
ⅢB	阴道和(或)宫旁受累
ⅢC	盆腔淋巴结和(或)腹主动脉旁淋巴结转移
ⅢC1	盆腔淋巴结阳性
ⅢC2	腹主动脉旁淋巴结阳性伴(或不伴)盆腔淋巴结阳性
Ⅳ期	肿瘤侵及膀胱和(或)直肠黏膜,和(或)远处转移
ⅣA	肿瘤侵及膀胱和(或)直肠黏膜
ⅣB	远处转移,包括腹腔内和(或)腹股沟淋巴结转移

55. 子宫内膜癌的诊断方法有哪些?

答:除根据临床表现及体征外,确诊依据是病理组织学检查。

(1)病史及临床表现:对于绝经后阴道流血、绝经过渡期月经紊乱,均应排除内膜癌后再按良性疾病处理。有以下情况的妇女应密切随访:①有子宫内膜癌发病高危因素者,如肥胖、不孕、绝经延迟等;②有长期应用雌激素、他莫昔芬或雌激素增高疾病史者;③有乳腺癌、子宫内膜癌家族史者

(2)影像学检查:经阴道B型超声检查可了解子宫大小、宫腔形状、宫腔内有无赘生物、子宫内膜厚度、肌层有无浸润及深度;磁共振成像(MRI)对肌层浸润深度和宫颈间质浸润有较准确的判断;计算机体层成像(CT)可协助判断有无子宫外转移。

(3)诊断性刮宫:分段诊刮是最常用、最有价值的诊断方法。

(4)宫腔镜检查:可直接观察宫腔及宫颈管内有无癌灶存在、癌灶大小及部位。

(5)其他:子宫内膜抽吸活检;血清CA125测定。

56. 子宫内膜癌临床Ⅰ期的手术范围是什么?

答:Ⅰ期患者应行筋膜外全子宫切除及双侧附件切除术。有以下情况之一者,行盆腔及腹主动脉旁淋巴结切除或取样:①可疑的腹主动脉旁及髂总淋巴结及增大的盆腔淋巴结;②特殊病理类型,如乳头状浆液性腺癌、透明细胞癌、鳞状细胞癌、癌肉瘤、未分化癌等;③子宫内膜样腺癌 G3;④肌层浸润深度≥1/2;⑤癌灶累及宫腔面积超过 50%。

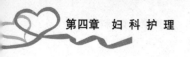

57. 子宫内膜癌临床Ⅱ期的手术范围是什么?

答:Ⅱ期患者应行改良根治性子宫切除及双侧附件切除术,同时行盆腔及腹主动脉旁淋巴结切除术。

58. 子宫内膜癌临床Ⅲ期或以上的手术范围是什么?

答:全子宫和双侧附件切除,尽可能切除所有明显的肿瘤病灶,大网膜、盆腔及腹主动脉旁淋巴结切除,并进行肿瘤细胞减灭手术。

59. 子宫内膜癌的术前护理有哪些?

答:同宫颈癌术前护理。

60. 子宫内膜癌的术后护理有哪些?

答:护理要点同宫颈癌术后。

61. 如何为子宫内膜癌术后患者进行健康指导?

答:健康指导内容包括:①术后1个月内以休息为主;术后第2个月轻微日常活动;术后第3个月恢复日常生活和性生活。②术后2个月内可能有阴道分泌物增多,颜色为黄色,伴有少量血性,为正常现象。③术后如有阴道流血量增多,色鲜红;或阴道分泌物异常增多应及时就诊。④定期随访:第1年,每3个月一次;第2年,每4个月一次;第3~4年,每6个月一次;第5年,每年一次。如有症状,随时进行复查。

四、卵巢肿瘤与护理

62. 女性生殖器官常见的三大恶性肿瘤是什么?

答:子宫颈癌、子宫内膜癌、卵巢癌。

63. 卵巢肿瘤标志物种类及代表意义是什么?

答:(1)肿瘤相关抗原及胚胎抗原:①癌抗原125(CA125)、NB/710K、糖链抗原19-9(CA19-9)、人睾丸分泌蛋白4(HE4):主要用于卵巢上皮性肿瘤的鉴别、预后、复发及恶化检测;②甲胎蛋白(AFP):主要用于卵巢生殖细胞肿瘤的检测;③癌胚抗原(CEA):用于多种妇科恶性肿瘤如子宫颈癌、子宫内膜癌、卵巢上皮性癌、阴道部及外阴癌的表达,其中卵巢黏液性腺癌CEA阳性率最高;④鳞状细胞癌抗原(SCCA):70%以上的子宫颈鳞癌患者SCCA升高,对外阴及阴道鳞状上皮细胞癌敏感性为40%~50%。

(2)雌激素受体(ER)与孕激素受体(PR):ER和PR主要分布于子宫、子宫颈、阴道及乳腺等靶器官。

(3)妇科肿瘤相关的癌基因和肿瘤抑制基因:如Myc、ras、C-Erb2、p53等。

64. 卵巢良性肿瘤有什么样临床表现?

答:卵巢肿瘤较小时多无症状,常在妇科检查时发现。肿瘤增大时,患者感腹胀或腹部可扪及肿块。肿瘤增大占据盆、腹腔时,可有尿频、便秘、气急、心悸等压迫症状。检查可见患者腹部膨隆,包块活动度差,叩诊实音,无移动性浊音。双合诊检查可在子宫的一侧或双侧触及圆形或类圆形肿块,多为囊性,表面光滑,活动,与子宫无粘连。

65. 卵巢恶性肿瘤有什么样的临床表现?

答:卵巢恶性肿瘤早期常无症状,晚期主要症状为腹胀、腹部肿块、腹腔积液及其消化道症状;部分患者可有消瘦、贫血等恶病质表现。肿瘤向周围组织浸润或压迫,从而引起患者腹痛、腰痛或下肢疼痛;压迫盆腔静脉时患者可有下肢水肿;功能性肿瘤患者可出现不规则阴道出血或绝经后出血。三合诊检查可在直肠子宫陷凹触及质硬结节或肿块,肿块多为双侧,实性或囊实性,表面凹凸不平,活动差,与子宫分界不清,常伴有腹腔积液。有时可在腹股沟、腋下或锁骨上触及肿大的淋巴结。

66. 卵巢肿瘤并发症有哪些?

答:并发症包括:①蒂扭转:为常见的妇科急腹症,典型症状是体位改变后突然发生一侧下腹剧痛,常伴恶心、呕吐甚至休克。治疗原则是一经确诊,尽快手术治疗。②破裂:有自发性破裂和外伤性破裂。症状轻重取决于破裂口大小、流入腹腔囊液的量和性质。肿瘤破裂后应立即手术。③感染:较少见,多继发于蒂扭转和破裂。④恶变:肿瘤迅速生长,尤其是双侧性,应考虑有恶变可能,并应尽早手术。

67. 卵巢肿瘤的治疗方法是什么?

答:卵巢肿瘤一经发现,应行手术治疗。手术的目的:①明确诊断;②切除肿瘤;③恶性肿瘤进行手术病理分期;④解除并发症。

68. 卵巢肿瘤术后患者的护理措施是什么?

答:护理措施包括:①心理护理:评估患者的文化程度和理解能力,根据患者的问题给予耐心细致的解答,主动向患者介绍相关疾病知识,建立良好的护患关系。②生活护理:患者卧床治疗期间,满足患者生活需求,讲解和教会有效的咳嗽方法;病情允许下床活动时,因尽早帮助患者下床活动,同时避免增加腹压的动作,如久蹲,以免影响伤口愈合;保证充足睡眠,护士为患者提供良好的睡眠环境,以保证患者睡眠质量。③饮食指导:术后排气前禁食糖类、奶类等流食,排气后进半流质饮食,逐渐过渡到正常饮食,应进高蛋白、高维生素、易消化饮食,增加机体抵抗力。④出院指导:告知患者出院后复查时间,叮嘱患者定期复查。术后复查,手术切开愈合后恢复性生活。提供相关疾病的知识,促进患者疾病康复。

五、妇科恶性肿瘤的放化疗与护理

69. 化疗药静脉给药的护理措施有哪些?

答:护理措施包括:①患者化疗前,护士应根据药物的性质,判断其对局部组织和静脉的刺激程度，是否为腐蚀性药物，正确评估并选择适合的静脉通路及穿刺部位；②应用化疗药物（尤其是腐蚀性药物时），应使用中心静脉给药，不可使用头皮钢针，若患者拒绝使用中心静脉，应在病历中记录并请患者或家属签字；③乳腺癌根治术和腋窝淋巴结清扫的患者尽量避免使用患侧肢体；④在静脉给予化疗药物前，操作护士应检查静脉回血情况，保证静脉通畅，如为腐蚀性药物，应由另一名护士确认被穿刺静脉的安全性后方可用药，并记录在护理记录单上；⑤静脉给予化疗药物过程中每小时观察静脉情况、询问患者穿刺处有无疼痛和烧灼感，并记录在护理记录单上；⑥为了减少化疗药物意外渗出，在输入化疗药物前，应向患者及家属讲解所用静脉通路出现药物渗出的表现及关闭输液器的方法，并及时呼叫护士；⑦若发生化疗药物外渗，应立即停止输液，抬高患肢 24 小时，并根据药物性质做局部冷敷、冰敷或遵医嘱给予局部封闭。

70. 化疗药物配制的操作程序是什么？

答：操作程序包括：①护士配药时应穿长袖防护服，戴一次性口罩、帽子，戴聚氯乙烯手套后再戴一副乳胶手套，在操作中一旦手套破损应立即更换，必要时戴眼罩、目镜，操作台面铺一次性防护垫，操作完毕更换；②训练相关医务人员掌握处理危险药物的方法；③打开安瓿、抽取药液时均应严格遵守操作规程，不使药液排入空气中，抽取后药液应放于垫有聚氯乙烯薄膜的无菌盘内；④给药采用密闭式静脉输液法，莫菲壶加药时，用纱布围住小壶后缓慢加药，应确保空针于输液管接头处衔接紧密以免药液外渗。

71. 如何对静脉化疗血管进行评估？

答：最佳静脉的条件：有完整、弹性的皮肤支持；血管柔软、粗直，富有弹性，易于触及，充盈良好且不易滑动。化疗患者入院时，选择使用血管需进行以下几方面的评估：①病程及化疗疗程；②化疗药物使用的既往史；③每一次化疗静脉使用情况；④目前外周静脉充盈度、弹性如何、粗细度等。

72. 如何选择静脉化疗血管？

答：（1）如有下列情况建议选择中心静脉给药：①持续静脉给药、对外周静脉刺激性大的药物、临床上试用的新药，Ⅰ期临床试验表明对外周静脉有刺激性等，建议选中心静脉。

（2）其他药物可选择外周静脉，推荐使用静脉留置针：在选择静脉留置针时要选择粗直、血流量丰富、无静脉瓣的血管，应由熟练静脉穿刺技术的护士操作，避免在同一部位多次穿刺。

（3）在静脉化疗中尽量避免使用钢针进行静脉穿刺：因患者稍有活动很容易引起钢针刺破静脉，造成药物外渗。如果确实没有条件使用中心静脉和套管针，应由熟练穿刺技术的护士完成，尽量保证一次成功。

73. 静脉化疗血管的观察要点有哪些?

答:观察要点包括:①输液时密切注意注射部位有无红肿、外渗,如有问题及时处理;②注射给药过程中,应定时巡视患者,随时倾听患者的主诉,如输液部位有无针刺感、烧灼感、疼痛或肿胀等不适,及时给予相应处理;③化疗完毕后注意观察穿刺部位有无红肿,如有红肿应及时用 50% 硫酸镁、黏多糖(喜疗妥)、美宝软膏外敷。

74. 化疗护理常规是什么?

答:护理常规包括:①心理护理,给予患者同情和鼓励,使患者树立战胜疾病的信心;②应用化疗药物之前必须确定针头是否在血管内以及静脉的条件,确认没有针头脱出、静脉条件良好,没有外渗方可加药;③观察患者造血系统的情况,遵医嘱查血常规,如白细胞低于 3×10^9/L,血小板低于 50×10^9g/L,及时报告医生;④注意口腔黏膜情况,嘱患者多饮水,必要时使用漱口液或给予口腔护理;⑤观察患者消化道反应,用化疗药前半小时给予止吐药;观察腹泻、腹痛及便秘的程度,注意大便的颜色、性质、量;⑥观察肝、肾功能,肝功能轻度异常者可在化疗同时给予保肝药物,肝功能严重异常、肾功能异常者应暂停化疗,进行进一步检查;⑦注意监测生命体征,尤其是应用紫杉醇类药物时每 15 分钟测量血压一次至药物输完(3~3.5 小时);⑧观察患者尿的颜色和量,铂类药物肾毒性较大,嘱多饮水,防止出血性膀胱炎的发生;用顺铂应记录 4 小时尿量;使用异环磷酰胺应在 0 小时、4 小时、8 小时使用美司钠解毒,同时观察尿色;⑨化疗后检查血管情况,必要时可以使用水胶体敷料预防静脉炎的发生。

75. 化疗药物常见不良反应是什么?

答:常见的不良反应包括:

(1)近期:①骨髓抑制;②消化道反应;③泌尿系统毒性;④心肌毒性;⑤脱发;⑥过敏反应;⑦神经系统障碍;⑧局部反应。

(2)远期:①不孕;②致畸;③致癌。

76. 化疗胃肠道反应常见的症状有哪些?

答:常见的胃肠道反应有恶心、呕吐、腹泻、便秘。

77. 化疗致恶心、呕吐的护理要点是什么?

答:护理要点:①化疗前使用止吐药物;②注意休息,尽可能少活动;③饮食:清淡、易消化,少量多餐;④呕吐后及时漱口;⑤监测生化指标,及时纠正电解质紊乱。

78. 腹泻的护理要点有哪些?

答:护理要点:①蒙脱石散止泻;②服用微生态制剂;③微肠道调节剂;④抗炎治疗;⑤维持水电解质平衡、营养支持;⑥少吃生冷食物;⑦及时补充水分;⑧观察大便的次数和颜色。

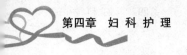

79. 便秘的护理措施有哪些?

答:护理措施:①多食含维生素的蔬菜、水果;②多食含有粗纤维的糙米;③多饮水或果汁、蔬菜汁等;④适当增加活动量;⑤养成定时排便的好习惯;⑥遵医嘱口服缓泻剂。

80. 骨髓抑制的主要表现及护理要点是什么?

答:(1)主要表现:白细胞计数下降,血小板降低。

(2)护理要点:①定期检查血常规(第1周、第3周);②血象异常:保护性隔离、严格控制探视,给予升白细胞、升血小板及纠正贫血治疗,必要时输血及输血小板等治疗;③注意休息、减少活动、保持充足睡眠;④注意个人卫生,做好基础护理;⑤减少户外活动,避免接触感染源;⑥饮食上宜高蛋白、高维生素、易消化食物。

81. 化疗致口腔炎的护理措施有哪些?

答:护理措施包括:①注意口腔卫生,保持口腔清洁和湿润,每日饭前饭后用生理盐水漱口,睡前及晨起用软毛牙刷仔细清洁口腔,动作轻柔,避免口腔黏膜及牙龈的机械损伤;②若有真菌感染应给予抗真菌治疗,如制霉菌素含服同时给予5%碳酸氢钠漱口;③若疑有厌氧菌感染可以用3%过氧化氢溶液漱口;④若已发生溃疡可用锡类散或养阴生肌散涂于患处;⑤口唇可用唇膏涂抹,减轻干裂及疼痛;⑥注意观察体温变化,早期发现感染征兆,早期治疗。

82. 化疗致脱发的护理措施有哪些?

答:护理措施:①告知患者脱发为可逆的,化疗第一疗程结束10~14天便会出现脱发症状,总疗程结束后的1~2个月后会长出新的头发;②避免选择使用刺激性洗发水;③避免用高温风吹头发、避免烫发和染发;④长发者建议剪短,减小对于心理的冲击,逐渐可以将头发剃去并应用辅助用品;⑤辅助用品:适宜的假发套、帽子、头巾等,在美观的同时也起到了保护头皮及保暖的作用。

83. 化疗药外溢、职业暴露的处理流程是什么?

答:(1)标明污染范围,避免其他人员接触。评估外溢范围:①小量外溢(<5ml):戴双层手套、口罩;②大量外溢(≥5ml):打开防溢包,做好个人防护。

(2)玻璃碎片用小扫帚清扫干净,再清洗桌面或地板。

(3)粉剂用湿纱布轻轻擦抹,以防药物粉尘飞扬,污染空气。

(4)水剂或配制的药液:用棉垫吸附药液,再用酒精擦洗2遍,用清水冲洗干净,范围由外向内。

(5)药液溅到皮肤:用肥皂清洗皮肤,再用清水彻底冲洗。

(6)药液溅到眼睛:用生理盐水反复冲洗眼睛。

(7)药液溅到有破口的皮肤:应挤出破口处的血液,边挤边用清水冲洗。

(8)药液溅到工作服上:立即更换、冲洗。

（9）将处理废弃物用塑料袋密闭封口，放入化疗废物桶内。

（10）电话通知保洁部门回收毒物袋；记录外漏的药品名称、量、处理方法、溢出环境人员。

84. 化疗药外溢处理包内有哪些用物？

答：包内物品包括：警戒线1套、口罩2个、圆帽2个、防护衣1件、薄膜手套1包、橡胶手套2副、化疗防护目镜1副、吸湿棉垫4块、纱布若干、清洁碎片的小扫帚1把、蒸馏水1瓶、酒精2瓶、能密封的医疗垃圾袋2个、生物毒性垃圾袋2个、化疗毒物标签2张。

85. 化疗药物过敏如何进行紧急处理？

答：紧急处理措施包括：①立即停药，更换输液器并更换生理盐水；②遵医嘱给患者吸氧，行心电监护；③遵医嘱给予抗过敏药，如地塞米松、甲泼尼龙、葡萄糖酸钙；④严重者在抢救的同时做好记录；⑤整理护理记录单，病历首页注明药物过敏；⑥书写药物过敏记录单，与药品一起送回药剂科。

86. 化疗患者的心理反应及应对措施是什么？

答：几乎所有的患者面对癌症的诊断都会产生震惊、恐惧和害怕疼痛、被遗弃和死亡的心理变化。在心理上会经历否认、愤怒、妥协、忧郁、接受等心理反应阶段。护士应该了解患者的这些心理变化，给予患者同情、安慰和鼓励，并帮助患者建立良好的家庭及社会支持系统。亲人或朋友的支持从一定程度上可以减轻患者的疼痛感、抑郁及焦虑情绪。通过做患者家属工作，使其更主动地多体贴、关心患者。鼓励患者以积极的态度配合治疗以早日康复。同时建立良好的护患关系，让患者信任护士，说明要为患者保守医密。鼓励患者坦诚说出自己关心的问题，了解她们的社会、心理、机体方面的动态变化，给予具体的宣教与指导。

87. 化疗患者性生活指导内容有哪些？

答：告诉患者：①全面康复中可以有性生活；②性行为方式没有统一的标准；③性行为形式多样，解除顾虑和偏见；④发现存在的担心，进行正确的指导；⑤鼓励患者说出自己的顾虑，并有针对性地解答问题。

88. 化疗患者的居家护理有哪些？

答：居家护理包括：①衣：宽松舒适，夏季凉爽、冬季保暖；②食：膳食清淡，适口，均衡营养，避免刺激性食物；③住：空气清新，通风换气，充足睡眠；④行：正常出行，低强度运动；⑤保持良好情绪，养成良好卫生习惯，戒烟限酒，避免繁重劳动。

89. 按照作用机制，常用化疗药物可分为哪几类？

答：按其作用机制分为5类：①细胞毒类药物：烷化剂类，由其氮芥基因作用于DNA和RNA、酶、蛋白质，导致细胞死亡。如氮芥、卡莫司汀（卡氮芥）、环磷酰胺、白消安（马利兰）、洛莫司汀（环己亚硝脲）等。②抗代谢类药：此类药物对核酸代谢物与酶结合反应有相互竞争作用，影响与阻断了核酸的合成。如氟尿嘧啶、甲氨蝶呤、阿糖胞苷、巯嘌呤、替加氟（呋喃氟尿嘧啶）等。③抗生素类：有抗肿瘤作用的如放线菌素 D（更生霉素）、丝裂霉素、博来霉素、多柔比星、平阳霉素、柔红霉素、普卡霉素等。④生物碱类：主要为干扰细胞内纺锤体的形成，使细胞停留在有丝分裂中期。如长春新碱、长春碱、羟喜树碱及鬼臼毒素类依托泊苷（VP-16）、替尼泊苷（VM-26）。⑤激素类：能改变内环境进而影响肿瘤生长，有的能增强机体对肿瘤侵害的抵抗力。常用的有他莫昔芬、己烯雌酚、黄体酮、丙睾酮、甲状腺素、泼尼松及地塞米松等。⑥其他：不属于以上诸类，如丙卡巴肼、羟基脲、L-门冬酰胺酶、顺铂、卡铂、抗癌锑、达卡巴嗪等。脂质体包裹氟尿嘧啶为导向性剂型。

90. 动脉导管化疗的护理怎么做？

答：（1）化疗前：①协助完善术前检查，观察患者生命体征情况，如果体温升高，白细胞低于 $3.0 \times 10^9/L$，则需暂缓进行介入化疗；②皮肤准备，造影剂皮试；③检查足背动脉搏动情况，以备术后进行对照观察；④术前 1 日宜进清淡易消化、营养丰富食物，避免进食刺激性食物，减少化疗后消化系统不良反应，术前 4 小时禁食水，以防误吸；⑤健康教育：指导体位、卧床时间、进食时间、排便排尿方式，减轻患者焦虑。

（2）化疗后：①股动脉穿刺点进行加压包扎，患者制动，绝对卧床 6 小时，观察敷料有无渗血渗液，周围皮肤有无瘀青。6 小时后即可床上活动，12 小时后可下床，特殊患者延长至 24 小时方可下地。②观察足背动脉、皮温、颜色及感觉情况。③做好术后并发症的护理。

91. 放疗性口腔黏膜反应的临床表现及护理有哪些？

答：（1）临床表现：口腔黏膜充血、出血、疼痛、溃疡、坏死。

（2）护理：①放疗前讲解口腔护理的基本方法和保持口腔清洁对完成治疗的意义，嘱患者摘掉义齿，治疗口腔疾病，鼻咽冲洗，促进分泌物排出，防止继发口腔感染；②保持口腔黏膜的湿润：经常用清水漱口，使用口唇润滑剂；③保持口腔和牙齿清洁：每次饭后 30 分钟和睡前刷牙，避免使用刺激性口腔清洁剂，常规漱口；④保持口腔黏膜的完整：口腔黏膜涂保护剂，如果黏膜出血可使用凝血酶，避免使用刺激性口腔清洁剂；⑤根据黏膜炎程度不同给予不同含漱液及不同的频次，对反应特别严重者，给予支持疗法补液或营养物质，维持水电解质平衡，防止并发症发生；⑥焦虑、恐惧：交流、解释放疗的重要性，出现的反应及对策，并在放疗全程中给予激励、支持，及时做好心理护理，使患者对疾病能够正确认识，能提高对放疗反应的耐受性。

92. 放射性肠炎的临床表现、护理和预防措施有哪些？

答：（1）临床表现：腹痛、腹泻、黏液血便。

（2）护理措施：观察大便色、量、性质并按医嘱服用止泻药。若有水、电解质酸碱平衡失调，应静脉补充液体。应注意肛周或造瘘口周围的清洁。饮食宜少渣、低脂、少食甜食及产气的食物，以免引起腹胀。

（3）预防措施：为了减少放射性肠炎的发生，患者放疗过程中应采取俯卧位，该体位挤压部分小肠向上方移动，减少小肠照射。憋尿可以使膀胱充盈，从而把部分小肠从盆腔挤到腹腔。避免在放疗过程中进食多纤维素食物，或其他对肠壁有刺激的食物。

93. 放射性膀胱炎的临床表现及护理措施是什么？

答：放疗过程中若出现尿频、尿急、尿痛，应考虑有放射性膀胱炎。应嘱患者多饮水，通过频繁排尿以起到尿路自净作用，并及时应用抗感染药物。

94. 放疗的准备工作及注意事项有哪些？

答：（1）放疗前：①改善患者全身情况，需白细胞 $>4\times10^9/L$，血红蛋白 $>80g/L$；②保持外阴、阴道清洁，腔内放疗需冲洗阴道及控制感染。

（2）放疗中：每周查白细胞，如白细胞 $<3\times10^9/L$，暂停放射。

（3）放疗后：①避免刺激照射野皮肤；②少渣、无刺激性饮食，以免刺激肠道；③冲洗阴道时避免用刺激性药物，以防局部黏膜损伤，继发感染。

95. 白细胞计数低于多少停止放疗？

答：当患者白细胞计数低于 $3\times10^9/L$ 时，需停止放疗。

96. 保护性隔离的具体措施是什么？

答：具体措施包括：①严格控制探视人员，禁止患有传染性疾病尤其是上呼吸道感染者前来探视；②进入病房的医护人员或家属需戴口罩，必要时戴帽子、穿隔离衣、鞋套；③病房内物品摆放尽量简单，不摆放鲜花、植物等易携带细菌的物品；④患者的餐具、放义齿的杯子等必须专用，并做好清洗、消毒和保洁工作；⑤注意饮食卫生，未经严格消毒的食物和水不能饮用；⑥患者勤换内衣裤，切实做好皮肤护理和定期擦浴等基础护理；⑦与患者接触前做到用流动水洗手或使用手快速消毒剂；⑧给患者的治疗操作尽量集中进行，以避免过多的人员流动而把细菌带入病室；⑨严格执行无菌操作规程；⑩医护人员患有或怀疑患有呼吸道疾病或咽部带菌者，应避免接触患者，做好空气及物体表面常规清洁与消毒。

97. PT 方案化疗包括的药物名称是什么？

答：包括的药物为紫杉醇类和铂类。

98. 化疗患者的饮食指导有哪些？

答：饮食指导：①选择清淡、易消化食物；②每日少量多餐，避免与家人同时间就餐，减轻食物油对呕吐中枢的刺激；③适度补充脂肪、蛋白质、糖类所供能的营养素；④补充营养的目标是：在补充肿瘤代谢所需能量消耗的同时维持

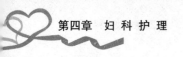

体重在正常范围为宜；乳制品、蛋奶、瘦肉、白肉（禽类、鱼、虾等）是优质蛋白的来源，同时也要获取足够的抗氧化营养素，如维生素C、维生素E以及矿物质。

99. 化疗腹泻患者的饮食指导有哪些？

答：饮食指导包括：①少吃生冷的食物；②及时补充水分；③密切观察大便的次数和颜色；④根据医生建议服用止泻药物、调节消化道菌群的药物及口服补液盐；⑤出现严重腹泻则需要及时就诊，并在医生指导下进流质饮食，必要时静脉补充水分、电解质。

100. 化疗药物导致口腔黏膜炎的预防措施有哪些？

答：预防措施：①注意口腔卫生：勤漱口（三餐前、后），用软毛牙刷，用生理盐水或漱口水漱口；②戒烟、戒酒，保持口腔清洁。

101. 化疗药物外渗有哪些分类？

答：根据外渗后对组织的损伤程度，将抗肿瘤药分为3类：①发疱性：外渗后可引起局部组织坏死的药物，如多柔比星、表柔比星、氮芥、长春新碱等；②刺激性：外渗后可引起灼伤后轻度炎症而无坏死的药物，如依托泊苷等；③非刺激性：无明显发疱或刺激作用的药物，如环磷酰胺、甲氨蝶呤、阿糖胞苷、L-门冬酰胺酶等。

102. 化疗药物外渗的预防措施是什么？

答：预防措施包括：①化疗前应该识别和了解所用化疗药物的性质，对静脉和组织的刺激程度；②输入化疗药物应由受过培训或取得化疗专科证书的护士来执行；③正确评估静脉及药物：发疱性药物必须使用中心静脉，其他化疗药物尽量使用中心静脉输注，最大限度地保护外周静脉，减轻患者的痛苦；④输入化疗药物之前必须抽回血判断静脉是否通畅；⑤给药过程中要不断观察静脉情况，并询问患者有无疼痛或烧灼感等异常感觉，对于语言沟通障碍、老年人、幼儿或意识不清者要给予重点关注。

103. 化疗药物外渗的处理原则是什么？

答：处理原则：①立即停止输注，尽量回抽；②更换输液器，输入生理盐水；③抬高患肢，制动，局部冷敷或冰敷，时间为24小时；④外敷清热解毒药膏：如云南白药粉剂制成糊状外敷、美宝软膏、如意金黄散软膏、喜疗妥软膏等；⑤发疱性药物外渗需要局部封闭：注射用水7ml + 利多卡因2ml + 地塞米松1ml；⑥有局部皮肤破溃时不要涂抹任何药膏，应采用无菌换药的方法处理，清理创面后可用高渗生理盐水纱布湿敷；⑦如有严重的局部组织损伤或坏死，要请相关科室会诊，做进一步处理。

104. 配制化疗药物时操作环境的安全管理是什么？

答：环境安全管理包括：①办公室和化疗配制间应有明确的分区；②药物配制间为限制区，须有单独的洗手设施，在配制间入口应有醒目的标记，说明只有授权人员才能进入；③操作中不要在工作区内外走动，尽量避免频繁的物流及人员进出，避免将化疗药物带入周围环境；④在储存药物的区域设置适当的警示标签，提醒操作者应注意的防护措施；⑤在药物配制区域不允许进食、喝水、吸烟、嚼口香糖、处理角膜接触镜、化妆和储存食物；⑥操作人员不得将个人防护器材穿戴出配制间。

105. 配制化疗药物时操作人员的安全管理是什么？

答：操作人员的安全管理：①强化职业安全意识：实行岗前培训和加强在职教育；②制定化疗操作规程，规范防护操作；③正确使用个人防护设备，如防护服、手套、目镜、一次性帽子、口罩及鞋套；④操作台铺涂有塑料薄膜的吸收衬垫以吸附偶然溢出液；⑤在配制时选用一次性注射器，尽量选择容积比所用药品体积稍大的注射器，注射器中的液体不能超过注射器容器的3/4，防止吸得太满使针栓滑脱；⑥使用化疗药品前，轻拍瓶颈和瓶身上部，开启时用无菌纱布包住瓶颈；⑦排气时在针尖处垫上灭菌纱布；⑧配制好的药液置于垫有聚氯乙烯薄膜的无菌盘内，加盖后放入传递窗备用；⑨注意在戴上手套之前或脱去手套后应立即洗手，手套和制服若被污染应立即更换。

106. 化疗护士预防保健内容是什么？

答：预防保健内容包括：定期体检，包括肝肾功能、白细胞及血小板等指标测定，至少一年一次，并建立体检档案。一旦出现化疗毒副反应征象，立即进行人员调整。孕期及哺乳期的医务人员安排在非化疗环境。

107. 如何进行化疗废物的安全管理？

答：化疗废物的管理：①配制过程中产生的医疗废物，如安瓿、密封瓶、一次性注射器（不需分离针头和毁型）及多余的药液等，及时放入化疗专用厚垃圾袋的防漏防刺容器内，再放入密闭化疗专用医疗垃圾箱内，箱上有化疗专用警示标志；②所有一次性个人防护用具脱卸后直接丢入化疗专用医疗垃圾箱；③当医疗废物装至垃圾箱的3/4时，及时将废物密闭式运送至医院定点存放处，再转运至医疗废物定点处理单位进行1200℃的高温焚化处理，使细胞毒药物灭活。

108. 使用紫杉醇药物时预防过敏反应的措施有哪些？

答：预防紫杉醇药物过敏的措施是在紫杉醇治疗前12小时口服地塞米松10mg，治疗前3小时再口服地塞米松10mg，治疗前30分钟给予苯海拉明40mg肌内注射，并静脉注射西咪替丁400mg或雷尼替丁50mg。

109. 博来霉素、铂类的主要毒副作用有哪些？

答：（1）博来霉素毒副作用：发热、色素沉着、指甲变色脱落、脱发、口腔溃疡、食欲缺乏；偶见过敏休克。可发生肺毒性，主要是间质性非特异性炎症。

（2）铂类主要毒副作用：主要为肾脏损害、重度胃肠道反应、耳毒性和神经毒性，骨髓抑制，白细胞和血小板减少较轻，可引起血红蛋白减少。还可能出现

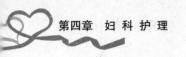

肝功能异常、皮疹,偶见过敏反应、视物模糊、黏膜炎等。

110. 氟尿嘧啶使用时的注意事项有哪些?

答:妊娠、水痘或带状疱疹患者禁用,地高辛和氨基糖苷类抗生素可使本品疗效下降,西咪替丁可降低本品的肝首关效应而使药理作用增强。用药期间,当患者腹泻次数超过 5 次或出现血性腹泻、血象持续下降,出现口腔溃疡和神经症状时,应立即停药。

111. 双枪治疗包括哪两种药物?

答:氟尿嘧啶(5-FU)、放线菌素 D。

112. 什么是保护性隔离?

答:保护性隔离指为防止易感者受周围环境中的微生物感染而设计的隔离。主要适用于抵抗力低或极易感染的患者。

113. 骨髓抑制的定义是什么?

答:骨髓抑制是指骨髓中的血细胞前体的活性下降。血流中的红细胞和白细胞都源于骨髓中的干细胞。血流里的红细胞寿命短,常常需要不断补充。为了达到及时补充的目的,作为血细胞前体的干细胞必须快速分裂。化学治疗、放射治疗及许多其他抗肿瘤治疗方法,都是针对快速分裂的细胞,因而常常导致正常骨髓细胞受抑。

114. 骨髓抑制怎么分度?

答:骨髓抑制分度见表4-2

表4-2　骨髓抑制分度

	0 度	1 度	2 度	3 度	4 度
血红蛋白(g/L)	≥110	109～95	94～80	79～65	<65
白细胞($\times 10^9$/L)	≥4.0	3.9～3.0	2.9～2.0	1.9～1.0	<1.0
粒细胞($\times 10^9$/L)	≥2.0	1.9～1.5	1.4～1.0	0.9～0.5	<0.5
血小板($\times 10^9$/L)	≥100	99～75	74～50	49～25	<25

血象下降在停药后 7～10 天最低,维持 2～3 天后开始回升,7～10 天后可恢复正常。

115. 化疗患者复查时化验检查的项目及间隔时间是什么?

答:不同部位、不同类型的肿瘤,其随访时间也有不同。一般第 1 年 3 个月复查一次,随后半年复查一次,稳定后每年复查一次。检查项目:血常规、尿常规、肝功能、肾功能、肿瘤标记物、心电图、B 超检查,必要时进行 X 线胸片、CT、磁共振检查。

116. 化疗前核对的检查项目有哪些?

答:一般 1 个月做 1 次化疗,化疗前 1 周之内完成以下项目并达到化疗要求:

①血红蛋白 > 100g/L；②中性粒细胞 > 2 × 10⁹/L；③血小板 > 100 × 10⁹/L；④尿蛋白（−）（用顺铂者）；⑤转氨酶 < 40U/L；⑥血肌酐 < 1mg/ml；⑦ 24 小时肌酐清除率 > 60ml/min；⑧胸片、心电图、超声心动图、心肌酶；⑨ CA125、AFP、hCG、CA19-9。

第五节　妊娠滋养细胞疾病与护理

一、葡萄胎与护理

1. 什么是妊娠滋养细胞疾病？

答：妊娠滋养细胞疾病是一组来源于胎盘滋养细胞的疾病。组织学根据形态将其分为葡萄胎、侵蚀性葡萄胎、绒毛膜癌及胎盘部位滋养细胞肿瘤。

2. 什么是妊娠滋养细胞肿瘤？

答：妊娠滋养细胞的疾病中，侵蚀性葡萄胎、绒毛膜癌和胎盘部位滋养细胞肿瘤统称为妊娠滋养细胞肿瘤。

3. 什么是葡萄胎？

答：葡萄胎是因妊娠后胎盘绒毛滋养细胞增生、间质水肿而形成大小不等的水泡，水泡之间借蒂相连成串，性状似葡萄得名，又称水泡状胎块。葡萄胎分为完全性和部分性。

4. 葡萄胎的典型临床表现是什么？

答：患者停经后阴道流血和子宫异常增大。

5. 完全性葡萄胎的临床表现是什么？

答：完全性葡萄胎的临床表现有：①停经后阴道流血；②子宫异常增大、变软；③妊娠呕吐；④子痫前期征象；⑤甲状腺功能亢进；⑥腹痛；⑦卵巢黄素化囊肿。

6. 部分性葡萄胎的临床表现是什么？

答：没有完全性葡萄胎的典型症状，程度常较轻。阴道流血最常见，但子宫大小多少与停经月份相符甚至更小，一般无子痫前期征象和卵巢黄素化囊肿，妊娠呕吐也较轻。

7. 葡萄胎时血清 hCG 水平是如何变化的？

答：正常妊娠时，血清 hCG 滴度在停经 8～10 周达高峰，持续 1～2 周后逐渐下降；但葡萄胎时，血清 hCG 滴度常明显高于正常孕周的相应值，在停经 8～10 周以后继续升高。血清 hCG > 80 000U/L 可支持诊断（少数葡萄胎，尤其是部分性葡萄胎 hCG 升高不明显）。

8. 葡萄胎出现哪些高危因素时应视为高危葡萄胎？

答：出现下列高危因素时：① hCG > 100 000U/L；②子宫明显大于相应孕周；

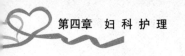

③卵巢黄素化囊肿直径 >6cm；④患者年龄 >40 岁；⑤重复葡萄胎。

9. 葡萄胎的处理原则是什么？

答：处理原则是及时清宫和定期 hCG 测定随访。

10. 葡萄胎清宫时应注意什么？

答：由于葡萄胎清宫时易出现较多出血，又由于子宫大而软，清宫时易穿孔，因此，清宫应在手术室和输液、备血的准备下进行。清宫前还应评估患者有无休克、子痫前期、甲状腺功能亢进及贫血等合并症，如有上述合并症应对症处理后再行清宫。

11. 葡萄胎清宫后的随访内容是什么？

答：随访内容包括：①定期 hCG 测定；②询问病史，包括月经状况，有无阴道流血、咳嗽、咯血等症状；③妇科检查；④必要时可进行 B 型超声、X 线胸片、CT 检查。葡萄胎患者清宫后必须定期随访，以便尽早发现滋养细胞肿瘤。

12. 葡萄胎患者清宫后如何定期测定 hCG？

答：葡萄胎患者清宫后每周一次 hCG 测定，直至连续 3 次阴性，以后每个月一次，共 6 个月。然后每 2 个月一次共 6 次，自第一次 hCG 测定阴性后，随访共计 1 年。

二、妊娠滋养细胞肿瘤与护理

13. 妊娠滋养细胞肿瘤是如何发展得来的？

答：妊娠滋养细胞肿瘤 60% 继发于葡萄胎妊娠；30% 继发于流产；10% 继发于足月妊娠或异位妊娠。

14. 无转移滋养细胞肿瘤的临床表现是什么？

答：无转移滋养细胞的临床表现包括：①阴道出血；②子宫复旧不全或不均匀性增大；③卵巢黄素化囊肿；④腹痛；⑤假孕症状。

15. 转移性滋养细胞肿瘤的临床表现是什么？

答：转移性滋养细胞肿瘤主要经血转移，发生得早且广泛，临床表现包括：①肺转移；②阴道转移；③肝转移；④脑转移；⑤其他转移：包括脾、肾、膀胱、消化道、骨等。最常见的转移部位是肝和阴道。

16. 妊娠滋养细胞肿瘤的主要诊断依据是什么？

答：主要诊断依据是患者体内 hCG 水平。

17. 葡萄胎后滋养细胞肿瘤是如何确诊的？

答：在排除妊娠物残留或再次妊娠后，凡符合下列标准中任何一项的：① hCG 测定，即 1、7、14、21 日，4 次高水平呈平台状态(±10%)，并持续 3 周或更长时间；② hCG 测定即 1、7、14 日，3 次上升(>10%)，并持续 2 周或更长时间，即可诊断为妊娠滋养细胞肿瘤。

18. 妊娠滋养细胞肿瘤的治疗原则是什么？

答：治疗原则为采用化疗为主、手术和放疗为辅的综合治疗。

19. 妊娠滋养细胞肿瘤患者的随访是如何进行的？

答：治疗结束后应严密随访，第一次随访在出院后3个月，之后每6个月随访一次至3年，此后每年1次至5年，以后每2年一次。

20. 妊娠滋养细胞肿瘤患者的护理要点是什么？

答：护理要点包括：①心理护理：患者多因妊娠的喜悦转为震惊和恐惧，因此医务人员应多安抚患者，讲解发病原因和后续治疗方法，使患者能够积极配合治疗；②患者化疗出现反应时，应关心患者，促进舒适，使其能够坚持完成治疗，同时应观察患者用药后反应，给予对症处理；③饮食指导：患者因化疗和疾病没有食欲，应指导患者少量多餐，进清淡易消化食物，病房配微波炉方便患者随时进食温度适宜的食物；④健康宣教：患者多为年轻女性，多担心今后的生育问题，护士应主动讲解治疗后何时适合妊娠、治疗后随访的重要性、随访时间等，同时也应向患者亲属进行相关知识的宣传，取得他们对患者的支持和关心。

第六节　子宫脱垂与子宫内膜异位症护理

一、子宫脱垂与护理

1. 子宫脱垂的定义？

答：子宫从正常位置沿阴道下降，宫颈外口达坐骨棘水平以下，甚至子宫全部脱出阴道口以外称子宫脱垂（图4-3，图4-4）。

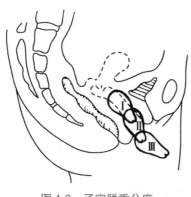 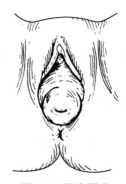

图4-3　子宫脱垂分度　　　　　　　　图4-4　子宫脱垂

2. 子宫脱垂的病因是什么？

答：病因包括：①妊娠、分娩，特别是产钳或胎头吸引困难的阴道助产分

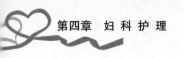

娩，以及产后过早参加体力劳动；②慢性咳嗽、腹腔积液、频繁举重或便秘造成腹压增加；③医源性原因，包括没有充分纠正手术所造成的盆腔支持结构的缺损；④盆底组织发育不良或退行性变。

3. 子宫脱垂如何进行临床分度？

答：临床分度：国外多采用 Bump 提出的盆腔器官脱垂定量分度法。我国常采用的方法是检查时以患者平卧用力向下屏气时子宫下降的程度，将子宫脱垂分为 3 度：①Ⅰ度：轻型为子宫颈外口距处女膜缘 <4cm，未达处女膜缘；重型为子宫颈已达处女膜缘，阴道可见宫颈；②Ⅱ度：轻型为子宫颈脱出阴道口，宫体仍在阴道内；重型为子宫颈及部分宫体脱出阴道口；③Ⅲ度：宫颈与宫体全部脱出阴道口。

4. 如何有效进行盆底肌肉锻炼？

答：有效盆底肌肉锻炼方法是行收缩肛门运动，用力收缩盆底肌肉 2～6 秒，放松 2～6 秒，如此反复 10～15 次，每日 3～8 次，持续 6～8 周为一个疗程。

5. 子宫脱垂术后护理要点是什么？

答：术后护理要点：①术后指导患者平卧位休息 7～10 日；②留置尿管 10～14 日，避免尿液污染伤口，行尿管护理；③避免增加腹压的动作，如下蹲、咳嗽；④术后使用缓泻剂以防便秘；⑤每日行外阴擦洗，并注意观察阴道分泌物的特点；⑥按医嘱应用抗生素预防感染。

6. 出院指导内容有哪些？

答：出院指导内容：①出院后 1 个月内到医院复查伤口愈合情况，3 个月后再次复查，经医师确认完全恢复后方可恢复性生活，半年内避免重体力劳动；②积极治疗慢性咳嗽、便秘及增加腹压的一些疾病，锻炼身体，教会患者做收缩肛门的盆底肌肉锻炼方法；③保持外阴清洁，每日清水擦洗外阴。

二、子宫内膜异位症与护理

7. 什么叫子宫内膜异位症？

答：子宫内膜组织（腺体和间质）出现在子宫体以外的部位时，称为子宫内膜异位症。

8. 子宫内膜异位常发生部位有哪些？

答：异位内膜可侵犯全身任何部位，如脐、膀胱、肾、输尿管、肺、胸膜、乳腺、甚至手臂、大腿等处，但绝大多数位于盆腔脏器和壁腹膜，以卵巢、宫骶韧带最常见，其次为子宫及其他脏腹膜、阴道直肠膈等部位，故有盆腔子宫内膜异位症之称。

9. 子宫内膜异位症的临床表现有哪些？

答：（1）症状：①下腹痛和痛经：典型症状为继发性痛经、进行性加重；②不孕；③性交不适；④月经异常；⑤其他特殊症状：如肠道内异症可出现腹痛、腹泻、便秘或周期性少量便血，严重者出现肠梗阻；瘢痕异位病灶可出现周期性瘢痕处疼痛；卵巢子宫内膜异位囊肿破裂时可引起突发性剧烈腹痛伴恶心、呕吐和肛门坠胀感。

（2）体征：典型盆腔内膜异位症双合诊检查可发现子宫后倾固定、直肠子宫陷凹、宫骶韧带或子宫后壁下方可扪及触痛性结节，一侧或双侧附件处触及囊实性包块，活动度差，囊肿破裂时腹膜刺激征阳性。

10. 治疗子宫内膜异位症的目的是什么？

答：缩减和去除病灶，减轻和控制疼痛，治疗和促进生育，预防和减少复发。

11. 妊娠对内膜异位症的影响是什么？

答：患者一旦妊娠，可使异位内膜病灶坏死萎缩，分娩后内膜异位症状缓解并有望治愈疾病。

12. 临床治疗子宫内膜异位症的常用方法是什么？

答：采用患者假孕或假绝经性激素治疗法是临床常用的方法。但对较大的卵巢内膜异位囊肿，卵巢包块性质不明的不适合使用上述方法，宜采取手术治疗。

13. 什么是子宫腺肌症？

答：子宫内膜腺体及间质侵入子宫肌层，称为子宫腺肌症。

14. 子宫腺肌症与什么密切相关？

答：与多次妊娠、人工流产、慢性子宫内膜炎造成的子宫内膜基底层损伤有密切关系。

15. 子宫腺肌症的临床表现是什么？

答：主要临床表现为月经量过多、经期延长、逐渐加重的进行性痛经。

16. 子宫腺肌症患者月经过多的原因是什么？

答：月经量过多与子宫内膜面积增加、子宫肌纤维增生造成子宫肌层收缩不良、子宫内膜增生有关。

第七节　不孕症及辅助生殖技术与护理

一、不孕症与护理

1. 不孕症的定义是什么？

答：女性无避孕性生活至少12个月而未孕，称为不孕症，在男性称为不育症。

2. 女性不孕的因素有哪些？

答：女性不孕中常见因素为：输卵管因素和排卵障碍，另外可见于子宫与宫颈因素、外阴与阴道因素、免疫因素及其他不明原因的不孕症。

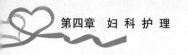

3. 原发和继发性不孕症是如何定义的?

答: 妇女既往从未有过妊娠史,无避孕而从未妊娠者称为原发性不孕;既往有过妊娠史,之后无避孕连续 12 个月未孕者,称为继发性不孕。

4. 测定基础体温可以了解哪些?

答: 周期性连续地测定基础体温可以大致反映排卵和黄体功能。

5. 什么是诱导排卵?

答: 诱导排卵是指对有排卵障碍的妇女利用药物来刺激卵巢,诱导一个卵泡或少数卵泡的发育、成熟并排卵。

6. 诱导排卵的药物有哪些?

答: 常用的诱导排卵药物有克罗米芬、人类绝经期促性腺激素、促卵泡生成激素、促性腺激素释放激素以及溴隐亭。

7. 常用的检查输卵管通畅度的方法有哪些?

答: 常用的检查输卵管通畅度的方法有:子宫输卵管通液术、子宫输卵管碘油造影术、腹腔镜下输卵管通液术。

8. 导致男性不育的因素有哪些?

答: 男性不育的常见因素有精子生成障碍与精子运送障碍,还可见于精子异常、免疫因素所致的男性不育以及不明原因的男性不育。

9. 注射促排卵药物的健康教育注意事项有哪些?

答: 避免做剧烈运动,比如游泳、跑步等,以避免卵巢扭转;正常饮食,少食辛辣;每次注射药物尽量保持在相同时间注射。

二、辅助生殖技术

10. 常用的辅助生殖技术有哪些?

答: 常用辅助生殖技术包括: 人工授精、体外受精 - 胚胎移植及其衍生技术(诱导排卵药物和方案的进展、配子和胚胎冷冻、卵母细胞捐赠和代孕、囊胚培养、卵细胞内单精子注射、胚胎植入前遗传学诊断 / 筛查、卵母细胞体外成熟等技术)。

11. 实施辅助生殖技术前刮取子宫内膜的意义是什么?

答: 子宫内膜病变会影响受精卵着床,引起不孕。实施辅助生殖技术前取子宫内膜是为了通过刮取子宫内膜进行病理学检查,从而了解子宫内膜变化情况,以便排除子宫内膜存在的器质性病变。

12. 实施辅助生殖技术前行宫腔镜检查的意义是什么?

答: 宫腔镜检查可看到宫颈管黏膜的病变;了解宫口是否松弛;宫腔内的生理及病理变化,如有无粘连、息肉、肌瘤、纵隔、子宫畸形等。

13. 不孕症妇女行宫腔镜检查的适应证有哪些?

答:不孕症妇女行宫腔镜检查的适应证包括:超声提示子宫腔异常、人工流产史、剖宫产史、月经稀发、闭经史、多次 IVF-ET 失败史、习惯性流产、原因不明的不孕症等。

14. 卵细胞质内单精子注射的适应证有哪些?

答:卵细胞质内单精子注射技术可克服严重的男性少、弱精症患者在体外受精中无法受精或受精率低下的问题,主要适用于男方少弱精症,经人工授精(IUI)治疗失败、极重度少、弱精症以及阻塞性或部分非阻塞性无精症者。

15. 不孕症患者测定卵泡生成素(FSH)的意义是什么?

答:FSH 作用于卵泡颗粒细胞上的受体,刺激卵泡生长、发育、成熟、促进雌激素分泌。不孕症妇女测定 FSH 用于了解卵巢的储备功能,>20U/L 提示卵巢储备能力下降。

16. 什么是 LH 峰值? 多出现于什么时间?

答:排卵前,由于成熟卵泡分泌的雌二醇在血液循环中达到对下丘脑起正反馈调节作用的峰值,促使下丘脑 GnRH 的大量释放,继而引起垂体释放促性腺激素,出现 LH 峰,LH 峰是即将排卵的可靠指标,多出现于卵泡破裂前 36 小时。

17. 什么是供精人工授精(AID)?

答:丈夫不能产生精子,接受精子库提供的精子,进行人工授精。

18. 什么是控制性超促排卵?

答:控制性超促排卵(COH)是通过药物促排卵,获取适当数量的高质量成熟卵母细胞的方法。

19. 体外受精、胚胎移植(IVF-ET)的适应证有哪些?

答:主要适用于女方因各种因素导致的配子运输障碍、排卵障碍、子宫内膜异位症、男性少弱精症、原因不明性不孕以及免疫性不孕等。

20. 什么是卵巢过度刺激综合征(OHSS)?

答:指诱导排卵药物刺激卵巢后,导致多个卵泡发育、雌激素水平过高及颗粒细胞的黄素化,引起全身血流动力学改变的病理情况。全身血管通透性增加,血液中水分进入体腔,血液成分浓缩。轻度表现为腹部胀满、卵巢增大;重度出现腹部膨胀、胸腹腔积液,血液浓缩后导致重要器官血栓形成和功能损害、电解质紊乱等严重并发症,严重者可引起死亡。

21. 卵巢过度刺激综合征的病理特点是什么?

答:卵巢过度刺激综合征主要的病理改变是毛细血管通透性增加,卵巢表现为多发性滤泡及黄体囊肿伴间质水肿而致卵巢不同程度的增大;毛细血管渗透性增加,水分向血管外渗出导致胸腔积液、腹水及体重增加,继而造成低血容量、血液浓缩、血液黏度增加,极易形成血栓;低血容量使肾灌注量不足,继而

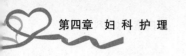

少尿、高血钾、高血钠、氮质血症、酸中毒,严重者威胁生命。

22. 发生卵巢过度刺激综合征的高危因素有哪些?

答:年龄＜35岁;体瘦;多囊卵巢综合征(PCOS)患者;妊娠,尤其多胎妊娠;高雌二醇;获卵数多于20个;应用hCG诱导排卵与黄体支持;既往发生过卵巢过度刺激综合征等。

23. 卵巢多度刺激综合征的治疗原则?

答:扩容增加胶体渗透压为主,防止血栓形成、改善症状为辅。

24. 卵巢过度刺激综合征患者的护理要点?

答:护理要点:①严密观察患者卵巢过度刺激综合征的程度,住院患者每4小时测量生命体征一次,记录出入量,每天为患者测量体重和腹围,观察病情进展;②遵医嘱为患者取血做血细胞比容、白细胞计数监测,血电解质和肾功能监测;③经常巡视患者并注重患者主诉,及时发现卵巢过度刺激综合征严重并发症,如卵巢破裂或蒂扭转、肝肾功能损害、血栓形成、成人呼吸窘迫综合征;④遵医嘱给予患者静脉滴注白蛋白、低分子右旋糖酐、前列腺素拮抗剂等治疗,并观察给药后不良反应;⑤安抚患者,做好心理护理,讲解疾病知识和治疗方法,减少患者紧张恐惧情绪,配合治疗;⑥严重患者卧床期间做好生活护理,满足患者需求。

25. 子宫内膜活组织检查结果如何判定?

答:内膜组织为晚期分泌期改变,提示有孕激素影响,卵巢已经排卵且黄体功能正常;内膜组织分泌相较月经周期日延迟2天以上,提示卵巢排卵后孕激素分泌不足,可能存在黄体功能不足;在卵巢黄体期子宫内膜仍处于增生期改变,则提示为无排卵月经周期。

26. 什么是植入前胚胎遗传学诊断(PGD)及其临床意义?

答:植入前胚胎遗传学诊断技术是指利用现代分子生物学技术与显微镜技术等,在胚胎移植前进行特定的遗传学形状检测,然后据此选择合适的囊胚进行移植的技术。目前常用于某些单基因疾病、染色体数目或结构异常以及性连锁遗传病的携带者等有可能分娩遗传性疾病后代的高危夫妇的胚胎选择。

27. 受精卵着床的必备条件有哪些?

答:受精卵着床的必备条件有:透明带消失,囊胚滋养细胞分化出合体滋养细胞,囊胚与子宫内膜同步并相互配合,孕妇体内有足够数量的孕酮。

28. 什么是卵巢功能早衰?

答:指40岁以前妇女自然绝经的临床现象。

29. 什么是囊胚培养?

答:是指将胚胎在特定的培养液中培养至囊胚阶段再进行宫腔内移植的一种辅助生殖技术。

30. 囊胚培养的适应证有哪些?

答:一般认为第 3 天胚胎的形态可作为囊胚培养的指标,适用于可从囊胚移植获益或是有多胎妊娠风险的患者和反复移植失败史等。

31. 常用的排卵时间测定方法有哪些?

答:常用的排卵时间测定方法有日历表法、基础体温测定法、阴道黏液判定法、B 型超声连续监测卵泡发育及其排卵、排卵试纸测定等。

32. 什么是冻融胚胎?

答:是指将胚胎放入冷冻保护剂中,在超低温环境保存,需要时再将胚胎溶解复苏。

33. 冻融胚胎的适应证是什么?

答:冻融胚胎的适应证包括:新鲜胚胎移植后剩余胚胎符合冷冻标准者、严重卵巢过度刺激综合征者、子宫腔积液者、新鲜周期移植困难者、活检的胚胎、需要排除捐赠配子 HIV 感染者、子宫条件暂不宜移植者等。

34. 夫精人工授精男方需要做哪些准备?

答:需要做的准备有:精液常规分析、排除生殖道感染和免疫性不孕因素、授精手术前 5～7 天排精一次。

35. 在正常生理情况下胚胎移植的时间是什么时候?

答:正常生理情况下胚胎移植的时间为胚胎将在排卵后 4～5 天发育成桑葚胚至囊胚阶段时进入子宫。

36. 对实施辅助生殖技术患者的护理要点?

答:护理要点包括:①详细询问患者健康史:包括年龄、既往治疗情况、超排卵治疗的症状(腹部、消化道症状、尿量、体重、四肢有无水肿等);②严密观察患者情况:如卵巢过度刺激综合征患者的生命体征、体重、腹围,检测血常规、电解质、肾功能,防止病情加重;③配合医生对患者的治疗:如对卵巢过度刺激综合征、卵巢反应不足、选择性减胎等。

第八节　计划生育相关知识与护理

一、避孕知识

1. 常用的女性和男性避孕方法是什么?

答:女性常用避孕有工具避孕、药物避孕、外用避孕法。男性避孕方法有输精管结扎术、阴茎套避孕法。

2. 避孕主要控制生殖过程的哪 3 个环节?

答:3 个环节是:①抑制精子与卵子产生;②阻止精子与卵子结合;③使子

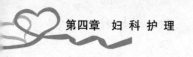

宫环境不利于精子获能、生存，不适宜受精卵着床和发育。

3. 理想的避孕方法应符合的原则是什么?

答: 理性的避孕方法应符合安全、有效、简便、实用、经济的原则。

4. 激素避孕甾体避孕药的激素成分是什么?

答: 甾体避孕药的主要成分是雌激素和孕激素。

5. 甾体避孕药的作用机制是什么?

答: 所用机制包括: ①抑制排卵; ②改变宫颈黏液性状; ③改变子宫内膜形态与功能; ④改变输卵管的功能。

6. 外用避孕是指什么方法?

答: 阴茎套、阴道套、外用杀精剂、安全期避孕(自然避孕)、其他避孕(黄体生成激素释放激素类似物避孕、免疫避孕法的导向避孕、抗生育疫苗等)。

7. 口服避孕药的适应证有哪些?

答: 健康育龄妇女均可服用口服避孕药。

8. 口服避孕药的禁忌证有哪些?

答: 口服避孕药的禁忌证包括: ①妊娠或可疑妊娠及产后 6 个月内母乳喂养者; ②精神病患者, 40 岁以上的妇女及年龄 >35 岁的吸烟妇女; ③高血脂、高血压或有脑血管意外史者; ④缺血性心脏病或有并发症的心脏瓣膜病患者; ⑤不明原因的阴道出血者; ⑥深部静脉血栓或有血栓病史者; ⑦反复发作的严重头痛及偏头痛患者; ⑧乳腺癌及生殖器官肿瘤患者; ⑨有合并症的糖尿病患者; ⑩肝功能异常、肝脏疾病以及黄疸史者。

9. 短效口服避孕药如何服用?

答:(1) 复方炔诺酮片、复方醋酸甲地孕酮片、复方左炔诺孕酮片: 口服, 月经来潮的第 5 天开始服药, 每天 1 片, 连服 22 天, 不能间断、漏服, 停药 7 日后服第 2 周期, 最好在晚饭后或睡前服药。

(2) 三相避孕片: 口服, 首次服药从月经第 3 天开始, 每晚 1 片, 连服 21 天(先服黄色片 6 天、再服白色片 5 天、最后服棕色片 10 天), 不能间断。以后每周期均于停药的第 8 天或来月经的第 5 天, 再按顺序继续服药。

(3) 复方左炔诺孕酮片(21＋7): 在月经第 1 天, 服用标有相同日期的淡黄色药品。如: 月经来潮第 1 天为周三, 则服用周三日期下的淡黄色药品, 并按箭头方向每天用 1 片。服完所有淡黄、淡粉色药片(共 28 片), 无论是否还在出血, 第 2 天开始服用新的一盒复方左炔诺孕酮片标有相应日期的淡黄色药片。如果按上述规定服用, 从初次服用的第 14 天起就有避孕效果。

10. 短效口服避孕药漏服如何处理?

答: 使用短效避孕药时, 要求从月经第 5 天开始每晚 1 片, 连服用 22 片, 不得遗漏。如果漏服, 血液中雌激素水平下降, 就会出现阴道出血, 称为突破性出血。突破性出血发生率与漏服关系密切。漏服 1 次，出血发生率为 15%；漏服 2 次，出血发生率为 20%～60%；漏服 3 次，则出血发生率为 60%～100%。因此服药期间应避免漏服。万一漏服，第 2 天早晨应及时补服 1 片。如果漏服出血多如月经，则应停止用药，将其算做一次月经，第 5 天再开始服下一周期的药。

11. 短效口服避孕药的副作用有哪些？

答：短效口服避孕药的副作用包括：①类早孕反应：表现为恶心、呕吐、困倦、头晕、食欲减退等，在服药后的前几个月反应较明显；②精神压抑、头痛、疲乏、体重增加、面部色素沉着；③突破性出血：服药后的头几个月较明显，或者是发生在漏服药时；④闭经；⑤ 35 岁以上的吸烟妇女，服用本类药品患缺血性心脏病的危险性增加，故服用者应避免吸烟。

12. 停服避孕药后多长时间怀孕较为合适？

答：复方短效口服避孕药激素含量低，停药后即可妊娠，不影响子代生长与发育；长效避孕药则建议停药半年后再怀孕为宜，这样可使卵巢和子宫内膜的功能得到充分的恢复，为孕育新生命做好准备，停药后建议采用短效口服避孕药作为过渡或采用避孕套等工具避孕。

13. 服避孕药期间怀孕或怀孕早期服用了避孕药对胎儿有什么影响？

答：医学研究证明，口服避孕药中的雌、孕激素对胎儿的性器官发育会产生一定的影响。避孕药中人工合成的孕激素可能会使女性胎儿男性化，避孕药中的雌激素可能对胎儿产生不良影响。另外，口服避孕药作用于胚胎，有可能造成孕妇流产或使胎儿发生畸形。

14. 什么是紧急避孕？

答：无保护性生活后或避孕失败后几小时或几日内，妇女为防止非意愿妊娠的发生而采用的补救避孕方法，称为紧急避孕。

15. 紧急避孕的方法有哪些？

答：紧急避孕的方法包括放置宫内节育器和口服紧急避孕药。紧急避孕仅对一次无保护性生活有效，避孕有效率明显低于常规避孕方法，且紧急避孕药激素剂量大，副作用亦大，不能替代常规避孕。

16. 紧急避孕的适应证有哪些？

答：紧急避孕的适应证包括：①避孕失败，包括阴茎套破裂、滑脱；未能做到体外排精；错误计算安全期；漏服短效避孕药；宫内节育器脱落；②性生活时未使用任何避孕措施；③遭受性暴力。

17. 使用紧急避孕措施的副作用有哪些？

答：可能出现恶心、呕吐、不规则阴道流血及月经紊乱，一般不需处理。如果月经延迟 1 周以上，需排除妊娠。

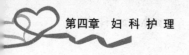
18. 宫内节育器的种类?

答: 宫内节育器是一种安全、有效、简便、经济、可逆的避孕工具,分为惰性宫内节育器和活性宫内节育器(图4-5)。

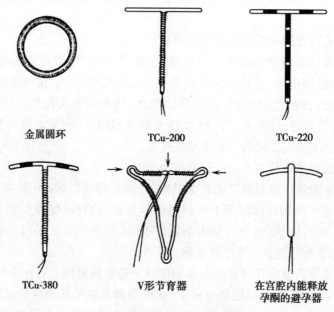

金属圆环　　　　　　　TCu-200　　　　　　　TCu-220

TCu-380　　　　　　V形节育器　　　　　在宫腔内能释放
　　　　　　　　　　　　　　　　　　　　　　孕酮的避孕器

图4-5　各形状宫内节育器

19. 惰性宫内节育器的材质包括哪几种?

答: 惰性宫内节育器的材料包括: 金属、硅胶、塑料等。

20. 活性宫内节育器由什么材质制成?

答: 内含有活性物质,如铜离子(Cu^{2+})、激素、药物等,分为含铜和含药宫内节育器。

21. 宫内节育器的作用机制是什么?

答: 避孕机制至今尚未完全明了。宫内节育器抗生育作用主要是子宫局部组织对异物的组织反应而影响受精卵着床,活性宫内节育器避孕机制还与活性物质有关。①对精子和胚胎的毒性作用;②干扰受精卵着床;③含左炔诺孕酮的宫内节育器可使一部分妇女抑制排卵,激素作用于子宫内膜局部不利于受精卵着床;改变宫颈黏液性状,使其变稠厚,不利于精子穿透;④含吲哚美辛宫内节育器可抑制前列腺素合成。

22. 宫内节育器放置的禁忌证?

答: 禁忌证包括: ①妊娠或可以妊娠;②患生殖道急性炎症;③人工流产出血多,怀疑妊娠组织物残留或感染可能;中期引产、分娩或剖宫产胎盘娩出后,子宫收缩不良有出血或潜在感染可能；④生殖器官肿瘤；⑤生殖器官畸形，如双子宫、子宫有中隔等；⑥宫颈内口过松、有重度宫颈陈旧性裂伤或子宫脱垂；⑦严重的全身性疾病；⑧宫腔<5.5cm或>9.0cm；⑨近3个月有月经失调、阴道不规则流血；⑩有铜过敏史。

23. 如何进行宫内节育器置入术护理配合？

答：手术护理配合包括：①核对医嘱、患者身份信息；②与患者沟通，告知手术目的、方法及注意事项，指导患者放松；核实知情同意书；调节室温；嘱患者排空膀胱；③准备弯盘1个，窥阴器1个，卵圆钳1把，宫颈钳1把，探针1个，上环叉，扩宫棒8根（3.5~7号）活力碘棉球、干纱布若干，各种型号避孕环；④保护患者隐私，给予患者遮挡和保暖；⑤协助患者取膀胱截石位，常规消毒外阴、阴道，操作者戴手套，窥阴器扩张阴道，充分暴露宫颈；再次消毒宫颈及阴道穹隆；⑥操作者用宫颈钳钳夹宫颈前唇，在B型超声引导下测量宫腔深度，扩宫，选择合适的宫内节育器放置子宫内并做好记录；⑦护士做好配合，及时递送所需物品；⑧术中注意观察患者的一般情况，有无面色苍白、出汗、头晕、胸闷等症状，观察患者腹痛、阴道出血情况；⑨手术完毕，协助患者穿好裤子，送患者至休息室休息和观察。

24. 宫内节育器置入术注意事项有哪些？

答：注意事项：

（1）放置时间：①月经干净后3~7天内，无性生活；②产后42天，子宫恢复正常大小，恶露已净，会阴切口已愈合；③剖宫产术后半年，哺乳期排除早孕后；④人工流产术后，宫腔深度<10cm者。

（2）宫内节育器放置后1周内忌重体力劳动，2周内忌性生活和盆浴，3个月内在月经期或大小便时，注意节育器是否脱落。

（3）术后第一年1、3、6、12个月进行随访，以后每年随访一次直至停用，特殊情况随时就诊。

（4）随访时了解节育环在宫腔内的情况，发现问题及时处理，以保证节育环避孕的有效性。

（5）术后可能有少量阴道流血，如出现阴道流血多、明显腹痛、发热等情况，及时到医院检查治疗。

25. 使用宫内节育器者经期延长或出血过多应如何处理？

答：副作用的发生原因：子宫内膜损伤导致的一系列变化可引起经期延长或出血过多。

（1）如果使用者是最近开始使用宫内节育器的，可根据使用者诉说的出血情况，说明在置入后的第1个月，月经血量增多是常见的，但在几个月内会减少，以消除使用者对出血的担心。

（2）如果使用者的既往史提示有其他导致出血或点滴出血的原因，要排除

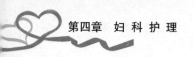

妊娠(宫内孕或宫外孕)、盆腔或宫颈炎症、恶性肿瘤的可能,并作进一步的检查,治疗或转诊。

(3) 如果使用者出现严重的贫血症状,可取出节育器并帮助使用者选择其他避孕方法。应用口服铁剂治疗贫血(如硫酸铁),如需更全面的治疗,可转诊。

(4) 如果使用者出现轻度贫血症状,可治疗贫血并给予有关咨询;如果使用者希望取出节育器,应帮助其正确选择其他避孕方法。

26. 围绝经期妇女及配偶适合选取哪些避孕方法?

答:一旦进入围绝经期,妇女卵巢功能逐渐衰退,生育力下降,可能出现月经紊乱,但仍有怀孕的可能,应坚持避孕。这个时期最好不要选择影响内分泌功能的药具,如口服避孕药、避孕针、皮下埋植剂等激素类的避孕药具。另外,因月经不规则,围绝经期也不适宜采用安全期避孕。对他们来说,适合的避孕方法有:①男用避孕套、女用避孕套、避孕栓、避孕胶冻等外用避孕药具。②原使用宫内节育器者,绝经以前月经紊乱时不要急于取出,绝经半年后再取出。围绝经期不要重新放置宫内节育器,以免与围绝经期疾病相混淆。

27. 什么是输卵管节育术?

答:是通过将输卵管结扎或用药物使输卵管粘连堵塞,阻断精子与卵子相遇而达到绝育的手术。

28. 人工流产后的妇女及配偶适合选择哪些避孕方法?

答:为避免再次意外妊娠,人工流产后的妇女应在医生指导下分析妊娠的原因,及时地落实可靠的避孕措施,因流产当月即可恢复排卵,所以开始性生活即需要采取避孕措施。通常情况下,可在流产手术的同时放置宫内节育器(因为这个时候子宫颈已经扩张,放置宫内节育器是很方便的),也可在恢复正常月经后植入皮下埋植剂。另外,也可选择口服避孕药、避孕套和外用杀精剂等方法。

29. 患有某些疾病的夫妇应如何选择避孕方法?

答:在选择避孕方法时,患有某些疾病的夫妇应根据他们所患的疾病选用有利于改善病情或不会加重病情的避孕方法,有条件者应向医生或计划生育技术服务人员咨询。常见疾病患者可采用的避孕方法有:

(1) 月经量多或月经不规则,特别是伴有痛经的妇女,在无禁忌证的情况下,可首选口服避孕药,因为口服避孕药既能使月经量减少,也能调节月经周期,缓解痛经。

(2) 月经量过少的妇女可优先考虑放置宫内节育器,因为宫内节育器不会使月经量减少,甚至可能使月经量增多。

(3) 有生殖道炎症或泌尿道炎症的夫妇最好采用男用避孕套避孕,因为避孕套可避免交叉感染。

(4) 夫妇中有对乳胶过敏者不能选用避孕套避孕,夫妇中有对杀精剂过敏者不能选用外用杀精剂避孕,而应采用其他避孕措施。

(5)生殖器官畸形的妇女不能使用宫内节育器避孕:如果是双子宫、双阴道妇女可使用长效避孕针剂、口服避孕药、皮下埋植剂、避孕套、绝育术避孕;如果是双子宫单阴道、子宫纵隔的妇女,除上述方法外,还可用阴道杀精剂、阴道药环、阴道隔膜等避孕。

(6)曾患或已患脑血管或冠状动脉疾病、血栓性静脉炎或栓塞的妇女适合选择避孕套、宫内节育器、外用避孕药。但不能使用甾体激素类避孕药,如口服避孕药、避孕针或皮下埋植剂等。

(7)患有急慢性肝炎、肾炎的妇女:可以采用避孕套或外用杀精剂等避孕,不要使用甾体激素避孕药,如口服避孕药、避孕针或皮下埋植剂等,因为甾体激素类避孕药会加重肝、肾负担,对疾病不利。

(8)患有心脏病的妇女最好采用避孕套、外用避孕药避孕。不宜用甾体激素类避孕药(如口服避孕药、避孕针或皮下埋植剂等),也不宜放置宫内节育器。因甾体激素对心血管系统有一定影响,放置宫内节育器有引起感染、并发细菌性心内膜炎的可能。

30. 特殊育龄人群如何选择避孕方法?

答:避孕方法有:①有传播性疾病危险的育龄夫妇,应使用避孕套。可单独使用,也可与其他方法(杀精剂)配合使用,既可预防性传播疾病感染,又可提高避孕效果。对有性传播疾病的妇女不适合用宫内节育器避孕。②对于从事强体力劳动的妇女,特别是挑担、扛包等负重作业,弯腰、下蹲等腰腹活动幅度较大或承重较大的作业,宫内节育器引起出血、疼痛的副作用发生率较高,可选用口服避孕片、避孕针、皮下埋植剂(一孩妇女),或男、女性绝育术(二孩或二孩以上妇女)。③从事化工原料、化学试剂、药品生产或居住在有化学毒物污染环境中的妇女,应尽量避免使用甾体激素类避孕药(口服避孕药、避孕针、皮下埋植剂等),而宜选用宫内节育器或其他的外用避孕药具。

31. 宫内节育器脱落者如何选择避孕方法?

答:选择的避孕方法有:①以往使用圆形节育器脱落者,可以改用 T 形、γ 形、花式、吉尼等宫内节育器;②更换宫内节育器后仍失败者则不宜再用,可改用复方避孕药、皮下埋植剂、避孕套等稳定可靠的避孕措施。

32. 艾滋病患者如何避孕?

答:禁欲是防止妊娠与传播艾滋病唯一绝对有效的方法。鉴于禁欲常不实际或不能接受,正确使用乳胶避孕套是目前防止艾滋病传播的有效方式。

33. 避孕失败的原因有哪些?

答:失败的原因包括:

(1)服用避孕药失败的原因:①漏服、迟服或者药物破碎、溶解,使药物剂

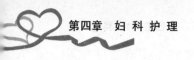

量不足；②高热或严重腹泻、呕吐，均会影响药物的吸收；③同时服用了如利福平、氯霉素、氨苄西林、氯氮䓬等药物都会降低避孕药的有效成分。

（2）使用避孕套避孕失败原因：①选用避孕套型号不合适，太大可能脱落在阴道内，太小可能发生破裂，失去避孕作用；②使用破损或保藏过久、乳胶已变质的避孕套；③有的人在射精前才用避孕套也会导致怀孕，因为性兴奋时，男方生殖器会分泌出一些含有少量精子的分泌物而流入阴道；④使用前未将前端小囊内的空气挤出，射精后套内压力增大而使套胀破，精液外溢；⑤射精后没有及时将阴茎和避孕套一起抽出，阴茎软缩后精液从阴茎和避孕套之间逆流入阴道内；⑥射精后，阴茎抽出时套滑落在阴道内，使精液溢入阴道。

（3）使用外用药膜避孕失败的原因：①药膜没有放在阴道深部，不能充分发挥杀精作用；②药膜搓得太小，使药膜溶解不够而影响效果；③一次放2张药膜，结果反而失败，主要是溶解不好；④药膜与避孕药膏一起用也会失败，因为药膜是表面活性剂，在酸性环境中不易溶解；⑤把夹层中纸误作药膜使用而失败；⑥未等药膜溶解后就开始性交，如分泌物少的妇女，等待时间则应更长；⑦不是用手把药膜送进阴道深部，而是用阴茎将药膜送入，少量精子随之进入阴道内。

二、终止妊娠与护理

34. 什么是人工流产？

答：是指因意外妊娠、疾病等原因而采用人工方法终止妊娠，是避孕失败的补救方法。

35. 早期终止妊娠的方法？

答：早期终止妊娠的方法是人工流产。人工流产可分为手术流产和药物流产。

36. 实施药物流产的条件？

答：药物流产的适用条件是：妊娠≤49日、年龄<40岁、有人工流产术高危因素的健康妇女。

37. 如何进行人工流产术护理配合？

答：护理配合：①核对医嘱、患者身份信息。②安抚患者，避免患者紧张，告知如何配合医生操作；核实知情同意书；嘱患者排空膀胱；调节室温。③备好妇科刮宫包一个（内有6、7、8号吸头、窥阴器、宫颈钳、刮匙）、消毒液、病检单、标本瓶、无菌手套、输液用品、负压吸引器。④屏风遮挡患者，保护隐私和保暖，协助患者取膀胱截石位。⑤常规消毒外阴、阴道，操作者戴手套，行阴道检查了解子宫、附件情况，常规消毒外阴及阴道，以阴道窥器扩张阴道，充分暴露宫颈，再次消毒宫颈及阴道穹隆。用宫颈钳钳夹宫颈前唇，探针探查宫深，连接吸引管与负压吸引装置，将人工流产吸管反折置入胚囊水平，以吸管在宫腔内吸引

1～2周后，取出吸管，测量宫腔深度。护士配合，做好所需物品传递，同时注意观察患者术中的一般情况，如有无面色苍白、出汗、头晕、胸闷等症状，观察患者腹痛、阴道出血情况。⑥手术完毕协助患者穿好裤子，送至休息室休息和观察。⑦清理用物，检查刮出物是否有妊娠物，肉眼发现异常者，将刮出物固定于10%甲醛，及时送病理检查。⑧处理用物和做手术记录。

38. 人工流产并发症有哪些?

答:并发症有:①出血;②子宫穿孔;③人工流产综合反应;④漏吸或空吸;⑤吸宫不全;⑥感染;⑦羊水栓塞;⑧远期并发症。

39. 人工流产综合反应是指什么?

答:指人工流产术时疼痛或局部刺激,患者在术中或术后出现恶心、呕吐、心动过缓、心律不齐、面色苍白、头晕、胸闷、大汗淋漓,严重者甚至出现血压下降、晕厥、抽搐等迷走神经兴奋症状。

40. 人工流产的远期并发症是什么?

答:宫颈粘连、宫腔粘连、慢性盆腔炎、月经失调、继发性不孕。

41. 人工流产术后有哪些注意事项?

答:注意事项:①患者术后2周内,适当卧床休息,不做重体力劳动。②保持外阴部清洁卫生,勤换卫生巾。③术后1个月内禁止性生活、盆浴,以防发生感染。如果有发热、腹痛或分泌物有异常气味,应及时就诊。④一般阴道出血3～5天,最多不超过10～15天。如出血量超过月经血量,持续时间过长,应及时就诊。⑤术后一旦恢复性生活,就要采取避孕措施,避免再次妊娠。

42. 中期终止妊娠的方法是什么?

答:中期妊娠终止是妇女患有严重疾病不宜继续妊娠,或为防止先天畸形儿出生需要终止中期妊娠,可以采用依沙吖啶(利凡诺)引产和水囊引产的方法。

43. 中期终止妊娠的适应证是什么?

答:适应证包括:①妊娠13周至不足28周,孕妇患有严重疾病不宜继续妊娠者;②妊娠早期接触导致胎儿畸形因素或检查发现胎儿畸形者。

44. 中期终止妊娠的患者护理要点是什么?

答:护理要点:①中期引产前应认真评估孕妇心理状态,告知孕妇引产过程和注意事项,回答孕妇疑问,减轻焦虑和紧张;②叮嘱孕妇引产前3天禁止性生活,使用依沙吖啶引产前需要B型超声检查定位胎盘位置和穿刺点,做好穿刺部位皮肤准备;③术中护理:观察孕妇生命体征,有无呼吸困难、皮肤发绀等羊水栓塞症状;④术后护理:严密观察孕妇生命体征、宫缩、阴道出血情况,产后仔细检查胎盘胎膜是否完整,有无软产道裂伤;⑤健康指导:产后注意休息;保持外阴清洁;给予产妇回奶;为产妇提供避孕知识,术后6周内禁止性生活;如有发热、腹痛、阴道流血量多等情况应就诊。

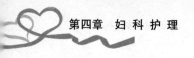

第九节　妇科急症与护理

一、异位妊娠与护理

1. 常见妇科急腹症有哪些?

答:常见妇科急腹症有异位妊娠、卵巢囊肿蒂扭转、黄体破裂、痛经、巧克力囊肿破裂等。

2. 异位妊娠是如何定义的? 常见的异位妊娠有哪些?

答:受精卵在子宫体腔以外着床称为异位妊娠。异位妊娠依受精卵在子宫体腔外种植部位不同而分为:输卵管妊娠、卵巢妊娠、腹腔妊娠、阔韧带妊娠、宫颈妊娠,其中输卵管妊娠占异位妊娠的 95% 左右(图 4-6)。

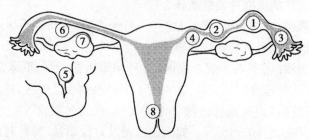

①输卵管壶腹部妊娠;②输卵管峡部妊娠;③输卵管伞部妊娠;
④输卵管间质部妊娠;⑤腹腔妊娠;⑥阔韧带妊娠;
⑦卵巢妊娠;⑧宫颈妊娠

图 4-6　异位妊娠发生的部位

3. 导致输卵管妊娠的病因有哪些?

答:导致输卵管妊娠的病因有:①输卵管炎症:是输卵管妊娠的主要病因;②输卵管妊娠史或手术史;③输卵管发育不良或功能异常;④辅助生殖技术;⑤避孕失败:包括宫内节育器避孕失败、口服紧急避孕药失败;⑥其他:子宫肌瘤或卵巢肿瘤压迫输卵管,影响输卵管管腔通畅,使受精卵运行受阻,输卵管子宫内膜异位可增加受精卵着床于输卵管的可能性。

4. 输卵管妊娠常见的临床表现有哪些?

答:输卵管妊娠常见的症状包括停经、腹痛、阴道流血,出血量大者可出现休克或晕厥等症状。询问停经史时应谨慎,因部分患者将不规则出血误认为末次月经。腹痛常常是患者的主要症状,输卵管妊娠发生破裂前可表现为下腹一侧隐痛或酸胀痛,当发生破裂时表现为下腹一侧撕裂样疼痛,可伴恶心、呕吐等症状。当血液积聚在子宫陷凹时,可表现为肛门坠胀感。查体可见下腹部压痛、反跳痛、肌紧张，出血量大时有移动性浊音。后穹隆穿刺可抽出不凝血。阴道出血表现为不规则阴道出血，呈持续性或间断性少量阴道流血，一般较月经量少。失血量大时可出现休克的临床表现。

5. 输卵管妊娠流产的病理过程是什么?

答：多见于妊娠 8～12 周输卵管壶腹部妊娠。受精卵种植在输卵管黏膜皱襞内，由于蜕膜形成不完整，发育中的胚泡常向管腔突出，最终突破包膜而出血，胚泡与管壁分离，若整个胚泡剥离落入管腔，刺激输卵管逆蠕动经伞端排出到腹腔，形成输卵管妊娠完全流产，出血一般不多。若胚泡剥离不完整，妊娠产物部分排出到腹腔，部分尚附着于输卵管壁，形成输卵管妊娠不全流产，滋养细胞继续侵蚀输卵管壁，导致反复出血。

6. 输卵管妊娠破裂的病理过程是什么?

答：多见于妊娠 6 周左右输卵管峡部妊娠。受精卵着床于输卵管黏膜皱襞间，胚泡生长发育时绒毛向管壁方向侵蚀肌层及浆膜，最终穿破浆膜，形成输卵管妊娠破裂。

7. 陈旧性宫外孕的病理过程是什么?

答：输卵管妊娠流产或破裂，若长期反复内出血形成的盆腔血肿不消散，血肿机化变硬并与周围组织粘连，临床上称为陈旧性宫外孕。

8. 继发性腹腔妊娠的病理过程是什么?

答：无论输卵管妊娠流产或破裂，胚胎从输卵管排入腹腔内或阔韧带内，多数死亡，偶尔也有存活者。若存活胚胎的绒毛组织附着于原位或排至腹腔后重新种植而获得营养，可继续生长发育，形成继发性腹腔妊娠。

9. 输卵管妊娠的处理原则是什么?

答：主要根据患者生命体征和胚囊种植部位及破裂与否等选择药物或手术治疗。手术治疗分为保守手术和根治手术。保守手术为保留患侧输卵管，根治手术为切除患侧输卵管。

10. 诊断异位妊娠的一种简单可靠的方法是什么?

答：阴道后穹隆穿刺，适用于疑有腹腔内出血的患者。腹腔内出血容易积聚在直肠子宫陷凹，抽出的血为暗红色不凝血液。

11. 诊断异位妊娠的"金标准"是什么?

答：腹腔镜检查是异位妊娠诊断的"金标准"，而且在检查确诊的同时可行镜下手术治疗。

12. 异位妊娠患者保守治疗时护理应注意哪些问题?

答：治疗和护理包括：①休息：嘱患者静卧休息，避免腹部压力增大，减少异位妊娠破裂的机会，在患者卧床休息期间，护士提供相应的生活护理；②病情观察：密切观察患者的一般情况、生命体征变化，重视患者主诉，尤其注意阴道流血量与腹腔出血量不成比例,当阴道流血不多时,注意腹腔出血情况;③给患者讲解疾病的一般知识,告诉患者病情发展的表现,如出血量增多、腹痛加剧、肛门坠胀明显等,以便能及时发现异常,及时处理;④做好术前常规准备,完成各项化验检查;⑤留取标本:护士协助正确留取血、尿标本,以监测治疗效果;⑥饮食指导:指导患者获取足够的营养物质,尤其是富含铁蛋白的食物和富含维生素的绿色蔬菜,增加肠蠕动,防止便秘。

13. 异位妊娠保守治疗的护理要点有哪些?

答:异位妊娠保守治疗的护理要点包括:①活动指导:异位妊娠患者原则上应卧床休息;②观察患者腹痛变化,如腹痛加重立即通知医生并协助处理;③观察生命体征变化,及时发现休克表现,并配合医生进行紧急抢救;④遵医嘱使用药物,如甲氨蝶呤(MTX)等;⑤进行活动宣教,告知患者如出现腹痛加重需立即通知医护人员;⑥动态观察患者血 hCG 变化。

14. 输卵管妊娠保守治疗的常用药物是什么?用药后随访要点有哪些?

答:输卵管妊娠保守治疗的常用药物是甲氨蝶呤。治疗期间,应用 B 型超声和血 hCG 进行严密监护,并注意患者的病情变化及药物毒副反应。若用药后14 日血 hCG 下降并连续 3 次阴性,腹痛缓解或消失,阴道流血减少或停止者为显效。若病情无改善,甚至发生急性腹痛或输卵管破裂症状,则应立即进行手术治疗。

15. 甲氨蝶呤(MTX)治疗异位妊娠的适应证有哪些?

答:适应证包括:①未破裂的输卵管妊娠;②输卵管妊娠处直径≤4cm;③无明显内出血;④β-hCG<2000mU/ml;⑤无药物使用禁忌证。

16. 甲氨蝶呤(MTX)治疗异位妊娠的观察和护理要点有哪些?

答:MTX 治疗异位妊娠有一定失败率,因而采取异位妊娠保守治疗的患者,应密切观察病情变化,做好保守治疗失败妊娠囊破裂的抢救准备。同时还需观察 MTX 的药物副作用,常见副作用包括恶心、呕吐、口腔溃疡、肝肾功能损伤、血液系统影响等,针对不同反应采取相应措施。

17. 异位妊娠患者术前的护理要点是什么?

答:异位妊娠患者术前的护理要点包括:①异位妊娠合并休克者:患者入院后立即平卧位、吸氧、保暖,快速建立静脉通道,急查血型、血常规,交叉配血,做好输血输液准备。观察患者意识状态、生命体征、皮肤颜色、四肢温度、腹痛情况、尿色与尿量,配合医生纠正休克,补充血容量。提供心理支持。配合医生做好检查:后穹隆穿刺、B 超、完成各项化验检查。禁食、禁饮,送手术通知单,迅速完成术前准备,必要时护送患者去手术室,做好交接班。②异位妊娠保守治疗者:密切观察患者的一般情况、生命体征变化,重视患者的主诉,尤其注意阴道流血量与腹腔出血量不成比例时。告诉患者,如阴道出血增多、感觉腹痛加剧、肛门坠胀明显等表明病情加重，应立即报告医生和护士，同时护士应加强巡视患者，以便能及时发现异常，及时处理。嘱患者卧床休息，减少异位妊娠破裂的机会，在患者卧床休息期间，护士满足患者生活需求。协助患者正确留取血标本，以监测治疗效果。如明确输卵管破裂，应立即行术前准备，手术治疗。

18. 异位妊娠患者术后的护理要点是什么？

答：术后护理要点包括：①体位与活动：向麻醉师了解术中情况及注意事项。按手术及麻醉方式决定患者的术后体位，全身麻醉患者予去枕平卧，头侧向一旁。硬膜外麻醉者，去枕平卧6～8小时。病情稳定的患者，术后次晨可取半卧位。24小时后可下床活动。②病情观察：观察生命体征、伤口渗血、有无腹痛及阴道出血情况。观察输液管道、导尿管、引流管是否通畅及尿液、引流液的颜色、量、性质。③饮食：在肛门尚未排气前，若无明显腹胀者，可指导并协助患者进少许开水、米汤、菜汤等流质，但应避免牛奶、豆浆、糖开水等产气流质，肛门排气后，指导患者进食稀饭、面条等半流质饮食并逐渐向普通饮食过渡。应多进食高蛋白、高营养、高维生素、易消化食物，少量多餐，观察有无腹胀等不适，并避免便秘发生。④并发症的观察与护理：术后6小时内鼓励患者每15分钟进行一次腿部运动，防止下肢静脉血栓形成；每2小时翻身、咳嗽、做深呼吸一次，有助于改善循环和促进良好的呼吸功能。鼓励患者术后早期下床活动，可改善胃肠功能，预防或减轻腹胀。保持外阴清洁，每日清洗外阴，使用消毒卫生垫。⑤心理护理：鼓励患者表达自身感受，教会患者自我放松的技巧，减少不良刺激。给予患者关心和支持，让患者在舒适的环境中获得心理安全感。

19. 输卵管妊娠妇女出院指导的主要内容有哪些？

答：输卵管妊娠的预后在于防止输卵管的损伤和感染，因此护士应做好妇女的健康指导工作，防止发生盆腔感染。指导内容：①术后1个月内应避免性生活；②指导患者保持良好的卫生习惯，勤沐浴，勤换衣，性伴侣稳定；③发生盆腔炎后须立即彻底治疗，以免延误病情，告知患者有再次发病的可能，如下次妊娠必须在医生指导下完成。

20. 某宫外孕患者，平时血红蛋白为120g/L，发生腹腔内出血后血红蛋白为100g/L，估计出血量为多少？

答：血红蛋白每下降10g/L，估计失血量400～500ml，故该患者失血量为800～1000ml。

21. 剖宫产术后瘢痕处妊娠有哪些常见并发症？

答：剖宫产术后瘢痕处妊娠常见并发症有瘢痕破裂、胎盘植入、失血性休克等。

二、黄体破裂与护理

22. 黄体破裂常发生在月经周期的哪个阶段?

答:女性排卵后的1周,黄体发育至最高峰,内层布满丰富的毛细血管,故黄体破裂最常发生在排卵后的1周。

23. 黄体破裂的临床表现有哪些?

答:黄体破裂表现为月经周期后半期出现的突发剧烈下腹痛,可伴有恶心、呕吐等非特异性表现。黄体破裂一般出血量不多,全身表现较轻,如出血量大,可有休克的全身表现。腹部查体可有压痛、反跳痛及肌紧张。患者无停经史,hCG检查阴性。

24. 黄体破裂的护理措施有哪些?

答:由于黄体破裂一般出血量不多,故多数患者可保守治疗,部分出血量大的患者需急诊手术,护理上需做好术前准备。对于保守治疗的患者应观察有无继续出血造成失血性休克的表现,如脉搏增快、血压下降等。同时应观察腹部症状,腹痛有无加重等。体位上可给予床头抬高,以促进出血和渗出液的局限,同时可减轻患者疼痛。

三、卵巢囊肿蒂扭转与护理

25. 卵巢囊肿蒂扭转的临床表现有哪些?

答:卵巢囊肿扭转时表现为患者突发或阵发性下腹剧烈绞痛,可伴有恶心、呕吐等,一般伴有发热。检查时下腹有明显压痛、反跳痛及肌紧张。超声检查可进行鉴别。对患者病史的了解也非常重要,对于曾发现卵巢囊肿的患者,以及不孕症女性接受促排卵药物者需考虑到卵巢扭转的可能性(图4-7)。

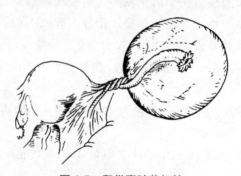

图4-7 卵巢囊肿蒂扭转

26. 卵巢囊肿蒂扭转的诱因是什么?

答:患有卵巢囊肿的患者以及超促排卵后的患者,由于卵巢体积增大且密度不均匀，常常由于剧烈体位变化诱发卵巢囊肿扭转，尤其在轴向剧烈运动时更易诱发，如快速翻身动作等。因而此类患者应注意活动时避免剧烈体位变化。

27. 卵巢囊肿蒂扭转患者的护理措施有哪些？

答：卵巢囊肿扭转的患者多需急诊手术。对于保守治疗的患者，护理上需对患者进行活动指导，避免剧烈体位变换，以免卵巢再次发生扭转。同时需观察患者腹痛是否加重，以及有无发热、白细胞计数升高等继发炎症表现。

28. 失血性休克扩容治疗时如何选择液体？

答：失血性休克扩容治疗时首选晶体液。不同液体在体内的分布见表4-3。

表4-3　不同液体在体内的分布

	5% GS（ml）	平衡液（ml）	3% NaCl（ml）	5%白蛋白（ml）	血（ml）
总体水分	1000	1000	1000	1000	1000
细胞内水分	666	0	−1500	0	0
细胞外水分	333	1000	2500	1000	1000
血管外水分	250	750	1875	0	0
血管内水分	83	250	625	1000	1000

表4-3提示失血性休克扩容治疗时如选择糖液，则大量水分在细胞内导致细胞水肿，而仅少量水分在血管内，故糖液不用于扩容治疗；而胶体液扩容时，血管外水分很少，不利于组织间隙循环障碍的恢复，也不宜作为首选。平衡液和生理盐水可作为失血性休克扩容治疗的首选液体。

29. 大量输入库存血的患者为什么需及时补钙？

答：大量输入库存血可使枸橼酸进入体内，会和体内游离钙结合使血钙下降，所以大量输入库存血后需及时补钙。

30. 用于评价患者组织灌注情况最简单的方法是什么？

答：当用手指压迫患者拇指甲床时，甲床的颜色变白，正常人在除去压力后的2秒内，甲床恢复。

31. 低钠血症如何进行临床分度？

答：轻度低钠血症血钠浓度130～134mmol/L；中度低钠血症125～129mmol/L；重度低钠血症<125mmol/L。

32. 静脉补钠的注意事项有哪些？

答：由于快速大量静脉补充钠可导致细胞脱水，严重者出现神经细胞脱髓鞘改变，可威胁患者生命，故临床静脉补钠时需控制补钠速度。2014欧洲低钠血症诊疗指南强调，对于重度低钠血症，第1个24小时血钠增加控制在5～10mmol/L。

33. 妇科术后腹腔内出血的临床表现有哪些？

答：术后腹腔内出血的临床表现：①腹部表现：常出现腹痛、腹胀，腹部查

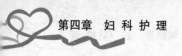

体时表现腹肌紧张和腹部压痛;出血量大时可有移动性浊音;②全身表现:生命体征首先表现为脉搏增快,继而出现血压下降;末梢循环障碍表现为四肢湿冷;休克时代偿时出现尿量减少,甚至意识障碍,最早出现的意识障碍多表现为烦躁。

34. 妇科术后肠梗阻的诱因有哪些?

答:术后肠梗阻的诱因包括:①年龄:老年患者肠道功能减退,术后易发生肠梗阻;②手术范围、手术时间及病变累及范围:手术或病变范围累及肠道者,如妇科肿瘤患者术前即可出现肠道粘连等,手术时间长对肠道影响亦较大,易发生术后肠梗阻;③盆腹腔手术史:伴有盆腹腔手术史者,多术前即存在肠道粘连,术后易发生肠梗阻;④盆腹腔炎症:盆腹腔有炎症者,易发生肠梗阻;⑤电解质紊乱:术后出现低钾、低钠、低钙等电解质紊乱均可导致或加重肠梗阻;⑥术后饮食和活动情况:术后禁食时间长、术后活动减少等均可加重肠梗阻。

第十节 妇科手术护理及护理操作

1. 妇科腹部手术有哪些常见的类型?

答:妇科腹部手术常见类型:①按疾病缓急程度可分为择期手术、限期手术和急诊手术;②按手术范围分为剖腹探查术、单纯附件手术、子宫肌瘤剥离术、次全子宫切除术、全子宫切除术、全子宫加附件切除术、子宫根治术、肿瘤细胞减灭术、输卵管再通术等;③按手术的目的分为诊断性手术、治疗性手术、姑息性手术等;④按手术方式分为开腹手术和腹腔镜手术。

2. 妇科腹部手术患者的术前指导内容有哪些?

答:术前指导内容包括:①提供疾病相关知识:根据患者及家属的年龄、不同文化层次耐心讲解疾病相关知识、相应的治疗措施及效果,子宫及附件切除术后的一系列症状及变化(如停经、面部潮热、阴道分泌物减少)等;②围手术期知识:让患者了解手术必要性,术前准备的内容及时间,必做的检查程序,如个人清洁卫生、备皮、药敏试验、阴道及肠道准备、拟订的手术名称、范围、麻醉方式等,术后患者可能进入复苏室,需要继续输液、留置尿管及引流管等,术后疼痛的处理,早期下床活动可预防和避免术后并发症,有利于机体康复;③指导患者术前训练:指导患者学会胸式呼吸、深呼吸、有效咳嗽咳痰的方法,防止坠积性肺炎,指导患者床上翻身及早期下床活动的技巧,避免下肢静脉血栓形成,教会患者在床上使用便器等;④营养及饮食:指导患者进食高蛋白、高热量、高维生素等营养素丰富而全面的食物,积极治疗贫血、营养不良等合并症。

3. 腹部切口护理的操作流程是什么?

答:操作流程:①核对医嘱、患者身份信息。②评估患者情况,告知患者目的、方法及注意事项，嘱患者排空膀胱。③操作者洗手，戴口罩，准备换药车，一次性换药包（无菌弯盘 1 个，无齿镊子 2 把，手术剪 1 把，棉球，纱布，治疗巾）、棉签、胶布、敷料）根据需要准备相应消毒清洗溶液和敷料，如有需要另备：探针、冲洗器、冲洗液及引流用物。④操作者携换药车至患者床旁，关闭门窗，屏风或隔帘遮挡患者。⑤协助患者取仰卧位，暴露换药部位。⑥操作者再次洗手，铺治疗巾于切口下，弯盘置于治疗巾上；揭除切口固定敷料的胶布，戴手套，用手揭除外层敷料，用镊子揭除内层敷料放在弯盘内；内层敷料若与创面粘连，应用生理盐水湿润软化后缓慢取下。用消毒棉球从切口中心向周围消毒皮肤（若为感染切口则由外周向创缘消毒切口周围皮肤 2 次），观察切口情况，如无感染用无菌纱布敷盖切口，胶布固定。⑦取下弯盘、治疗巾，放于换药车下层。⑧清理用物，垃圾按照要求分类处理，洗手，记录。

4. 腹部切口护理有哪些注意事项？

答：注意事项包括：①防止因操作时患者体位变动使腹压增高，引起切口裂开；②换药时应注意去除切口内的异物，如线头、腐肉等，切口包扎不可固定太紧；③切口清洗一般选用外用温生理盐水或对人体组织没有刺激性的消毒液；④如多处切口需换药，先换清洁切口，后换感染切口，有引流管时，先清洁切口再清洁引流管。

5. 妇科手术备皮范围是什么？

答：妇科手术备皮范围：①下腹部手术：上自剑突，下至大腿上 1/3 的前内侧及外阴部，两侧至腋中线；②会阴部手术：上自髂前上棘，下至大腿上 1/3，包括会阴部及臀部，剃除阴毛。应正确准备手术部位皮肤，彻底清除手术切口和周围皮肤的污染。手术备皮应当在手术当日进行，确需去除手术部位毛发时应当使用不损伤皮肤的方法，避免使用刀片刮除毛发。

6. 妇科清洁洗肠的适应证有哪些？

答：妇科清洁洗肠的适应证包括：①腹部手术前准备：如子宫肌瘤、子宫内膜癌、卵巢肿瘤、子宫内膜异位症、子宫腺肌病、子宫颈癌等手术前准备；②外阴、阴道手术前准备：如外阴癌、先天性无阴道、子宫脱垂、直肠阴道瘘、膀胱阴道瘘、尿道阴道瘘等手术前准备；③特殊检查前准备：纤维结肠镜检查、钡剂灌肠检查、排泄性尿路造影、腹部 X 线平片等；④解除便秘、肠胀气，为高热患者降温。

7. 常见妇科手术肠道准备方法有哪些？

答：肠道准备方法：①术前禁饮禁食：术前 8 小时禁食，4 小时严格禁饮；涉及肠道的手术，术前 3 天进无渣半流质饮食，并遵医嘱使用肠道抗生素；②灌肠：行清洁灌肠，注意观察患者有无脱水等征兆；③口服缓泻剂：指导患者用药目的及方法，注意观察用药不良反应及清洁肠道的效果。

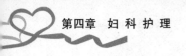

8. 妇科清洁洗肠的禁忌证有哪些?

答:妇科清洁洗肠的禁忌证:妊娠、急腹症(异位妊娠、卵巢破裂、子宫穿孔、输卵管卵巢脓肿、妊娠期卵巢囊肿蒂扭转、妊娠合并阑尾炎、卵巢囊肿蒂扭转)、消化道出血和严重心血管疾病等患者。

9. 妇科清洁洗肠的注意事项有哪些?

答:清洁洗肠的注意事项包括:①妊娠、急腹症、消化道出血和严重心血管疾病等患者禁忌灌肠;②准确掌握灌肠液的温度、浓度、流速、压力和溶液的量;③清洁灌肠患者取左侧卧位,抬高臀部,便于灌肠液到达结肠深部,每次灌入后嘱患者尽量保留片刻,以达到软化粪便冲洗肠道的作用;④灌肠过程中注意观察患者反应,若出现面色苍白、出冷汗、剧烈腹痛、脉速、心慌、气急等,立即停止灌肠并通知医生进行处理;⑤为老年、体弱患者灌肠时,应密切观察病情,并给予协助,灌肠压力要低;⑥操作时尽量少暴露患者肢体,保护患者自尊心,防止受凉;⑦充血性心力衰竭患者或钠水潴留患者禁用生理盐水灌肠。

10. 会阴部手术患者的肠道准备及阴道准备方法是什么?

答:(1)肠道准备:如为会阴Ⅲ度裂伤修补术、生殖道瘘等,术前3日应进无渣半流质饮食,并按医嘱给予肠道抗生素,手术前1日晚及手术日晨予清洁灌肠。

(2)阴道准备:术前3日开始阴道准备,用1∶5000的高锰酸钾溶液或0.05%的聚维酮碘溶液行阴道冲洗或坐浴,每日2次。

11. 子宫全切的阴道准备方法是什么?

答:术前3日开始阴道准备,一般行阴道冲洗或坐浴,每日2次,常用0.05%聚维酮碘溶液或1∶1000的苯扎溴铵(新洁尔灭)溶液等,术晨行子宫颈消毒,消毒时应特别注意阴道穹隆部,消毒后用大棉签蘸干净。

12. 妇科术后尿量及引流量的观察要点有哪些?

答:观察要点:①应保持尿管及引流管固定好,保持管路通畅,注意有无管道脱落、折叠、堵塞。②观察尿液及引流液的性状、色、量并做好记录。术后尿量应>50ml/h,如尿量<30ml/h,引流量>100ml/12h,并伴有血压下降、脉搏细速、患者烦躁不安、口渴或肛门坠胀感等,应考虑有腹腔内出血的可能,如有血尿,及时报告医生处理。引流管留置时间一般为48~72小时。

13. 妇科术后尿管留置时间及护理要点有哪些?

答:(1)尿管留置时间:一般腹部手术患者术后尿管留置12~48小时,妇科大手术如宫颈癌等术后尿管留置7~14天。

(2)尿管护理:①保持尿管固定通畅,注意有无管道脱落、折叠、堵塞,观察尿液的性状、色、量,并做好记录;②每日予会阴擦洗,保持会阴部清洁干燥;③定期更换引流袋;④如留置时间长,拔管前采用间歇式夹闭引流管方式;⑤拔管后,嘱咐患者多饮水,注意观察小便自解情况。

14. 行诊断性宫颈锥切术患者的护理指导有哪些?

答:护理指导包括:①术前完善白带常规、血常规、出凝血时间、心电图、宫颈细胞学涂片、阴道镜检查、宫颈活检等检查;②术前测体温、血压,常规用碘伏行阴道擦洗 3 天,每天 2 次;③术前 3 天禁止性生活,手术必须在分娩 3 个月后、流产 2 个月后、诊刮等宫腔操作 1 个月后、月经干净 3～7 天进行;④有严重生殖器官炎症,心、肺、肝、肾及造血系统疾病,发热、腹泻、腹痛等患者,应先治疗再行手术;⑤术后保持会阴清洁,勤换内裤,2 周内避免劳累和过分增加腹压,禁盆浴、阴道冲洗及性生活 2 个月;⑥术后 1～2 周阴道流出淡黄色及少许分泌物,此时创面脱痂出现少许阴道流血,常少于月经量,持续约 2 周,若流血量等于或多于月经量应及时就诊;⑦术后 6 周到门诊探查宫颈管有无狭窄;⑧多食高蛋白、高维生素、营养丰富的食物,避免酒、辛辣等刺激性食物,保持大便通畅。

15. 经腹壁行腹腔穿刺术放腹水患者的护理要点有哪些?

答:护理要点:①术前解释穿刺的目的、方法及操作中可能出现的不适,减轻其心理压力;嘱患者排空膀胱,以免术中误伤;放液前测量腹围、脉搏、血压,注意腹部体征。②术中密切观察患者的生命体征和腹部体征,注意引流管是否通畅,记录腹水性质及出现的不良反应。若出现休克征象,应立即停止放腹水;放腹水过程中,针头必须固定好,放腹水速度应缓慢,每小时不应超过 1000ml,一次放腹水不应超过 4000ml,以免腹压骤降,导致患者出现休克征象,术后应紧束腹带。③术后卧床休息 8～12 小时,密切观察体温、脉搏、呼吸、血压、神志、尿量及腹围的变化;密切观察穿刺部位有无渗血、渗液,有无腹痛、腹部压痛、反跳痛及腹肌紧张等腹膜炎体征;保持局部敷料清洁干燥;防止便秘,避免剧烈咳嗽,防止腹压增高;肝功能差者注意有无肝性脑病的先兆症状,以预防和及时处理。

16. 高强度聚焦超声治疗子宫肌瘤的适应证有哪些?

答:适应证:①诊断明确,超声能够显示的子宫肌瘤、子宫腺肌瘤、腹壁子宫内膜异位结节、剖宫产后子宫瘢痕部妊娠、胎盘植入;②有生育要求的子宫肌瘤、子宫腺肌瘤;③要求保留子宫者;④拒绝其他手术方式者;⑤肌瘤较小无症状,但有心理负担者;⑥有手术指征却无法或不能耐受手术的患者。

17. 高强度聚焦超声治疗子宫肌瘤的护理措施有哪些?

答:护理措施包括:①心理护理:治疗前主动向患者介绍有关高强度聚焦超声(HIFU)治疗的基本原理、治疗过程,治疗中做好心理疏导,患者有不适应及时告知护士处理;②治疗体位:妥善固定治疗体位,使病灶垂直于治疗探头,治疗过程中患者绝对制动,以防损伤其他器官或周围正常组织;③治疗区域皮肤准备:75% 乙醇擦拭脱脂处理,在治疗区域和周围 3～5cm 的区域均匀涂上耦合剂，避免治疗探头与皮肤间产生气泡，减少超声波的折射和反射，增强聚焦的准确性；④肠道准备：术前禁食 12 小时、禁饮 2 小时，术前一天低蛋白饮食，减轻肠道积气对超声波的影响；⑤密切观察术中膀胱充盈度的变化，定时观察尿液的改变，如发现尿液温度偏高，可排空膀胱，重新生理盐水灌注，发现血尿及时终止治疗；⑥治疗过程中少用哌替啶等止痛剂，以免掩盖患者疼痛而发生烫伤。

18. 阴道灌洗/冲洗的适应证有哪些？

答：阴道灌洗/冲洗适应证：①各种阴道炎、宫颈炎的治疗；②某些妇科手术前的常规阴道准备；③妇科恶性肿瘤根治性放射治疗前后。

19. 阴道灌洗/冲洗的禁忌证有哪些？

答：阴道灌洗/冲洗禁忌证：①月经期、妊娠期、产褥期、人工流产术后或清宫术后 1 个月；②有阴道出血者。

20. 阴道灌洗/冲洗的操作流程是什么？

答：阴道灌洗/冲洗操作流程：①告知患者阴道灌洗/冲洗目的、方法，以取得患者的配合，嘱患者排空膀胱。②协助患者脱去一侧裤腿，取膀胱截石位暴露外阴，注意遮挡患者，以保护患者隐私。③操作者洗手，戴口罩。根据患者病情配制灌洗液 500～1000ml，灌洗液温度以 40～43℃为宜。④将患者臀下垫一次性垫巾，放好便盆。将灌洗筒挂于距离床沿 60～70cm 的高处（灌洗筒距床面的距离），排出管内空气，试水温适当后备用。⑤戴手套，先冲洗外阴部，然后用阴道窥器暴露宫颈后再冲洗，并轻轻转动窥器以确保阴道壁和阴道穹隆都冲洗干净；或不用窥器，将灌洗头沿阴道纵侧壁的方向缓缓插入至阴道后穹隆部，开始灌洗，注意将灌洗头在阴道内上下左右移动。灌洗液剩约 100ml 时，夹住皮管，拔出灌洗头和窥阴器，再次冲洗外阴，然后扶患者坐于便盆上，排出阴道内存留液体。⑥撤离便盆，用消毒长棉签擦干外阴；整理床单位，换一次性垫巾，为患者更换消毒会阴垫，协助其采取舒适体位。⑦洗手，记录。⑧告知患者有关注意事项。

21. 阴道灌洗/冲洗的注意事项有哪些？

答：阴道灌洗/冲洗操作注意事项：①灌洗液温度适宜，避免引起患者不舒适或烫伤患者的阴道黏膜。②灌洗筒与床沿的距离不超过 70cm，避免压力过大，水流过速，使液体或药物进入子宫腔，在阴道停留时间过短，穹隆部及阴道壁的某些皱褶未能洗净。③操作时动作轻柔，避免患者疼痛及擦伤阴道黏膜和宫颈组织；灌洗头插入不宜过深，插入深度为 6～8cm。④如果是滴虫阴道炎患者，应遵医嘱使用酸性溶液灌洗；假丝酵母菌感染患者则用碱性溶液灌洗；而非特异性阴道炎患者，用一般消毒液或生理盐水灌洗（目前也有医院使用臭氧液）。⑤宫颈癌患者有活动性出血者禁止灌洗，可行外阴擦洗。月经期、产后或人工流产术后宫口未闭、阴道出血者，以及孕期、异位妊娠者，一般不作阴道灌洗，以防引起上行性感染。某些产后 10 天后或某些妇产科手术 2 周后的患者，若合并阴道分泌物浑浊、有臭味、阴道切口愈合不良、黏膜感染坏死等，可进行低位阴道灌洗，灌洗筒之高度一般不超过床沿 30cm，避免污物进入宫腔或损伤阴道残端切口。⑥未婚妇女可用导尿管灌洗阴道，不用窥阴器。

22. 坐浴的操作流程是什么?

答：坐浴的操作流程：①核对医嘱、患者身份信息，告知患者坐浴目的、方法及注意事项；②嘱患者排空膀胱及洗手，先将外阴及肛门周围擦洗干净；③在坐浴盆中倒入温开水 1/2～2/3 盆，加入药物或药液适量（具体以药物说明书为准）；④用医用长棉签将药液搅匀，将坐浴盆放置在合适高度；⑤测试水温合适后，嘱患者全臀和外阴部浸泡于溶液中，坐浴时间为 15～20 分钟；⑥坐浴完毕用小毛巾擦干会阴部，清洁用物备用。

23. 坐浴分为哪几种?

答：根据坐浴的水温不同，坐浴分为 3 种：①热浴：水温在 40～45℃，适用于渗出性病变及急性炎症性浸润，持续 15～20 分钟；②温浴：水温在 35～37℃，适用于慢性盆腔炎、手术前准备，持续 15～20 分钟；③冷浴：水温在 14～15℃，刺激肌肉神经，使其张力增加，改善血液循环，适用于膀胱阴道松弛、性无能及功能性无月经等，持续 2～5 分钟即可。

24. 坐浴的注意事项有哪些?

答：坐浴的注意事项：①月经期、阴道出血、孕妇及产后 7 天内的产妇禁止坐浴；②坐浴溶液应严格按比例配制，避免浓度过高造成黏膜烧伤，浓度太低影响治疗效果；③水温适宜，不能过高，避免烫伤皮肤；④冬季坐浴时，应该注意保暖，夏季要避风；⑤药液坐浴不可长时间使用，需在医师的指导下进行，以免过度坐浴导致菌群失调等并发症的发生；⑥坐浴溶液根据患者疾病决定，滴虫阴道炎使用酸性溶液，阴道假丝酵母菌病使用碱性溶液，老年性阴道炎使用乳酸溶液，外阴炎及其他非特异性阴道炎、外阴切口愈合不良、外阴阴道手术前准备等可使用高锰酸钾溶液；⑦高锰酸钾配制时需用冷开水调好，然后再加热到适当温度，避免氧化加快而降低药效；⑧年老体弱者坐浴应有人看护，并使用坐便凳，起立时注意扶持，预防直立性低血压、跌倒等意外发生。

25. 会阴擦洗／冲洗的操作流程是什么?

答：会阴擦洗／冲洗的操作流程：①告知患者会阴擦洗的目的、方法，以取得患者的配合，嘱患者排空二便。②操作者洗手，戴口罩，将会阴擦洗盘放至床边，协助患者取屈膝仰卧位，协助患者脱下一条裤腿并用被单遮盖保暖。③给患者臀下垫一次性垫巾或数层卫生纸，嘱其两腿外展分开，暴露外阴，注意遮挡患者。④戴手套，用一把镊子或消毒止血钳夹取干净的药液棉球，用另一把镊子或止血钳夹住棉球进行擦洗。一般擦洗 3 遍,第一遍擦洗的顺序为自耻骨联合一直向下擦至臀部,先擦净一侧后换一棉球同样擦净对侧,再用另一棉球自阴阜向下擦净中间。自上而下,自外向内,初步擦净会阴部的污垢、分泌物和血迹。第二遍的顺序为自内向外,或以切口为中心向外擦洗,其目的是为防止切口、尿道口、阴道口被污染。擦洗时均应注意最后擦洗肛门,并将擦洗后的棉球丢弃。第三遍顺序同第二遍。必要时,可根据患者情况增加擦洗次数,直至擦净,最后用干无菌棉球或干纱布擦干。⑤对于保留尿管者,尿道口周围应擦洗干净,每周更换集尿袋 2 次,严格无菌操作。⑥擦洗结束后,为患者更换会阴垫,协助患者穿好裤子,取舒适卧位或取切口对侧卧位,并整理好床铺。⑦脱手套,洗手,记录。⑧告知患者有关注意事项。

26. 会阴擦洗/冲洗的注意事项有哪些?

答:会阴擦洗/冲洗的注意事项:①关心体贴患者,操作过程中保护隐私,天冷时注意为患者保暖,水温合适;擦洗时动作轻柔;②注意观察会阴部及会阴切口周围组织有无红肿、分泌物及其性质、切口愈合情况,注意膀胱充盈情况,发现异常及时向医生汇报并记录;③对有留置导尿管者,还应注意观察尿管是否通畅,避免脱落或打结;④擦洗时应由上而下,擦过肛门的棉球及镊子不可再用;进行会阴冲洗时,应注意用无菌干棉球堵住阴道口,防止污水进入阴道,导致上行感染;⑤严格无菌操作,注意将有切口感染的患者安排到最后擦洗,以避免交叉感染。

27. 会阴湿热敷的操作流程是什么?

答:会阴湿热敷的操作流程:①对清醒患者应当充分向患者解释操作的注意事项及目的,取得患者配合,嘱患者排空膀胱;②操作者洗手,戴口罩,协助患者取屈膝仰卧位,暴露外阴,臀下垫一次性中单;③戴手套,行会阴擦洗,清洁局部;④将所需的热溶液倒入消毒盘内,将纱布浸透并拧至不滴水,然后用镊子将纱布放于水肿部位,外面再盖以棉垫;⑤每 3~5 分钟更换热敷垫一次,亦可将热水袋放在棉垫外或者用红外线照射,延长更换热敷料的时间,一次热敷可持续 15~30 分钟;⑥注意观察患者病情变化及热敷效果;⑦热敷完毕,脱手套,协助患者取安全、舒适体位,协助患者穿好裤子,更换清洁会阴垫并整理床铺;⑧洗手,记录观察情况;⑨告知患者有关注意事项。

28. 会阴湿热敷的注意事项有哪些?

答:会阴湿热敷的注意事项:①热敷面积应是病损面积的 2 倍;②湿热敷的温度一般为 45℃左右,防止烫伤,操作者可用手腕掌侧皮肤试温,应无烫感,对休克、虚脱、昏迷及术后感觉不灵敏者更应警惕;③有切口或创面者,须按无菌技术处理切口;④在热敷过程中,护士应随时评价热敷效果,注意保暖并做好患者的生活护理;⑤若使用热水袋,应定期检查其完好性。

29. 阴道/宫颈上药的操作流程是什么？

答：阴道/宫颈上药的操作流程：①告知患者阴道/宫颈上药的目的、方法以取得患者的配合，嘱患者排空膀胱；②操作者洗手，戴口罩，协助患者脱去一侧裤腿，取膀胱截石位暴露外阴，注意遮挡患者，以保护患者隐私；③将患者臀下垫一次性垫巾，放好便盆；④戴手套，根据患者病情先作阴道灌洗或擦洗，将窥阴器暴露阴道、宫颈后，用干棉签或棉球拭去宫颈黏液或炎性分泌物；⑤根据病情和药物的不同性状采用不同的上药方法；⑥整理床铺，换一次性垫巾，为患者更换消毒会阴垫，协助患者采取舒适体位；⑦清理用物，洗手；⑧操作完及时记录。

30. 阴道/宫颈上药方法有哪几种？

答：阴道/宫颈上药方法：①局部涂药：包括腐蚀性和非腐蚀性药物，常用于治疗宫颈炎和阴道炎患者。②喷雾器上药：适用于粉末状药物，如磺胺嘧啶、呋喃西林、己烯雌酚等药均可用喷雾器喷射，使药物粉末均匀散布于炎性组织表面上。③阴道后穹隆塞药：患滴虫阴道炎、外阴阴道假丝酵母菌病、萎缩性阴道炎及慢性宫颈炎者常用此法。常用药物有制霉菌素、甲硝唑等栓剂或药片，可教会患者自行放置。④宫颈棉球上药：适用于宫颈亚急性或急性炎症伴有出血者。常用药物有止血药、止血粉或抗生素等。操作时，用窥阴器充分暴露宫颈，将有线尾的宫颈棉球浸蘸药液后塞至子宫颈处。将线尾露于阴道外，并用胶布固定于阴阜侧上方。

31. 阴道/宫颈上药的注意事项有哪些？

答：阴道/宫颈上药的注意事项：①上非腐蚀性药物时，应转动窥阴器，使阴道四壁均能涂遍药物；②未婚妇女上药时不用窥阴器，用细长棉签涂擦或推入；③经期或子宫出血者不宜阴道及宫颈上药，以免引起逆行感染；④阴道灌洗后抹干宫颈、阴道才能涂药或上药；应充分暴露宫颈，定位准确，动作应轻巧；⑤应用腐蚀性药物时，要注意保护阴道壁及正常组织，上药前将小纱布或棉球垫于阴道后壁及后穹隆，涂好药后如数取出；⑥棉签上的棉花必须捻紧，涂药时须顺时针方向转动，以防棉花落入阴道难以取出；⑦嘱患者上药后静卧30分钟，垫卫生护垫，避免药物流出污染衣物；⑧用药期间禁止性生活；⑨指导患者自行上药：栓剂或片剂最好晚上睡前上药，先洗净双手，清洁外阴，再用药液坐浴后，戴指套，两腿分开呈半蹲位，右手示指和中指夹持药栓或药片放至阴道深部（后穹隆处）。

32. 如何进行基础体温测量？

答：基础体温测量方法：①睡前将消毒好的体温计水银柱甩至35℃以下，置于伸手可及的地方，并准备基础体温单、笔；②每天清晨醒后，不起床，不做其他任何活动，取体温计放于舌下，测量口腔温度5分钟，取出读数；③将测量

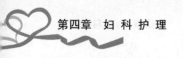

的结果逐日记录在基础体温单上,并连成曲线;④测量完毕用 75% 乙醇棉球擦拭备用。

33. 基础体温测量有哪些注意事项?

答:测量基础体温的注意事项:①一般需连续测量,至少 3 个月经周期以上;②每天测量时间最好固定不变;③将生活中有可能影响体温的情况,如月经期、性生活、失眠、感冒等,也随时记录在体温单上。

34. 官颈微波治疗的操作流程是什么?

答:官颈微波治疗的操作流程:①核对医嘱、患者身份信息,并告知患者官颈微波治疗的目的、方法及注意事项,介绍治疗中可能出现的不适;②嘱患者排空膀胱,调节室温;③物品准备:准备窥阴器、血管钳、手套、一次性垫巾,弯盘 2 只,干棉球 2 只,500mg/L 活力碘,微波理疗仪一台,屏风或有隔帘;④遮挡患者,保护隐私,注意为患者保暖;⑤协助患者取膀胱截石位,臀下垫一次性垫巾;⑥操作者戴手套,常规为患者消毒外阴、阴道,充分暴露官颈,用干棉球擦净官颈分泌物;⑦消毒官颈,根据糜烂程度,以脚踏控制微波照射时间(<6 秒),将辐射器接触糜烂面使之完全凝固直至创面苍白,范围超过糜烂面 0.5cm,术后创面涂防感染药物;⑧治疗完毕后,帮助患者穿好衣物,整理用物和记录。

35. 官颈微波治疗有哪些注意事项?

答:官颈微波治疗注意事项:①微波理疗时间一次以不超过 30 分钟为宜;②微波理疗的功率以患者感温热舒适为宜;③有金属植入物处不得用微波直接照射,以免发生灼伤;④不得直接照射眼睛;⑤对热不敏感的患者慎用微波热疗;⑥带有心脏起搏器的患者要远离微波治疗仪。

36. 如何进行生殖道细菌学检查护理配合?

答:检查护理配合包括:①核对医嘱、患者身份信息,并告知患者检查目的、方法及注意事项,调节室温,嘱患者排空膀胱;②准备一次性窥阴器 1 个、一次性无菌长棉签 1 包、玻片数块、无菌手套、无菌生理盐水 100ml、滴管 1 根、无菌棉球数个;③屏风遮挡,保护患者隐私;④协助患者取膀胱截石位,脱去一侧裤腿;⑤操作者戴手套,窥阴器扩张阴道,暴露官颈;⑥阴道壁涂片法:用无菌长棉签在阴道上 1/3 侧壁处取表面分泌物做涂片;⑦后穹隆吸片法:用吸管或无菌长棉签取后穹隆处分泌物做涂片;⑧协助患者穿裤子,扶助其下检查床,告知患者取化验结果的时间。

37. 生殖道细菌学检查配合有哪些注意事项?

答:注意事项:①注意取分泌物前 24～48 小时避免性生活、阴道灌洗或局部用药;②取分泌物时窥器不涂润滑剂,分泌物取出后应及时送检;③若怀疑滴虫阴道炎,应注意保暖,尤其冬日,否则滴虫活动力减弱,造成辨认困难;④患者经期不宜进行阴道分泌物检查;⑤取标本的用具必须干燥。

38. 如何进行生殖道细胞学检查护理配合？

答：生殖道细胞学检查护理配合：①核对医嘱、患者身份信息，告知患者检查目的、方法及注意事项，讲解生殖道脱落细胞检查结果的临床意义，调节室温，嘱患者排空膀胱；②准备窥阴器 1 个，小刮板 1 个，载玻片 1 个（应脱脂处理），95% 乙醇固定液，无菌手套，TCT 取材器 1 套；③屏风遮挡，保护隐私；④协助患者取膀胱截石位，脱去一侧裤腿；操作者戴手套；⑤对已婚妇女，用未涂润滑剂的窥阴器扩张阴道，暴露宫颈，一般在阴道上 1/3 段侧壁，用无菌干棉签轻轻刮取分泌物及浅层细胞（避免混入深层细胞影响诊断），薄而均匀地涂在载玻片上，向一个方向滚涂，置于 95% 乙醇溶液中固定；⑥对未婚妇女，将卷紧的无菌棉签在 0.9% 氯化钠溶液中浸湿，再用湿棉签深入阴道上 1/3 段侧壁轻卷取细胞，取出棉签横放载玻片上，向一个方向滚涂，禁忌来回涂抹，置于 95% 乙醇溶液中固定；⑦宫颈刮片法：擦净宫颈表面分泌物，将小刮板的小脚部插入宫颈口，轻轻旋转一周，刮取鳞状及柱状上皮交界处细胞做涂片，置于 95% 乙醇溶液中固定，送检；⑧ TCT 取材法：用 TCT 专用的采样器在宫颈口处刷数圈，采集细胞，将采集器置入装有细胞保存液的小瓶中进行漂洗，送检；⑨协助患者穿裤子，扶助其下检查床；⑩嘱其及时将病理报告结果反馈给医生，以免延误诊治。

39. 生殖道细胞学检查配合有哪些注意事项？

答：注意事项：①受检者于检查前 2 天禁止性生活、行阴道检查及阴道内放置药物治疗；②取脱落细胞标本时动作应轻、稳、准，避免损伤组织引起出血，若阴道分泌物较多，应先用无菌干棉球轻轻擦拭后再取标本；③生殖道急性炎症时不宜检查，应先治疗，然后再做生殖道细胞学检查，以免影响诊断结果；④应安排在非月经期进行。

40. 如何进行宫颈活组织检查护理配合？

答：宫颈活组织检查护理配合：①核对医嘱、患者身份信息，操作前告知患者检查目的、方法及注意事项，及操作时可能出现的不适，指导患者术中配合医生的操作；调节室温，嘱患者排空膀胱；②物品准备：准备弯盘 1 个，窥阴器 1 个，宫颈钳 1 把，卵圆钳 1 把，宫颈活检钳 1 把，有尾棉球 2 个，碘仿纱布一包，标本瓶、固定液；③屏风遮挡，保护隐私，协助患者取膀胱截石位，用 0.5% 碘伏溶液消毒外阴，铺无菌巾；④操作者戴手套，窥阴器湿润后轻轻放入阴道，拭净宫颈表面分泌物，局部消毒后，用活检钳在肉眼可疑癌变区（尽可能在鳞柱状上皮交界处）取材，一般宜作多点活检，即在 3、6、9、12 点 4 处取材；术中护理人员陪伴在患者身边，给予其心理支持；⑤宫颈有赘生物时用活检钳直接摘取；⑥检查完毕后以带尾棉球或带尾碘仿纱布局部压迫止血；⑦将所取组织分别放在标本瓶内，并做好部位标记；⑧脱手套，洗手，协助患者下床，穿裤子；⑨处理用物，标本妥善保存，及时送检；⑩术后嘱患者 12 小时后自行取出带尾棉球或

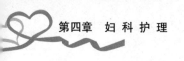

带尾纱布卷，保持会阴部清洁，1个月内禁止性生活及盆浴，术后忌服活血类药物和刺激性食物。

41. 宫颈活组织检查有哪些注意事项？

答：注意事项包括：①最佳检查时间为月经干净后第3～7天，无急性下生殖道感染或出血；②急性宫颈炎及阴道炎应先进行适当治疗；术前24小时内避免性交、宫颈操作和上药；③妊娠期不做活检，避免流产、早产；④为了提高诊断阳性率，可在阴道镜检查指引下行定位活检；⑤嘱患者术后注意观察有无阴道流血，12小时后自行取出带尾棉球或带尾纱布，保持会阴部清洁，1个月内禁止性生活及盆浴；嘱患者少用腹压，不用力排便等；⑥术后按期取病理报告并制订下一步治疗计划。

42. 经阴道后穹隆穿刺术如何配合护理？

答：经阴道后穹隆穿刺术的护理配合：①核对医嘱、患者身份信息，告知患者操作目的、方法及注意事项，向患者介绍操作过程中可能出现的不适，指导患者配合医生；嘱患者排空膀胱；②调节室温；③准备弯盘1个，窥阴器1个，宫颈钳1把，卵圆钳1把，7号穿刺针一套，5ml或10ml注射器1个，纱布4块，棉球、棉签若干；④用屏风遮挡，保护隐私，助患者取膀胱截石位，用0.5%碘伏溶液消毒外阴，铺无菌巾；⑤操作者戴手套，行阴道检查了解子宫、附件情况，注意后穹隆是否膨隆；⑥窥阴器暴露宫颈，用棉球轻轻拭净阴道分泌物，以宫颈钳夹持宫颈后唇，向前提拉，充分暴露后穹隆并用0.2%碘伏溶液消毒；⑦用穿刺针头接10ml注射器，取与宫颈平行方向，从后穹隆正中刺入后穹隆，深2～3cm有落空感，立即抽吸，将抽出液体保留；如抽不出液体，可边抽吸边缓慢退针；⑧抽吸完毕，拔出穿刺针，观察穿刺点有无活动性出血，若有出血，用无菌棉球压迫片刻，血止后取出宫颈钳及窥阴器；⑨脱手套，洗手，协助患者下床，穿裤子；⑩处理用物，标本妥善保存，注明标记及时送检。

43. 经阴道后穹隆穿刺术有哪些注意事项？

答：注意事项包括：①穿刺时严密观察患者生命体征，重视其主诉；注意进针方向，避免伤及子宫或直肠；②注意检查穿刺点有无出血，如有出血可用棉球压迫止血；③怀疑肠管与子宫后壁粘连时，禁止使用后穹隆穿刺术；④穿刺时针头进入直肠子宫陷凹不可过深，以免超过液平面吸不出积液；⑤术后注意观察患者阴道流血情况，嘱其半卧位休息，保持外阴清洁。

44. 如何进行诊断性刮宫术护理配合？

答：诊断性刮宫术的护理配合：①核对医嘱、患者身份信息，安抚患者并告知诊刮的目的、方法及注意事项，核实知情同意书，向患者介绍诊刮时可能出现的不适，指导患者配合医生。调节室温，嘱患者排空膀胱后取膀胱截石位，屏风遮挡，保护隐私。②准备物品：准备消毒液、病检（理）单、标本瓶、无菌手套、备血,输液用品、妇科刮宫包一个(内有6、7、8号吸头,窥阴器,宫颈钳,刮匙)、负压吸引器。③为患者常规消毒外阴、阴道,操作者戴手套,行双合诊检查,确定子宫大小、位置及宫旁组织情况。暴露宫颈,再次消毒阴道及宫颈,用宫颈钳固定宫颈,用探针探测宫底深度,若需分段诊刮应先刮宫颈内膜,再探宫腔。用特制的诊断性刮匙,刮取子宫内膜。刮宫时,刮匙由内向外沿宫腔四壁、宫底及两侧有次序地将内膜刮出并注意宫腔有无变形、高低不平等。④刮宫完毕脱手套,洗手,协助患者下检查床,穿好裤子,清理用物。⑤再次查对患者信息、检验项目等,根据检验项目留取标本,刮出的子宫内膜全部固定于10%甲醛中,送病理检查。

45. 诊断性刮宫术有哪些注意事项?

答:诊断性刮宫的注意事项:①正确掌握诊断性刮宫的时间及范围,注意避免反复刮宫损伤子宫内膜;告知患者刮宫前5天禁止性生活;②可酌情给予镇痛药,或采用静脉麻醉或宫底旁阻滞麻醉;③如为了解卵巢功能而做诊刮时,术前至少1个月停止应用性激素;④需行刮宫止血时,应尽量刮净内膜,起到止血作用;⑤术后根据病情给予抗生素防止感染,禁盆浴及性生活2周;⑥疑子宫内膜结核者,刮宫时要特别注意刮两子宫角部,因该部位阳性率较高;⑦不孕症患者应选择月经前期或月经来潮12小时内刮宫,以判断有无排卵;功能失调性子宫出血患者,若疑为子宫内膜增生症者,应选择月经前1~2日或月经来潮24小时内刮宫;若疑为子宫内膜不规则脱落,应选择月经第5~6日刮宫。

46. 什么是阴道镜检查及其优缺点?

答:阴道镜检查是将充分暴露的阴道和宫颈光学放大10~40倍,直接观察这些部位的血管形态和上皮结构,以发现与癌变有关的异型上皮、异型血管,对可疑部位进行定位活检,以提高宫颈疾病确诊率。①优点:可进一步明确宫颈疾病的诊断;②缺点:阴道镜为有创操作,活检后有阴道流血、宫颈炎可能;阴道镜仅能判断是否癌变,不能协助进一步临床分期;活检组织取材有限,有漏诊可能。

47. TCT是什么?

答:TCT是液基薄层细胞学检查的简称,是取宫颈管上皮细胞制备单层细胞涂片进行检查的方法。

48. TCT检查的注意事项是什么?

答:告知患者在做宫颈管涂片采集标本前24小时内停止盆浴、性生活和阴道检查,近期禁止阴道上药,避免在经期取样。

49. 如何进行阴道镜检查护理配合?

答:阴道镜检查的护理配合:①核对医嘱、患者信息,告知患者做阴道镜检查目的、方法及注意事项,核实知情同意书;调节室温;嘱患者排空膀胱取膀胱截石位卧于检查床上并用屏风遮挡,保护隐私。②物品准备:准备弯盘 1 个,窥阴器 1 个,宫颈钳 1 把,卵圆钳 1 把,宫颈活检钳 1 把,尖手术刀 1 把,标本瓶 4 个,纱布 4 块,棉球、棉签若干及阴道镜等。③为患者常规消毒外阴、阴道。④操作者戴手套,窥阴器暴露宫颈,用棉球拭净宫颈分泌物。⑤接通电源,配合操作者调整光源。移动阴道镜物镜距阴道口 10cm(镜头距宫颈 15～20cm)处,对准宫颈或病变部位,调整好焦距至物像清晰为止。先用放大 10 倍的低倍镜观察,再增大倍数循视野检查。⑥护士配合:及时传递送所需物品,配合操作者给予患者宫颈表面涂 3% 醋酸、复方碘液、40% 三氯醋酸,详细检查宫颈各部位并描述所见。如镜下发现不着色的可疑病变,取局部活体组织送病理学检查。⑦检查完毕,及时关闭灯泡开关,切断电源,将升降螺丝复位,机器放回原位。⑧操作者脱手套,洗手,处理用物。⑨护士协助患者下检查床,穿好裤子;标本妥善保存,及时送检。

50. 阴道镜检查有哪些注意事项?

答:阴道镜检查的注意事项:①最佳检查时间为月经干净后 1 周内,无急性下生殖道感染或出血;②术前 24 小时内避免性生活、宫颈操作和治疗、宫颈刮片和双合诊;③窥阴器不能涂润滑剂,以免影响检查结果;④给予患者宫颈表面涂 3% 醋酸使组织净化并肿胀,利于观察;再涂以复方碘液,正常鳞状上皮呈棕褐色,不典型增生和癌变上皮因糖原少而不着色;涂 40% 三氯醋酸可使尖锐湿疣呈刺状突起,与黏膜界限清楚,便于观察和取活检。

51. 宫腔镜检查的适应证有哪些?

答:适应证:①异常子宫出血;②疑宫腔粘连及畸形;③超声检查有异常宫腔回声及占位病变;④节育器定位;⑤原因不明的不孕;⑥子宫造影异常;⑦复发性流产。

52. 宫腔镜检查在月经周期的最佳时间段是什么时候?

答:以月经干净后 1 周内为宜,此时子宫内膜处于增生期早期,薄且不易出血,黏液分泌少,宫腔病变易见。

53. 宫腔镜下切除息肉术的适应证有哪些?

答:切除有症状的子宫内膜息肉,除外息肉恶性变。

54. 宫腔镜下切除肌瘤术的适应证有哪些?

答:适应证包括:①有蒂或无蒂的黏膜下肌瘤,单个或多个,瘤体直径应 <5cm,子宫 <妊娠 9 周;②内突型壁间肌瘤,肌瘤表面覆盖的肌层≤0.5cm;③年轻未婚或强烈要求保留子宫的患者;④已婚又渴望生育者,估计子宫肌瘤可能是不孕症的原因之一;⑤因全身性或局部性疾病不宜进行经腹切除子宫者。

55. 宫腔镜下切除子宫内膜术的适应证有哪些?

答:适应证包括:①患有顽固的非器质性月经过多,经一般的药物治疗仍无改善者，在排除了恶性疾病后可行子宫内膜切除术；②子宫 8～9 周妊娠大小，宫腔 10～12cm 大小；③年龄超过 40 岁，或不再要求生育者；④黏膜下肌瘤 4～5cm；⑤高危患者不能耐受全子宫切除术，如严重心肺疾病等；⑥患有血液系统疾病或需终身服用抗凝剂而致月经过多者；⑦绝经后服用激素类药物而致子宫内膜增厚，阴道出血者。

56. 宫腔镜检查禁忌证有哪些？

答：(1) 绝对禁忌证：①急性、亚急性生殖道感染；②心、肝、肾衰竭急性期及其他不能耐受手术者；③近期(3 个月内)有子宫穿孔史或子宫手术史者。

(2) 相对禁忌证：①宫颈瘢痕，不能充分扩张者；②宫颈裂伤或松弛，灌流液大量外漏者。

57. 宫腔镜检查后观察要点有哪些？

答：密切观察生命体征、尿液及阴道流血的量、颜色及性质；观察有无腹痛。

58. 妇科腹腔镜检查的适应证有哪些？

答：适应证包括：①子宫内膜异位症(腹腔镜是该病最准确的诊断方法)；②明确腹腔、盆腔肿块性质；③确定不明原因急、慢性腹痛和盆腔痛的原因；④明确或排除引起不孕的盆腔疾病；⑤计划生育并发症的诊断，如寻找和取出异位宫内节育器、确诊吸宫术导致的子宫穿孔等。

59. 宫腔镜检查如何做好护理配合？

答：宫腔镜检查的护理配合：①核对医嘱、患者信息；安抚患者使其放松，告知检查目的、方法及注意事项，核实知情同意书，调节室温，嘱患者排空膀胱仰卧于检查床上，采取膀胱截石位，注意遮挡患者和保暖；②物品准备：准备宫腔镜检查包(弯盘 1 个，窥阴器 1 个，宫颈钳 1 把，卵圆钳 1 把，3～6 号扩宫棒 1套，无齿镊 1 把，探针 1 把)、纱布棉球若干，膨宫液，宫腔镜，电脑图文工作站；③连接宫腔镜与冷光源、摄像系统、膨宫液，及时传递送所需物品；操作者戴手套，行阴道检查了解子宫、附件情况，常规消毒外阴及阴道；窥阴器暴露宫颈，宫颈钳夹持宫颈前唇，以探针探明宫腔深度方向，根据鞘套外径扩张宫颈至 6号扩宫棒；打开光源，注入膨宫液待宫腔充盈后，视野明亮，可转动镜并按顺序全面观察；④检查过程中随时了解患者感受，观察患者腹痛情况，如有异常及时报告医生；⑤检查完毕操作者处理用物，脱手套，洗手；⑥护士协助患者下检查床，穿好裤子，在休息区卧床 30 分钟，观察有无特殊情况，如有标本妥善保存并送检。

60. 宫腔镜检查有哪些注意事项？

答：注意事项：①一般在月经干净后 1 周内进行检查最佳，此时子宫内膜薄，检查时不易出血，镜下图案清晰；②术前详细询问病史，糖尿病患者应选用 5%甘露醇液代替 5% 葡萄糖液，术前需进行妇科检查、宫颈脱落细胞学和阴道分泌物检查；③对可疑结核、癌瘤、哺乳期及绝经后妇女，操作时要格外谨慎；④术中注意观察患者反应，给予其心理支持，配合医师控制宫腔总灌注量，葡萄糖液体进入患者血液循环量不应超过 1L，否则易发生低钠水中毒；⑤术后嘱患者卧床休息 30 分钟，观察并记录生命体征、有无腹痛等，按医嘱使用抗生素；⑥术后 2 周内禁止性生活，禁止盆浴及游泳，如术后有阴道流血多或腹痛加剧，需要尽快到医院复诊。

61. 妇科腹腔镜手术的适应证有哪些？

答：适应证：①有适应证实施经腹手术的各种妇科良性疾病；②早期子宫内膜癌分期手术和早期子宫颈癌根治术；③中晚期子宫颈癌化、放疗前后腹膜淋巴结取样；④计划生育节育手术，如异位宫内节育器取出、绝育术等。

62. 妇科腹腔镜手术禁忌证有哪些？

答：（1）绝对禁忌证：①严重心肺功能不全；②凝血功能障碍；③绞窄性肠梗阻；④大的腹壁疝或膈疝；⑤腹腔内广泛粘连；⑥弥漫性腹膜炎；⑦腹腔内大出血。

（2）相对禁忌证：①盆腔肿块过大，超过脐水平；②妊娠 >16 周；③晚期卵巢癌。

63. 妇科腹腔镜手术的备皮范围是什么？

答：备皮范围为上自剑突下，下至两大腿上 1/3 处及外阴部，两侧至腋中线。注意清洁脐孔。

64. 腹腔镜检查与治疗术前护理要点是什么？

答：术前护理要点：①协助医生掌握检查与治疗的适应证。向患者讲解腹腔镜检查的目的、操作步骤及注意事项，使其了解检查的先进性和局限性，积极配合检查。②术前一日晚灌肠，选用的灌肠剂有 1% 温肥皂液、等渗盐水或甘油溶液等，必要时可先口服缓泻剂后（如 25% 硫酸镁、20% 甘露醇等）再灌肠。术日晨予皮肤准备，注意清洁脐孔。③术前 6～8 小时开始禁食、4～6 小时开始禁饮。

65. 腹腔镜手术后观察和护理要点有哪些？

答：（1）观察要点：密切观察生命体征、穿刺口有无渗血及皮下血肿、阴道流血的颜色和量；观察有无胸闷、憋气、颈肩痛、腹胀、皮下气肿等症状；观察输液管道、尿管、引流管是否通畅及尿液、引流液的颜色、量、性质。

（2）护理要点：①床边交接班：向麻醉师了解术中情况，包括麻醉类型、手术范围、用药情况；测量患者生命体征，检查输液、尿管、引流管、穿刺口、阴道流血情况；观察全身皮肤情况；②体位：去枕平卧 6～8 小时，头侧向一旁；③饮食：术后当日可进半流质，次日可摄入正常饮食；④术后一般留置尿管 12～24 小时，留置尿管期间应擦洗外阴，保持局部清洁，术后患者每小时尿量至少

50ml 以上，若每小时尿量少于 30ml，伴有血压逐渐下降、脉搏细数、患者烦躁不安或诉说腰背疼痛、肛门处下坠感等，应考虑有腹腔内出血；尿管拔除后，卧床休息半小时即可下床活动，4～6 小时应协助患者自行排尿，以免发生尿潴留；⑤缓解疼痛：进行疼痛评估，指导其通过转移注意力等方式缓解疼痛，必要时遵医嘱使用止痛药物；⑥术后咽部疼痛及痰液较多者，指导患者饮水，必要时雾化吸入；⑦健康教育：注意观察肢体感觉恢复情况，术后 6 小时内鼓励患者每 15 分钟进行一次腿部活动，防止下肢静脉血栓形成；术后 6～12 小时进行床上全身运动，包括双手支撑床上坐立、自主侧身；术后 12～24 小时协助下床活动，术后 1 个月内禁止性交；⑧心理护理。

66. 实施腹腔镜手术的最佳麻醉方式是什么？

答：实施腹腔镜手术的最佳麻醉方式是全身麻醉。

67. 腹腔镜术后常见并发症有哪些？

答：并发症包括：

（1）出血性损伤：腹膜后大血管损伤、腹壁血管损伤、手术野出血。

（2）脏器损伤：如膀胱、输尿管及肠管损伤。

（3）与气腹相关的并发症：包括皮下气肿、气胸和气体栓塞等。

（4）其他并发症：①腹腔镜手术中电凝、切割等能量器械引起的相应并发症；②腹腔镜切口疝，直径 >10mm 的穿刺孔，其筋膜层应予以缝合。

68. 腹腔镜术后肩痛、肋间痛的原因是什么？

答：因腹腔内残留二氧化碳气体刺激膈肌、膈神经所致，会逐渐缓解或消失。

69. 腹腔镜术后肩痛、肋间痛的护理措施有哪些？

答：护理措施：①吸氧，以减少二氧化碳的吸收。②早期活动：术后 6 小时内可以做颈肩部按摩、上肢活动、胸部运动及下肢运动，上肢活动包括握拳、屈肘、抬臂、旋肩；胸部运动包括深呼吸、扩胸运动；下肢运动包括膝关节屈伸、抬腿、髋关节外展。术后 6～12 小时，进行床上全身运动，包括双手支撑床上坐立、自主侧身；术后 12～24 小时，协助下床活动，扶持室内行走；术后 24～48 小时，室内及室外自行行走。

70. 如何做好腹腔镜检查护理配合？

答：腹腔镜检查护理配合：①按妇科腹部手术行皮肤、肠道、阴道准备，核实知情同意书是否签署；②手术前核对医嘱、床号、患者身份信息，协助患者取头低臀高15°～25°位；患者给予全身麻醉；③物品准备：窥阴器 1 个，宫颈钳 1 把，敷料钳 1 把，卵圆钳 1 把，子宫探针 1 根，细齿镊 2 把，刀柄 1 把，组织钳 1 把，持针器 1 把，小药杯 2 个，缝线、缝针、刀片、棉球、纱布、创可贴、举宫器、注射器、麻醉药、CO_2、腹腔镜设备等；④操作者按手术要求规范着装、刷手，常规消毒腹部皮肤及外阴阴道，放置举宫器（有性生活史者），人工气腹；⑤护士协助操作者放置腹腔镜（光学试管及器械）并按顺序常规检查盆腔；术中及时传递送所需物品；⑥操作者检查无出血及内脏损伤等，取出腹腔镜（光学试管及器械），放尽气体，拔出套管，以创可贴覆盖并固定穿刺口；术中术后严密观察患者生命体征变化；⑦麻醉完全清醒恢复后，协助患者穿好衣裤，送回病房；⑧术后拔出导尿管，嘱患者自主排尿，遵医嘱给予抗生素预防感染；注意观察穿刺口有无红肿渗出；⑨患者术后初次下床时应协助，避免跌倒。

71. 腹腔镜检查有哪些注意事项？

答：注意事项：①术前做好患者腹部皮肤准备，特别是脐孔清洁；②向患者讲解检查的目的、操作步骤、注意事项；向患者介绍手术前后可能出现的不适，并发症及其处理措施，减轻心理压力；③术后2周内禁止性生活。

72. 如何进行输卵管通畅检查护理配合？

答：输卵管通畅检查的护理配合：①核对医嘱、患者身份信息；告知患者检查方法及可能出现的不适，嘱患者排空膀胱取膀胱截石位；指导患者放松，配合医生操作；核实知情同意书是否签署；②物品准备：造影剂（76%泛影葡胺液）、X线放射诊断仪，通液机，子宫造影管、弯盘、窥阴器、宫颈钳、卵圆钳、镊子、20ml和5ml注射器各1个，棉球纱布若干，温生理盐水500ml、抗生素溶液（庆大霉素8万U、地塞米松5mg、透明质酸酶1500U、注射用水20ml）；③操作者戴手套，常规消毒铺巾，以窥阴器扩张阴道，充分暴露宫颈；再次消毒宫颈及阴道穹隆，用宫颈钳钳夹宫颈前唇，探查宫腔，放置并固定造影管于宫腔，用Y形管连接造影管、压力表和注射器，将抽好的20ml温生理盐水经造影管注入宫腔进行检查；④护士做好配合，及时递送所需物品，术中注意观察患者情况，有无面色苍白、出汗、头晕、胸闷、腹痛等，观察推注时的阻力大小、压力表压力；为造影的患者推入造影剂后在X线下摄片；⑤检查完毕协助患者穿好裤子，送患者至休息室休息；⑥处理用物和记录。

73. 输卵管通畅检查有哪些注意事项？

答：注意事项：①检查宜在月经干净后3~7天进行，术前3天禁止性生活；②操作时应警惕发生油栓，一旦发生应立即停止操作，使患者取头低足高位，严密观察，必要时按肺栓塞处理；③所用液体温度以接近体温为宜，避免液体过冷而致输卵管痉挛，推注液体速度不可过快，压力不超过160mmHg，防止输卵管损伤；④术后1周内有少量阴道流血属正常现象，如出血量较多超过月经量或有其他不适应及时就诊；⑤术后禁盆浴及性生活2周，遵医嘱给予抗生素预防感染；⑥造影检查后最好避孕3个月。

74. 如何进行残余尿的测定及其意义，残余尿量大于多少需重新留置尿管？

答：(1) 残余尿测量方法：两次排空小便后行残余尿测定。

(2) 重新留置尿管的标准：①B超测残余尿<100ml，嘱再次解尿后再次复

查残余尿；②B型超声检查测定残余尿100ml左右，用尿管再次测残余尿；③B型超声检查测定残余尿>100ml，重置尿管1周，拔前无需夹管。

（3）意义：残余尿测定，以确定膀胱功能。

75. 妇科恶性肿瘤根治性手术拔尿管后的解尿指导？

答：指导内容包括：①对患者进行认知能力评估，了解个人排尿习惯，加强心理护理，消除患者焦虑、恐惧心理；同时与患者及家属沟通，给予患者鼓励与支持，建立患者首次解尿的信心；②拔尿管前进行夹管训练，每2～3小时开放尿管10分钟，以恢复膀胱功能；③拔尿管后嘱其饮水，通过听水流声等诱导排尿方法促进排尿，如拔尿管后4～6小时内不能排尿，或B型超声检查测定残余尿量>100ml时，考虑重新置管。

76. 介入治疗的定义是什么？

答：介入治疗就是在影像医学（X线、超声、CT、MRI）的引导下，通过经皮穿刺途径或通过人体原有孔道，将特制的导管或器械插至病变部位进行诊断性造影和治疗；或组织采集，进行细胞学、细菌学及生化检查。

77. 子宫的动脉分布特点是什么？

答：子宫动脉为髂内动脉前干分支，在腹膜后沿骨盆侧壁向下向前行，经阔韧带基底部、宫旁组织到达子宫外侧，相当于子宫颈内口水平约2cm处，横跨输尿管至子宫侧缘，此后分为上、下两支：上支较粗，沿宫体侧缘迂曲上行，称为子宫体支，至宫角处又分为宫底支（分布于宫底部）、输卵管支（分布于输卵管）及卵巢支（与卵巢动脉末梢吻合）；下支较细，分布于子宫颈及阴道上段，称为子宫颈-阴道支。

78. 妇科患者子宫动脉栓塞术的适应证有哪些？

答：适应证包括：①育龄期妇女，绝经期之前；②患有心肺疾病、甲亢、糖尿病、精神病等不适宜开腹手术的疾病，但临床症状严重，影响身体健康者；③保守疗法治疗无效或复发者，无子宫切除适应证；④拒绝手术切除，要求保留子宫及生育能力者；⑤有盆腔手术史，或盆腔粘连，估计手术困难者；⑥有特殊宗教信仰，不能输血及手术者；⑦患者本人愿意选择介入治疗者。

79. 妇科患者子宫动脉栓塞术的禁忌证有哪些？

答：禁忌证包括：①子宫动静脉瘘；②对比剂过敏史；③严重凝血机制异常；④心、肝、肾等重要器官严重功能障碍；⑤急性盆腔炎。

80. 子宫动脉栓塞术术前有哪些饮食注意事项？

答：饮食注意事项包括：①对月经过多合并贫血患者进食含铁质的营养食物，晚期恶性肿瘤患者选择高蛋白、高热量、高维生素易消化的食物，保证充足的营养供给，提高机体耐受手术的能力和组织修复能力；②忌进辛辣、刺激性食物，避免刺激咽喉部引起咳嗽而影响手术；③术前1～2天进食易消化少渣食

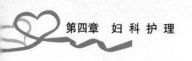

物,以防术后便秘而用力排便导致穿刺处出血;④术前 4～6 小时开始禁食、禁饮,以减轻胃肠负担,避免因麻醉和手术过程中呕吐引起误吸。

81. 子宫动脉栓塞术的并发症有哪些?

答:并发症包括:①对比剂副反应:类过敏反应或特异质反应,剂量依赖和器官特异反应;对比剂过敏。②动脉插管并发症:局部出血或血肿、动脉痉挛、假性动脉瘤。③栓塞后综合征:发热、疼痛、恶心呕吐。④异位栓塞致皮肤坏死。

82. 子宫动脉栓塞术术后如何观察腹部症状?

答:观察患者有无腹痛及腹膜刺激征,注意观察疼痛的程度、性质和时间。

83. 子宫动脉栓塞术术后如何观察下肢血供情况?

答:严密观察双下肢皮肤颜色、温度、感觉、肌力及足背动脉搏动情况,警惕动脉血栓形成或动脉栓塞的发生。术后每 30 分钟触摸一次足背动脉搏动,6 小时后改为每小时 1 次至 24 小时,观察足背动脉搏动宜 30～60 秒／次,应双足同时触摸,以便作对照,还要注意毛细血管充盈时间是否延长,穿刺侧下肢有无出现明显的疼痛及麻木感。血栓形成多在术后 1～3 小时内出现症状,所以术后 24 小时要做好观察记录。若患者下肢出现"5P"征,即疼痛、麻木、运动障碍、无脉和苍白时,常提示肢体动脉发生栓塞,应立即汇报医生采取救治措施。

84. 子宫动脉栓塞术后如何进行下肢制动?

答:术后一般取平卧位,穿刺侧肢体保持伸直,制动 6 小时,以利于血管穿刺点收缩闭合,保持血流通畅,防止血栓形成;6 小时后肢体可以左右旋转或取健侧卧位。下肢制动期间,护理人员应及时指导患者翻身。翻身方法:患者用手紧压穿刺处向健侧转动体位。患者应避免屈膝、屈髋、咳嗽和打喷嚏动作,以免腹压突然增高而导致穿刺口出血,术后 24 小时后方可下床活动,应尽量避免下蹲动作。

85. 子宫动脉栓塞术术后如何观察局部穿刺点?

答:术毕拔出导管,穿刺局部一般以指压法压迫 15～20 分钟止血(注意应该压迫穿刺点上方,开始 5 分钟应该全力下压,之后 5 分钟用 75% 的力量下压,再之后 5 分钟以 25% 压力加压,最后 5 分钟以 25% 的力量加压),用无菌纱布加弹力胶布或弹性绷带加压固定。若有下列情况之一,压迫时间应延长,如患者消瘦、皮下脂肪疏松,出、凝血时间延长,穿刺不顺利或反复穿刺,高龄或有高血压病史者。术后应密切观察穿刺点有无渗血、渗液、出血及皮下血肿形成,保持敷料干燥,预防感染。评估穿刺部位愈合情况,观察有无发红、变色、温度改变、肿胀及触痛,观察切口周围有无胶布过敏或绷带固定引起的损伤。

第五章

相关法律、法规

第一节　有关《母婴保健法》相关知识

1.《中华人民共和国母婴保健法》由哪次会议通过？何时实施？

答：1994 年 10 月 27 日第八届全国人民代表大会常务委员会第十次会议通过，1994 年 10 月 27 日中华人民共和国国家主席令第 33 号，公布自 1995 年 6 月 1 日起施行。

2. 什么是出生缺陷的三级预防措施？

答：一级预防措施是在孕前和孕早期采取的措施，以预防出生缺陷的发生。

二级预防措施是在孕期采取产前筛查和产前诊断以避免严重出生缺陷儿的发生。

三级预防措施是在新生儿出生后对新生儿进行疾病筛查，以早期发现应治疗的新生儿疾病和异常。

3. 新法接生要求四消毒、四严、五防、三不准的内容？

答：四消毒：产包、接生者的手、产妇的外阴和新生儿的脐带。

四严：严格观察产程，严格执行无菌操作，严格掌握阴道检查指征，严防滥用催产素。

五防：防滞产、防感染、防出血、防产伤、防窒息。

三不准：不准发生新生儿破伤风，不准发生子宫破裂，不准发生产褥感染。

4. 母乳喂养的禁忌证是什么？

答：母亲患艾滋病、败血病、肾炎、惊厥、大出血、活动性结核，伤寒和疟疾等是母乳喂养的禁忌证。

5. 未取得《母婴保健技术服务执业许可证》《母婴保健技术考核合格证书》和《家庭接生员技术合格证书》，而从事婚前医学检查，遗传病诊断，产前诊断，结扎手术和终止妊娠手术和家庭接生以及出具《母婴保健法》规定的婚前医学检查证明，新生儿出生医学证明和医学技术鉴定证时的，由县级以上地方人民政府卫生行政部门予以哪些处罚？

答：应予以制止，并给予如下处罚；①责令停止；②警告；③处以 500 元以

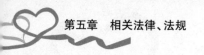
上 5000 元以下的罚款；情节严重或经制止仍未改正的，处以 5000 元以上 20 000 元以下处罚。以上处罚可单独或合并使用。

6. 什么是严重遗传性疾病？

答：是指由于遗传因素先天形成，患者全部或者部分丧失自主生活能力，后代再现风险高，医学上认为不宜生育的遗传性疾病。

7. 经产前诊断有哪些情形的，医师应当向夫妻双方说明情况，并提出终止妊娠的医学意见？

答：有下列情况：①胎儿患严重遗传性疾病的；②胎儿有严重缺陷的；③因患严重疾病，继续妊娠可能危及孕妇生命安全或者严重危害孕妇健康的。

8. 孕产期保健服务包括哪些内容？

答：孕产期保健服务包括：①母婴保健指导：对孕育健康后代以及严重遗传性疾病和碘缺乏病等地方病的发病原因、治疗和预防方法提供医学意见；②孕妇、产妇保健：为孕妇、产妇提供卫生、营养、心理等方面的咨询和指导以及产前定期检查等医疗保健服务；③胎儿保健：为胎儿生长发育进行监护，提供咨询和医学指导；④新生儿保健：为新生儿生长发育、哺乳和护理提供医疗保健服务。

9. 婚前保健服务包括哪些内容？

答：婚前保健服务包括：①婚前卫生指导：关于性卫生知识、生育知识和遗传病知识的教育；②婚前卫生咨询：对有关婚配、生育保健等问题提供医学意见；③婚前医学检查：对准备结婚的男女双方可能患影响结婚和生育的疾病进行医学检查。

10. 婚前医学检查包括对哪些疾病的检查？

答：婚前医学检查包括对下列疾病进行检查：①严重遗传性疾病；②指定传染病；③有关精神病。

11. 什么情况下，准备结婚的男女双方应暂缓结婚？

答：经婚前医学检查，对患指定传染病在传染期内或有关精神病在发病期的，医师应当提出医学意见，男女双方应暂缓结婚。

12. 哪种情况下，应当对孕妇进行产前诊断？

答：经产前检查，医师发现或怀疑胎儿异常的，应当对孕妇进行产前诊断。

13. 本法则中指定传染病有哪些？

答：指定传染病，是指《中华人民共和国传染病防治法》中规定的艾滋病、淋病、梅毒、麻风病以及医学上认为影响结婚和生育的其他传染病。

14. 什么是孕产期保健服务？

答：孕产期保健服务指从怀孕开始至产后 42 天内为孕妇及胎婴儿提供的医疗保健服务。

15. 艾滋病的传播途径有哪些？

答：艾滋病的传播途径有 3 种：①性接触传播；②血液传播；③母婴传播。

16. 常见的导致胎儿出生缺陷的原因有哪些?

答:常见的导致出现缺陷的原因有 3 类:一是母亲在怀孕期间微量元素营养不足,二是环境致畸因素的影响,三是遗传因素。

17. 2 个月婴儿已接种过的疫苗包括哪些?

答:卡介苗,乙肝疫苗,脊髓灰质炎疫苗。

18. 本法则中的严重遗传性疾病指的是什么?

答:严重遗传性疾病,是指由于遗传因素先天形成,患者全部或者部分丧失自主生活能力,后代再现风险高,医学上认为不宜生育的遗传性疾病。

19. 妊娠高血压综合征主要临床表现有哪些?

答:高血压,水肿,尿蛋白,自觉症状严重者可出现抽搐,昏迷。

20. 早期妊娠的诊断依据是什么?

答:停经,早孕反应,尿频,乳房的变化。

21. 女性青春期保健是什么?

答:女性青春期保健包括:养成良好的生活习惯,加强体育锻炼,卫生指导,性教育,定期体格检查。

22. 母婴保健的工作方针是什么?

答:母婴保健工作实行以保健为中心,保健与临床相结合,面向群众,面向基层和预防为主的工作方针。

23. 妇女保健工作的基本内容有哪些?

答:妇女保健包括五期保健,妇女病普查普治,劳动保护和计划生育指导。

24. 从事《母婴保健法》规定的医学技术鉴定人员的条件是哪些?

答:具有医学遗传学知识,具有临床经验和具有主治医师以上的专业技术职务。

25.《母婴保健法》的立法目的是什么?

答:为了保障母亲和婴儿健康,提高出生人口素质,根据宪法,制定本法。

26. 母婴保健技术服务主要包括的事项有哪些?

答:母婴保健技术服务主要包括事项:①有关母婴保健的科普宣传、教育和咨询;②婚前医学检查;③产前诊断和遗传病诊断;④助产技术;⑤实施医学上需要的节育手术;⑥新生儿疾病筛查;⑦有关生育、节育、不育的其他生殖保健服务。

27. 国务院卫生行政部门主管全国母婴保健工作,应该履行哪四项职责?

答:四项职责包括:①制定《母婴保健法》及本办法的配套规章和技术规范;②按照分级分类指导原则,制定全国母婴保健工作发展规划和实施步骤;③组织推广母婴保健及其他生殖健康的适宜技术;④对母婴保健工作实施监督。

28. 婚前卫生指导包括哪些事项?

答:婚前卫生指导包括:①有关性卫生的保健和教育;②新婚避孕知识及计

划生育指导；③受孕前的准备、环境和疾病对后代影响等孕前保健知识；④遗传病的基本知识；⑤影响婚育的有关疾病的基本知识；⑥其他生殖健康知识。

29. 申请从事婚前医学检查的医疗、保健机构应当具备的条件有哪些？

答：从事婚前医学检查的医疗、保健机构应具备：①分别设置专用的男、女婚前医学检查室，配备常规检查和专科检查设备；②设置婚前生殖健康宣传教育室；③具有符合条件的进行男、女婚前医学检查的执业医师。

30. 医疗、保健机构应当为孕产妇提供八项医疗保健服务，分别是什么？

答：八项医疗保健服务包括：①为孕产妇建立保健手册（卡），定期进行产前检查；②为孕产妇提供卫生、营养、心理等方面的医学指导与咨询；③对高危孕妇进行重点监护、随访和医疗保健服务；④为孕产妇提供安全分娩技术服务；⑤定期进行产后访视，指导产妇科学喂养婴儿；⑥提供避孕咨询指导和技术服务；⑦对产妇及其家属进行生殖健康教育和科学育儿知识教育；⑧其他孕产期保健服务。

31. 当孕妇出现哪些情形，医师应当对其进行产前诊断？

答：进行产前诊断的情况包括：①羊水过多或者过少的；②胎儿发育异常或者胎儿有可疑畸形的；③孕早期接触过可能导致胎儿先天缺陷的物质的；④有遗传病家族史或者曾经分娩过先天性严重缺陷婴儿的；⑤初产妇年龄超过35周岁的。

32. 母婴保健医学技术鉴定委员会分为哪三级？其委员会成员必须符合什么样的任职条件？

答：母婴保健医学技术鉴定委员会分为省、市、县三级。

母婴保健医学技术鉴定委员会成员应当符合下列任职条件：①县级母婴保健医学技术鉴定委员会成员应当具有主治医师以上专业技术职务；②设区的市级和省级母婴保健医学技术鉴定委员会成员应当具有副主任医师以上专业技术职务。

33. 当事人对婚前医学检查、遗传病诊断、产前诊断结果有异议，需要进一步确诊的，需要遵循什么样的鉴定程序？

答：当事人对婚前医学检查、遗传病诊断、产前诊断结果有异议，需要进一步确诊的，可以自接到检查或者诊断结果之日起15日内向所在地县级或者设区的市级母婴保健医学技术鉴定委员会提出书面鉴定申请；母婴保健医学技术鉴定委员会应当自接到鉴定申请之日起30日内作出医学技术鉴定意见，并及时通知当事人；当事人对鉴定意见有异议的，可以自接到鉴定意见通知书之日起15日内向上一级母婴保健医学技术鉴定委员会申请再鉴定。

34. 县级以上地方人民政府卫生行政部门负责本行政区域内的母婴保健监督管理工作，应当履行哪些监督管理职责？

答：需要履行的监督管理职责包括：①依照《母婴保健法》和本办法以及国务院卫生行政部门规定的条件和技术标准，对从事母婴保健工作的机构和人员实施许可,并核发相应的许可证书;②对《母婴保健法》和本办法的执行情况进行监督检查;③对违反《母婴保健法》和本办法的行为,依法给予行政处罚;④负责母婴保健工作监督管理的其他事项。

35. 医疗、保健机构中从事母婴保健工作的各类从业人员应当怎样对其进行管理?

答:管理的内容包括:①医疗、保健机构应当根据其从事的业务,配备相应的人员和医疗设备,对从事母婴保健工作的人员加强岗位业务培训和职业道德教育,并定期对其进行检查、考核;②医师和助产人员(包括家庭接生人员)应当严格遵守有关技术操作规范,认真填写各项记录,提高助产技术和服务质量;③助产人员的管理,按照国务院卫生行政部门的规定执行;④从事母婴保健工作的执业医师应当依照《母婴保健法》的规定取得相应的资格。

36. 医疗、保健机构或者人员未取得母婴保健技术许可,擅自从事婚前医学检查、遗传病诊断、产前诊断、终止妊娠手术和医学技术鉴定或者出具有关医学证明的,应当受到何种处罚?

答:由卫生行政部门给予警告,责令停止违法行为,没收违法所得;违法所得 5000 元以上的,并处违法所得 3 倍以上 5 倍以下的罚款;没有违法所得或者违法所得不足 5000 元的,并处 5000 元以上 2 万元以下的罚款。

37. 出现哪些情况时,原发证部门会撤销母婴保健技术服务人员相应的执业资格或者医师执业证书?

答:撤销执业资格或执业证书的情况包括:①因延误诊治,造成严重后果的;②给当事人身心健康造成严重后果的;③造成其他严重后果的。

38. 对违反规定进行胎儿性别鉴定的保健技术人员应给予什么样的处罚?

答:由卫生行政部门给予警告,责令停止违法行为;对医疗、保健机构直接负责的主管人员和其他直接责任人员,依法给予行政处分。进行胎儿性别鉴定两次以上的或者以营利为目的进行胎儿性别鉴定的,并由原发证机关撤销相应的母婴保健技术执业资格或者医师执业证书。

第二节 有关《护士条例》相关知识

1.《护士条例》中所指的护士是哪些人群?

答:本条例所称护士,是指经执业注册取得护士执业证书,依照本条例规定从事护理活动,履行保护生命、减轻痛苦、增进健康职责的卫生技术人员。

2. 申请护士执业注册,应当具备哪些条件?

答:应具备:①具有完全民事行为能力;②在中等职业学校、高等学校完成国务院教育主管部门和国务院卫生主管部门规定的普通全日制 3 年以上的护

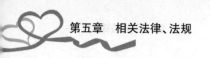

理、助产专业课程学习，包括在教学、综合医院完成 8 个月以上护理临床实习，并取得相应学历证书；③通过国务院卫生主管部门组织的护士执业资格考试；④符合国务院卫生主管部门规定的健康标准。

3. 护士执业注册逾期提出申请的需要符合哪些条件？

答：需要符合下列条件：①具有完全民事行为能力；②在中等职业学校、高等学校完成国务院教育主管部门和国务院卫生主管部门规定的普通全日制 3 年以上的护理、助产专业课程学习，包括在教学、综合医院完成 8 个月以上护理临床实习，并取得相应学历证书；③符合国务院卫生主管部门规定的健康标准；④还应当在符合国务院卫生主管部门规定条件的医疗卫生机构接受 3 个月临床护理培训并考核合格。

4. 护士在其执业注册有效期内变更执业地点的，其申请程序有哪些？

答：应当向拟执业地省、自治区、直辖市人民政府卫生主管部门报告。收到报告的卫生主管部门应当自收到报告之日起 7 个工作日内为其办理变更手续。护士跨省、自治区、直辖市变更执业地点的，收到报告的卫生主管部门还应当向其原执业地省、自治区、直辖市人民政府卫生主管部门通报。

5. 护士执业期间所享受的权利有哪些？

答：享受的权利有：①护士执业，有按照国家有关规定获取工资报酬、享受福利待遇、参加社会保险的权利；②任何单位或者个人不得克扣护士工资，降低或者取消护士福利等待遇；③护士执业，有获得与其所从事的护理工作相适应的卫生防护、医疗保健服务的权利；④从事直接接触有毒有害物质、有感染传染病危险工作的护士，有依照有关法律、行政法规的规定接受职业健康监护的权利；⑤患职业病的，有依照有关法律、行政法规的规定获得赔偿的权利；⑥护士有按照国家有关规定获得与本人业务能力和学术水平相应的专业技术职务、职称的权利；⑦有参加专业培训、从事学术研究和交流、参加行业协会和专业学术团体的权利；⑧护士有获得疾病诊疗、护理相关信息的权利和其他与履行护理职责相关的权利，可以对医疗卫生机构和卫生主管部门的工作提出意见和建议。

6. 在工作过程中，发现医嘱不当应怎么办？

答：护士发现医嘱违反法律、法规、规章或者诊疗技术规范规定的，应当及时向开具医嘱的医师提出；必要时，应当向该医师所在科室的负责人或者医疗卫生机构负责医疗服务管理的人员报告。

7. 什么情况下，医疗卫生机构不得允许其在本机构从事诊疗技术规范规定的护理活动？

答：不得从事诊疗技术规范的护理活动包括：①未取得护士执业证书的人员；②未依照本条例第九条的规定办理执业地点变更手续的护士；③护士执业注册有效期届满未延续执业注册的护士。

8. 卫生医疗机构在聘用护士的过程中违反哪些规定时,将会受到地方人民政府卫生主管部门的责罚?

答:受责罚的情况包括:①违反本条例规定,护士的配备数量低于国务院卫生主管部门规定的护士配备标准的;②允许未取得护士执业证书的人员或者允许未依照本条例规定办理执业地点变更手续、延续执业注册有效期的护士在本机构从事诊疗技术规范规定的护理活动的。

9. 医疗机构在护士工作期间,出现哪些情况的,应对其责任人员予以处罚?

答:给予处罚的情况包括:①未执行国家有关工资、福利待遇等规定的;②对在本机构从事护理工作的护士,未按照国家有关规定足额缴纳社会保险费用的;③未为护士提供卫生防护用品,或者未采取有效的卫生防护措施、医疗保健措施的;④对在艰苦边远地区工作,或者从事直接接触有毒有害物质、有感染传染病危险工作的护士,未按照国家有关规定给予津贴的。

10. 护士在执业活动中出现哪些情况,应由县级以上地方人民政府卫生主管部门依据职责分工责令改正,给予警告?

答:给予警告的情况包括:①发现患者病情危急未立即通知医师的;②发现医嘱违反法律、法规、规章或者诊疗技术规范的规定,未依照本条例第十七条的规定提出或者报告的;③泄露患者隐私的;④发生自然灾害、公共卫生事件等严重威胁公众生命健康的突发事件,不服从安排参加医疗救护的。

11.《护士条例》是什么时候,由谁签发的?

答:是2008年1月23日国务院第206次常务会议通过,由温家宝签发的。

12.《护士条例》从什么时候开始实施?

答:自2008年5月12日起实施。

13. 出台《护士条例》的目的?

答:为了维护护士的合法权益,规范护理行为,促进护理事业发展,保障医疗安全和人体健康,制定本条例。

14. 国务院有关部门对护理工作中做出杰出贡献的护士如何奖励?

答:应当授予全国卫生系统先进工作者荣誉称号或者颁发白求恩奖章,受到表彰、奖励的护士享受省部级劳动模范、先进工作者待遇;对长期从事护理工作的护士应当颁发荣誉证书。具体办法由国务院有关部门制定。

15. 护士执业注册有效期届满、需要继续执业的应当在什么时候提出申请延续注册? 延续注册有效期为几年?

答:应当在护士执业注册有效期届满前30日向执业地,省、自治区、直辖市人民政府卫生主管部门申请延续注册。延续有效期为5年。

16. 护士执业不良记录包括哪些内容?

答:包括护士因违反本条例以及其他卫生管理法律、法规、规章或者诊疗技术规范的规定受到行政处罚、处分的情况等内容。

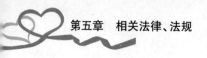

17. 护士的义务有哪些?

答:护士的义务包括:①护士执业,应当遵守法律、法规、规章和诊疗技术规范的规定。②护士在执业活动中发现患者病情危急,应当立即通知医师;在紧急情况下为抢救垂危患者生命,应当先行实施必要的紧急救护。护士发现医嘱违反法律、法规、规章或者诊疗技术规范规定的,应当及时向开具医嘱的医师提出;必要时,应当向该医师所在科室的负责人或者医疗卫生机构负责医疗服务管理的人员报告。③护士应当尊重、关心、爱护患者,保护患者的隐私。④护士有义务参与公共卫生和疾病预防控制工作。

18. 简述《护士条例》中医疗机构的职责?

答:医疗机构的职责包括:①医疗卫生机构配备护士的数量不得低于国务院卫生主管部门规定的护士配备标准。②医疗卫生机构不得允许下列人员在本机构从事诊疗技术规范规定的护理活动:a. 未取得护士执业证书的人员;b. 未依照本条例第九条的规定办理执业地点变更手续的护士;c. 护士执业注册有效期届满未延续执业注册的护士。③医疗卫生机构应当为护士提供卫生防护用品,并采取有效的卫生防护措施和医疗保健措施。④医疗卫生机构应当执行国家有关工资、福利待遇等规定,按照国家有关规定为在本机构从事护理工作的护士足额缴纳社会保险费用,保障护士的合法权益。⑤医疗卫生机构应当制定、实施本机构护士在职培训计划,并保证护士接受培训。⑥医疗卫生机构应当按照国务院卫生主管部门的规定,设置专门机构或者配备专(兼)职人员负责护理管理工作。⑦医疗卫生机构应当建立护士岗位责任制并进行监督检查。

19.《护士条例》实施的宗旨是什么?

答:为了维护护士的合法权益,规范护理行为,促进护理事业发展,保障医疗安全和人体健康。

20. 护士执业注册被撤销的含义是什么?

答:具备取得护士执业注册的条件,但因执业注册所依据的法律、法规、规章修改或废止,或客观情况发生重大变化,基于公共利益的需要,由有关行政机关予以撤销。

21. 护士执业注册被吊销是指什么?

答:护士取得执业注册后从事违法活动,行政机关依法予以吊销执业注册。

22. 护士在紧急情况下为抢救患者生命实施必要的紧急救护,应遵循哪些前提?

答:必须依照诊疗技术规范,根据患者的实际情况和自身能力水平进行力所能及的救护,避免对患者造成伤害。

23. 政府在促进护理事业发展中的职责有哪些?

答:改善护士工作条件,保障护士待遇和加强护士队伍建设。

24. 专科护士的职能有哪些?

答:专科护士的职能包括:提供某一领域的临床护理服务,开展专科领域的护理研究,对同业的护理人员提供专科领域的信息和建议。

25. 对于患职业病的护士,应享受哪些权利?

答:依法享受国家规定的职业病待遇,诊疗、康复费用,按照国家有关工伤社会保险的规定执行,被诊断患有职业病但用人单位没有依法参加工伤社会保险的,其医疗的生活保障由用人单位承担。

26. 医疗事故技术鉴定费用的支付原则是什么?

答:属于医疗事故的,鉴定费由医疗机构支付;不属于医疗事故的,由提出医疗事故处理申请的一方支付。

27. 对于在医疗卫生机构中殴打护士或者故意伤害护士身体的,应予以什么样的处罚?

答:处罚包括:5 日以上 10 日以下拘留,并处 200 元以上 500 元以下罚款。

28. 护理管理的主要任务是什么?

答:护理管理的主要任务是提高护理工作的效率和效果,提高护理工作质量。

29. 受聘人员有哪种情形时,聘用单位可以随时单方面解除聘用合同?

答:当出现严重扰乱工作秩序,致使聘用单位、其他单位工作不能正常进行的情况,聘用单位可以随时单方面解除受聘人员的聘用合同。

30. 可以组织护士专业培训的机构有哪些?

答:护士所在的医疗卫生机构,卫生行政部门和学术团体。

31.《护士条例》的根本宗旨是什么?

答:根本宗旨是促进护理事业发展,保障医疗安全和人体健康。

32. 护士的资格特征是指什么?

答:护士的资格特征是保护生命和减轻痛苦。

33. 针对护士在执业活动中面临职业危害的问题,《护士条例》中做了哪些规定?

答:护士应当获得与其所从事的护理工作相适应的卫生防护、医疗保健服务,从事有感染传染病危险工作的护士,应当接受职业健康监护,护士患职业病的,有依照有关法律、行政法规的规定活动赔偿的权利。

34. 在我国岗位培训都有哪些?

答:我国岗位培训包括:岗前培训,在岗培训和继续教育培训。

35.《护士条例》中关于职业健康检查的规定有哪些?

答:从事接触职业病危害作业的劳动者,用人单位应该组织上岗前、在岗期间和离岗时的职业健康检查,职业健康检查的费用由用人单位承担,用人单位不得安排未经上岗前职业健康检查的劳动者从事接触职业病危害的作业。

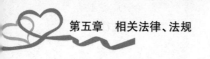

36. 目前我国护理教育中存在的问题包括哪些?

答：护理教学的办学质量有待提高；缺乏系统、规范的护士毕业后教育和继续教育；缺乏针对临床护理工作需要，对专科护理岗位和护理管理岗位护士的规范化培训。

37. 医疗卫生机构配备护士的标准按照哪些相关文件?

答：医疗卫生机构配备护士按照：《综合医院组织编制原则（试行草案)》《医疗机构基本标准》和《医院管理评价指南》等文件执行。

38. 关于发生艾滋病职业暴露后的预防性用药,其原则有哪些?

答：预防性用药方案分为基本用药程序和强化用药程序，基本用药程序为两种逆转录酶制剂，连续使用 28 天；强化用药程序是在基本用药程序的基础上，同时增加一种蛋白酶抑制剂，连续使用 28 天。

39. 针对护士在执业活动中面临职业危害的问题,《护士条例》中做了哪些规定?

答：护士应当获得与其所从事的护理工作相适应的卫生防护、医疗保健服务，从事有感染传染病危险工作的护士，应当接受职业健康监护，护士患职业病的，有依照有关法律、行政法规的规定活动赔偿的权利。

40. 哪些人员不得从事护士执业活动?

答：不得从事护士执业活动的包括：①未取得护士执业证书的人员，如实习期护士。②未正确办理执业地点变更手续的护士。护士调动工作到其他医疗机构，但未将执业地点变更到新的所从业的医疗机构时期不得从事护士执业活动，否则视为违法。③护士执业注册有效期届满未延续执业注册的护士。目前护士执业有效期为 5 年，应该在行政许可有效期届满前 30 日，向作出行政许可决定的行政机关提出申请，办理护士执业延续注册。

41. 护理立法的意义?

答：护理立法的意义在于：①维护护士的权利；促进护理教育的发展；②促进护理管理科学化的进程；③保证护理人员具有良好的护理道德水准；④有利于维护一切护理对象的权益。

42. 简要阐述《护士条例》中护理人员的四项权利和五项义务。

答：四项权利：①有按照《工伤保险条例》《国务院关于建立城镇职工基本医疗保险制度的决定》、劳动和社会保障部等部门《关于事业单位、民间非营利组织工作人员工伤有关问题的通知》、劳动部《关于护士工龄津贴的若干规定》等国家有关规定获取工资报酬、享受福利待遇、参加社会保险的权利。②有获得与其所从事的护理工作相适应的卫生防护、医疗保健服务的权利。从事直接接触有毒有害物质、有感染传染病危险工作的护士，有依照有关法律、行政法规的规定接受职业健康监护的权利；患职业病的，有依照法律、行政法规的规定获得赔偿的权利。③有按照国家有关规定获得与本人业务能力和学术水平相应的专业技术职务、职称的权利；有参加专业培训、从事学术研究和交流、参加行业协会和专业学术团体的权利。④有获得疾病诊疗、护理相关信息的权利和其他与履行护理职责相关的权利，可以对医疗卫生机构和卫生主管部门的工作提出意见和建议。

五项义务：①应当遵守法律、法规、规章和诊疗技术规范的规定。②在执业活动中，发现患者病情危急，应当立即通知医师；在紧急情况下为抢救垂危患者生命，应当先行实施必要的紧急救护。③发现医嘱违反法律、法规、规章或者诊疗技术规范规定的，应当及时向开具医嘱的医师提出；必要时，应当向该医师所在科室的负责人或者医疗卫生机构负责医疗服务管理的人员报告。④应当尊重、关心、爱护患者，保护患者的隐私。⑤有义务参与公共卫生和疾病预防控制工作。发生自然灾害、公共卫生事件等严重威胁公众生命健康的突发事件，护士应当服从县级以上人民政府卫生主管部门或者所在医疗卫生机构的安排，参加医疗救护。

43.《护士条例》中对医疗卫生机构应当履行的责任做了哪些说明？

答：（1）按照卫健委要求配备护士：护士配备是否合理，直接关系到医院的工作质量，更直接影响到护理质量、患者安全。因此，条例规定，医疗卫生机构配备护士的数量不得低于卫健委规定的护士配备标准。条例施行前，尚未达到护士配备标准的医疗卫生机构，应当按照卫生部规定的实施步骤，自条例施行之日起3年内达到护士配备标准。

（2）保障护士合法权益：①应当为护士提供卫生防护用品，并采取有效的卫生防护措施和医疗保健措施；②应当执行国家有关工资、福利待遇等规定，按照国家有关规定为在本机构从事护理工作的护士足额缴纳社会保险费用；③对在艰苦边远地区工作，或者从事直接接触有毒有害物质、有感染传染病危险工作的护士，所在医疗卫生机构应当按照国家有关规定给予津贴；④应当制定、实施本机构护士在职培训计划，并保证护士接受培训；根据临床专科护理发展和专科护理岗位的需要，开展对护士的专科护理培训。

（3）加强护士管理：①应当按照卫生部的规定，设置专门机构或者配备专（兼）职人员负责护理管理工作；不得允许未取得护士执业证书的人员、未依照条例规定办理执业地点变更手续的护士以及护士执业注册有效期届满未延续执业注册的护士在本机构从事诊疗技术规范规定的护理活动；在教学、综合医院进行护理临床实习的人员应当在护士指导下开展有关工作。②应当建立护士岗位责任制并进行监督检查。护士因不履行职责或者违反职业道德受到投诉的，其所在医疗卫生机构应当进行调查；经查证属实的，医疗卫生机构应当对护士做出处理，并将调查处理情况告知投诉人。

44. 本条例中明确指出，侮辱殴打护士者应当受到何种处罚？

答：条例规定，扰乱医疗秩序，阻碍护士依法开展执业活动，侮辱、威胁、殴打护士，或者有其他侵犯护士合法权益行为的，由公安机关依照治安管理处罚法的规定给予处罚；构成犯罪的，依法追究刑事责任。

参考文献

1. 张致中. 新编性病学. 沈阳：辽宁科学技术出版社，1999.

2. 乐杰. 妇产科学. 5版. 北京：人民卫生出版社，2000.

3. F.Gary Cunningham. 威廉姆斯产科学. 20版. 郎景和，主译. 西安：世界图书出版社，2001.

4. 骆抗先. 乙型肝炎基础和临床. 2版. 北京：人民卫生出版社，2003.

5. 陈春林，刘萍. 妇产科放射介入治疗学. 北京：人民卫生出版社，2003.

6. 中华人民共和国母婴保健法. 北京：法律出版社，2003.

7. 薛立纬. 梅毒的诊断与治疗. 南昌：江西科学技术出版社，2004.

8. 曹泽毅. 中华妇产科学（上册）. 2版. 北京：人民卫生出版社，2004.

9. 周际昌，谢惠民. 新编抗肿瘤药物临床治疗手册. 北京：中国协和医科大学出版社，2005.

10. 郑修霞. 妇产科护理学. 4版. 北京：人民卫生出版社，2012.

11. 姜安丽. 新编护理学基础. 北京：人民卫生出版社，2006.

12. 连利娟. 林巧稚妇科肿瘤学. 4版. 北京：人民卫生出版社，2006.

13. 周湘. 早产儿护理必读. 北京：中国妇女出版社，2006.

14. S.Arulkumaran. 牛津临床妇产科手册. 魏丽惠，主译. 北京：人民卫生出版社，2006.

15. Sabrina D Craigo, Emily R Baker. 妊娠合并症. 杨慧霞，主译. 北京：人民卫生出版社，2006.

16. 庄依亮，李笑天. 病理产科学. 北京：人民卫生出版社，2006.

17. 郑修霞. 妇产科护理学. 北京：人民卫生出版社，2007.

18. 崔焱. 儿科护理学. 4版. 北京：人民卫生出版社，2006.

19. 乐杰. 妇产科学. 7版. 北京：人民卫生出版社，2008.

20. 护士条例（中华人民共和国国务院令（第517号）. 北京：中国法制出版社，2008.

21. 国务院法制办教科文卫法制司，卫生部医政司，国家法规司. 护士条例解读. 北京：中国法制出版社，2008.

22. 张新宇. 妇产科护理学. 北京：人民卫生出版社，2009.

23. 吴本清. 新生儿危重症监护诊疗与护理. 北京：人民卫生出版社，2009.

24. 于洁. 儿科学. 7版. 北京：人民卫生出版社，2009.

25. 邢月民. 肿瘤放疗. 北京：军事医学科学出版社，2009.

26. 美国家庭医师学会. 产科高级生命支持. 5 版. 盖铭英, 龚晓明, 审译. 北京: 中国协和医科大学出版社, 2010.

27. 李敏, 崔娜, 蒋玉萍. 妇产科微创学. 北京: 科学技术文献出版社, 2010.

28. 王磐石. 危重孕产妇抢救案例精选. 上海: 上海科学技术出版社, 2010.

29. 费秀珍, 王立新. 新生儿护理技术. 北京: 人民军医出版社, 2010.

30. 唐丽丽. 肿瘤患者身心重塑与功能锻炼: 康复是人生的新起点. 北京: 人民卫生出版社, 2010.

31. 周昌菊, 丁娟, 严谨, 等. 现代妇产科护理模式. 2 版. 北京: 人民卫生出版社, 2010.

32. 崔满华, 郑桂英. 妇产科急症应对措施. 北京: 人民军医出版社, 2010.

33. 史常旭, 辛晓燕. 现代妇产科治疗学. 3 版. 北京: 人民军医出版社, 2010.

34. 曹泽毅. 中华妇产科学. 北京: 人民卫生出版社, 2010.

35. 卫生部. 外科手术部位感染预防与控制技术指南(试行). 2010.

36. 中华人民共和国卫生部, 中国人民解放军总后勤部卫生部. 临床护理实践指南 2011 版. 北京: 人民军医出版社, 2011.

37. 任辉, 常青, 刘兴会. 助产理论与实践. 北京: 人民军医出版社, 2011.

38. 钱蕴秋, 周晓东, 张军. 实用超声诊断手册. 2 版. 北京: 人民军医出版社, 2011.

39. 王凤玲, 刘贵华, 赵金胜, 等. 98 例母乳性黄疸的临床分析. 中国医药指南, 2014, (9): 85-86.

40. 夏海鸥. 妇产科护理学. 2 版. 北京: 人民卫生出版社, 2007.

41. 张为远. 中华围产医学. 北京: 人民卫生出版社, 2012.

42. 吴钟琪. 医学临床"三基"训练护士分册. 第 4 版. 长沙: 湖南科学技术出版社, 2012.

43. 黄群, 范崇纯. 围产期护理. 北京: 人民卫生出版社, 2012.

44. 崔焱. 儿科护理学. 5 版. 北京: 人民卫生出版社, 2012.

45. 董红伟. 新生儿硬肿症的护理体会. 世界最新医学信息文摘, 2014, (12): 252-252.

46. John Kattwinkel. 新生儿复苏教程. 6 版. 叶鸿瑁, 虞人杰, 主译. 北京: 人民卫生出版社, 2012.

47. 李乐之, 路潜. 外科护理学. 5 版. 北京: 人民卫生出版社, 2012.

48. 闻曲, 成芳, 鲍爱琴. PICC 临床应用及安全管理. 北京: 人民军医出版社, 2012.

49. 王立新. 母乳喂养指导手册. 北京: 北京科学技术出版社, 2012.

50. 范小玲, 成军. 病毒性肝炎诊疗及管理. 北京: 人民卫生出版社, 2013.

51. 毛燕君, 许秀芳, 李海燕. 介入治疗护理学. 2 版. 北京: 人民军医出版社, 2013.

52. 李正敏. 妇产科护理必读. 北京: 北京科学技术出版社, 2013.

53. Morton J Kern. 心血管介入治疗手册. 5 版. 唐熠达, 方丕华, 主译. 北京: 北京大学医学出版社, 2013.

54. 谢幸, 苟文丽. 妇产科学. 8 版. 北京: 人民卫生出版社, 2013.

55. 胡雁, 陆箴琦. 实用肿瘤护理. 2 版. 上海: 上海科学技术出版社, 2013.

56. 藏玲. 小儿高热惊厥的分析及预防. 世界最新医学信息文摘(电子版), 2012, 12(28): 1671-3141.

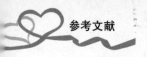

57. 姜梅. 产科临床护理思维与实践. 北京：人民卫生出版社，2013.

58. 赵更力，陈倩. 孕妇学校高级教程（教师用书）. 北京：华语教学出版社，2013.

59. 胡祖斌，张迎春. 不孕不育知识365问. 武汉：湖北科学技术出版社，2013.

60. 张宏玉，蔡文智. 助产学（修订版）. 北京：中国医药科技出版社，2014.

61. 范继燕，孙彩霞. 新生儿背部与腋下测体温法的比较. 现代医药卫生，2009，25（21）：3270-3270.

62. 夏海鸥. 妇产科护理学. 3版. 北京：人民卫生出版社，2014.

63. 刘湘云，陈荣华，赵正言. 儿童保健学. 4版. 南京：江苏科学技术出版社，2014.

64. 李小寒，尚少梅. 基础护理学. 5版. 北京：人民卫生出版社，2012.

65. 王惠珊，曹彬. 母乳喂养培训教程. 北京：北京大学医学出版社，2014.

66. 曹泽毅. 中华妇产科学. 3版. 北京：人民卫生出版社，2014.

67. 莫伟，方元. 临床实用介入专科护理手册. 长沙：湖南科学技术出版社，2014.

68. 郎景和. 中华妇产科杂志临床指南荟萃（2015版）. 北京：人民卫生出版社，2015.

69. 姜梅. 新母婴护理模式实践. 北京：人民军医出版社，2013.

70. 庞汝彦，张宏玉. 导乐分娩培训教材. 北京：中国社会出版社，2017.

71. 姜梅，庞汝彦. 助产士规范化培训教材. 北京：人民卫生出版社，2017.

72. 中华医学会肝病学分会，中华医学会感染病学分会. 慢性乙型肝炎防治指南2010年更新版. 中华实验和临床感染病杂志（电子版），2011，5（1）：50-60.

73. 朱启镕. 第二届阻断HBV母婴传播和乙型肝炎疫苗与临床应用学术会议纪要. 中华传染病杂志，2002，20（4）：295-260.

74. 中华医学会妇产科学分会产科学组，孕前和孕期保健指南（2018）. 中华妇产科杂志，2018，53（1）：7-13.

75. Zhang L, Gui X, Fan J, et al. Breast feeding and immunoprophylaxis efficacy of mother-to-child transmission of hepatitis B virus. J Matern Fetal Neonatal Med, 2014, 27（2）：182-186.

76. 李利，李俊男，曾毅，等. 乙型肝炎病毒母婴传播风险因素评估. 第三军医大学学报，2012，34（11）：1090-1092.

77. 朱启镕. 重视与加强乙型肝炎病毒母婴传播的研究. 中华儿科杂志，2006，44（12）：883-885.

78. 庞琳，曾慧慧，何明. HBsAg阳性母亲所生婴儿的母婴阻断全程接种乙型肝炎疫苗后免疫应答状态. 中华传染病杂志，2010，27（7）：422-425.

79. 李晶梅，杨吉庆，邵中军，等. 母乳喂养与婴儿HCV感染关系的META分析. 第四军医大学学报，2007，28（4）：328-330.

58检